2nd edition

임상치위생학실습

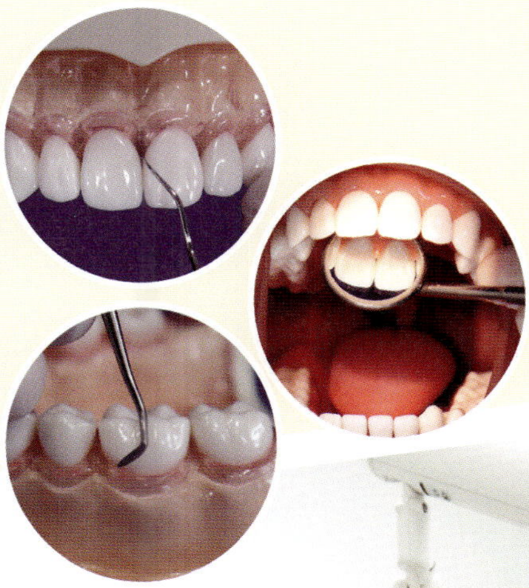

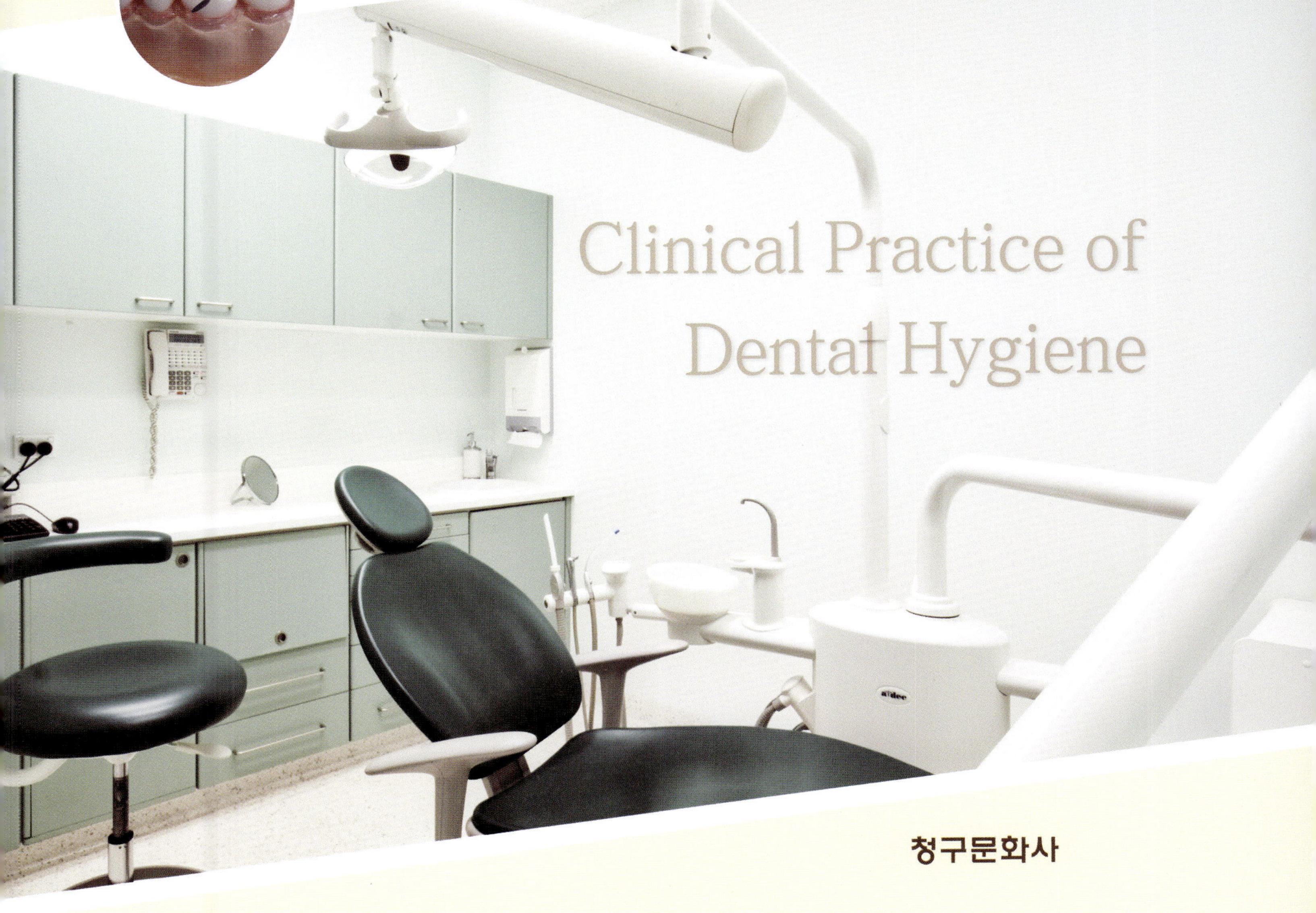

Clinical Practice of Dental Hygiene

청구문화사

머리말
preface

21세기를 살아가는 우리는 시시각각 급변하는 소용돌이의 한 중심에서 살아가고 있다. 세계가 늘 변화 속에서 창의적이고 차별화된 경쟁력을 요구하고 있기 때문이다. 국제적인 경쟁력을 유지하기 위해서는 변화에 민감하게 대응하여야 하며 그러기 위해서는 탄탄한 실력을 기반으로 전문 업무분야를 수행할 수 있는 능력을 갖추어야 한다. 그러한 능력을 계발하고 배양하기 위한 여러 가지 변화 중에서도 교육현장부터 변화해야 한다는 지적에 우리 사회 전체가 이를 공감하고 있으며 강단에서 강의하고 있는 저자들 또한 절실히 공감하고 있다.

실제로 매년 치위생과 과정을 이수하고 졸업하는 학생들을 임상치위생현장으로 떠나보내면서 만감이 교차한다. 과연 졸업생들이 전문직 치과위생사로서 첫발을 내딛고 치과의료 기관에 근무하면서 어떠한 평가를 받을까? 또 학생들을 지도한 교수로서 무엇을, 얼마나 그들에게 전수해주었는가? 등등 여러 가지의 고민을 하게 된다.

이 교재는 이러한 염려를 최대한 해소시키고 학생들에게 보다 효율적인 교육이 될 수 있도록 저자들이 의견을 모아 임상치위생학실습 교육현장에서 치위생관리의 포괄적인 내용으로 활용될 수 있도록 구성하였다.

임상치위생학실습의 이해, 치위생사정, 치위생진단 및 계획, 치위생수행, 칫솔질방법, 응급처치 등의 내용을 포함하였으며 특히 부록에서는 치위생관리 기록부로서 치위생처치의 기본과정, 구강내·외검사, 치주 및 전신병력 등의 치위생사정과 임상치위생 실습표를 수록하였다.

부록편은 각 대학에서 공정한 평가가 이루어질 수 있도록 지침서의 활용도를 높이도록 하여 임상치위생학 교육의 효과를 높이는 계기가 될 것으로 생각한다.

이번 개정판을 준비하면서도 어느 과정 하나 소홀히 할 수 없다는 강박관념 속에서 최선을 다하였으나 아직도 미진하고 부족한 점이 있으리라고 생각한다. 이러한 점들은 여러 교수님들의 도움을 받아 앞으로도 계속적인 수정과 보완을 통해 완성해 나가도록 할 것이다. 부디 이 작은 책자가 치위생(학)과 학생들에게 임상치위생학실습에 친절한 안내서가 되어주길 고대하며 여러분들의 관심과 조언을 기대한다.

2020년부터 시작된 전세계적인 COVID-19 사태 속에서도 헌신적으로 개정작업에 수고해 주신 저자분들과 도움을 주신 여러분들께 깊이 감사를 드리며, 아울러 출판을 맡아 수고하신 청구문화사 이상태 사장님과 임직원 여러분들의 노고에 깊은 감사를 드린다.

2021년 여름
저자 일동

목차
contents

// CHAPTER 01 // 치위생 관리의 이해

// CHAPTER 02 // 치과진료실 관리

// CHAPTER 03 // 치위생 사정

// CHAPTER 04 // 치위생진단 및 계획

// CHAPTER 05 // 치위생 수행

// CHAPTER 06 // 치위생 평가 및 계속 구강건강관리

// CHAPTER 07 // 응급처치

// CHAPTER 08 // 부록

CHAPTER

01

치위생 관리의 이해

치위생 관리(Dental Hygiene Care)를 수행하기 위하여 치위생 관리 과정의 목적과 치위생 사정·치위생 진단·계획 수립·수행·평가·문서화로 이루어진 과정을 설명할 수 있도록 한다.

1. 치위생 관리(Dental hygiene care)

치위생 관리(dental hygiene care)는 치과위생사가 대상자/환자에게 제공하는 통합적인 예방과 치료업무를 의미한다. 예방업무는 대상자/환자가 구강건강을 유지하고 증진시키기 위해 선택하는 방법으로 1차예방, 2차예방, 3차예방으로 나눌 수 있다.

1차예방은 질병이 발생되지 않고 예방이 되도록하는 방법으로 치면세균막관리, 치면열구전색, 식이조절, 불소도포 등이 있고, 2차예방은 치료하지 않으면 광범위한 수복처치나 치아의 상실을 야기할 수 있는 초기질병 치료로 초기우식병소충전, 치은염 치료 및 치근활택술(root planing) 등이 포함된다. 3차예방은 상실된 치아의 기능을 회복시키는 것으로 치주병 치료, 상실된 치아에 고정성 부분의치나 임플란트로 기능 회복을 시키는 것 등이 있다.

예방적 구강보건의료는 1차예방으로 구강보건교육 및 예방 치위생 처치의 제공 및 조정, 구강병 예방과 전반적 건강증진의 목적과 2차예방 중재의 제공, 구강보건의료에 대한 접근성 제고와 구강건강 목표의 수행이다.

치과위생사의 역할은 임상가, 교육자, 건강증진가, 소비자옹호자, 관리자, 변화주도자, 연구원 등 이다.

따라서, 치위생 관리 수행을 위한 치위생 과정(dental hygiene process of care)은 치과위생사의 업무범위 내에서 이미 수행하고 있는 것으로 볼 수 있다.

치위생 과정은 치위생 사정(assessment), 치위생 진단(dental hygiene diagnosis), 계획수립(planning), 수행(implement), 평가(evaluation), 문서화(documentation)의 여섯 단계로 구성되어 있다.

치위생 과정은 비판적 사고(critical thinking, 임상 의사결정의 필수 구성요소로 과학적 원리와 방법에 기반을 둔 근거중심의 임상판단)에 기반을 두고 목표지향적인 임상적 판단, 문제해결 과정을 통해 최선의 판단과 의사결정을 하여 근거중심 치위생 실무를 제공하는 임상과정으로 확립되었다.

2. 치위생 과정(Dental hygiene process of care)

치위생 과정은 문재해결의 한 방법으로 사용되는 대상자, 환자 관리에 대한 조직화된 접근방법이다. 치위생 과정의 목적은 대상자의 건강상태를 파악하고 잠재적인 건강관리문제를 파악하여 확인된 요구를 충족시키기 위한 계획을 세우고, 이러한 요구를 위한 치위생 중재를 수행하는 것이다. 대상자는 개인, 가족, 집단, 혹은 사회일 수 있다. 치위생 과정의 여섯 단계는 치위생 사정, 치위생 진단, 계획수립, 수행, 평가 및 문서화를 포함하며 치과위생사가 대상자에게 접근하도록 도와주는 과정이며 문제해결과 밀접하게 연관된 비판적 사고를 요구한다.

3. 치위생 과정의 단계

치위생 과정의 단계는 6단계가 서로 겹치면서 지속되는 하위과정이다. 치위생 과정의 첫 단계인 사정은 수행과 평가과정에서도 이루어 진다. 치위생 과정의 각 단계는 나머지의 다른 단계에 영향을 미치며 서로 밀접하게 연관되어 있으며 수집된 자료의 질은 치위생 진단의 선택과 치위생 계획에 영향을 준다.

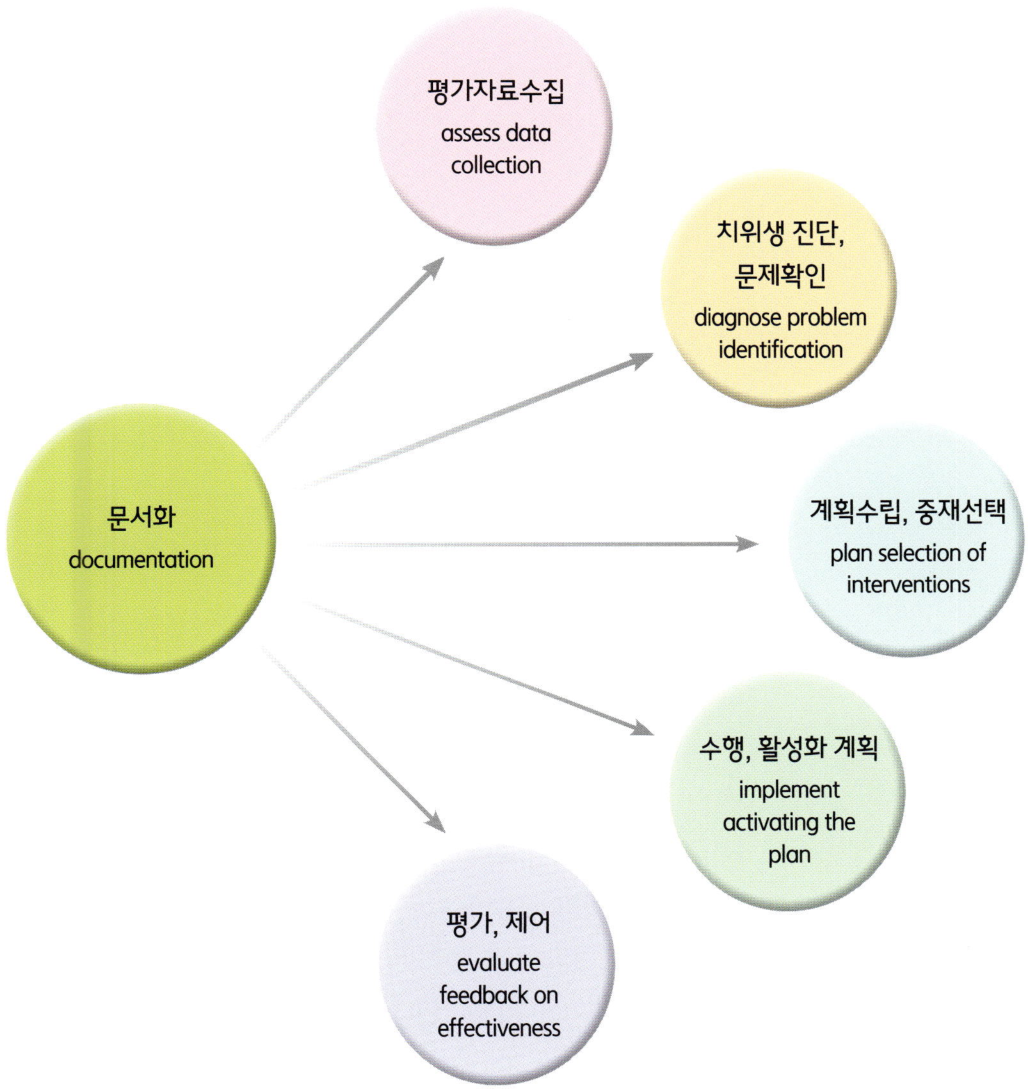
평가자료수집
assess data collection
치위생 진단, 문제확인
diagnose problem identification
문서화
documentation
계획수립, 중재선택
plan selection of interventions
수행, 활성화 계획
implement activating the plan
평가, 제어
evaluate feedback on effectiveness

그림 1-1 치위생 과정의 6단계

4. 치위생 과정의 특징

표 1-1 치위생 과정에서 비판적 사고의 예

치위생 과정 단계	비판적 사고활동
사정	• 신뢰할 수 있는 객관적 자료를 관찰하기 • 관련 있는 자료와 관련 없는 자료를 구별하기 • 중요한 자료와 중요하지 않은 자료를 구별하기 • 자료 검증하기 • 자료 조직하기 • 자료들 간의 차이를 확인하기
진단	• 구강상태와 상호관계 찾기 • 추론하기 • 자료가 부족할 때 판단 유보하기 • 문제 진술하기 • 상호기준 비교하기 • 문제요인 확인하기
계획	• 타당성 일반화하기 • 지식을 현 상황에서 올바른 상황으로 전환하기 • 대상자의 문제 우선순위 정하기 • 다른 과학분야의 원리를 일반화하기
수행	• 중재를 수행하기 위해 지식을 적용하기
평가	• 기준에 근거하여 평가하기
문서화	• 대상자의 관련 사항 기록하기

1) 사정(Assessment)

치위생 과정의 첫 단계로 개인적인 건강상태에 관한 포괄적인 자료의 체계적 수립과 환자 관리를 위한 기초준비, 환자기록의 문서화가 필요하다.

자료는 포괄적이며, 다양한 자료를 반영하여 체계적인 방식으로 의과 및 치과병력, 구강 내·외검사, 수복치료, 치은검사, 치주평가, 구강위생지수, 임상병리검사 기록과 관련된 자료를 수집한다.

주관적 자료는 환자의 상호작용과 관찰로는 주소(chief complaint), 증상과 징후, 느낌, 구강보건의료에 대한 인식 및 구강건강의 가치를 포함하며, 객관적 자료는 전신과 구강에 대한 평가를 포함하며, 치주낭 측정, 치주부착의 소실, 치아우식병소, 불완전한 수복물, 치주조직 질환의 확인을 위한 방사선에서 발견할 수 있는 해부학적 구조와 병소를 임상적으로 기록한다.

2) 진단(Diagnosis)

치과위생사의 업무범위 안에서 해결해야 할 실제적, 잠재적 구강건강 문제를 규명하고 자료수집, 평가단계에서 수집된 자료를 비판적으로 분석하고, 해석하여 임상적 추론과 문제해결 능력을 기초로 의사결정을 한다. 자료분류는 정보를 수집하고 분석하는 비판적 사고 능력을 갖고 진행과정의 단계로서 수집된 정보를 분류하고 해결하며 확인한다.

치위생 진단은 환자의 개인적인 요구에 초점을 맞추며 구강건강상태와 관련이 있는 요인과 원인을 상세하게 기록한다.

예를 들면 "혀에 바이오필름(biofilm) 축척과 관련된 구취", "부적절한 칫솔질 방법과 관련된 치경부마모", "교합면의 깊은 소와 및 열구와 관련된 치아우식병 가능성", "치아주위에 바이오필름 축척과 관련된 치주탐침시 출혈" 등으로 기술할 수 있다.

3) 계획수립(Planning)

치위생 계획의 요구도와 기대를 포함한 과학적 근거를 바탕으로 목표와 결과를 설정하고 치위생 진단에서 확인된 환자의 개인적인 요구를 충족시키며, 그 단계에서 우선순위 정하기, 목표설정, 중재 결정 및 예후가 포함된다. 우선순위는 상태의 긴박성, 문제의 심도 및 이용가능한 방법에 따라 결정하며, 목표 설정은 문제와 직접적으로 관련이 있고 예상하는 성취의 정도를 나타낸다. 중재는 문제의 원인을 감소, 예방치위생 처치의 대상자, 환자교육 활동이다. 예를 들면 구취 예방을 위한 치위생 중재는 바이오필름이 매복되어 있는 설유두의 세정과 환자교육이 포함된다.

예후는 각각의 중재를 측정할 수 있는 기준을 나타내며, 예상되는 효과에 따라 결정된다. 중재 결과의 평가방법을 제공하며, 예를 들면 혀의 구조에 관한 환자교육 중재 후에 기대되는 결과는 혀의 청결도를 스스로 평가할 수 있는 능력이다. 윤리적·법적 기준에 따라 의사결정을 하며 임상적 측면과 행동과학적 측면에서 중재계획을 수립하는 것이 바람직하다.

4) 수행(Implement)

치위생 수행은 대상자의 결과에 도달하기 위해 치과위생사가 지식과 임상판단에 근거하여 행하는 처치로 사정단계에서 수집한 대상자의 자료를 근거로하여 치위생 진단을 내리고 치위생 진단에 따라 치위생계획을 행동으로 적용되는 단계로 대상자, 환자, 치과위생사 및 그 밖의 사람들에 의해 수행되는 행동들이 이 시기에 나타난다. 치위생 진료계획 검토와 수행, 계획 수정, 의사소통, 계속관리 등을 포함한다. 치위생 술식의 수행 전에 대상자, 환자의 동의가 필요하며, 최적의 진료 제공을 위하여 팀웍을 고려하며 치위생활동과 그로 인한 대상자의 반응을 기록한다.

5) 평가(Evaluation)

평가는 치위생 실무의 결과를 검토하고 기록하는 지속적인 과정으로 각 단계에서 대상자, 환자의 신체적, 행태적 반응에 대해 가치 판단을 하며 기존자료와 현재의 건강상태를 비교하며 정해진 목표를 위한 진행과정과 부족한 점을 평가한다. 치위생 관리 계획의 변경사항을 결정하고 이 시점에서 대상자, 환자의 재치료 의뢰 및 유지가 필요한지 결정한다. 치위생 관리 유지 단계는 환자의 건강상태에 따라 3, 6개월 간격으로 계속구강건강관리를 실시한다. 모든 대상자, 환자는 구강병의 재발이나 진행을 막고 현재 구강건강 수준을 유지하기 위한 계속구강건강관리 프로그램이 필요하다.

6) 문서화(Documentation)

문서화는 수집자료, 치료계획, 진료결과, 권고사항 등 대상자와 관련된 사항에 대하여 완전하고, 정확하게 기록 작성하는 것을 의미한다.

세부 요소로는 치위생 과정 기록, 각종 정보와 상호작용 기록, 의무기록 작성, 법적·윤리적 측면 고려, 의료정보에 관한 법령 준수, 대상자, 환자 개인정보에 대한 비밀보장 등이다.

5. 치위생 윤리

윤리란 사람이 지켜야 할 도리와 규범, 즉 "사람들의 공익을 위해서 계획된 전문적인 집단의 행위를 조정하는 도덕적 원칙의 체계(도덕의 기준)로 어떤 조직사회에서 어떤 일에 대해 일어나기를 바라보는 보편적인 행동규범"이라 할 수 있다. 즉, 살아가는 동안 해야 할 것과 하지 말아야 할 것, 삶의 목적과 방법, 책임과 의무 등과 관련된 것으로 신념보다 높은 가치관으로부터 형성된다고 할 수 있다.

윤리적 규범은 직업적 행위이며, 환자, 동료 및 사회 전체에 대한 구성원들의 책임과 의무를 주요 특징으로 한다.

윤리적 규범의 목적은 행위의 기준을 개인의 윤리의식이 전문적 업무에서 뿐만 아니라 모든 생활에서 나타나야 하고 업무 시에 윤리적 상황에 대해 인식하고 있어야 한다.

치위생 규범은 자신이 소속된 조직, 단체, 협회의 규범을 배우고 따라야 한다.

치위생 관리에서의 가치는 정직함, 신뢰성, 정의와 공평함, 선행, 개인의 자율성과 인간에 대한 존중, 악행금지 등이며, 개인의 가치는 각 환자를 위해 치료를 제공하고 치료의 특성과 장점을 발전시킨다.

환자를 먼저 생각하는 자세로 치과위생사는 윤리적, 도덕적 차별 없이 모든 환자를 위해 치과치료를 제공해야 하는 책임이 있다. 또한 평생학습으로 과학의 발전에 따라 새로운 연구방법을 배우고, 근거에 기반을 둔 치료를 환자에게 제공해야 한다.

치과위생사의 업무는 도덕적이고 윤리적인 법률에 관한 상황에 처해질 수 있다. 따라서 윤리적 문제(ethical issue)는 관습, 인지된 법, 치료에 관해 일반적으로 인정된 기준에 의해 채택되며 치과치료의 표준 규칙에 기초를 두고 결정해야 한다.

윤리적 고충(dilemma)은 도덕적으로 옳은 선택의 행동과정을 포함하고 고충을 해결하기 위해 사실을 수집하고 윤리적 원칙과 이론이 적용되어야 하며 관계된 모든 사람들로부터 사실을 수집하고 확인해야 한다. 참가자에 의해 제안된 대안과 결과들의 장·단점을 고려하여 전문화된 기준과 비교해야 한다

치과에서 의사결정을 위해서는 1단계로 치과위생사의 상황, 2단계 개인의 선택, 3단계 선택, 대안, 4단계는 경우에 따른 한계로 구성된다. 따라서 결정의 틀은 의사결정 구성항목들을 제출한 후에 치과위생사들은 조치를 취하고 결정을 내릴 수 있게 된다. 중요한 결정은 전문적인 치위생 업무기준에 기초를 둔다. 임상시술에 영향을 미치는 법률적 요인으로 환자에 대한 업무는 면허를 소지한 치과위생사에 의해 이루어져야 한다는 것을 규정한다.

1) 치과위생사의 의무

- 전문적인 윤리와 최고의 행동을 지향한다.
- 개개의 환자를 위한 전체 프로그램에 필요한 치위생 업무를 효율적으로 계획하고 실행한다.
- 구강건강에 대한 인식과 구강병예방에 대한 기본적이고 임상적인 과학적 지식과 이해력을 가지고 있어야 한다.
- 과학적인 지식과 기술을 모든 임상적인 교육과정에 적용한다.
- 환자를 이해하고 치료하는 과정을 상황에 맞게 적용한다.
- 치위생관리과정에 영향을 주는 비정상적인 구강건강문제를 파악하고 치료한다.
- 환자에게 인간적인 관계를 보여줌으로써 치위생관리에 관한 정보를 효율적으로 알려주도록 한다.
- 개개의 환자에게 구강보건 행동양식의 변화에 대한 동기부여가 될 수 있도록 완벽하고 개별화된 교육서비스를 제공한다.
- 감염관리를 위한 표준예방책을 적용하기 위해 안전하고 효과적인 임상치료를 행한다.
- 전문인으로 치위생 처리를 함으로써 자기개발과 자기평가의 지속적인 과정을 습득한다.
- 대한치과위생사협회와 국제치과위생사연맹에 적극적으로 참여하고 회원자격을 유지한다.

6. 치위생 실습의 준비과정

1) 치위생 실습 태도

① 실습 시작 30분 전에 실습실에서 대기한다.
② 실습 대상자와의 첫 만남에서 자신의 역할을 소개하고 신뢰 관계를 형성한다.
③ 정숙한 행동과 언어로 술자의 품위를 유지한다.
④ 전문적인 처치가 필요하므로 치아 및 치주조직에 대한 명확한 지식과 기술을 숙지해야 한다.
⑤ 숙련된 기술을 갖게 될 때까지 연습을 한다.
⑥ 교육담당자의 지시를 정확히 파악할 수 있는 판단능력을 가지고 있어야 한다.
⑦ 실습과정은 순서에 따라서 한다.
⑧ 실습기구나 기자재는 관리방법에 따라 취급한다.
⑨ 실습종료 후에는 사용한 기구의 멸균 및 정리·정돈을 한다.

2) 복장 및 용모

① 실습 시작 전 반드시 칫솔질을 한다.
② 명찰을 반드시 착용한다.
③ 가운은 항상 청결히 하며 가운을 입고 외출하지 않는다.
④ 신발은 흰색으로 하며 편한 것을 선택한다.
⑤ 양말은 흰색이나 옅은색을 신도록 한다.
⑥ 귀걸이, 팔찌, 반지 등의 액세서리는 금한다.
⑦ 손톱은 짧게 하며 매니큐어는 바르지 않는다.
⑧ 짙은 화장과 머리염색을 하지 않는다.
⑨ 머리는 항상 청결하고 단정하게 한다.
⑩ 실습 중 핸드폰은 소지하지 않는다.

3) 실습의 전반적 과정

① 의과병력 및 치과병력을 조사한다.
② 생징후(vital sign)를 측정한다.
③ 구강내·외 검사를 한다.
④ 구강상태 및 치주상태를 평가하고 분석한다.
⑤ 치위생 계획을 세운다.
⑥ 치위생 계획을 설명하고 교육을 한다.
⑦ 계획된 부위의 치석을 제거한다.

⑧ 교육담당자에게 평가를 받는다.
⑨ 필요 시 치면연마를 시행한다.
⑩ 치석제거 후 예민한 치아에 지각과민처치 및 불소도포를 한다.
⑪ 재진 약속을 한다.
⑫ 기록된 차트를 정리하며 교육담당자에게 보고한다.

4) 치위생 실습 뒷정리

① 사용한 진료의자를 정리정돈한다.
② 세척용 장갑을 착용하고 사용한 기구들을 세척 후 멸균한다.
③ 혈압계, 치실, 펜, 교육용 거울 등 멸균할 수 없는 것은 표면소독을 하여 지정된 장소에 둔다.
④ 사용된 기구와 컵, 치면세마용 앵글, 초음파 치석제거기 팁, 치경은 깨끗이 씻어 멸균봉투에 넣어 멸균한다.
⑤ 일회용품은 폐기한다.
⑥ 타구통을 깨끗이 닦고, 소독액을 넣은 후 진료의자를 올려 놓고 20~30분 뒤 원위치 시킨다.
⑦ 기계실내 공기압축기(compressor)의 전원을 끄고, 공기를 뺀다.
⑧ 치위생 실습실, 탈의실, 기계실 등을 정리정돈한다.
⑨ 의료폐기물과 일반쓰레기는 분류하여 배출한다.

7. 치면세마 실습 대상자 및 금기 대상자

치과위생사는 치면세마와 같은 전문적인 처치(professional care)를 위해 대상자와 금기 대상자를 파악하여 수행해야 한다.

1) 대상자

① 구강병 예방을 위해 치면세균막과 치석제거 또는 치면연마가 필요한 사람
② 치은염 및 치주염으로의 진행을 예방하고 정기적인 구강위생관리가 필요한 사람
③ 교정장치 및 보철물 장착으로 구강위생상태 유지 및 관리가 필요한 사람
④ 심미 증진 및 구취제거의 목적으로 구강위생관리가 필요한 사람

2) 금기대상자

① 치아동요가 심한 사람
② 치주낭이 깊거나 골파괴가 심한 사람
③ 치근이개부 병변이 있는 사람
④ 지각과민이 심한 치아를 가진 사람
⑤ 임신중독증이나 기타 전신질환자(백혈병, 혈우병 등)

8. 술자와 대상자의 자세

1) 대상자 맞이하기

① 대상자가 의자에 앉을 때를 위해 불편한 장애물을 모두 치워놓는다.
② 진료의자는 가장 낮은 위치로 하고 등받이는 반듯하게 세운다.
③ 대기실에서 기다리고 있는 대상자를 맞이하여 진료의자로 안내한다.
④ 대상자에게 자신을 소개한다.
(예: 안녕하세요? ○○○님. 저는 치위생(학)과 학생 ○○○입니다.)

2) 술자의 자세

① 시술자의 등과 머리는 반듯하게하고 몸전체를 15° 이내로 숙인다.
② 어깨는 편안하게 바닥에 평행하도록 한다.
③ 술자의 상박(upper arm)은 몸통과 20° 이내로 하고 치면세마 대상자의 구강은 팔꿈치 높이와 같거나 약간 아래쪽에 위치하도록 한다.
④ 술자의 힙이 등받이에 닿도록 앉는다.
⑤ 발바닥은 지면에 닿도록 하고 대퇴부가 바닥에 평행이 되도록 한다.

3) 대상자의 자세

① 상악치료 시에는 수평자세(supine position)로 조절하고, 하악치료 시에는 변형수평자세(modified supine position)로 조절한다.
② 치면세마 대상자의 머리는 머리받침대(head rest) 위에 위치하도록 하고, 치면세마 대상자의 구강이 술자의 팔꿈치 높이가 되도록 전체 진료의자의 높이를 조절한다.

4) 치위생 실습 후의 절차

① 조명등(dental light)을 끈다.
② 진료의자(dental chair)를 수직자세(upright position)로 위치시킨다.
③ 진료의자를 서서히 원위치 시키며 대상자의 상태를 체크한 후 내려오게 한다.
④ 대상자가 의자에서 나갈 때 불편한 장애물들을 모두 치워 놓는다.
⑤ 대상자를 대기실까지 안내 후 배웅한다.

9. 치위생 실습 시 대화방법

대상자는 불안감이 있으므로 치위생 실습에 대한 전반적인 설명을 해야 할 필요가 있다.

시술자는 치면세마와 예방처치에 대한 정확한 지식을 바탕으로 친절하게 설명 함으로써 대상자와의 신뢰관계를 형성해야 한다.

1) 대화 시 술자 태도

① 대상자의 입장에서 생각하며 성의 있게 대한다.
② 대상자를 맞이할 때는 밝은 표정으로 본인을 소개하고 실습 상황 등에 대화를 나누어 친밀감을 느낄 수 있도록 한다.
③ 대상자의 말을 경청한다.
④ 시술전 구강상태를 보여주고 시술할 내용을 자세히 설명한다.
⑤ 대상자의 구강상태에 따른 요구사항을 정확히 파악하여 대화를 함으로써 신뢰를 얻도록 한다.
⑥ 대상자가 있는 자리에서 동료와 웃거나 잡담하지 않는다.

2) 듣기

① 상대방의 말을 막지 말고 대상자의 생각과 느낌을 이해하며 듣는다.
② 대상자의 요구사항을 듣고 있음을 대상자가 알게 한다.

3) 말하기

① 대상자의 말을 반복하며 확인한다.
② 대상자의 수준에 맞는 언어를 구사한다(나이, 교육정도, 직업).
③ 예의 바르고 친절하게 성의있는 태도로 말한다.
④ 대상자의 말에 공감한다.
⑤ 대상자의 자존심을 상하게 해서는 안된다.

10. 치위생 실습 시 구강보건교육

1) 시술 전 교육

① 먼저 대상자가 요구하는 구강상태의 불편함을 듣고 대상자의 현재 구강상태를 거울을 통해 보여주면서 설명한다.
② 치면착색제를 사용하는 이유를 설명하고 착색된 구강상태에 대한 설명을 한다.
③ 치석이 많은 부위는 처치 후에 올 수 있는 후유증에 대하여 설명한다.

2) 시술 후 구강보건교육

① 치석제거 후 2~3일 정도는 부드러운 칫솔을 사용하도록 권장한다.
② 치주병이 있는 환자는 항균 용액 사용을 권장한다.
③ 치근이 노출된 부위가 있으면 관리방법을 설명해야 한다.
④ 시린 느낌은 치석제거에 의한 일시적 감각임을 설명한다.
⑤ 구강상태(치주, 치아)에 맞는 칫솔질 방법을 교육한다.
⑥ 정확한 치간칫솔과 치실사용을 교육하며 6개월 후에 재내원을 약속한다.

11. 치위생 실습 시 대상자 관리

1) 치위생 실습 전 대상자 관리

① 대상자에 대한 문진 후 진료의자로 안내하여 편안한 자세로 앉도록 한다.
② 대상자의 구강상태에 따라 항균용액으로 30초~1분간 양치하게 한다.
③ 구강내·외 시진과 치아검사, 치주검사, 방사선검사, 인상채득, 구강사진촬영 등을 한다.
④ 구강내 치석 부착유무와 치주상태를 분석하고 치위생 계획을 세우고 설명한다.
⑤ 대상자에게 치석제거 후의 예후에 대하여 설명한다.
⑥ 치면착색제를 이용하여 환자에게 적합한 칫솔질 교육을 실시한다.

2) 치위생 실습 중 대상자 관리

① 치석제거 중 발생 가능한 불편함에 대하여 설명한다.
② 치석제거 중 불편함이 있을 때에는 왼손을 들어서 의사표현 할 것을 설명한다.
③ 대상자의 구강내 치석정도에 따라 초음파 치석제거기와 수기구를 이용하여 치석제거를 실시한다.

④ 치석제거 완료 후 탐침으로 치면을 평가하고 잔여침착물을 제거한다.
⑤ 대상자의 치주상태에 따라 선택적으로 치면연마를 실시한다.
⑥ 모든 치아의 인접면에 치실을 사용한다.

3) 치위생 실습 후 대상자관리

① 필요한 부위에 항균 용액을 이용하여 치은연하 부위에 세척을 실시한다.
② 모든 시술 후 대상자의 구강내 상태에 따라 항균 용액으로 30초~1분간 양치를 실시한다.
③ 대상자의 구강상태를 구강카메라나 손거울을 통하여 확인시키고 구강위생관리의 중요성을 설명한다.
④ 시술 후 발생 가능한 후유증과 주의점을 설명한다(치아가 시리면, 차거나 뜨거운 음식물 및 음료 섭취제한, 치주상태에 따라 자극적 음식물, 음주, 흡연 등을 1~3일간 제한).
⑤ 대상자의 구강상태에 적합한 칫솔질 교육을 확인하고 재교육을 한다.
⑥ 대상자의 구강상태에 알맞은 구강위생용품을 추천하고 사용법을 설명한다.
⑦ 구강위생관리의 중요성을 강조하고 동기유발이 확실히 될 수 있도록 한다.
⑧ 필요한 경우 재내원 약속을 한다.
⑨ 대상자의 구강위생관리정도에 따라 6~12개월 주기로 계속구강건강관리를 할 수 있도록 교육한다.

4) 계속구강건강관리

치석제거 후 대상자의 구강건강관리상태에 따라 주기적으로 계속구강건강관리를 함으로써 구강건강상태를 유지·증진시킬 수 있다. 계속구강건강관리를 통하여 구강건강에 대한 관심과 동기유발을 유도하여 대상자 스스로 주기적 관리를 하도록 한다.

① 치석제거시술 후엔 1일 후, 1주일 후에 대상자의 상태를 전화로 확인하고 가정구강건강관리의 중요성을 강조한다.
② 대상자의 구강관리능력을 파악하여 계속구강건강관리의 주기(1~12개월)를 결정한다.
③ 대상자의 챠트에 다음 재내원 일을 기록한다.
④ 대상자에게 구두로 또는 약속카드를 만들어 준다.
⑤ 내원 예정문자를 발송하거나 전화로 확인한다.
⑥ 내원일 1일 전에 전화로 약속시간을 재확인한다.

CHAPTER

02

치과진료실 관리

치위생관리 과정 수행 시 발생될 수 있는 교차감염의 위험성을 최소화 하기 위하여 치과감염관리 기준과 원칙에 따라서 실습에 적용할 수 있도록 한다.

1. 교차감염 방지목표

(1) 병원성 미생물의 수를 줄여서 교차감염을 방지한다.
(2) 치과진료 시 환자와 치과종사자를 교차감염으로부터 방어해야 한다.
(3) 치과종사자는 환자 진료시 감염성 질환에 노출 가능성이 있는 것으로 보고 철저한 감염 방지 술식을 시행해야 한다.

2. 치과진료 감염방지 기준

치과진료실에서 사용되는 치과진료기재 및 장비(이하 "진료기재"라 한다)에 대한 소독, 멸균, 취급 등(이하 "관리"라 한다)을 정하여 이를 실천하므로 진료실의 위생수준을 향상시킬 뿐만 아니라 환자와 환자사이 또는 환자와 진료담당 의료진과의 교차감염을 방지하고자 한다.

치과진료 감염방지 기준은 1) 치과진료 시 일반적 준수사항 2) 치과진료기재 관리에 필요한 기구와 약품의 구비 3) 치과진료기재의 분류 및 관리 방법 4) 치과진료기재의 관리 전 처치와 보관 5) 수관관리 등 5개 사항으로 되어 있다.

1) 치과진료 시 일반적 준수사항

(1) 진료복, 마스크, 장갑, 보안경 등을 착용하고 진료한다.
(2) 환자를 진료하기 전·후에 손을 깨끗이 씻는다.
(3) 환자의 병력을 기록하고 점검하여야 한다(간염, 결핵, 후천성면역결핍증(AIDS), 홍역, 수두 등).
(4) 사용한 고무장갑은 폐기한다.
(5) 진료실은 항상 청결을 유지한다.

2) 치과진료기재 관리에 필요한 기구와 약품의 구비

치과진료기관은 진료기재 관리를 위하여 다음과 같은 기구와 약품을 구비해야 한다. 기구멸균을 위한 가압증기멸균기는 반드시 구비 하며 멸균에 사용되는 약품은 1종 이상을 구비하여 사용한다.

(1) 기구

① 멸균기 : 가압증기멸균기(autoclave), 건열멸균기(dry heat sterilizer), EO(Ethylene oxide) 멸균기 등
② 소독기 : 열소독기, 세척기형 소독기 등

(2) 약품

포비돈, 글루콘산클로르헥시딘, 글루타알데하이드 등

3) 치과진료기재의 분류 및 관리 방법

진료기재는 다음과 같이 분류하여 접촉부위에 따라 관리하되 출혈이 동반되는 경우에는 반드시 멸균하도록 한다.

(1) 위험한 기재 : 멸균

연조직을 뚫고 들어가거나, 골에 닿거나, 혈관이나 다른 정상적으로 무균인 조직에 들어가거나 접촉하는 기재를 말함
예) 외과수술 기구, 치석제거기, 수술용 칼, 임플란트 기구, 근관 치료용 파일(file) 및 버(bur) 등

※ 멸균(sterilization) : 세균 아포를 포함하여 모든 미생물을 파괴함을 의미함.
예) 가압증기멸균기로 121°C 15psi 15분 가압 등의 방법으로 실시

※ 소독(disinfection) : 비교적 약한 살균력을 이용하여 병원성 미생물의 생활력을 파괴함으로써 감염의 위험성을 제거하는 방법
① 고도의 소독 (high level disinfection) : 모든 미생물을 파괴하지만 반드시 세균(아포) 전부를 파괴하지 않는다.
예) 열에 약한 기재로서 고도의 소독제인 글루타알데하이드 등에 침적시키는 것
② 중등도의 소독(intermediate level disinfection) : 활동성 세균 및 대부분의 진균과 바이러스를 파괴한다.
예) 결핵균 박멸이 가능한 염소함유 제제 등 병원용 소독제에 접촉시키는 것
③ 저도의 소독(low level disinfection) : 활동성 세균, 진균과 바이러스 일부를 파괴한다.
예) 기타 병원용 소독제에 접촉시키는 것

(2) 덜 위험한 기재 : 멸균 또는 중등도 이상의 소독

점막이나 손상된 피부에 접촉하는 것
예) 치경, 아말감 컨덴서, 재사용 인상용 트레이, 핸드피스, 교정용 기구 등

(3) 위험하지 않은 기재 : 소독

손상받지 않은 정상 피부에 접촉하는 것
예) 방사선 두부, 산소농도계 등

4) 치과진료기재의 관리 전 처리와 보관

(1) 소독, 멸균 전 처리사항

① 사용한 기구는 멸균 전 반드시 세척을 한다.
② 적당한 포장재, 면제품 또는 용기를 선택하여 소독, 멸균 한다.

(2) 보관

① 멸균법의 종류와 멸균 완료 날짜를 포장 기재들 위에 기록하여 멸균 후 경과된 시간을 확인한다.
② 깨끗한 포장재로 포장하여 멸균한 후 캐비닛과 같은 밀폐된 공간에 기재들을 보관한다.
③ 멸균된 기재의 포장이 손상 되었거나, 멸균된 일로부터 한 달이상 경과한 경우 기재들은 다시 세척 하여 포장한 후 멸균하여 보관한다.

5) 수관관리

(1) 핸드피스로부터 미생물이 살포되지 않도록 물이 수관 끝에서 역류하지 않아야 한다.
(2) 수관은 장비의 종류, 사용정도, 물 공급 장비에 맞게 관리해야 한다.
(3) 에어로졸이 발생하는 진료를 할 때에는 고속흡입기를 이용하여 발생한 다량의 에어로졸을 즉시 고속흡입기로 흡입해야 한다.

3. 치과위생사와 관계되는 감염성 질환

1) 간염(Hepatitis)

(1) A형 간염(Hepatitis A, HAV)

① 감염성 급성간염으로 오염된 식수, 불결한 음식 조리과정을 통해 감염된다.
② 만성간염이나 간경화로 발전되지 않고 대부분 6~10주만에 회복된다.
③ 비위생적 환경, A형 간염에 노출 된 사람이 손을 제대로 씻지 않은 상태에서 접촉되는 경우에도 감염 가능성이 높다
④ 환자나 치과 의료진은 손씻기를 철저히 해야 감염의 전파 확산을 예방할 수 있다.

(2) B형 간염(Hepatitis B, HBV)

① 혈액 감염으로 치과종사자에게 가장 감염 위험이 높은 질환이다.
② 간염의 종류 중 가장 위험한 질환이다.
③ 치과에서는 치면세마나 치과치료 시 혈액이나 타액이 눈에 튀어 감염되기도 한다. 이

외에도 태반, 주사바늘, 날카로운 기구, 성적 접촉, 정맥주사 혼용, 혈액투석, 수혈 등에 의해 감염된다.

④ 잠복기는 4주~26주로 대부분 보균자 상태로 존재하고 만선간염, 간경화, 간암으로 진행되어 사망에 이를 수도 있다(보균자도 다른 사람에게 전염시킬 가능성 있음).

(3) C형 간염(Hepatitis C, HCV)

① 수혈성 none-A, none-B형 간염으로 위험이 높은 질환이다.
② 미국에서 연간 약 17만명 정도 감염되며, 1/5 정도가 간경화증으로 발전하게 된다.
③ 주사바늘, 주사기 혼용, 문신, 남성 동성애자, 성적 접촉, 혈우병, 수혈 등에 의해 감염된다.
④ C형 간염에 대한 백신은 없다.

(4) D형 간염(Hepatitis D, HDV)

① 급·만성 B형 간염환자에게서 합병증으로 발생한다.
② 감염경로는 B형 감염과 비슷하다.
③ 만성간염, 간경화, 간암으로 진행되어 사망에 이를 수도 있다.

(5) E형 간염(Hepatitis E, HEV)

대변에 오염된 식수로 전파된다.

(6) G형 간염(Hepatitis G, HGV)

혈인성 전파에 의해 주로 발생한다.

2) 결핵(Tuberculosis)

① 폐의 세균성 감염 중 가장 많다.
② 환자 호흡기의 기침이나 타액을 통해서 전파되며, 진료 시 감염될 가능성이 높다.
③ 에이즈나 약물 중독자, 빈곤층에서 발생할 가능성이 높다.

3) 헤르페스 질환(Herpetic disease)

① 바이러스 질환이다.
② 저항력이 약해지면 햇빛, 면역억제, 감염, 스트레스와 같은 자극에 의해 재발 될 수 있다.
③ 흔히 입술, 치은, 구강점막에 수포성으로 발생한다.

4) 후천성면역결핍증(AIDS, HIV)

① 혈액이나, 타액 등의 오염된 체액을 통해 감염 또는 전파된다.

② 성관계, 감염된 혈액 수혈, 오염된 주사바늘, 감염된 모체를 통해 발생한다.
③ 캔디다증, 구강건조증, 심한 체중저하, 폐렴, 설사, 카포시육종 등의 증상을 보인다.

5) 인플루엔자(Influenza)

① 인플루엔자 바이러스를 통해 전파되는 급성 호흡기 증상을 일으키는 질환이다.
② 일반적으로 독감(flu)이라고 부르기도 하며, 공기 중에서 빠르고 쉽게 전파된다.
③ 인플루엔자 바이러스는 A,B,C형이 존재하고 있으며 인간에게 발병되는 것은 A,B형이다.
④ 의료인 접종률은 2~82% 수준으로 국가별로 차이가 매우 큰 편이다.

4. 보건의료인의 필수 예방접종

치과에서 근무하는 모든 의료종사자들은 치과환자를 진료하는 동안 다양한 감염성 질환에 노출될 위험이 많으므로 예방접종이 필수적이다. 내원한 환자 및 보호자, 치과의료종사자 당사자, 가족들에게도 위협이 되므로 모든 감염성 질환의 위험으로부터 안전하게 보호하기 위해서 반드시 필수적으로 요구되는 예방접종을 받도록 하고, 예방접종의 필요성에 대하여 인지하고 있어야 한다.

1) 일반적인 성인 예방접종

건강한 성인에게 일반적으로 권장되는 기본적인 예방접종은 인플루엔자, 폐렴구균, B형 간염, 파상풍-디프테리아-(백일해), 장티푸스, A형간염, B형간염, 대상포진 등이 있다.

표 2-1 건강한 성인에게 권장하는 일반적인 예방접종

예방접종 종류	접종대상
인플루엔자	만 50세 이상 성인(매년 1회 접종)
폐렴구균[1]	만 65세 이상 성인 (65세 이후에 마지막 접종 5년 후 1회 추가 접종)
파상풍·디프테리아·백일해(Tdap 또는 Td)[2]	모든 성인(매 10년마다 접종)
대상포진[3]	만 60세 이상 성인
A형간염[4]	국가예방접종으로 포함되어 12~23개월 모든 소아에게 접종

1) 폐렴구균 23가 다당 백신으로 1회 접종
2) 이전에 Tdap 접종력이 없는 경우 처음 1회는 Tdap으로 접종 이후 Td 접종
3) 대상포진을 앓은 경우 자연면역을 얻는 효과가 있으나 예방접종을 원하는 경우 접종 가능하며, 최소 6~12개월이 경과한 후 접종하는 것을 권장
4) 6개월 이상 간격으로 2회 접종

「예방접종대상 감염병의 역학과 관리」지침 발췌, 질병관리 본부, 2017」

2) 치과의료 종사자의 예방접종

치과위생사가 보건의료인으로 종사하기 위해서는 일반적인 예방접종 외에도 B형 간염, 수두, 결핵, 인플루엔자, 파상풍, 디프테리아, 백일해, 홍역, 유행성이하선염, 풍진 등이 포함된 보건의료인 필수 예방접종 종류를 확인 후 반드시 접종받아야 한다.

표 2-2 보건의료인 필수 예방접종

예방접종 종류	접종대상	접종일정
의료직 시작 시 면역의 증거[1]가 없는 경우 항체검사 후 음성일 때 접종		
B형 간염	혈액 및 체액에 노출될 위험이 있는 모든 의료인	3회(0, 1, 6개월) 접종 → 1~2개월 후 항체 검사, 음성이면 3회 재접종 → 1~2개월 후 항체 검사 시에도 양성이면 재접종 불필요
수두	1970년 이후 출생한 의료인	2회(4~8주 간격) 접종
의료직 시작 시 항체검사 없이 접종		
인플루엔자	모든 의료인	1회 접종(매년)
파상풍 디프테리아·백일해(Tdap)	모든 의료인	1회 접종
홍역·유행성이하선염·풍진(MMR)	(홍역)1967년 이후 출생한 의료인 (유행성이하선염, 풍진) 모든 의료인	2회(4주 간격) 접종[2]

1) 면역의 증거: 해당질환 진단, 항체 양성, 해당 백신 접종력 중 1가지 이상
2) 면역의 증거가 있는 경우 접종 불필요하며, 면역의 증거가 없다면 항체검사 없이 2회 접종
※ 의료인은 홍역, 유행성이하선염, 풍진 환자에 대한 노출 위험이 높고, 감염 시 의료기관 내 환자에게 전파할 위험이 높아 2회 접종을 권고하고 있음.

「예방접종대상 감염병의 역학과 관리」지침 발췌, 질병관리 본부, 2017」

5. 개인방호를 위한 감염방지

치과에 근무하는 모든 치과종사자들은 감염성질환에 감염될 수 있으므로 철저한 개인보호용구를 착용해야 한다.

개인보호장비(Personal protective equipment ; PPE)로는 장갑, 마스크, 보안경, 진료복(보호복) 등이 있다.

1) 손 씻기(Hand washing)

감염을 예방하는 가장 기본적인 방법인 철저한 손 씻기를 통해 미생물 수를 감소시키고, 환자와 치과종사자 모두 교차 감염으로부터 보호하기 위해 모든 진료의 시작과 끝은 반드시 손 씻기로 시작하여 끝나는 것이 중요하다. 또한 장갑 착용 전·후에 손을 씻어야 피부 세균의 수준을 최소로 유지 할 수 있다.

2) 치과위생사 손 씻기 권고사항

① 손이 더러워졌을 때
② 환자의 혈액, 타액 또는 호흡기 분비물에 접촉되었을 때
③ 치료 전·후
④ 장갑 착용 전·후
⑤ 출근 또는 외출 후 진료실 도착하였을 때
⑥ 음식 먹기 전이나 외출 후
⑦ 재채기, 기침 등을 하거나 코를 풀었을 때
⑧ 화장실을 다녀온 후

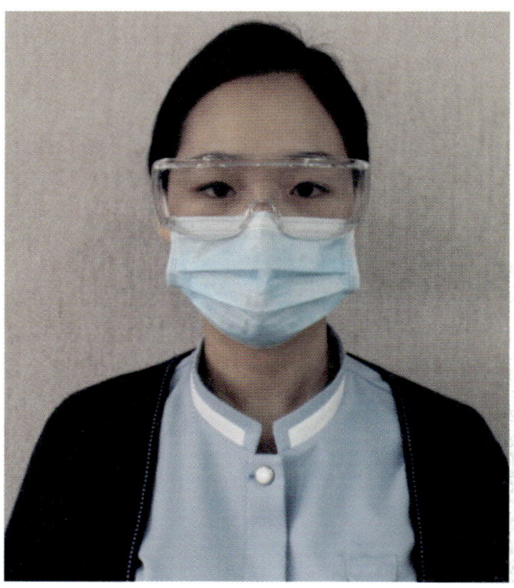

그림 2-1 개인보호장비 착용 모습

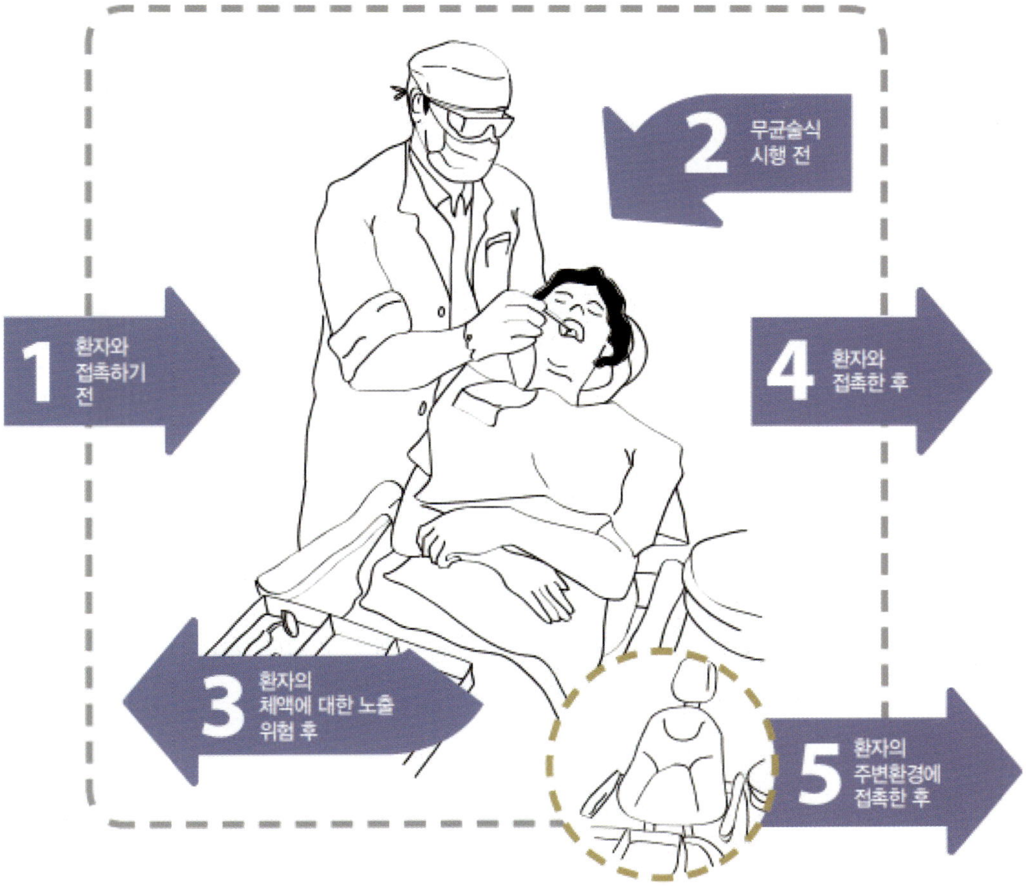

그림 2-2 치과의료기관의 손 씻기가 필요한 5가지 사례

출처 : World Health Organization (WHO). Hand hygiene in outpatient and home-based care and long-term care facilities: a guide to the application of the WHO multimodal hand hygiene improvement strategy and the "My Five Moments For Hand Hygiene" approach. 2012;1~71(29.p.13).

3) 손 씻기 과정

① 반지, 시계 등의 장신구를 제거한다.
② 흐르는 물에 항균성 비누를 이용하여 손끝에서 팔꿈치 방향으로 양손 손바닥으로 잘 문지른다.
③ 한 손바닥으로 다른 손의 손등을 교차시켜 문지른다(양손).
④ 한 손가락 끝으로 다른 손의 손바닥을 문질러서 씻는다(양손).
⑤ 한 손은 악수하듯이 엄지를 잡고 손가락을 차례대로 회전하면서 문지른다(양손).
⑥ 왼 손목을 오른손으로 돌리면서 씻는다(양손).
⑦ 마지막으로 손을 찬물로 행군 후 종이타올을 이용하여 닦는다.

※ 경우에 따라서는 알콜이 함유된 소독제로 손 세척을 할 수 있다.

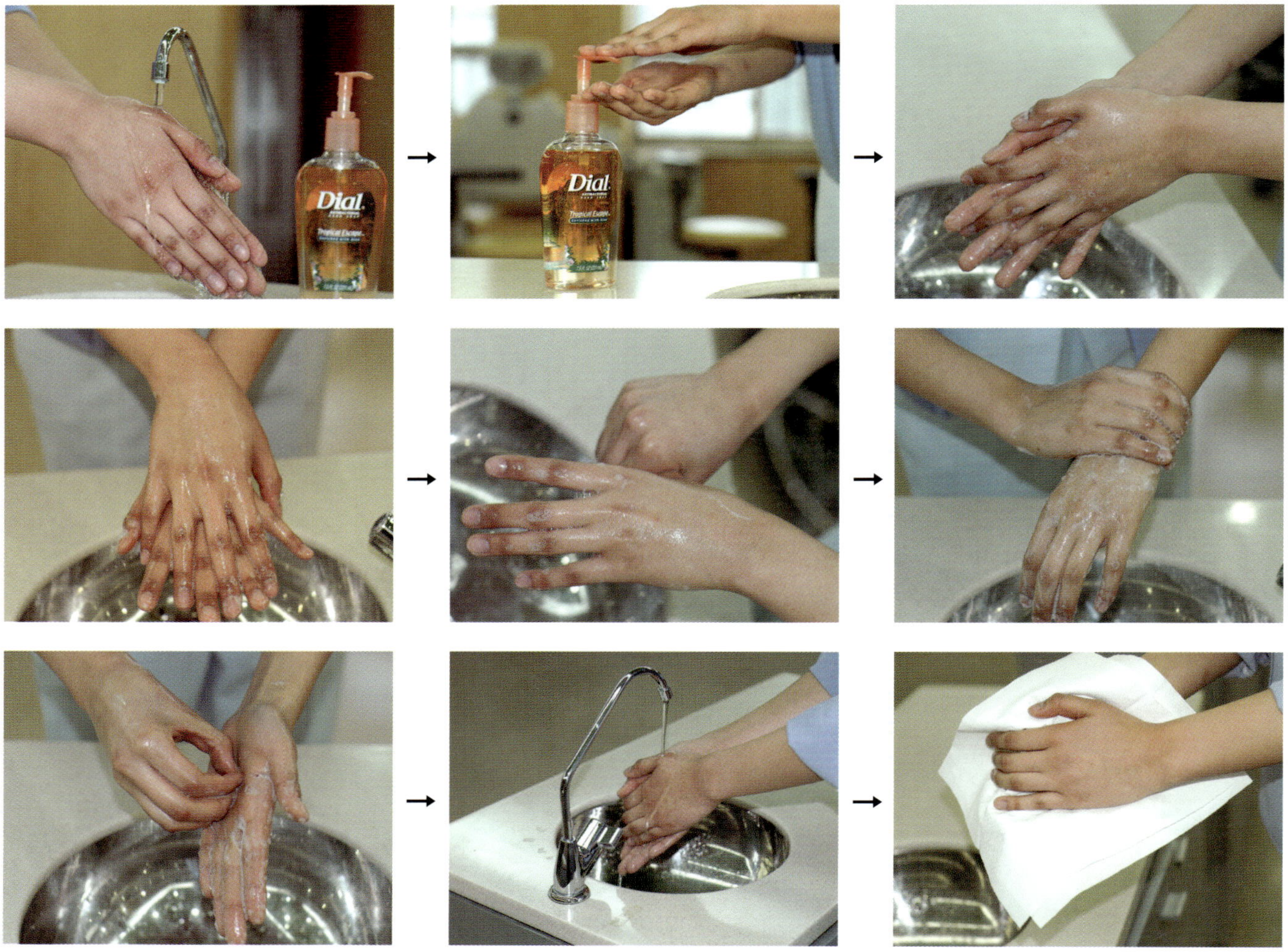

그림 2-3 손씻기 과정

※ 올바른 손 씻기(Hand washing)

- (1단계) 손바닥 : 손바닥과 손바닥을 마주대고 문질러 준다.
- (2단계) 손등 : 손등과 손바닥을 마주대고 문질러 준다.
- (3단계) 손가락 사이 : 손바닥을 마주대고 손깍지를 끼고 문질러 준다.
- (4단계) 두 손 모아 : 손가락을 마주잡고 문질러 준다.
- (5단계) 엄지손가락 : 엄지손가락을 다른 편 손바닥으로 돌려주면서 문질러 준다.
- (6단계) 손톱 밑 : 손가락을 반대편 손바닥에 놓고 문지르며 손톱 밑을 깨끗하게 한다.

4) 진료용 장갑(Gloves)

① 장갑 착용 전과 후에는 반드시 손을 씻고 장갑은 1회용을 사용한다.
② 매 진료시마다 장갑을 교체한다.
③ 손상된 장갑은 가능한 빨리 벗고 손을 씻은 후 새것으로 착용한다.
④ 손 크기에 맞는 장갑을 착용해서 진료의 효율을 높인다(6, 6½, 7인치).
⑤ 손에 상처가 있을 때에는 1회용 밴드를 붙이고 장갑을 착용한다.
⑥ 감염위험이 매우 높은 경우는 이중장갑(두겹장갑, Overglove)을 착용한다.

※ 장갑의 종류와 용도

① 라텍스 장갑 : 진료, 수술, 치위생실습 시 사용(멸균용과 비 멸균용)
② 비닐장갑 : 진료, 수술, 치위생실습 준비시 사용(멸균용과 비 멸균용)
③ 유틸리티 장갑(다용도 장갑) : 가압멸균 가능, 기구의 세척이나 소독, 진료실 청소 및 치과용 폐기물 처리 시

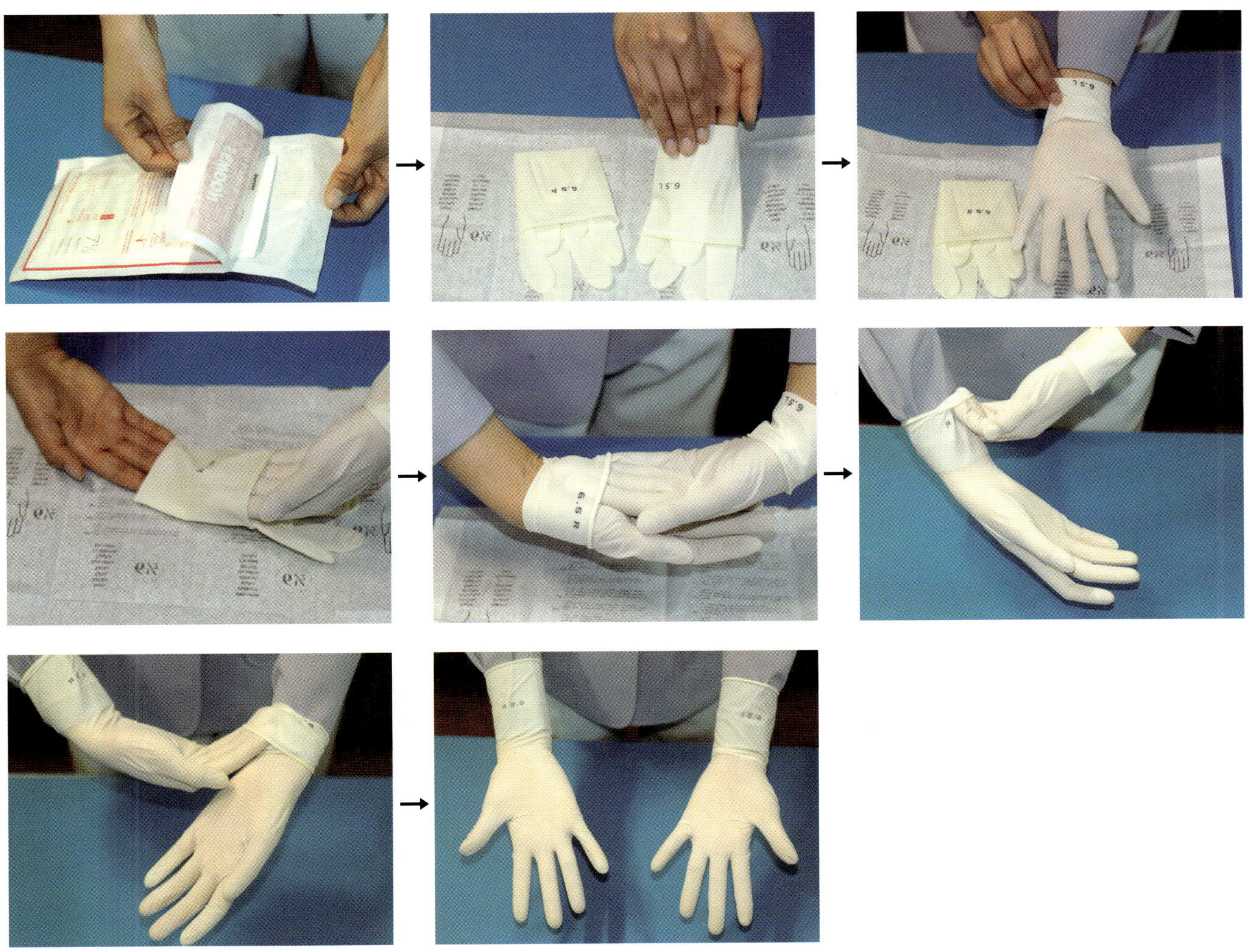

그림 2-4 진료용 장갑의 착용순서

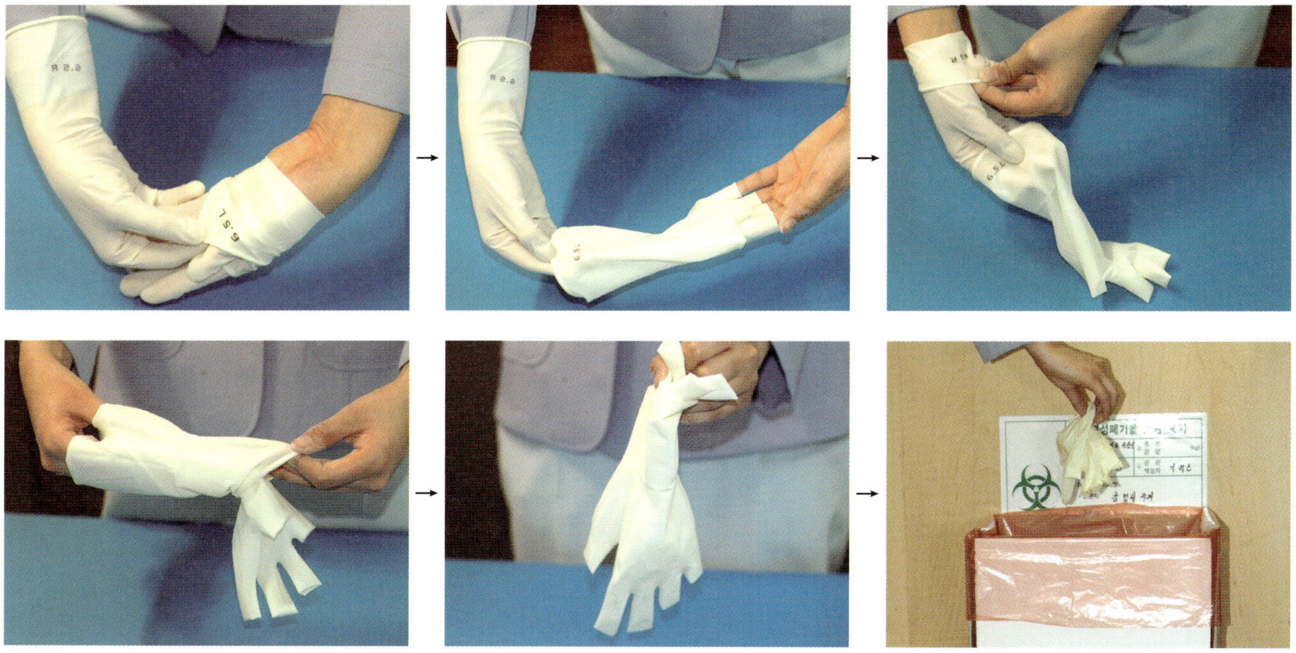

그림 2-5 진료용 장갑의 폐기

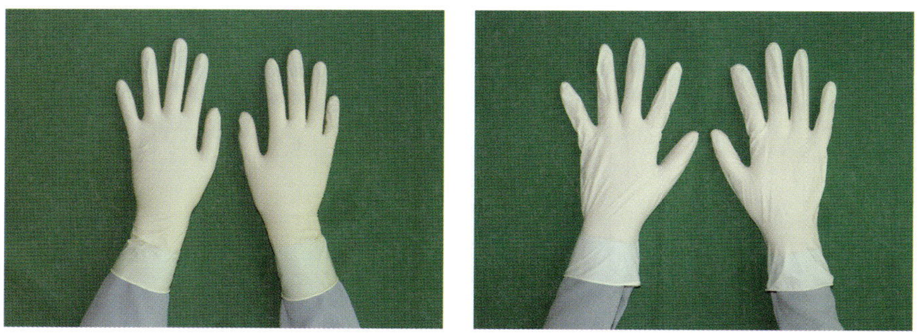

(○) (×)

그림 2-6 올바른 진료용 장갑 착용

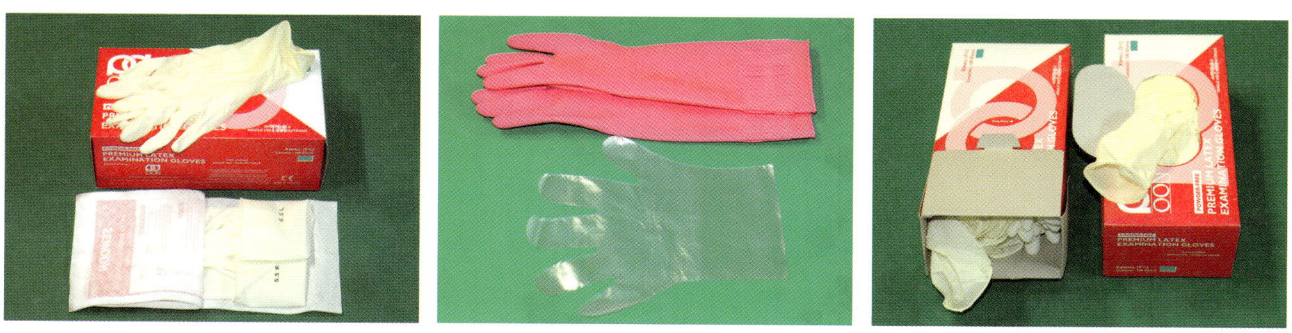

치위생실습용, 수술용 장갑 / 비닐, 다용도 장갑 / 상자 개봉(좌 : ○, 우 : ×)

그림 2-7 장갑의 종류

5) 마스크(Mask)

마스크는 고속핸드피스나 초음파치석제거 및 치근활택술 사용 시에 발생하는 혈액, 타액, 에어로졸, 기타 파편 등에 의한 호흡기질환을 예방할 수 있다.

치과의료기관의 종사자는 매 환자 진료 시 입과 코를 덮는 마스크를 착용하여 각종 전염성 에어로졸 입자의 흡입을 막아야 한다.

마스크는 1회 사용을 원칙으로 진료전 손 소독 전에 착용 한다. 마스크 착용 시에는 주름을 완전히 펴서 코주위를 눌러주고 끈의 위치는 바깥쪽에 위치 하도록 한다.

또한 매 환자마다 새로 교체하는 것을 원칙으로 한다. 사용한 마스크는 목에 걸치거나 주머니에 넣지 않으며, 마스크의 가장자리는 얼굴 전면에 밀착시켜 사용한다.

(1) 이상적인 마스크의 요구조건

① 세균여과효율이 95% 이상인 것을 사용한다.
② 크기는 입술과 코를 충분히 가릴 수 있고 얼굴에 밀착되어야 한다.
③ 얼굴에 닿는 마스크의 가장자리는 부드럽고 편한 것이 좋다.
④ 안경에 입김이 서리지 않도록 만들어진 것이 좋다.

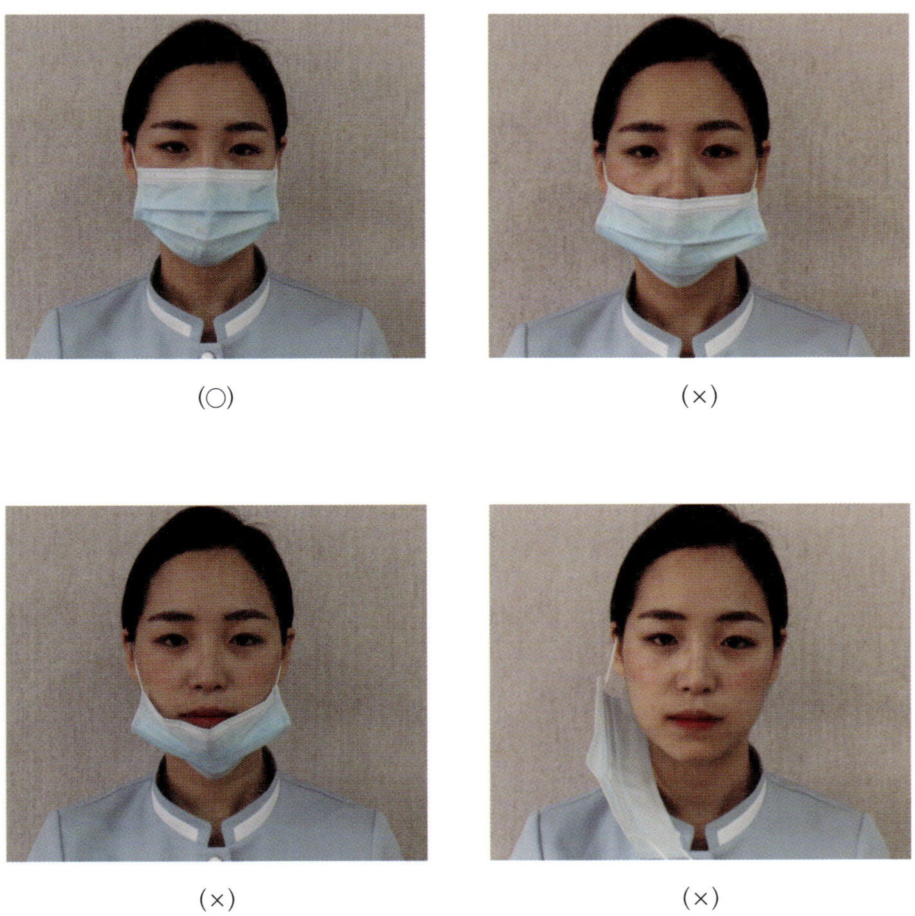

그림 2-8 마스크 착용

6) 보안경 및 안면 보호대(Protective eyewear, Goggle & Face shields)

치과진료 시 핸드피스에서 발생되는 에어로졸, 혈액 및 타액, 공기-물 사출기 작동으로 B형 감염 등 감염병이 눈을 통해서도 전염되기 때문에 치과종사자와 환자들은 진료 시 보안경이나 안면 보호대를 착용해야 한다. 마스크와 보안경을 포함하여 안면 보호대를 함께 사용하면 더욱 안전하며, 사용한 보안경 및 안면 보호대는 비누와 물로 깨끗이 씻은 후 화학멸균소독제를 이용하거나 가능한 가스멸균을 한다.

(1) 보안경 및 안면 보호대의 요구조건(CDC)

① 보안경은 마스크 위에 착용한다.
② 보안경이나 안면 보호대는 얼굴에 잘 맞도록 조절할 수 있어야 한다.
③ 수술이나 시술 도중에 벗겨지지 않아야 한다.
④ 매끄럽고 가벼워야 한다.
⑤ 시야를 가리지 않고 투명하고 견고한 재질이어야 한다.
⑥ 보호대 길이는 턱 밑까지 내려와 오염을 많이 차단시킬 수 있어야 한다.

* CDC : Center for Disease Control and prevention(미국질병통제예방센터)

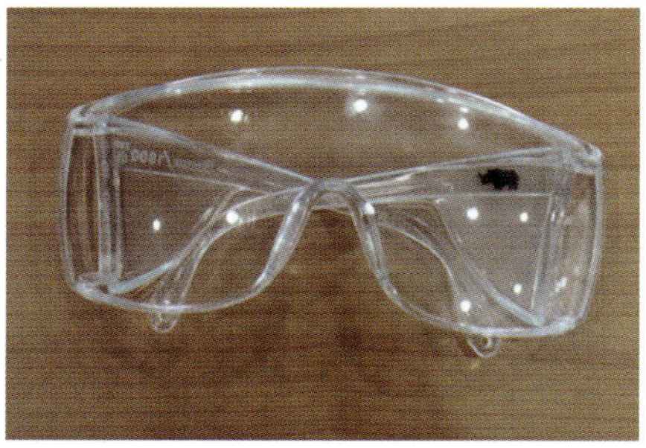

보안경

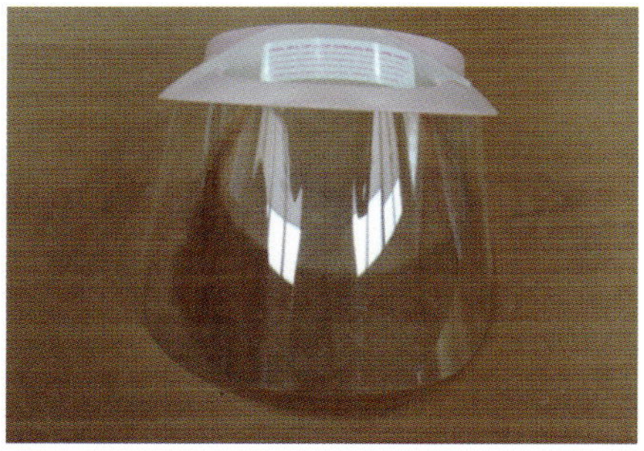

안면보호대

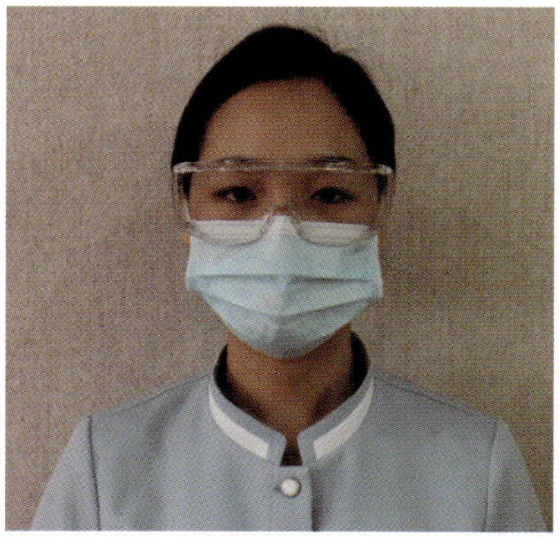

보안경 착용모습

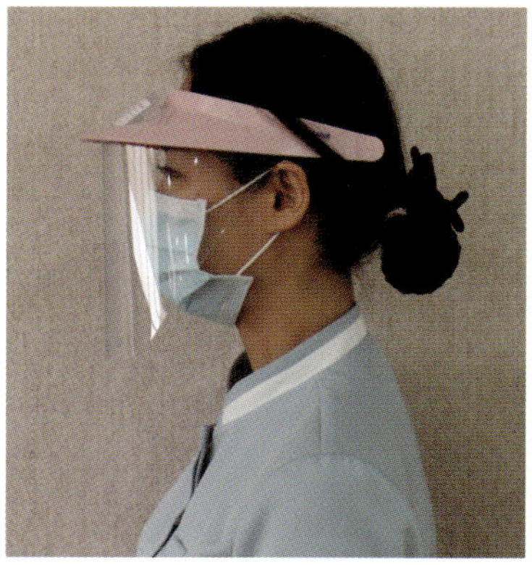

안면보호대 착용모습

그림 2-9 올바른 마스크·보안경·안면보호대 착용모습

7) 진료복(방호복, Uniform, Gown)

혈액이나 타액으로부터 치과종사자의 신체 부위가 오염되지 않도록 보호용 의류를 착용하여야 한다. 진료복은 반드시 진료실 내에서만 착용하고 적어도 매일 또는 눈에 보이게 더러워지면 즉시 갈아 입을 수 있도록 여분을 준비하고 관리를 철저히 한다.

진료복은 일반복과는 다르게 교차감염을 최소화할 수 있는 디자인으로 병원용, 수술용, 덧진료복, 방호복 등이 있다.

(1) 진료복의 요구조건

① 탈의가 편리하고 단순한 디자인으로 앞면이 막힌 모양이어야 한다.

② 가볍고 세탁하기 편리한 재질이어야 하며, 지정된 장소에서 매일 세탁함을 원칙으로 한다.

③ 밝고 깨끗한 색상으로 복잡한 무늬는 삼가한다.

④ 진료복의 소매는 전완을 보호할 만큼 충분히 소매가 긴 것을 추천하고, 오염을 방지하기 위하여 소매 부분은 진료용 장갑 안으로 넣는다.

(CDC* 와 ADA*는 진료 경우에 따라 소매 긴 진료복을 추천하기도 한다.)

⑥ 짧은 팔의 진료복을 사용하는 경우 팔을 보호하기 위해 팔목이 긴 장갑이나 1회용 긴 소매 가운을 사용 할 수 있다.

⑦ 1회용의 진료복은 탈의 후 즉시 폐기한다.

* ADA : American Dental Association(미국치과의사협회)

8) 머리 덮개(Hair cover, Hair cap)

진료 시 치과종사자는 머리 덮개를 착용하므로 타액 또는 혈액이 튀거나, 치과 에어로졸, 초음파 치석제거술, 치면활택술, air-jet polishing 등의 비말 오염을 예방할 수 있다.

9) 신발(Shoes)

치과종사자는 진료실에서 사용하는 전용 신발을 신으며, 신발 바닥이 평탄하고, 손쉽게 착탈 할 수 있는 것으로 매일 청결하게 관리한다.

6. 기구의 소독 및 멸균과정

진료 시 사용된 치과기구는 다른 기구나 물체를 오염시키거나 공기 중 미생물을 확산시킬 수 있으며 혈액, 타액, 조직 등이 오염된 기구에 달라 붙어 교차 감염을 발생시킬 수 있기 때문에 사용한 기구는 즉시 대기용액에 담가놓도록 한다.

기구멸균이 잘 된 경우 병원성 미생물이 사멸되고, 혈액 노출 사고 발생 시 술자를 보호할 수 있다. 또한 세척이 잘된 기구는 소독이나 멸균력이 더 우수하다. 그러므로 올바른 기구관리를 위해서는 다음과 같은 순환과정을 따라야 한다.

1) 세척 전 용액에 담그기

① 사용한 기구는 세척 전 용액에 담근다.
② 교차감염의 위험이 있는 환자에게 사용된 기구는 즉시 멸균 후에 다시 세척하고 기구관리 과정을 수행한다.
③ 대기용액은 주로 합성페놀계, 아이오도포, 글루알데하이드 등의 소독제를 추천한다.

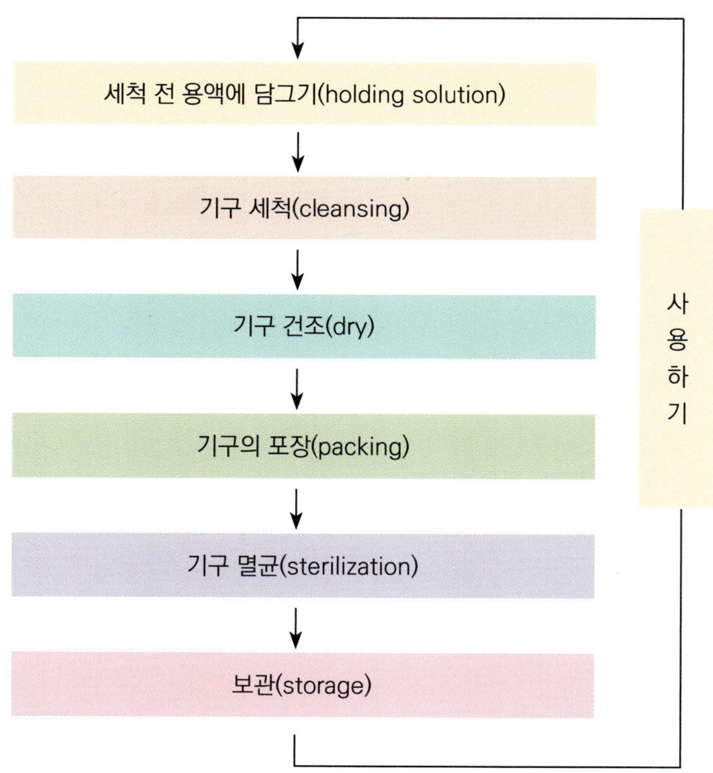

그림 2-10 기구관리 과정

2) 기구 세척

오염된 기구를 잘 세척하지 않으면 소독이나 멸균 시 미생물이 잠복하여 소독·멸균 과정에 방해가 되므로 이상적인 멸균이 이루어지지 않는다.

(1) 손 세척 및 헹굼

① 반드시 보안경, 마스크, 유틸리티 장갑(또는 가사용 장갑), 앞치마 등의 보호용구를 착용한다.

② 대부분의 오염된 기구는 미지근한 물로 헹구는 것이 효율적이나 혈액이 많이 묻은 기구는 찬물로 헹군 후 더운물로 다시 헹구어 준다.

③ 기구는 손잡이가 긴 솔로 반드시 깊은 개수대에 담긴 소독액에서 씻는다. 이때 물이 튀지 않게 하며 날카로운 기구의 손상에 세심한 주의를 한다(분리 가능한 기구는 연결부를 모두 분리해서 세척).

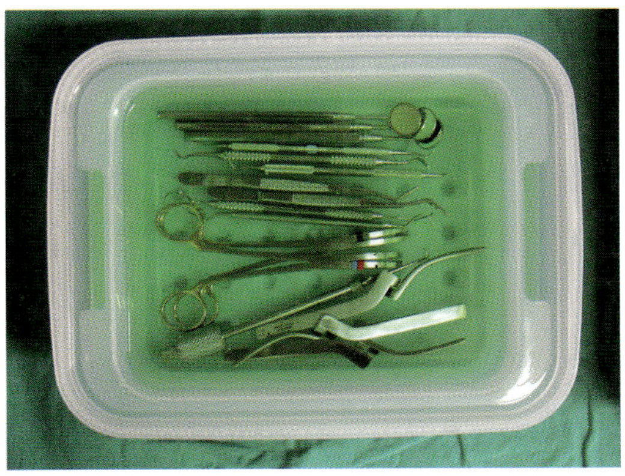

그림 2-11 세척 전 용액 담그기

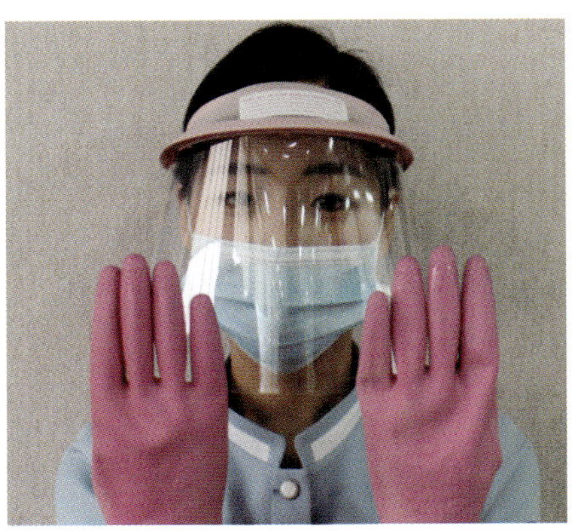

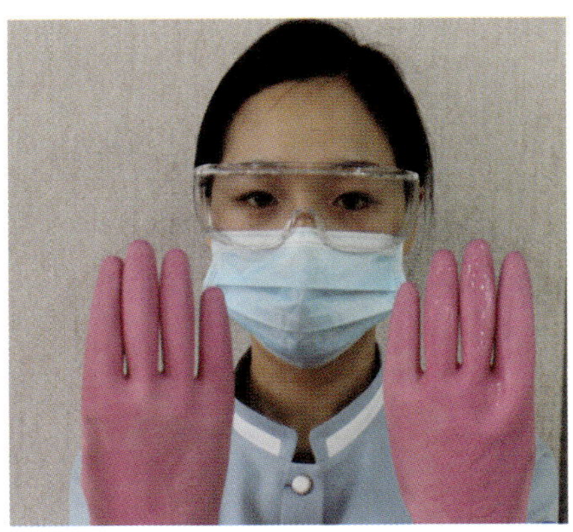

그림 2-12 기구세척 시 복장

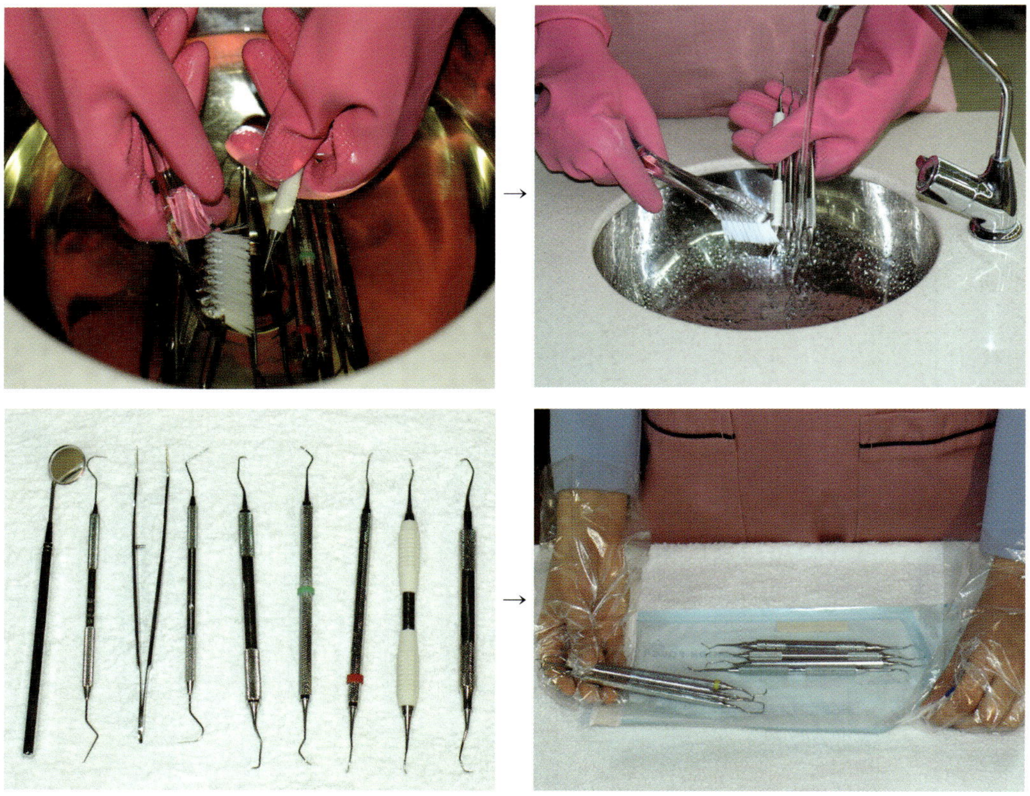

그림 2-13 기구세척과 포장

(2) 초음파 세척(Ultrasonic cleaning)

초음파 세척기의 공동화(cavitation) 효과로 초당 25,000~30,000회 정도의 기포발생과 진동으로 미생물을 소멸시키며 세척력이 매우 크다. 손 세척에 비해 세척기를 이용할 경우 16배 정도의 세척효과를 얻을 수 있어 치과진료의 필수장비라 할 수 있다. 또한 오염된 기구와 직접 접촉하지 않기 때문에 기구에 의한 손상으로 교차감염을 줄일 수 있고 단시간에 세밀한 부분까지 완벽하게 세척할 수 있다는 장점을 가지고 있지만, 사용 후 세척액은 매일 버리고 세척기 내부 표면소독 및 정기적인 세척효능검사를 해야 한다.

① 세척과정

a. 전원을 공급한다.
b. 세척조에 적당량의 물과 계면활성제를 넣는다.
c. 초음파의 진동이 잘 전달될 수 있도록 세척망에 기구를 분산시켜 넣는다.
d. 물은 기구가 충분히 잠길 정도로 넣는다.
e. 작동 시에 초음파에 의해 발생되는 에어로졸 차단을 위해 세척기 두껑을 반드시 닫는다.
f. 작동시간은 제조회사의 지시에 따르지만 최소한 5분 이상 한다.
g. 작은 기구나 근관치료용 기구는 비이커에 담아서 세척한다.
h. 기구에 묻은 세제를 찬물로 여러 번 헹군다.

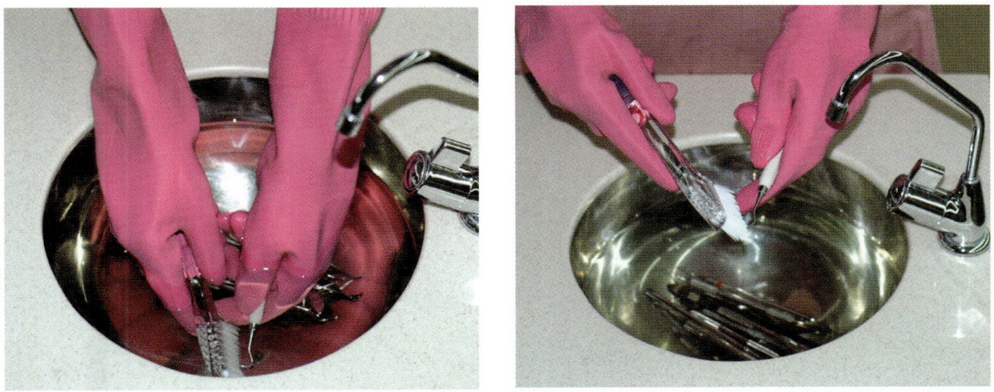

그림 2-14 세척용액을 이용한 기구세척

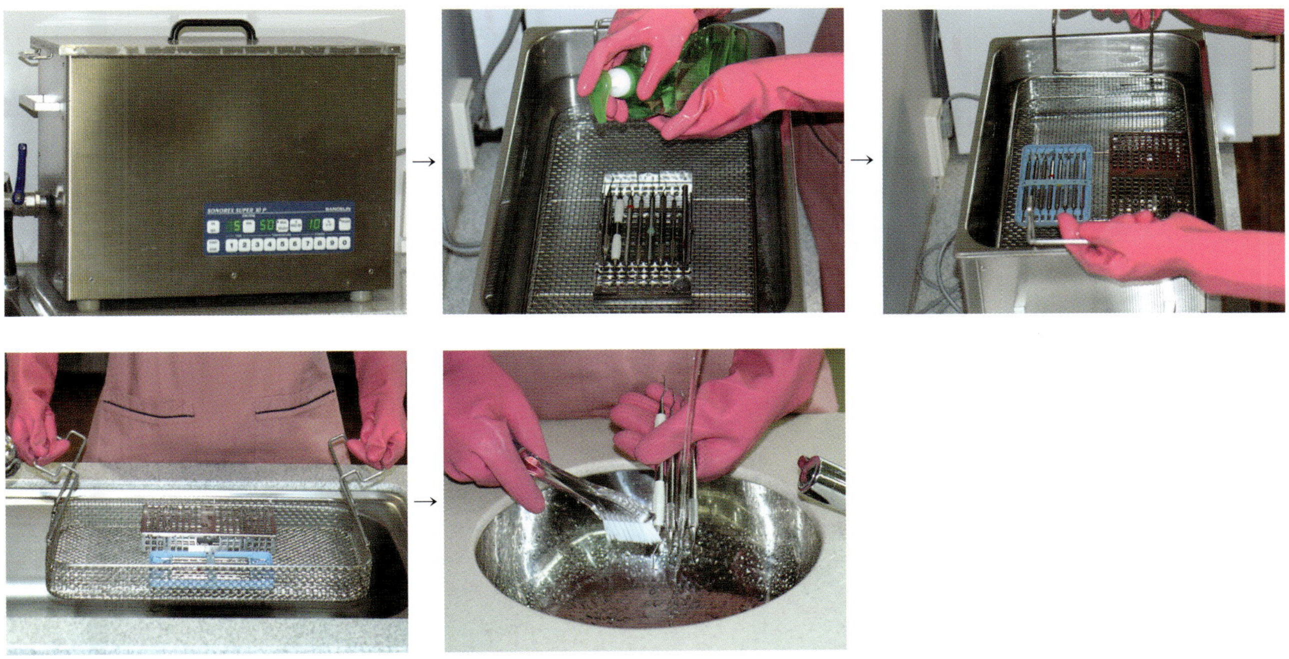

그림 2-15 초음파 세척 과정

3) 기구 건조

세척한 기구는 건조가 되지 않으면 녹이 슬거나 멸균 또는 소독이 잘 안 된다. 작은 기구는 고농도의 알콜에 담구어 놓았다가 꺼내면 쉽게 건조가 되고, 대부분의 기구는 종이 타올로 닦거나 건조기를 이용한다.

4) 기구의 포장

(1) 세척, 건조한 기구를 멸균하기 위해 투명한 멸균봉투나 카세트에 넣는다.

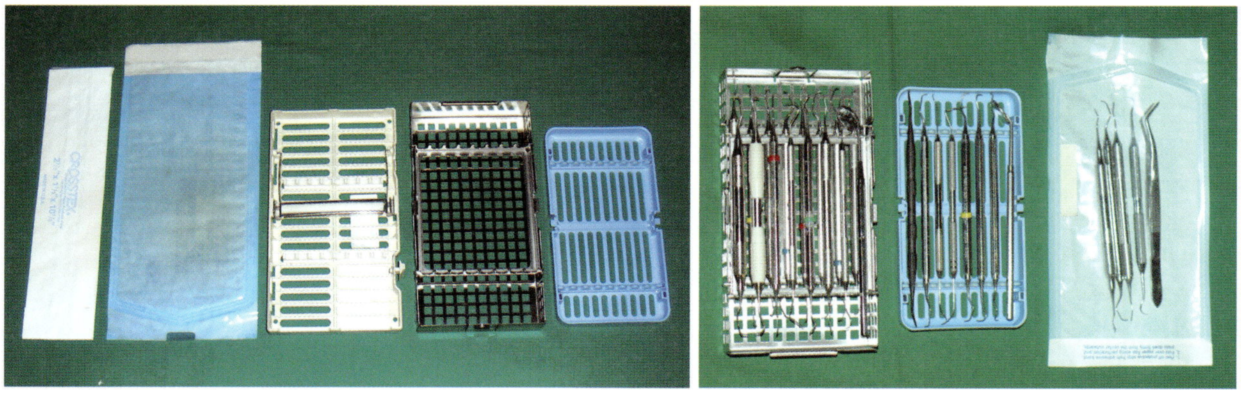

멸균봉투와 카세트　　　　기구포장

그림 2-16 멸균봉투와 카세트 및 기구포장

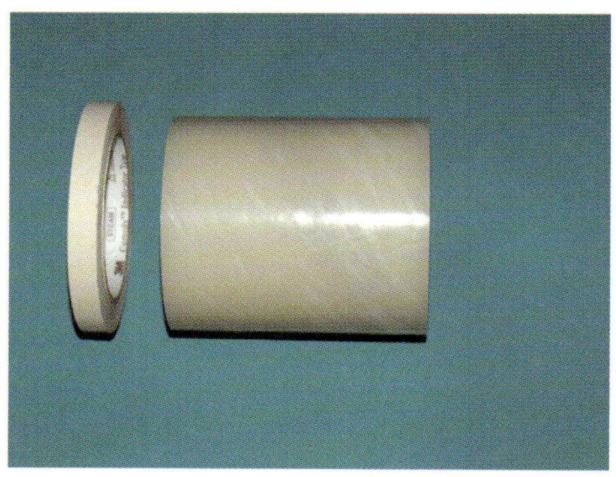

그림 2-17 멸균지시 테이프와 감염방지테이프

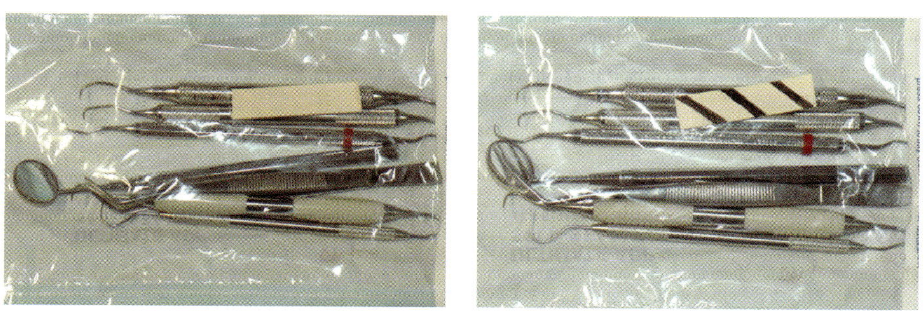

멸균 전　　　　멸균 후

그림 2-18 기구멸균 확인

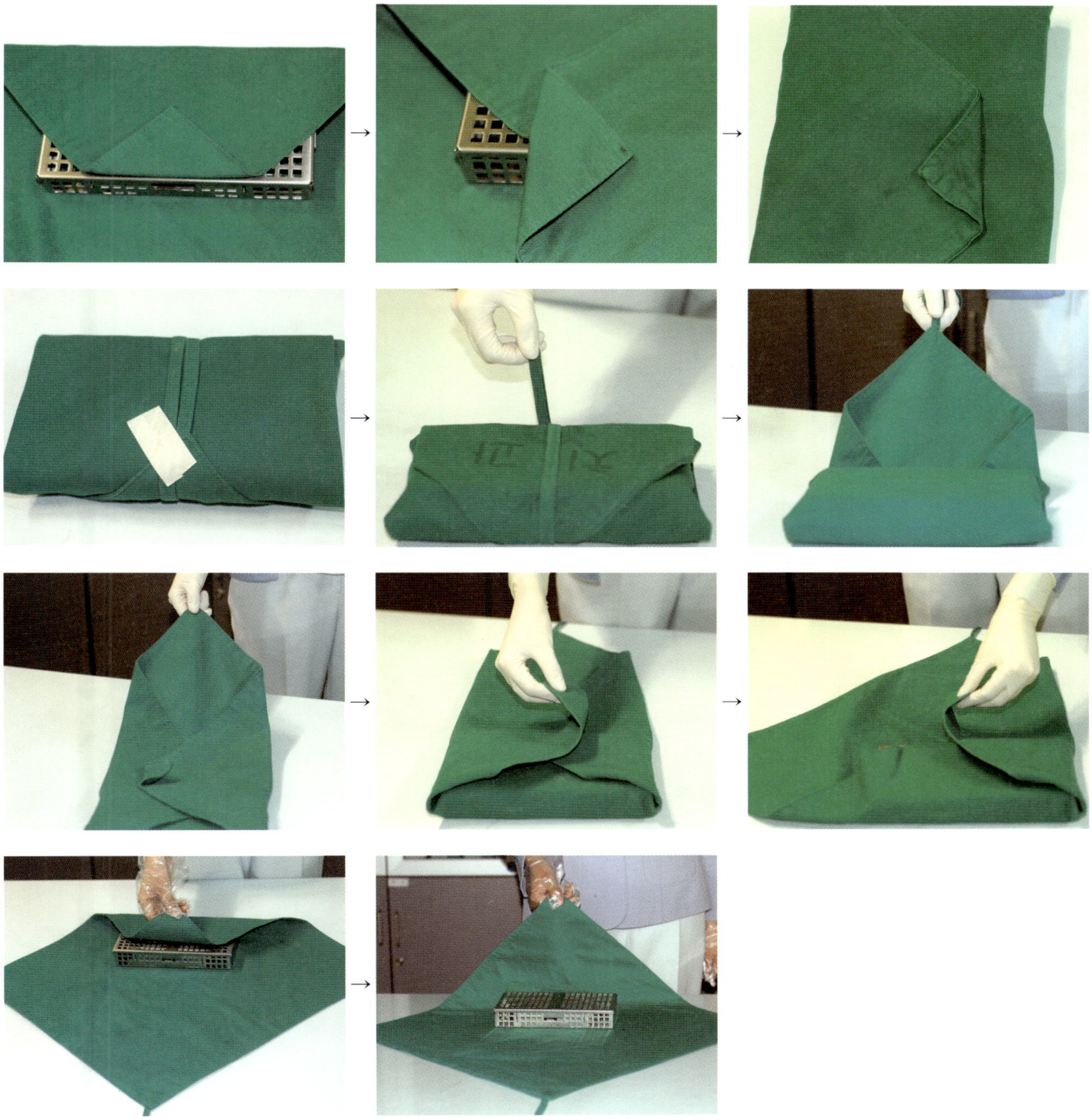

그림 2-19 소독포 접는 순서

5) 기구멸균

(1) 가압증기멸균법(Autoclave sterilization)

① 전원연결 후 전원을 켠다.
② 표시창의 저수통을 확인한다(3단계 이하로 내려오면 증류수의 수위를 지시선까지 보충한다).
③ 멸균기의 문을 연다(손잡이를 90°로 돌린 후, 위로 올려, 앞으로 당김).
④ 기구를 트레이에 담아서 넣는다(증기가 도달할 수 있는 공간을 두고 적재).
⑤ 멸균기 문을 잠근다.
⑥ mode #3을 선택한다.
⑦ start/stop 스위치를 누른다.
⑧ 건조가 종료되면 신호음이 울린다.
⑨ 멸균기의 문을 열고, 트레이를 꺼낸다(직접 손으로 만지지 말 것, 화상 위험).
⑩ 멸균된 기구를 즉시 사용하지 않을 경우에는 기구 보관함이나 자외선 소독기에 보관한다.
※ 제조회사별로 작동법이 상이할 수 있다.

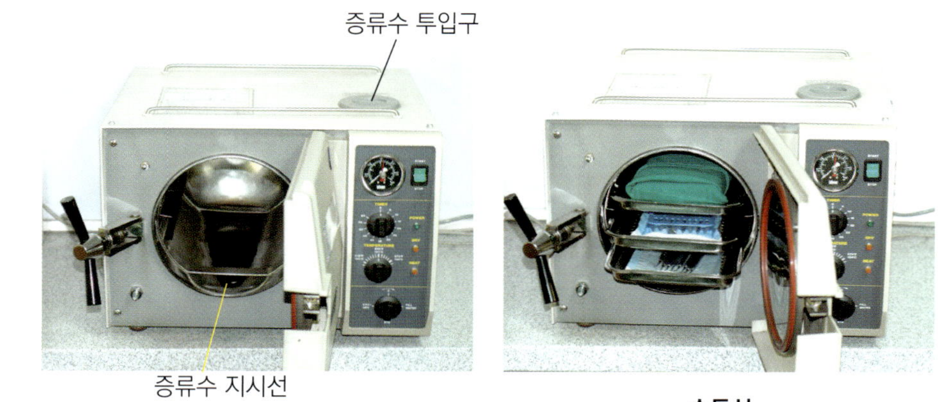

수동식

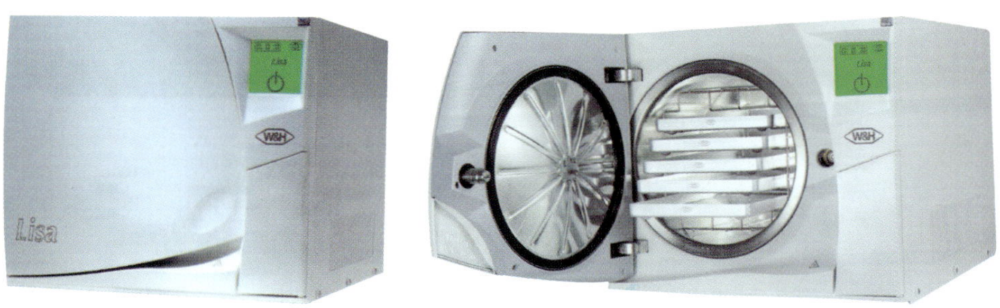

자동식

그림 2-20 가압증기멸균기

(2) 주의사항

① 반드시 증류수를 사용하고 매일 증류수의 양을 확인한다.
② 동작 중에 절대 저수통에 증류수를 보충하지 않는다.
③ 증기배출구로 절대 증류수를 보충하지 않는다.
④ 멸균 중에 start/stop 스위치를 누르지 않는다(멸균공정이 배기공정으로 전환).
⑤ 연속사용 시 약 20분간 냉각시킨 후 재사용한다.
⑥ 멸균 직후 멸균기 내부나 트레이 주위에 손을 대지 않는다(화상 위험).
⑦ 멸균기 사용 후 문을 열어 둔 채로 보관한다.

(3) 가압증기멸균기(Autoclave) 관리

① 사용 시마다 제조회사에서 지시한 세척액으로 멸균기 내부를 세척한다.
② 매주 소독기 내부의 배출구를 세척액이나 인산칼슘액으로 세척한다.
③ 멸균 지시테이프 사용과 주 1회 생물학적 지시제로 멸균기의 성능을 점검한다.

6) 보관

멸균된 기구를 즉시 사용하지 않을 경우에는 기구 보관함에 보관하여야 하며, 기구장은 진료실이나 왕래가 빈번한 곳은 피하고 대략 1주 1회 이상 소독하여 오염으로부터 보호되어야 한다.

7) 기타 교차감염 방지

① 환자, 술자 모두 시술 전에 칫솔질을 한다.
② 환자는 구강 양치액으로 1~2분간 양치한다.
③ 타액과 분비물은 강력한 흡입기로 제거한다.
④ rubber dam 이용과 진료실 내 공기 여과 및 통풍장치를 가동한다.

7. 치과진료장비(Dental unit chair)

치과진료실 환경은 환자의 타액, 분비물 및 혈액, 치과종사자의 손이나 피부의 직접 접촉에 의해 교차감염 발생이 높은 장소이다. 또한 사용한 기구나 각종 장비에 의한 간접접촉과 치과 치료과정에서 생성되는 에어로졸은 공기 중에 부유하므로 항상 오염에 노출되어 있으므로 치과 실무능력 향상과 효과적인 치위생 실습을 위해 치과진료실 내 각종 장비의 올바른 명칭과 작동법을 이해하고 적용하도록 한다.

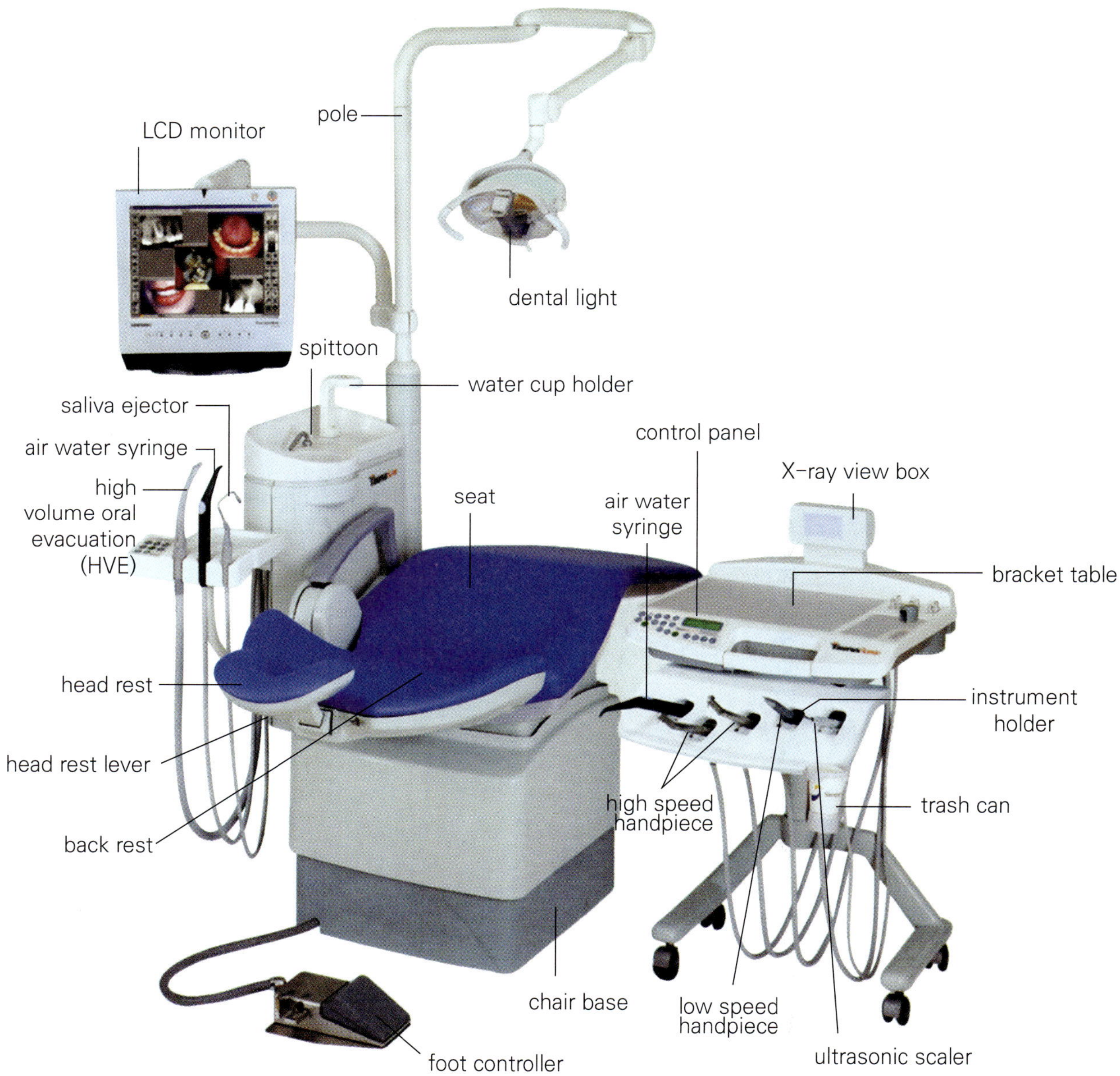

그림 2-21 치과진료장비

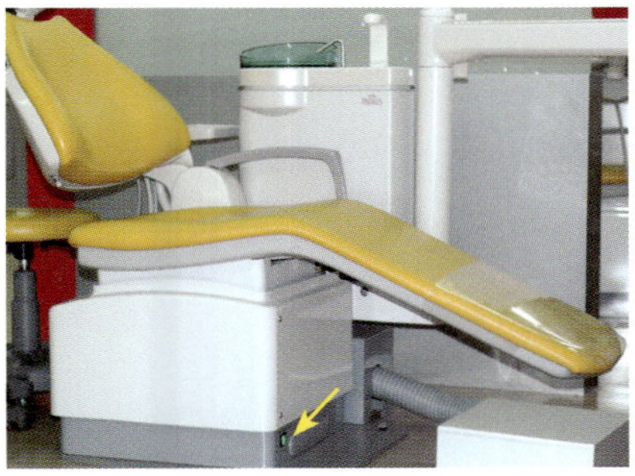

main switch

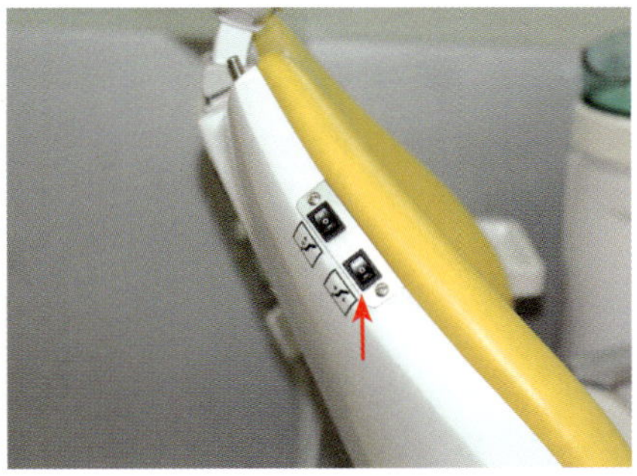

control switch

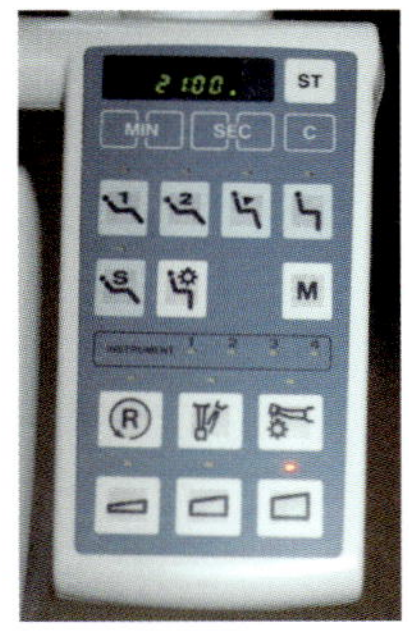

control panel

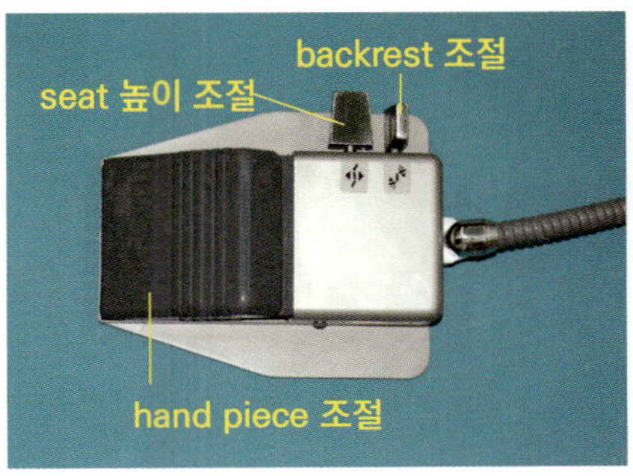

foot controller

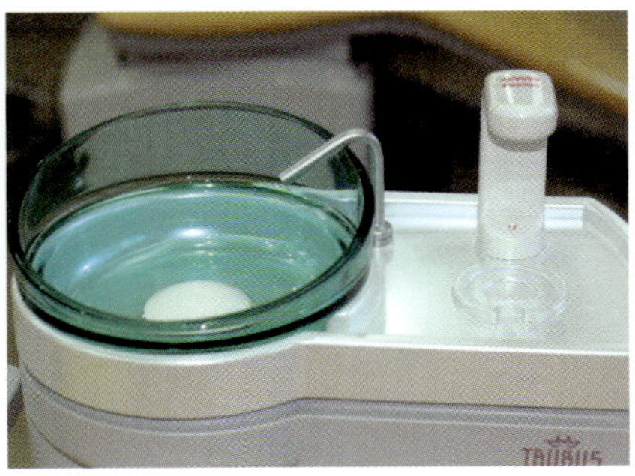

spittoon

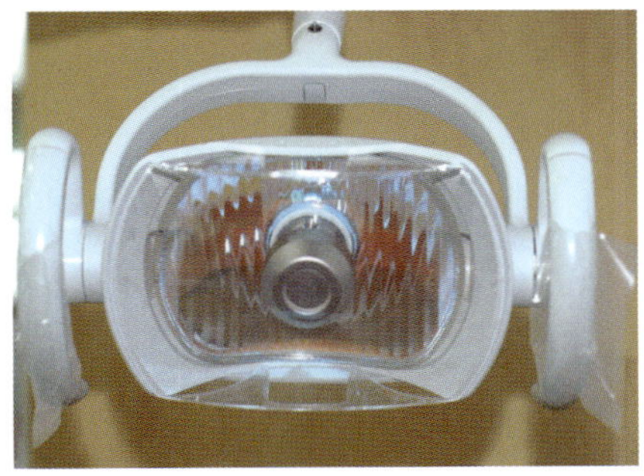

dental light

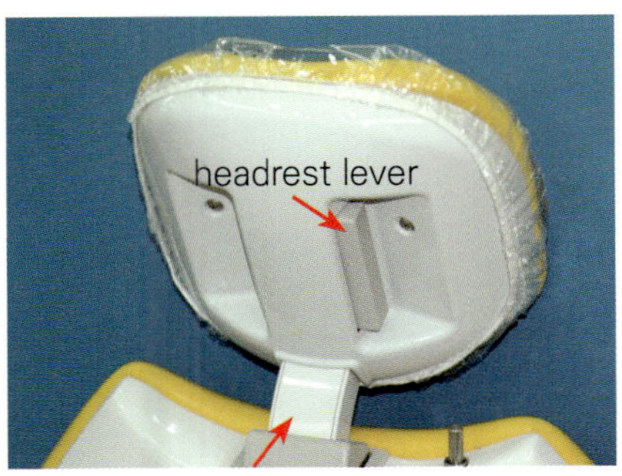

headrest

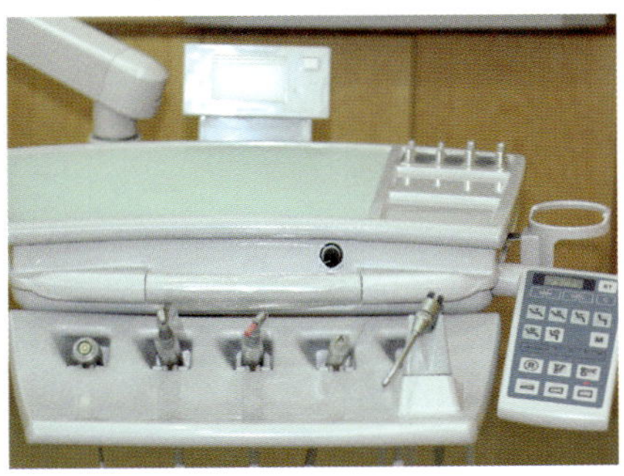

bracket table

그림 2-22 치과진료장비의 부분적 명칭

1) 치과진료장비의 점검과 작동

① 표면 소독 전에 반드시 손을 씻고 위생비닐장갑을 착용한다.
② 전원을 공급하고 압축공기를 작동시킨다.
③ 치과진료대의 전원를 켠다.
④ 기구선반의 조절장치를 점검한다.
⑤ 진료의자의 머리받침, 등받이 및 시트의 높이를 점검한다(발 조절장치나 조절버튼으로 점검).
⑥ 조명등을 켜서 상하, 좌우방향으로 움직이면서 초점을 확인한다.
⑦ 핸드피스, 공기-물 사출기, 초음파 스켈러의 고여있는 물을 2분간 방출시킨다.
⑧ 발 조절장치를 밟아서 핸드피스, 초음파 스켈러의 작동상태를 점검한다.
⑨ 물컵, 공기-물 사출기를 점검한다.
⑩ 위생비닐장갑을 벗고 손을 씻는다.

2) 치과진료장비의 표면소독

깨끗한 물수건으로 치과진료대를 닦고 표면을 소독한다. 이때 마스크, 보안경, 안면보호대와 고무장갑을 반드시 착용한다.

(1) 치과진료장비의 표면소독 부위 및 위치

치과진료장비는 진료실 내 각종 에어로졸에 의해 심하게 오염되어 있으므로 매번 사용 전·후에는 표면소독을 실시 해야한다.

① dental light(on-off switch, handle, light arm, pole)
② bracket table (table arm, table handle, control panel)
③ high & low speed handpiece hose, air-water syringe hose, ultrasonic scaler handle 및 nozzel
④ saliva ejector, high volume oral evacuation(HVE), vacuum syringe의 handle 및 hose
⑤ spittoon
⑥ headrest, back rest, seat
⑦ operator 및 assistant stool의 back rest 부위, 높낮이 lever
⑧ dental unit base 및 foot controller
⑨ mobile cart handle
⑩ dressing cart handle
⑪ 청진기, 체온계, 혈압계

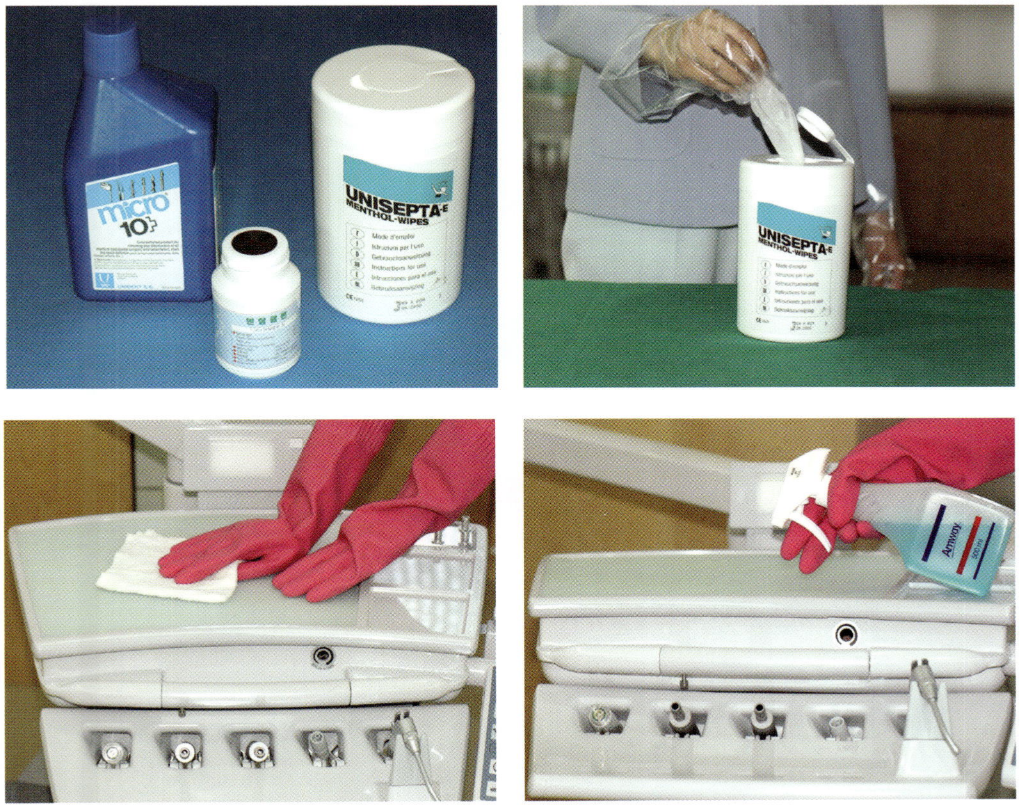

그림 2-23 치과종합장비의 표면소독

(2) 표면소독 후 감염방지 테이프 부착

손을 씻고 다음과 같은 장비에 감염방지 테이프 부착한다.

① 머리받침(head rest)부위는 일회용 커버를 덮음
② 조명등의 전원스위치(on-off switch), 손잡이(handle) 부위
③ 기구선반, 조절버튼, 수도밸브, 이동식 기구장, 술자 및 보조자의자

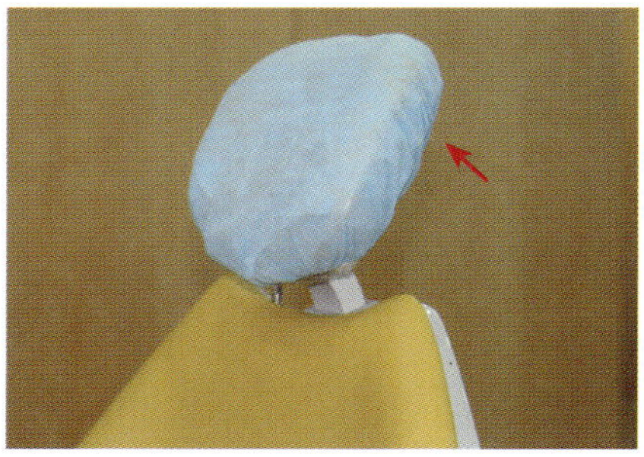
headrest cover

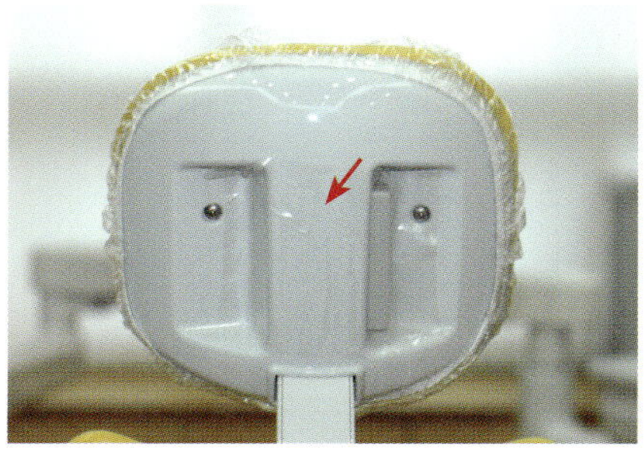
headrest lever

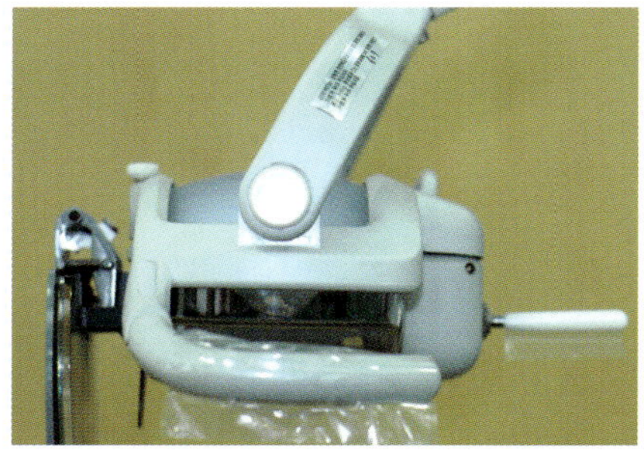
dental light handle & on-off switch

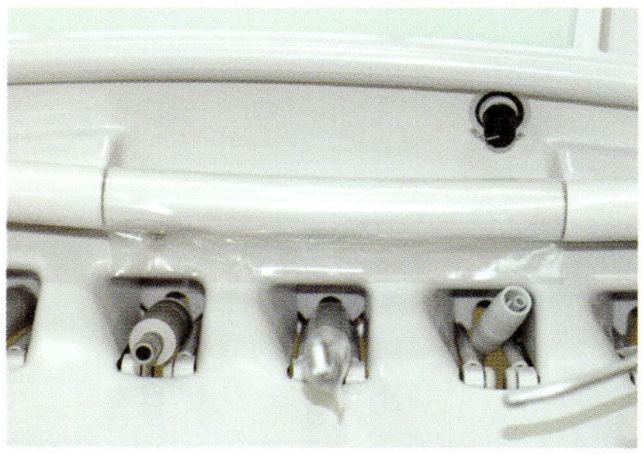
bracket table & handle hold

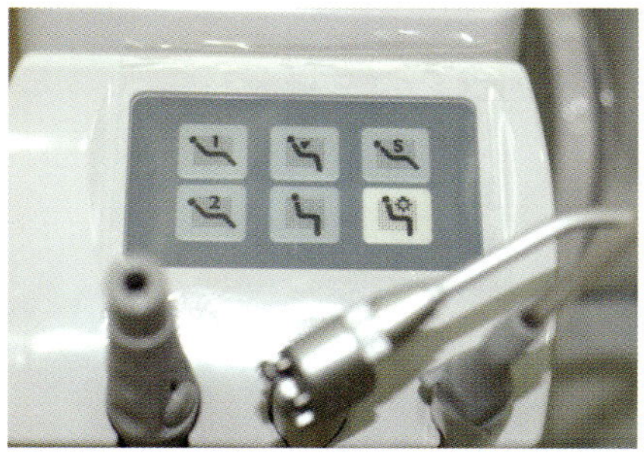
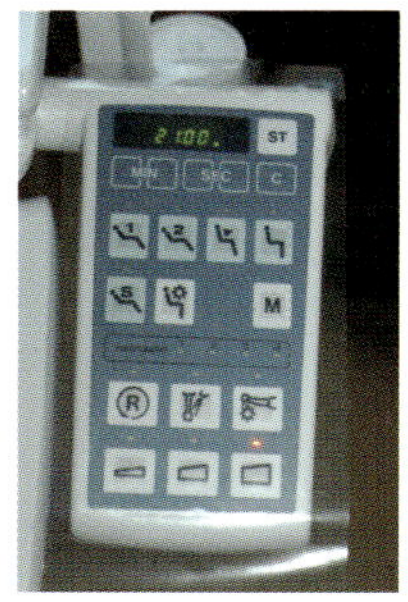
control panel

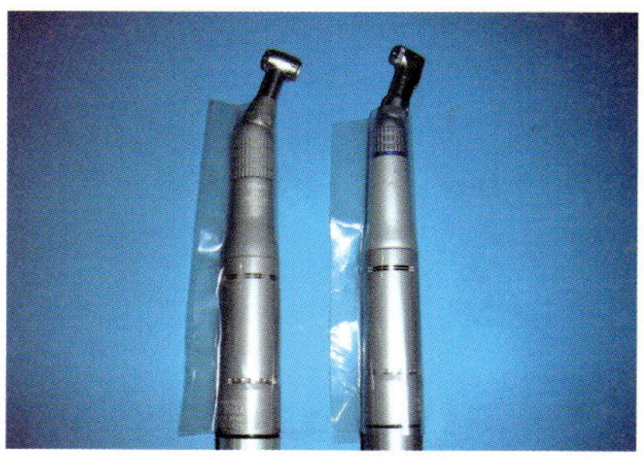
low speed handpiece

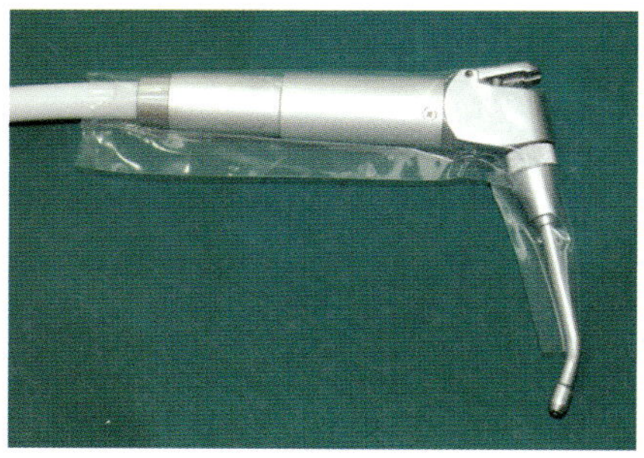
air-water syringe

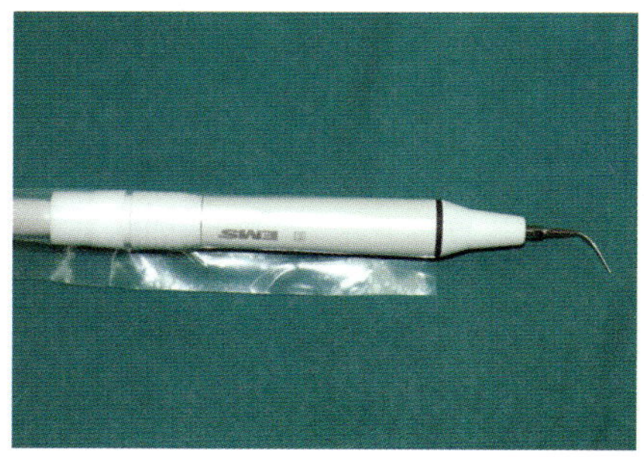
ultrasonic scaler

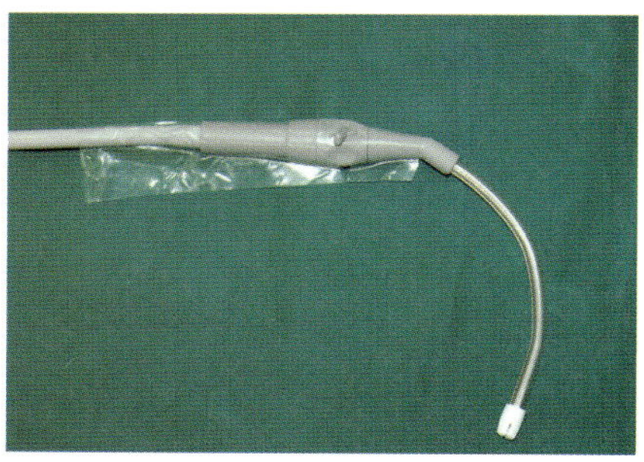
saliva ejector

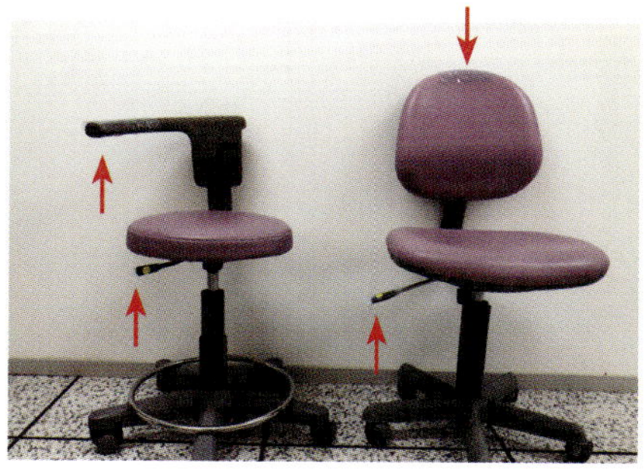
assistant, operator stool

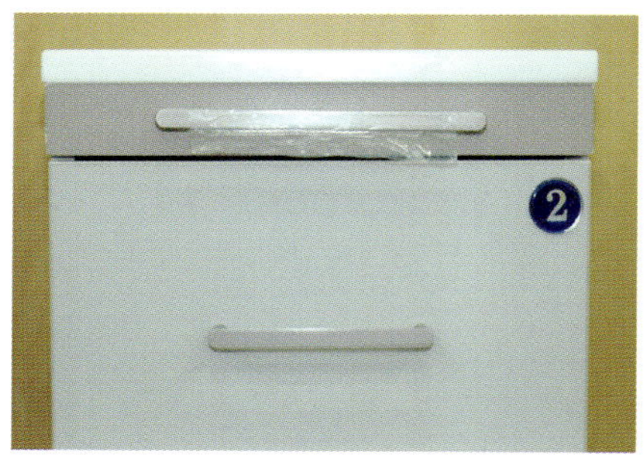
mobile cart

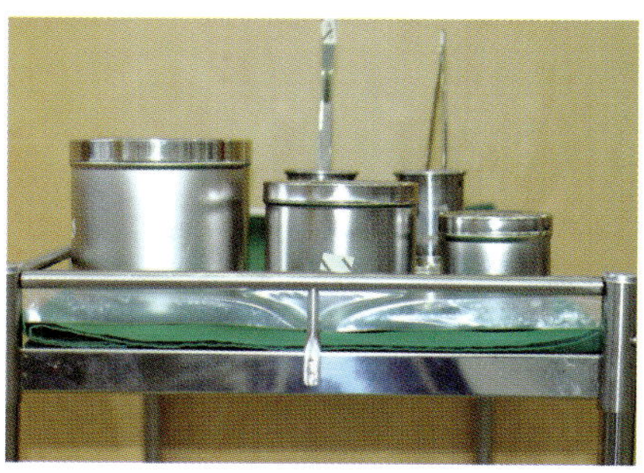
dressing cart

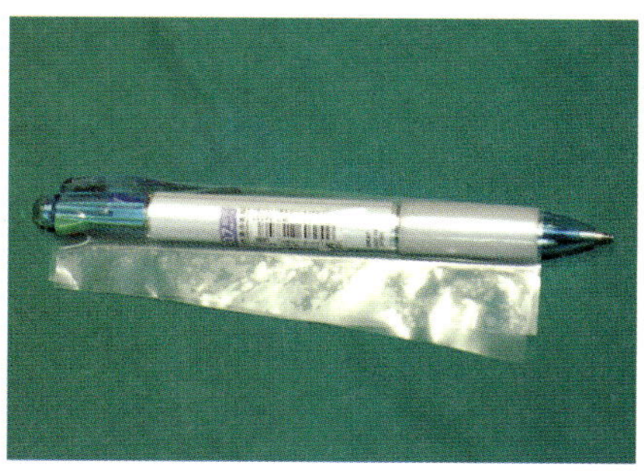
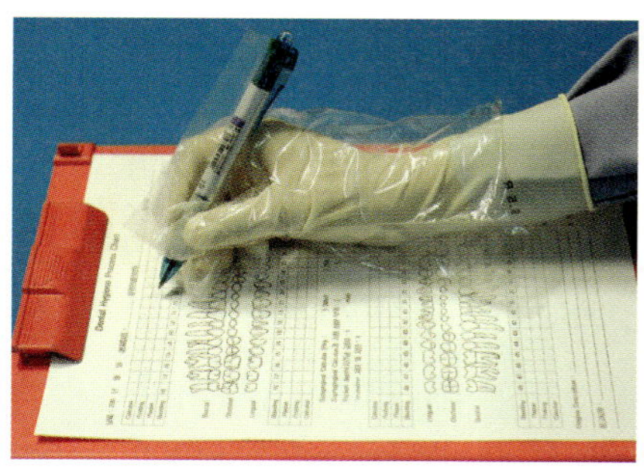
pen & chart 판

그림 2-24 표면소독 후 감염방지 테이프 부착 위치

3) 치과종합장비의 세부관리

(1) 치과조명등 관리(Dental light)

주기적으로 조명등을 분해하여 반사경과 전구의 먼지를 제거하고 표면소독을 한다.

치과조명등은 치과진료에 필수적인 장비로 밝기조절도 가능하며, 치료부위에 따라 반드시 초점을 맞추어서 사용해야 하고 조도가 20,000LUX 이상이어야 한다

① 치과조명은 상하, 좌우조절 및 회전이 되므로 조작하기 편리하다.

② 조명의 위치가 환자 눈에 자극이 가지 않도록 유의하며, 가슴에서 턱으로 초점을 이동시킨다.

③ 치과조명의 위치는 환자 구강과의 거리 60~90cm 정도 유지하여 진료 시 술자의 머리에 방해가 되지 않게 한다.

※ 올바른 치과조명의 위치

- 상악진료 시
  - 환자의 가슴에서 환자 구강과의 거리는 60~90cm 정도 유지하며 상악 교합면을 향해 사선방향으로 초점을 맞춘다(구강과 약 45° 정도 위치)
- 하악진료 시
  - 환자의 얼굴에서 환자 구강과의 거리는 60~90cm이며 하악 교합면을 향해 수직방향으로 초점을 맞춘다(구강과 약 90° 정도 위치).

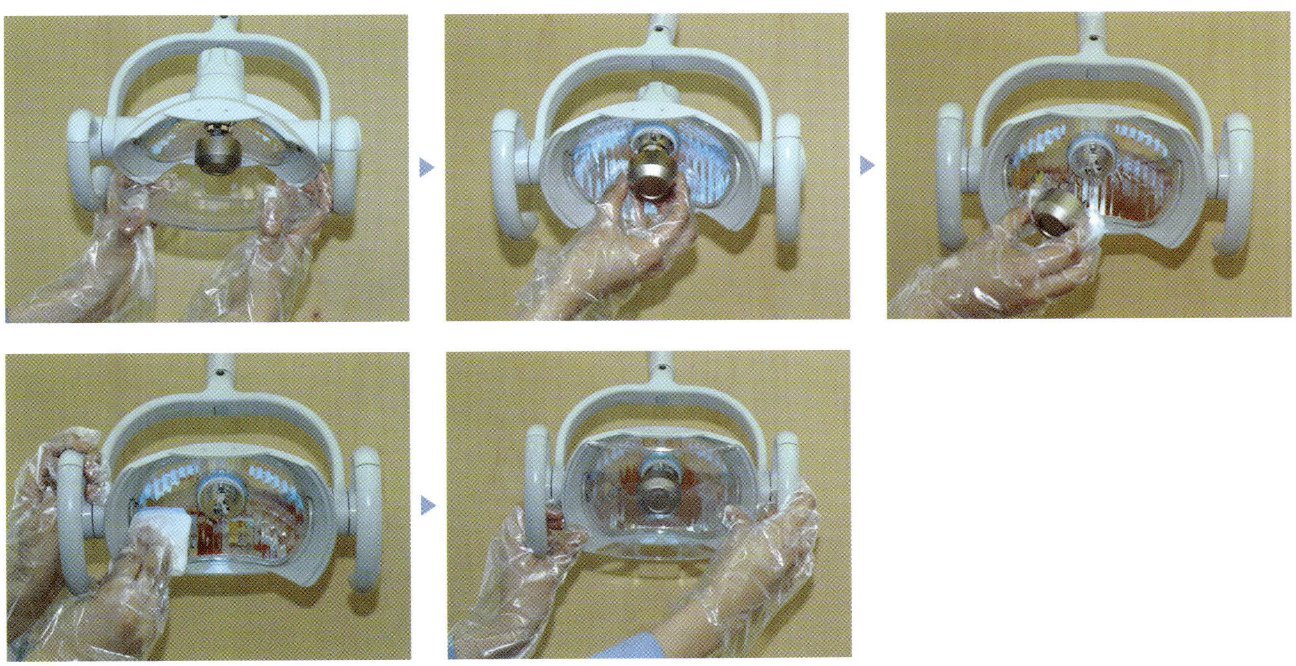

그림 2-25 치과 조명등 관리

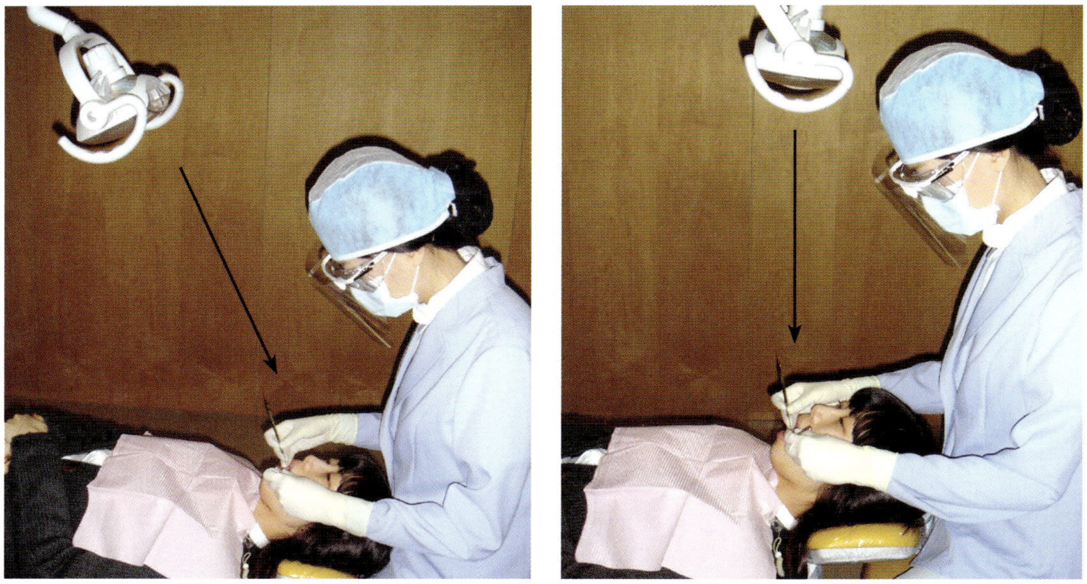

A. 상악진료 시　　B. 하악진료 시

그림 2-26 올바른 조명등 위치

(2) 기구선반(Bracket table)

특정 환자에게 시술할 기구, 재료 및 약재와 소모품 등을 진열하는 선반으로 미리 예약한 환자의 경우 시간절약과 더불어 진료의 효율을 높여 주므로 매우 편리하다.

① 매 환자마다 표면소독을 해야 한다.

② 술자의 시야확보를 위해 기구선반은 낮게 위치시키는 것이 좋다.

③ 기구선반은 술자가 팔을 뻗었을 때 손이 닿는 위치가 편리하다.

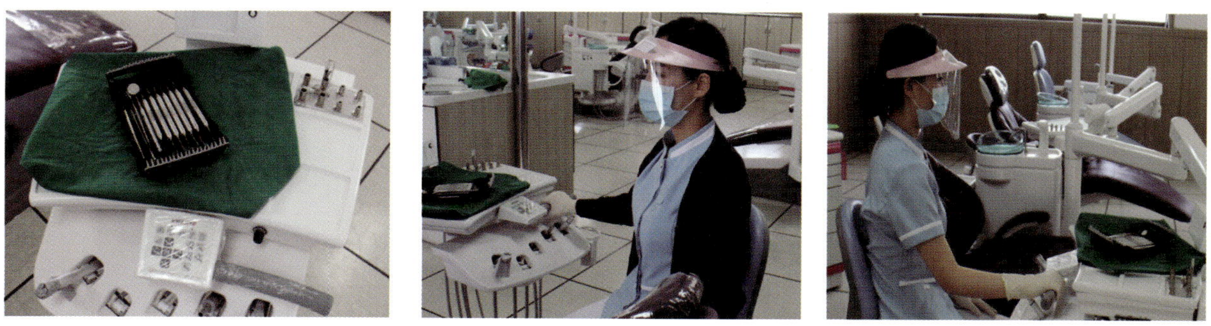

그림 2-27 bracket table의 올바른 위치

(3) 고속핸드피스(High speed handpiece)

① 작동법

㉠ 고속핸드피스에 prophy angle을 꽂은 후에 시술내용에 적합한 bur를 꽂는다.
㉡ 고속핸드피스를 잡고 foot controller를 밟으면 조명과 함께 물이 분사되면서 고속 회전한다(물은 마찰열을 급속 냉각시키고 치료부위를 세척해서 시야를 좋게 한다).
㉢ 회전속도는 foot controller로 조절하며 강하게 밟을수록 속도가 빨라진다.
㉣ 특히 적당량의 물이 분사되도록 물의 양을 조절해야 한다.
㉤ 분사되는 물은 즉시 배출기로 고속 흡입해야 환자의 불편함과 진료실 오염을 줄일 수 있다.

② 유지관리

1분당 100,000~800,000회 회전하는 고속 회전기구이다. 주로 치아 삭제 시 사용하며 술자나 보조자 모두 마스크, 보안경, 보안대 및 진료용 장갑을 끼고 개인방호를 해야한다.
㉠ 사용한 고속핸드피스와 버(bur)를 분리한 후에 깨끗이 표면 소독한다.
㉡ 자동 오일 주유기에 넣어서 2분간 작동하면서 자동으로 오일을 뿌리고 제거한다.
㉢ 주유기에서 고속핸드피스를 꺼내어 멸균봉투에 넣어 멸균한다.
＊ 물이나 에틸알콜 용액에 담궈서 공회전시키면 기계손상이 될 수 있다.

※ 진료실 내 자동 오일주유기가 없는 경우

오염된 앵글을 표면소독하고 에틸알콜 용액에 2회 공회전 후 공기 사출기로 에틸알콜을 불어내고 오일을 주입 후 압력에 의해 밖으로 배출된 오일은 종이 타올로 제거한다.
이때 오염된 핸드피스앵글을 물로 씻으면 앵글 내부의 베어링이 손상되므로 조심한다.

(4) 저속 핸드피스(Low speed handpiece)

① 작동법

㉠ 저속핸드피스에 prophy angle을 꽂는다.
㉡ 적합한 rubber cup(bur)을 장착한다.
㉢ 저속핸드피스를 잡고 적정하게 foot controller를 밟으면 저속 회전한다.

② 유지관리

1분당 6,000~20,000회 회전하는 저속 회전기구이다. 주로 치석제거 후 치면 연마, 보존 · 보철물의 임시 수복물을 제작하거나 과잉 변연을 수정할 때 사용한다. 술자나 보조자 모두 마스크, 보안경, 안면보호대 및 진료용 장갑을 끼고 개인방호를 해야한다.
㉠ 사용한 저속핸드피스 앵글과 러버컵을 제거한 후 앵글을 깨끗이 표면 소독한다.
㉡ 자동 오일주유기에 넣어서 2분간 작동하면서 자동으로 오일을 뿌리고 제거한다.
㉢ 주유기에서 저속핸드피스를 꺼내어 멸균봉투에 넣어 멸균한다.
＊ 물이나 에틸알콜에 담궈서 공회전시키면 기계손상이 될 수 있다.

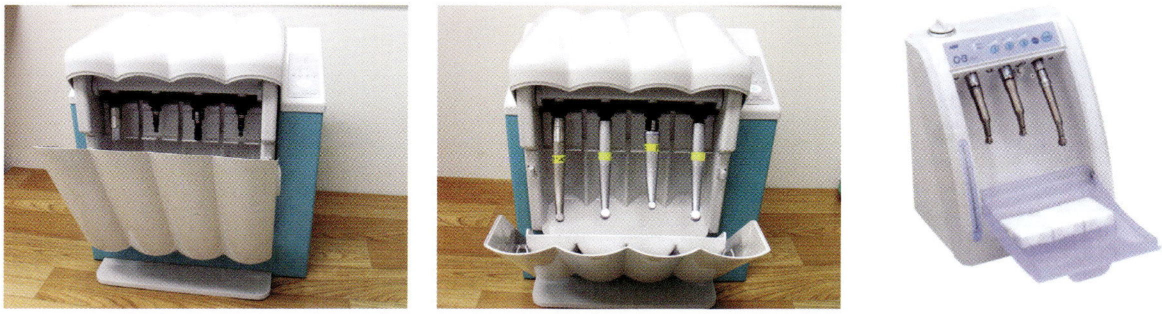

그림 2-28 자동 오일 주유기

※ 콘트라 앵글의 관리법

콘트라 앵글은 head 부분과 drive shaft 부분, body 부분으로 구성되며 부드러운 소리로 원활하게 작동하기 위해서는 기름을 쳐서 관리해야 한다.
사용 후 무수알콜이 담긴 용기 속에 앵글을 담그고 저속으로 약 30초간 회전시켜 이물질을 제거하고 거즈를 이용하여 body 부분을 닦아 주어야 한다.
교차감염을 예방하기 위해서는 매 환자 사용 후 제조회사의 지시에 따라 고온기름 소독(hot oil disinfection)이나 고압멸균(autoclave, 121°에서 15분 정도) 등을 한다.
또한 연마제(pumice)나 타액 등의 불순물이 많이 들어갔으므로 1주일에 1회 정도는 분해하여 세밀하게 세척해야 한다. 최근에는 핸드피스와 앵글을 자동세척과 주유 및 유지관리를 위한 장비가 효율적으로 사용되고 있다.

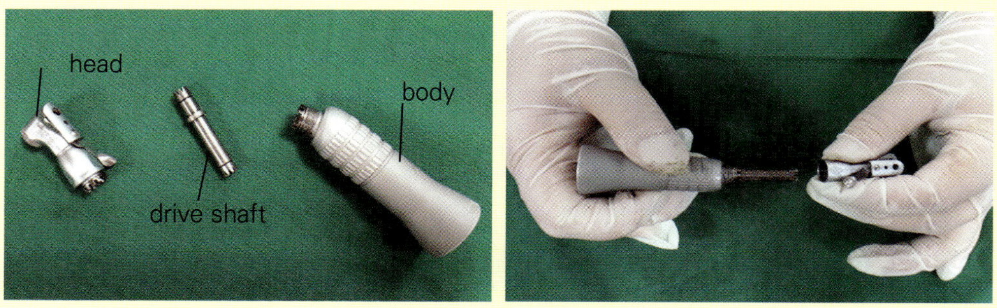

콘트라 앵글 구조

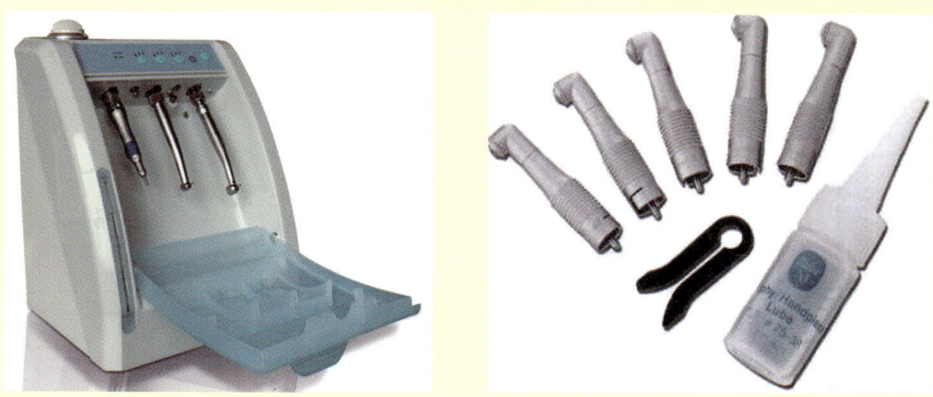

핸드피스 윤활유 주입기 세척기
(handpiece lubrication maintenance clean system)

※ 치석제거 후 엔진연마 후 저속핸드피스앵글 관리법

저속핸드피스 - 콘트라 앵글의 관리법

치면세마 후 저속핸드피스 앵글은 거즈나 알콜스폰지로 깨끗이 닦은 후 기계를 이용하여 oiling하고 일회용 멸균봉투에 넣어 제조회사의 지시에 따라 가압멸균한다. 그리고 공회전 시킨후 사용한다.

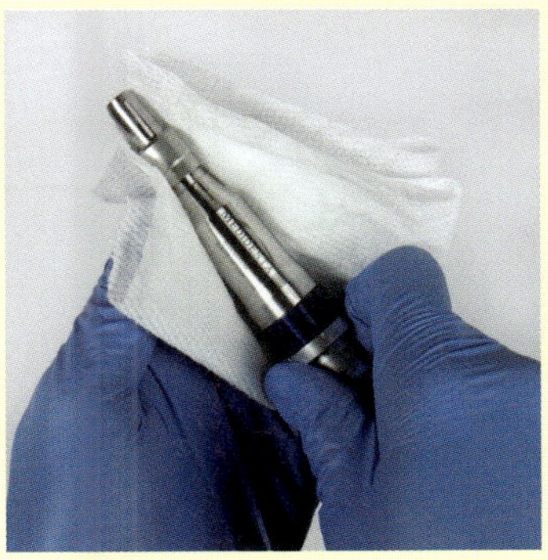

1단계

젖은 천으로 닦는다.
화학약품은 사용하지 않는다.
물에 잠기지 않도록 한다.

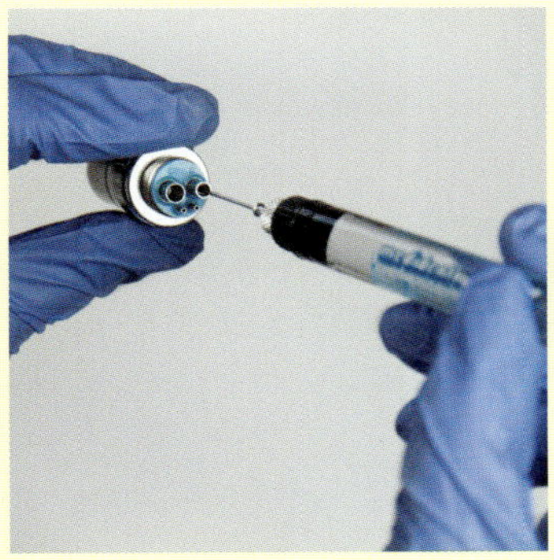

2단계

노즐에 샤프트를 삽입 후
2-3초간 주입한다.

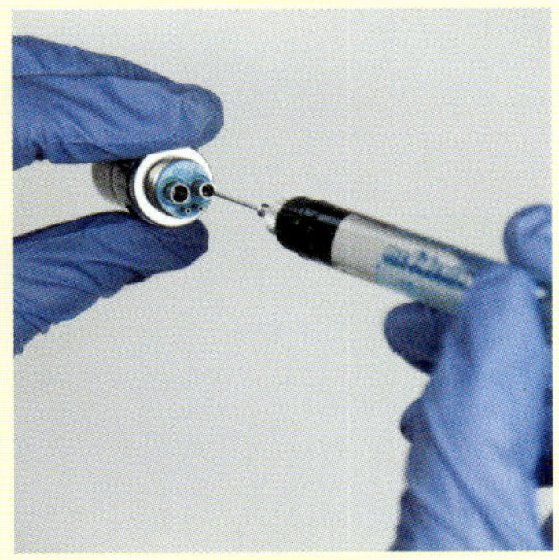

3단계

핸드피스 속의 링에 윤활유
한 방울을 삽입한다.

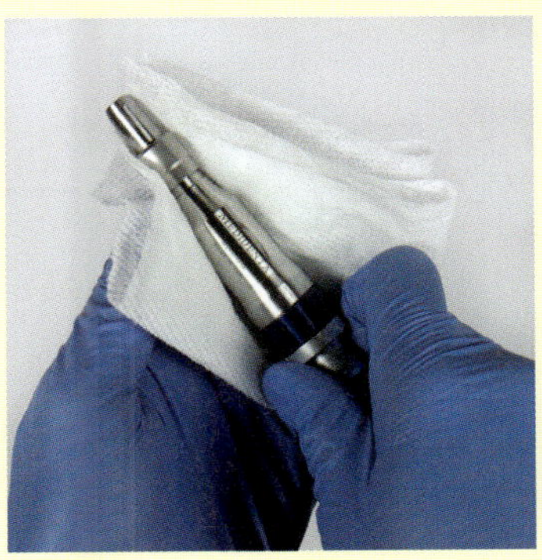

4단계

약 1달에 한번 종이타월과
이소프로필 알콜로 청소한다.

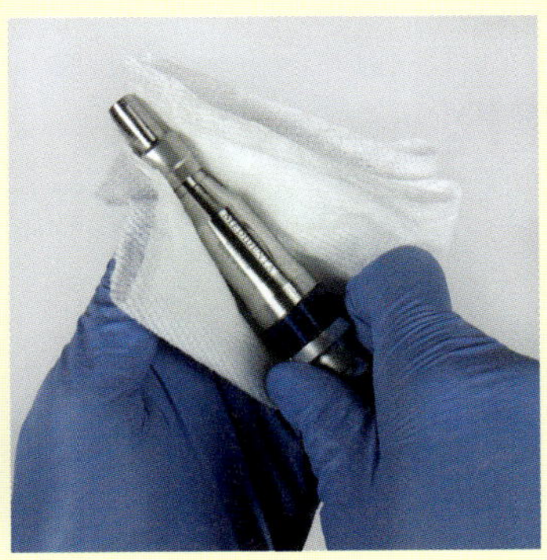

5단계

마른수건으로 외부를 닦아
완전히 건조시킨다.

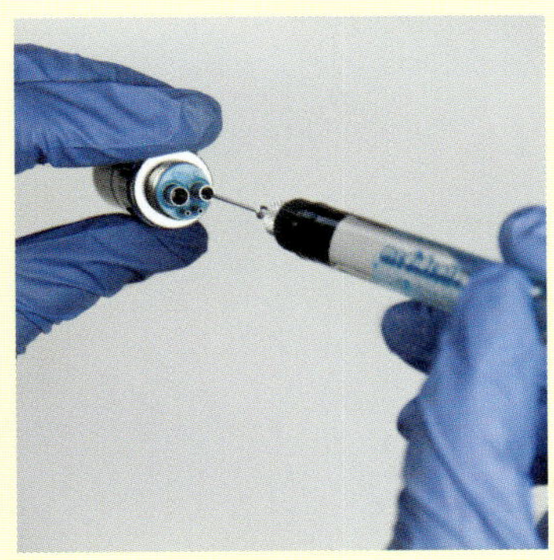

6단계

제조업체의 지침에 따라
멸균하고 이후에는
윤활유 주입을 하지 않는다.

※ 콘트라 앵글의 관리 매뉴얼

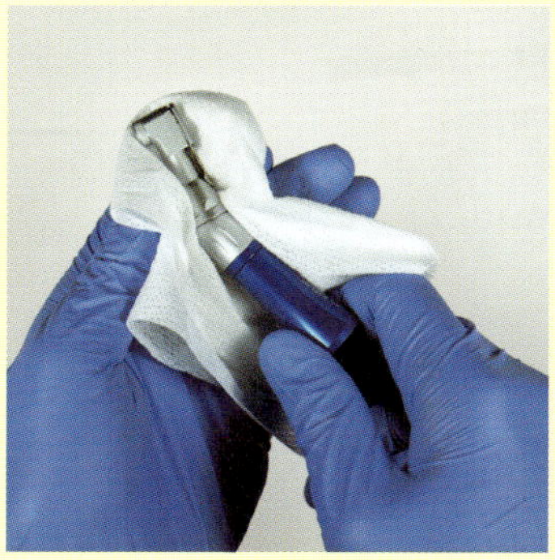

1단계: 표면청소

젖은 천으로 닦는다.
화학약품은 사용하지 않는다.
물에 잠기지 않도록 한다.

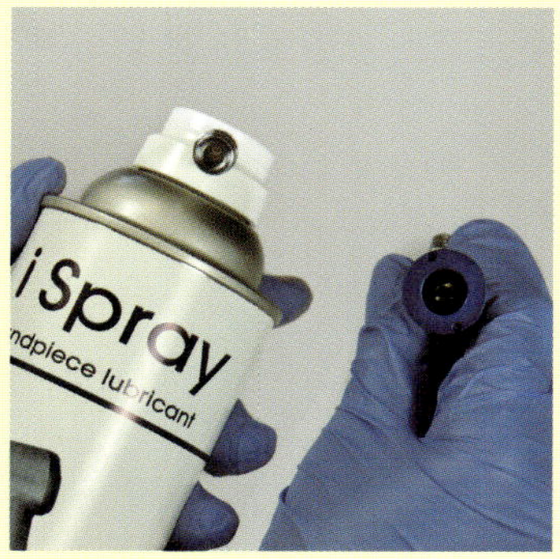

2단계

스프레이 및 윤활유 노즐에 맞는
어댑터를 선택한다.

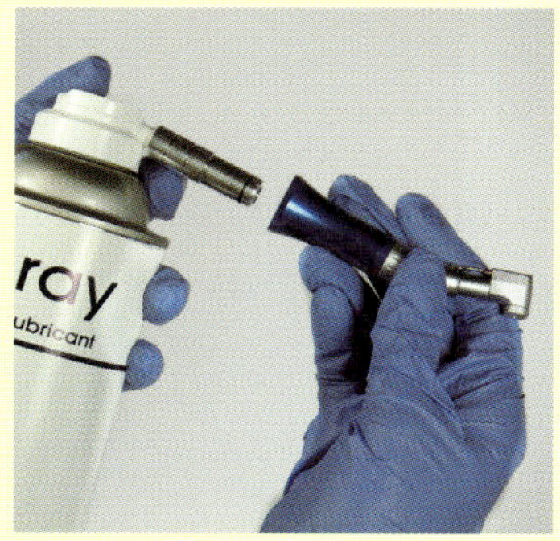

3단계

노즐에 샤프트를 삽입 후
2-3초간 주입한다.

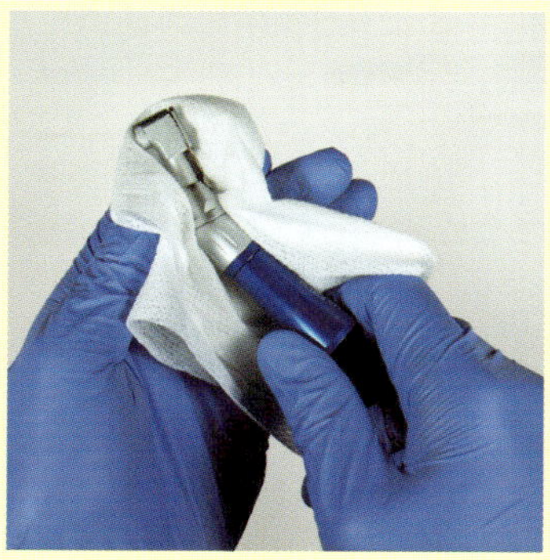

4단계

헤드를 풀어 분해시킨다.

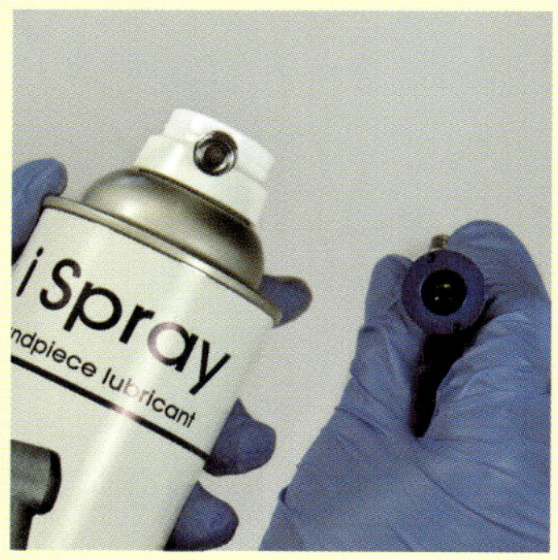

5단계: 앵글의 분해모습

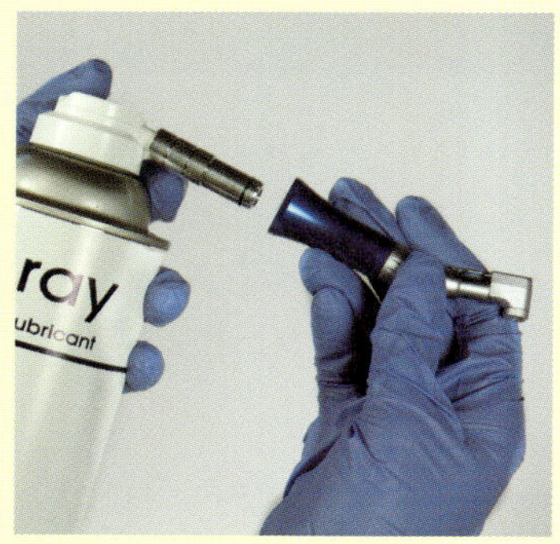

6단계: 윤활제 주입

노즐에 샤프트를 삽입 후
2-3초간 주입한다.

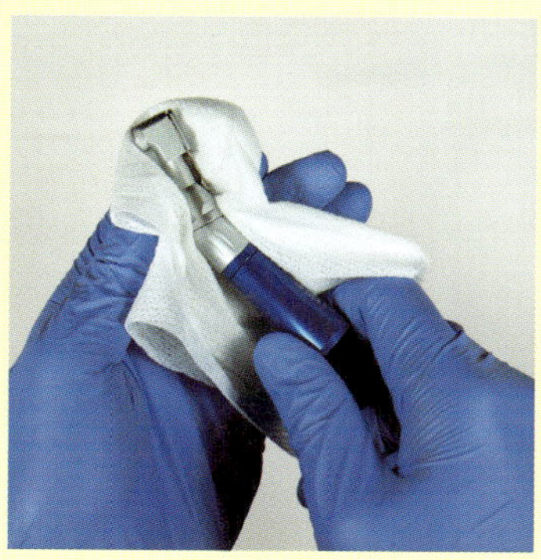

7단계

마른수건으로 외부를 닦아
완전히 건조시킨다.

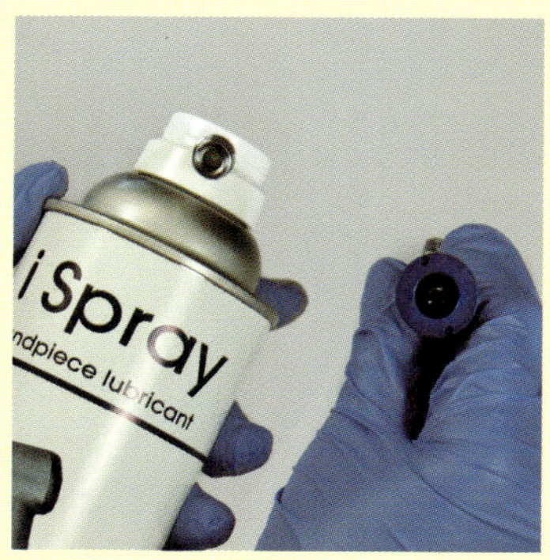

8단계

제조업체의 지침에 따라 멸균하고
이후에는 오일주입을 하지 않는다.

http://www.medidenta.com

(5) 공기-물 사출기(Air-water syringe, 3 way syringe)

① 작동법

Palm thumb grasp로 잡고 엄지손가락으로 오른쪽 버튼을 누르면 압축공기가 나오고 왼쪽 버튼을 누르면 물이 분사된다. 버튼을 함께 누르면 스프레이가 분사된다.

㉠ 사용 전에 반드시 손등이나 타구통 등에 확인하고 사용해야 한다.
㉡ 공기사출기 : 치료부위를 건조시키거나 술자의 시야확보 시 사용한다.
㉢ 물사출기 : 치료부위를 세척하거나 술자의 시야확보 시 사용한다.

② 유지관리

압축된 공기를 이용한 공기-물 사출기는 구강 내에서 빈번한 사용으로 세균오염이나 감염이 위험한 기구이므로 철저한 관리로 표면소독과 보호 테이프를 부착해야 한다.

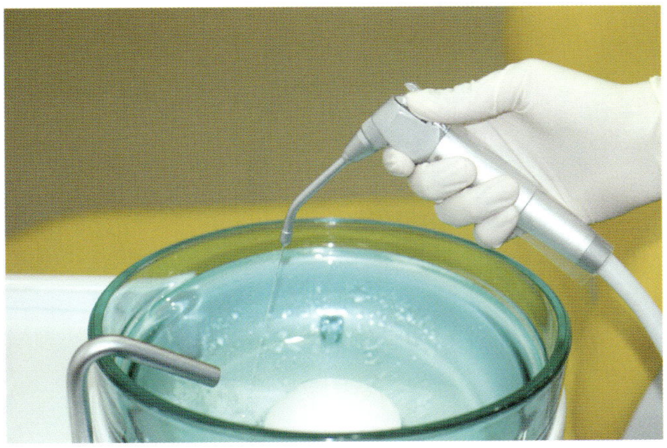

그림 2-29 공기-물 사출기

(6) 자동물공급기(Water cup holder)

양치용 물컵이 센서의 감지에 의해 물의 양을 자동 공급되도록 조절한다.

(7) 흡입기(Saliva ejector, Vacuum syringe)

① 사용 후 즉시 tip을 뺀 후 2~3컵의 물을 흡입하여 호스 내부를 세척한다.
② 1회용 흡입기를 사용한 후에는 tip은 폐기하고 소독액을 흡입시켜 미생물의 번식을 막는다.

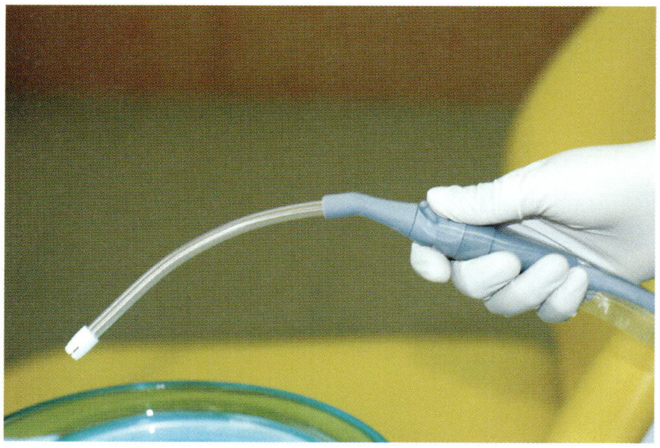

그림 2-30 흡입기

(8) 타구통(Spittoon)

환자가 시술을 받는 도중에 구강분비물이나 구강 양치 시에 분비물을 뱉는 용기이다. 특히 분비물이 많이 튀기 때문에 교차감염이 많아서 위생적으로 관리 해야한다.

① 매 사용 시마다 내면을 물로 세척하고 표면소독을 해야한다.

② 일과 종료 후 필터를 세척하고, 호스 내부에 3컵의 묽은 락스액을 흡입시킨다.

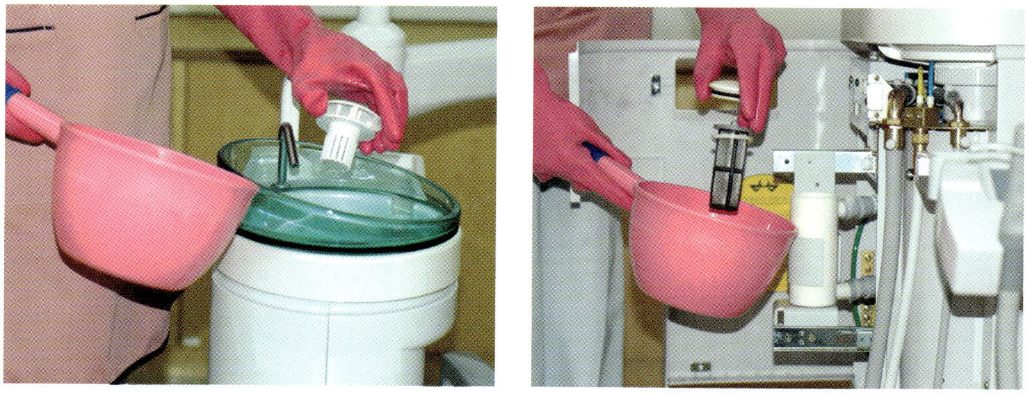

그림 2-31 타구통 망 세척

(9) 술자와 보조자용 진료의자(Operator & Assistant stool)

진료의 효율성을 위해 술자 의자는 보조자 의자보다 10~15cm 낮은 것이 좋다.

① 높낮이 조절은 발로 하면 위생적이나, 손으로 하면 레버에 보호테이프를 부착한다.

② 매 진료 후에 표면소독을 해야한다.

③ 교차감염방지를 위해 높낮이 조절레버는 술자의 왼쪽에 위치한다.

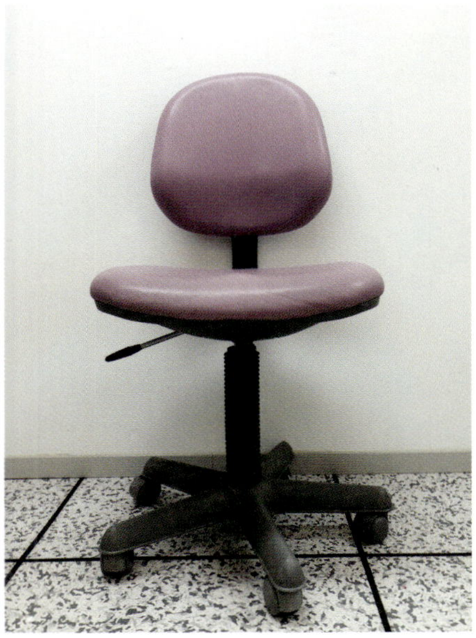

그림 2-32 Operator stool

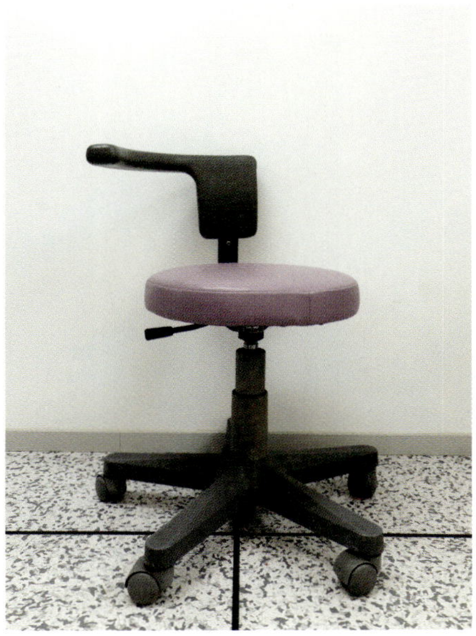

그림 2-33 Assistant stool

(10) 공기압축기(Air compressor)

대기 중에 공기를 압축하여 chamber내 공기를 저장하는 방식으로 대기 중의 공기를 헤드 실린더를 이용하여 압축하고 이를 흡입필터를 거쳐 압력탱크에 저장한다.

① 매일 진료가 끝난 후 차단기를 내린다.
② 드레인 밸브를 시계 반대방향으로 열어 저장탱크의 공기를 완전히 배출시킨다.
③ 드레인 밸브를 시계방향으로 돌려 잠금상태를 확인한다.

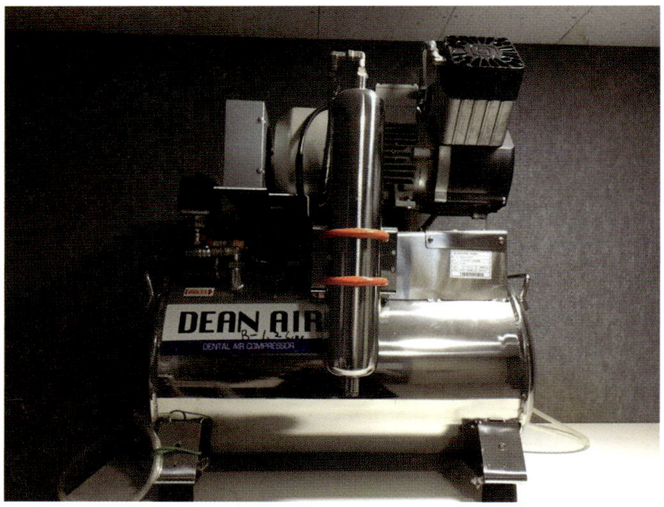

그림 2-34 공기압축기(air compressor)

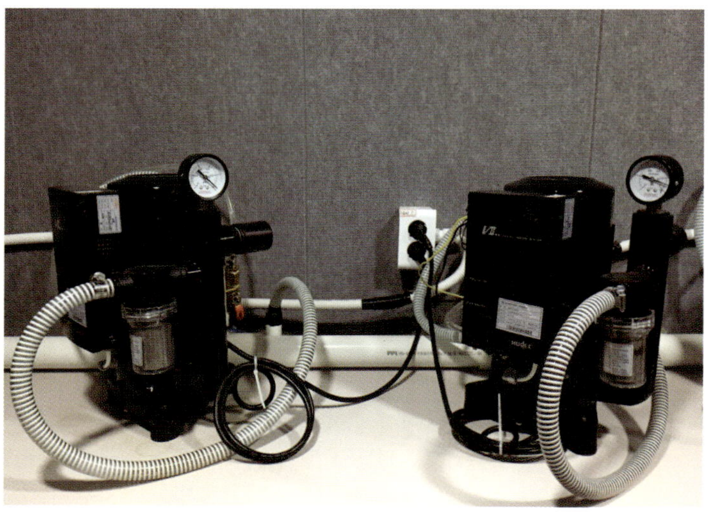

그림 2-35 중앙 흡인모터 (central vacuum system)

임상치위생 실습 감염관리 수행 평가서

년 월 일	학번	성명

목차	_____ 회 차 실습 감염 관리 점검사항	평가 자기 평가		교수 평가	
	항목	수행 (P)	미수행 (F)	수행 (P)	미수행 (F)
실습 전	실습에 사용되는 모든 장비가 소독 멸균되었는가? (실습기구세트멸균, 공포,핸드피스,러버컵 등)				
	진료대에는 필요한 기구만 비치되었는가?				
	손이 닿기 쉬운 모든 표면은 감염방지 테이프를 부착 하였는가? (머리받침, 조절버튼, 조명등 손잡이 등)				
	저속 핸드피스는 표면 소독을 하였는가? (에어로졸 방지를 위한 공회전실시, 소독)				
	치과진료대는 표면소독을 하였는가?				
	모든 실습재료, 기구는 배열이 가지런히 되었는가?				
	개인보호 장비는 청결하게 준비되었는가? (마스크, 글러브, 머리망, 보안경, 실습복, 실습화)				
	손톱정리, 손씻기, 머리가 청결하게 정리되어 있는가? (매니큐어, 귀걸이, 팔찌, 액세서리 착용 금지)				
	실습대상자의 의과·치과병력을 확인 하였는가?				
실습 중	장갑 마스크 보안경 가운을 착용 하였는가?				
	장갑 착용 전에 손을 씻었는가?				
	장갑이 손상되면 즉시 교체 하였는가?				
	실습기록 시 덧장갑을 사용 하였는가?				
	실습 중 교차감염 방지를 위해 감염관리를 잘 준수 하였는가?				
실습 후	세척용 장갑을 착용하고 사용한 기구는 세척전용액에 담군 후 지침에 따라 세척 소독 하였는가?				
	실습 시 사용한 폐기물과 일반쓰레기는 구분하여 처리 하였는가?				
	공동으로 사용하는 장비는 소독 후 잘 정리 하였는가?				
	핸드피스 사용 후 오일링 및 소독 하였는가?				
	오염된 주변환경의 표면을 세척, 소독 하였는가? (진료의자, 흡입관, 브라켓테이블, 손잡이, 조명등)				
	치과유니트의 표면을 청소 후 소독 하였는가?				
	흡입기, 흡인관, 타구등을 세척, 소독 하였는가?				
	실습실 바닥, 탈의실, 대기실을 정리 정돈 하였는가?				
	실습실 전원, 전등을 확인 하였는가?				
	합계				

점수/평가작성			
교수 확인		교수 성명	(인)

혈액 노출사고 일지

사고 일 시간 : 년 월 일 시	
환자 성명 :	연락처 :
손상 받은 사람 성명 :	목격자 성명 :

사고 원인 및 개요	
사고 후 처치사항	
추적의 필요성	

임상치위생실습준비 Check list

작동점검		표면소독		보호테이프	
항 목	O / X	항 목	O / X	항 목	O / X
hand washing		hand washing		hand washing	
전원공급 line		개인방호 장비 청진기 및 혈압기		headrest	
main switch		dental light (switch, handle, arm, pole)		dental light의 (handle, digital button)	
air compressor		bracket table (handle, digital button)		bracket table (handle, digital button)	
foot controller, digital button		high & low speed handpiece		high & low speed handpiece hose line	
high & low speed handpiece		air-water syringe		air-water syringe handle	
air-water syringe		ultrasonic scaler		ultrasonic scaler handle	
ultrasonic scaler		spittoon		oral evacuator handle	
oral evacuator		oral evacuator		operator stool의 backrest 및 높낮이 lever	
dental light		headrest, backrest & seat		assistant stool의 backrest 및 높낮이 lever	
backrest, seat의 elevation		unit & chair의 base foot controller		mobile cart & dressing cart handle	
headrest		mobile cart, dressing cart		수도 밸브	
operator, assistant stool		operator, assistant stool		pen	
hand washing		hand washing		hand washing	

실습일지

일 자	년 월 일 (요일)	학년 반 번	성명 :

실습시간 : 시부터 시까지

실습제목 :

실습기구 및 재료 :

실습내용

담당자 확인	

CHAPTER 03

치위생 사정

치위생실습 대상자의 건강상태 평가를 위하여 의과 및 치과병력을 조사하고, 생징후를 측정하여 수집한 결과를 정상범위와 비교 평가하여 치위생 과정을 수행할 수 있도록 한다.

1. 생징후(Vital signs)

생징후(vital sign)는 직접적으로 사람의 생명과 관계가 되는 체온, 맥박, 호흡, 혈압을 말한다. 치과위생사는 내원하는 모든 환자를 대상으로 정확한 생징후 측정법을 숙지하고 있어야 하며, 측정된 결과는 정상범위와 비교 분석하여 비정상적인 경우 대상자가 의학적 검사나 내과의사의 진찰을 받을 수 있도록 권유하며, 수집된 자료는 대상자의 치위생관리과정에 적용할 수 있어야 한다.

생징후 측정은 체온계, 청진기, 혈압계 등의 장비를 이용하여 시각, 청각, 촉각적인 진찰법의 병용을 통해 이루어진다.

1) 체온측정(Body temperature measurement)

여러 자극에 대한 신체반응의 일부로서 체온의 높고 낮음은 전신건강상태를 알려주는 정보가 된다.

① 체온계를 아래로 흔들어 내부에 든 수은이 하단으로 떨어지게 한다.
② 대상자의 혀 아래의 설소대 옆에 체온계의 끝이 위치되게 한다.
③ 대상자가 가볍게 입을 다물게 한다(말하지 않도록 주의).
④ 3~5분간 위치를 고정시킨다.
⑤ 구강내에서 제거 후 즉시 수치를 판독한다.
⑥ 정상치: 37.0°C (성인 평균 35.5°C~37.5°C), 1~3세 37.7°C (아동)

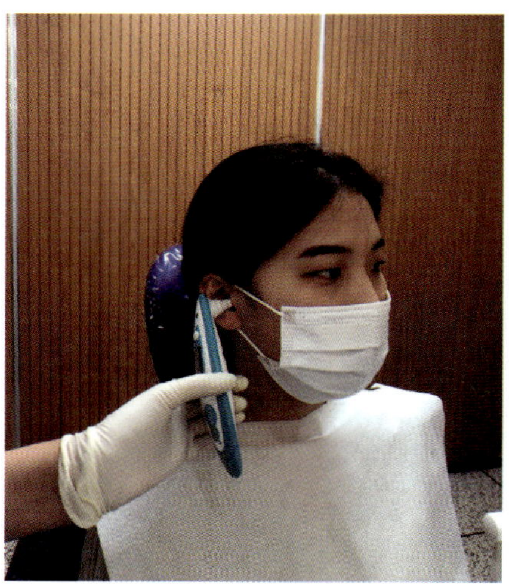

고막측정

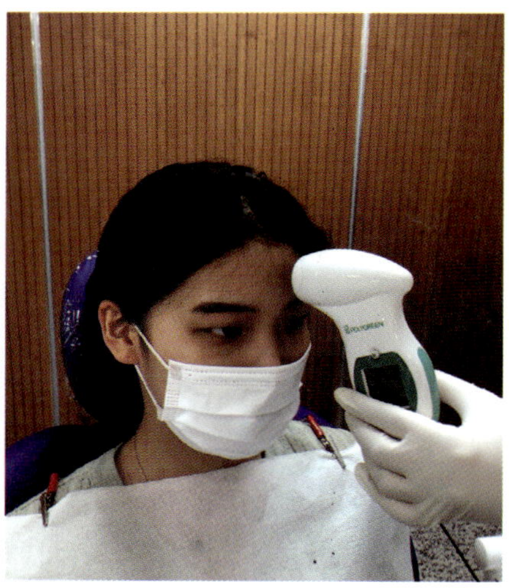

이마측정

그림 3-1 체온 측정

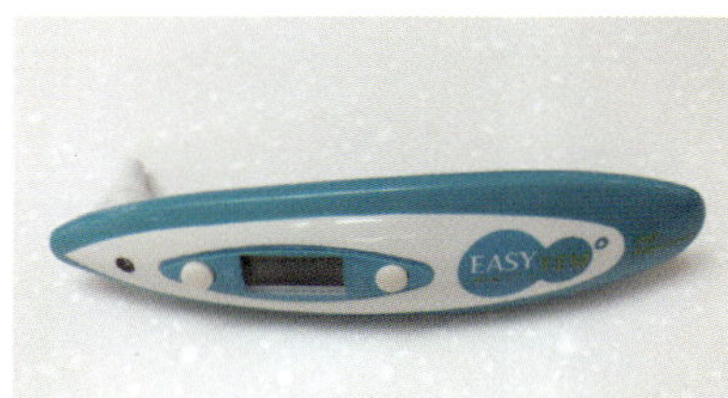

고막 체온계

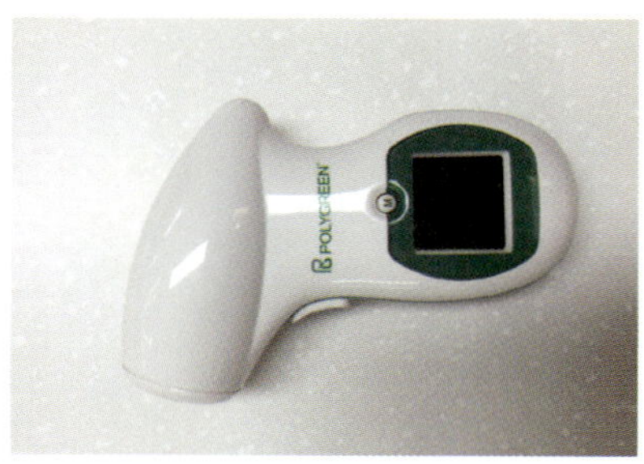

이마 체온계

그림 3-2 체온계 종류

2) 맥박측정(Pulse measurement)

맥박측정 시 안정 상태에서 경동맥이나 요골동맥을 촉진하여 측정하며 경동맥이 심장으로부터 더 가까이 위치해 있고 크기 때문에 박동이 분명하나 일반적으로 요골동맥에서 많이 측정한다.

① 검지,중지, 약지를 붙이고 측정하려는 대상자의 맥박을 느낄 수 있는 요골(radius) 과 건(tendon) 사이의 손목 지점에 가볍게 위치시킨다.

② 30초 간의 맥박수를 확인한 후, 2배하여 60초간의 맥박수를 산출한다.

③ 정상 맥박수 : 약 60~80/분(성인)
약 70~80/분(노인)
약 80~100/분(아동)

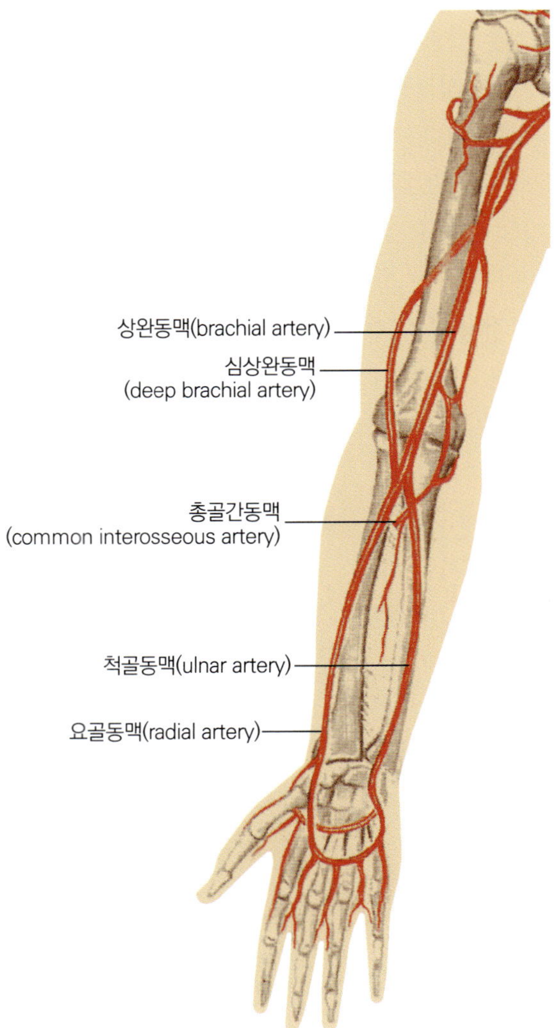

그림 3-3 팔의 동맥

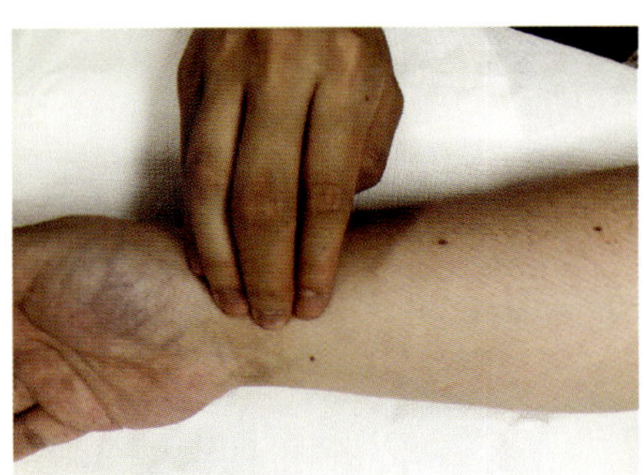

그림 3-4 맥박수 측정

3) 호흡측정(Respiration measurement)

호흡(respiration)은 생체가 산소를 섭취하고 이산화탄소를 배출하는 것을 말하며 외호흡과 내호흡 과정이 있다.

호흡은 공기를 흡입하는 흡기(inspiration)와 내보내는 호기(expiration)가 있고 호흡부위에 따라 흉식호흡과 복식호흡으로 분류한다.

① 호흡 측정 시 1분간 대상자의 가슴이 오르고 내려가는 반복 상태를 측정하여 호흡 횟수를 산출한다.
② 대상자가 알지 못하는 사이에 호흡수를 측정해야 오차 발생을 줄일 수 있다.
③ 정상 호흡수는 성인 16~18회/분, 아동 24~28회/분 이다.

4) 혈압측정(Blood pressure measurement)

심실이 수축할 때 대동맥으로 박출된 혈액이 일시에 말초혈관까지 가지 못하고 대동맥 및 동맥내에 용적 이상으로 수용되기 때문에 생기는 압력이 혈압이다.

좌심실의 수축시에 형성되는 압력을 수축기압, 심장의 이완기에 생기는 압력을 이완기압이라고 하며, 수축기압과 이완기압의 차이가 맥압이다.

① 수축기혈압(systolic pressure) → 심장의 수축으로 인한 순환계의 최고압
이완기혈압(diastolic pressure) → 심장의 이완으로 인한 순환계의 최저압
맥압(pulse pressure) → 30~50mmHg이 정상치
② 측정단위는 mmHg로 표기하며 성인의 정상치는 수축기혈압/이완기혈압이 120/80 mmHg이다. 혈압은 연령이 증가함에 따라 상승하며 6세 아동은 90/60정도, 60세 이상 노인은 140/90 정도를 보인다.

표 3-1 생징후의 연령별 정상 범위

연령 age	체온 °C	맥박(평균/정상범위) pulse/min	호흡(평균/정상범위) 회/min	혈압(정상범위) mmHg
1-3	37.7°C(직장)	120(80~140)	30(20~40)	90/55~95/65
6-8	37°C(구강)	100(75~120)	20(15~25)	95~105/57~65
10	37°C(구강)	70(50~90)	19(15~25)	102/62
청소년	37°C(구강)	70(50~90)	18(15~20)	110~120/65~80
성인	37°C(구강)	80(60~100)	16(15~20)	120/80
70세이상 고령	36°C(구강)	80(60~100)	16(15~20)	120~140/80~90

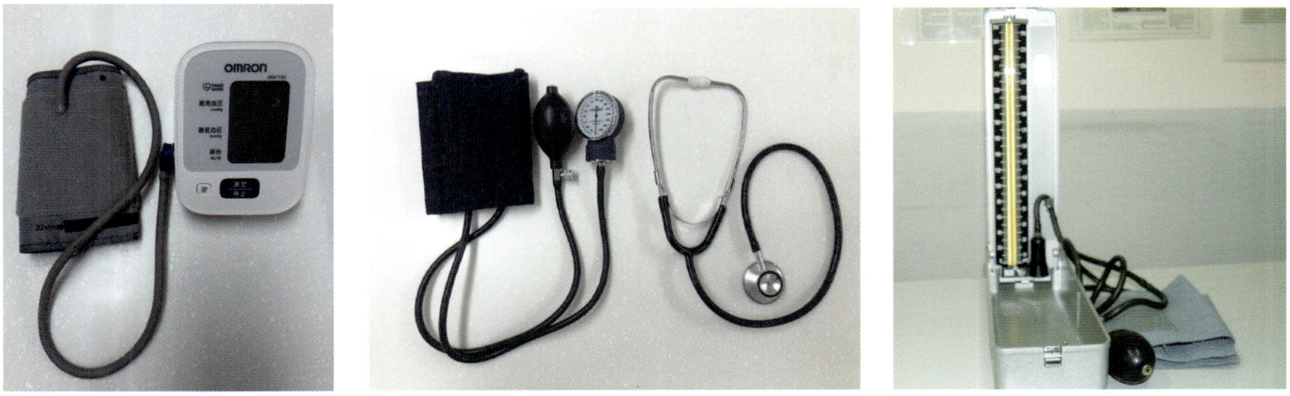

A. 전자혈압계 B. 아네로이드혈압계 C. 수은혈압계

그림 3-5 혈압계

① 환자를 편하게 앉힌다.
② 환자의 팔은 심장의 위치와 같은 높이가 되게 하며 구부리지 않도록 주의한다.
③ 커프(cuff)는 상박에 팔꿈치에서 약 2cm 상단에 오도록 하여 손가락 2개가 들어갈 정도의 여유를 두고 가볍게 둘러준다.
④ 청진기(stethoscope)를 상완동맥(brachial artery)에 위치시킨다.
⑤ 최고혈압보다 30~40mmHg 정도 높게 압을 올린다.
⑥ 1초에 2mmHg 가량 수은주의 눈금이 떨어지게 하여 압을 뺀다
(심장의 박동에 따라 1초당 대략 2mmHg 가량 수은주가 떨어진다).
⑦ 최초의 강한 두드리는 듯한 소리가 수축기 혈압이다.
⑧ 계속 압을 빼다가 박동소리가 사라지는 시점이 이완기 혈압이다.

표 3-2 성인의 고혈압 분류와 그에 따른 치과진료

구분	혈압(mm Hg)	치과진료 / 치위생관리 내용
정상	120 / 80	• 모든 치과진료 및 치위생관리 가능
고혈압 전단계	120-139 / 80-89	• 모든 치과진료 및 치위생관리 가능 • 6개월마다 recheck
1단계 고혈압 (경도 고혈압)	140-159 / 90-99	• 대부분 치과진료 가능 • 내과 주치의의 자문요청, 정기적 check 권유 • 내원시 혈압측정 모니터링 • 치료 중 스트레스 최소화
2단계 고혈압 (중등도 고혈압)	160-179 /100-109	• 제한된 치과진료 가능 • 측정 후 5분 후 recheck: 혈압의 변화가 없다면 진료 전 의과/내과 주치의의 자문 요청 • 검진, 치면세마, 치주진료 등의 선택적 진료만 가능 • 내원 시 혈압측정 모니터링 • 치료 중 스트레스 최소화
2단계 고혈압 (중도 고혈압)	180 / 110 이상	• 고위험군으로 정상적인 치과진료 불가능 • 5분 후 recheck: 혈압의 변화가 없다면 즉시 의과 주치의에게 의뢰함 • 혈압이 안정될 때까지 모든 진료 연기함 • 응급 치과 진료만 가능(동통완화, 출혈조절, 감염조절과 같은 응급조치 가능)

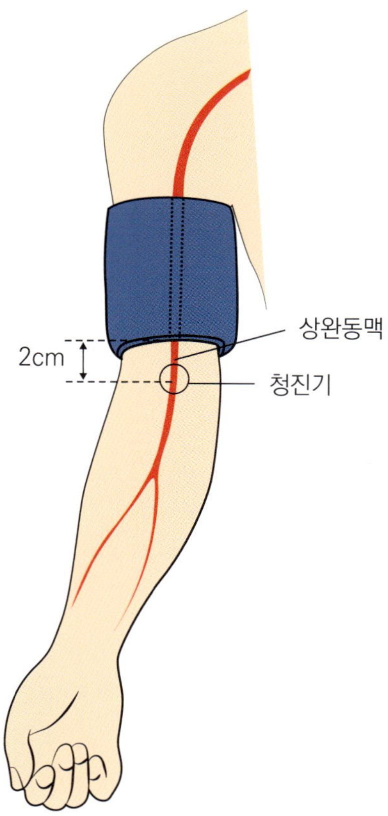

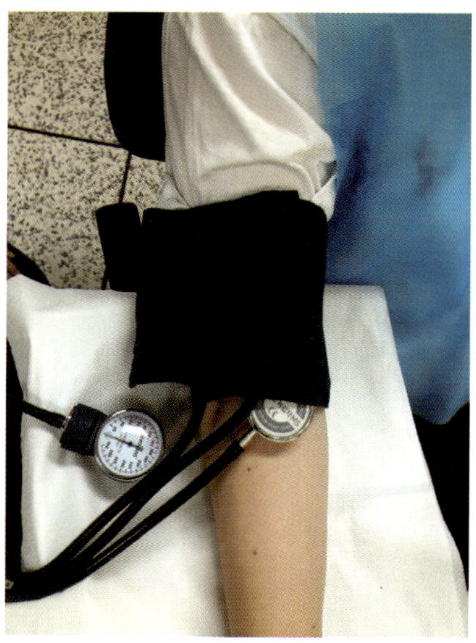

아네로이드 혈압계

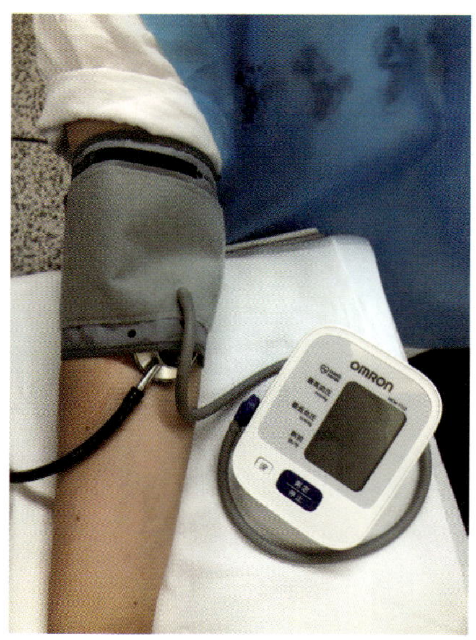

자동혈압계

그림 3-6 청진기 및 커프의 위치
청진기 - 상완동맥 위치, 커프 - 상박 위치

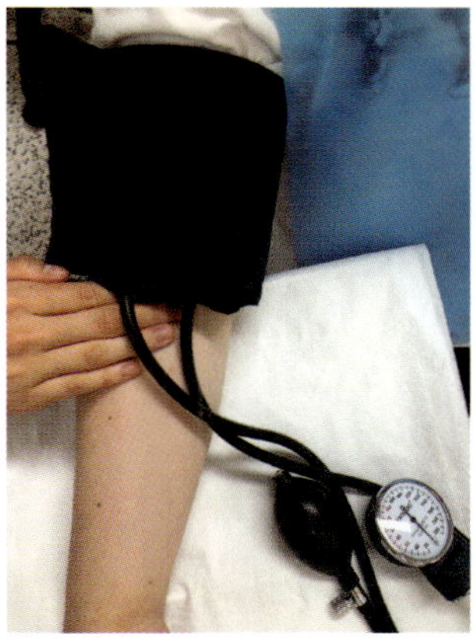

상완동맥 촉진

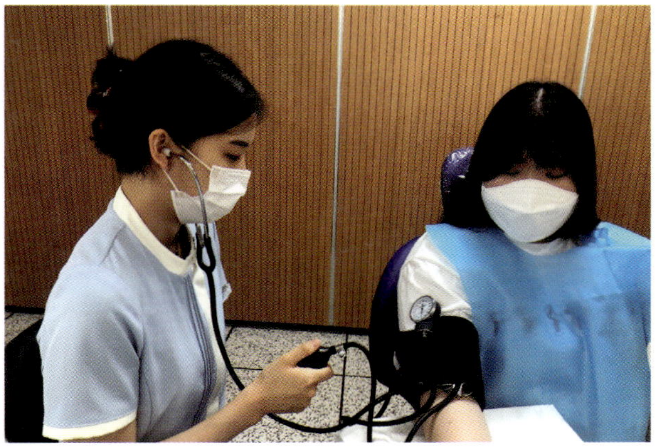

아네로이드 혈압계 측정

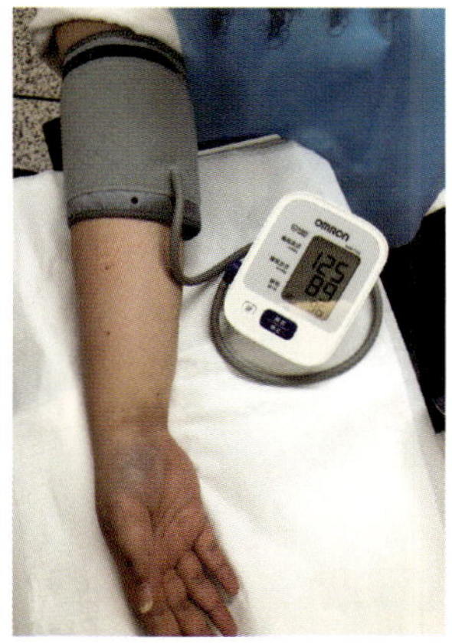

자동혈압계 측정

그림 3-7 혈압측정법

※ 전자혈압계 측정시 참고

최근에는 전기를 이용한 전자혈압계가 이용되고 있어 10초 안에 혈압이 측정된다. 이는 커프의 팽창과 이완이 자동적으로 되면서 수축기압과 이완기압을 알리는 신호가 있어 청진기가 필요없이 혈압이 측정되나 기계 자체에 의한 오차가 생길 수 있으므로 주의해야 한다.

2. 전신 · 치과병력 조사

치위생계획 수립 전 대상자의 기본 건강상태, 과거나 현재 앓고 있는 질환에 대한 모든 의학적인 정보를 수집하여 평가한다.

치위생수행 과정 중 발생할 수 있는 응급상황에 대처 하거나 감염성 전신질환 대상자의 경우 교차감염의 위험성이 존재하므로 구강검사 및 치주검사가 수행되기 전 단계에서 가장 먼저 병력조사를 실시해야 한다. 또한, 치위생관리 과정을 수행해도 되는지 가능 여부를 결정하여 안전한 치위생관리를 위한 과정이 이루어지도록 한다.

1) 전신병력조사(Medical history)

① 개인력(Personal history)과 사회력(Social history)

개인의 기본적인 정보(성명, 거주지주소, 성별, 연락처, 결혼상태), 사회·경제적인 정보(직업, 경제상태, 가족력, 성격, 건강관리습관, 식생활, 종교)를 기록한다.

② 주소(Chief complaint)

현재 가지고 있는 주된 증상, 대상자의 주관적인 표현대로 작성하며 치과에 내원한 주된 이유 등을 기록한다.

③ 현증(Present illness)

주된 증상(C.C)이 나타나는 시점부터 현 시점까지 질환의 진행상태, 질병의 만성과 급성, 발병원인이 무엇인지 등을 기록한다.

④ 기왕력(Past history)

대상자가 과거 앓았던 의과 또는 치과 병력, 복용 및 주사 시 부작용 경험 유무, 과거나 현재 복용 중인 약, 현재 받는 의과적 진료나 처치 ,입원 수술 경험, 항생제 복용 유무, 출혈 및 지혈 반응 등을 기록한다.

2) 치과병력조사(Dental history)

대상자의 구강상태, 선천적 치아 결손 유무, 치과보철치료 유무, 부정교합, 구강악습관 유무, 치과교정치료 유무, 과거나 현재 구강질환 유무, 치과치료 경험, 치과마취(국소마취) 부작용, 치과치료 시 부작용, 예비적 항생제 투약 유무, 칫솔질, 구강관리용품 사용 유무, 턱관절장애 유무 등을 기록한다.

3. 치주검사

1) 치주조직의 구조

치주조직은 치은, 치주인대, 백악질, 치조골 등으로 구분되고 치주조직의 구조, 위치, 기능 등에 따라 다시 나누어진다.

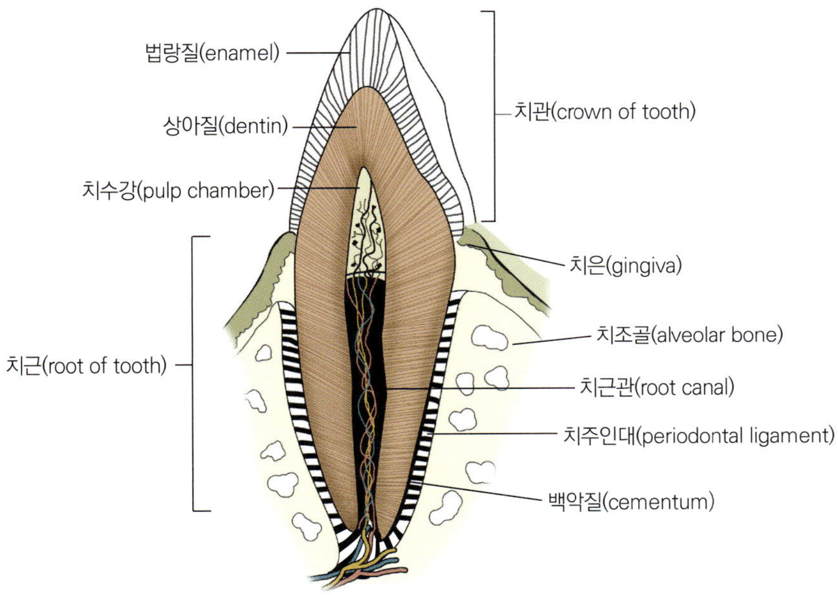

그림 3-8 치아 및 치주조직 단면도

2) 치은의 구분

치은은 구강점막의 일부로서 치주조직 중 가장 바깥에 위치하며, 치은점막경계에서 치관을 덮고 있다. 부위에 따라 유리치은, 부착치은, 치간치은으로 구분된다.

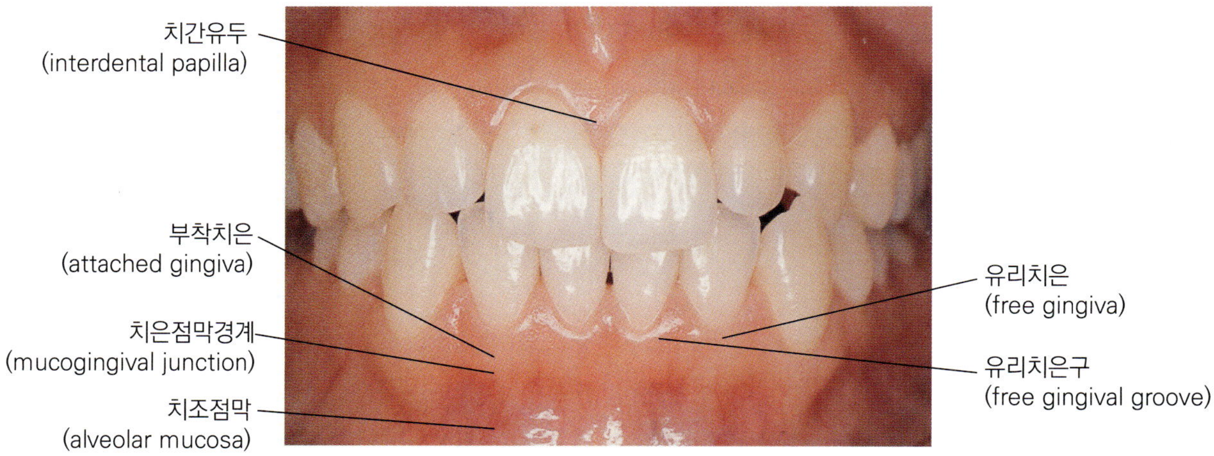

그림 3-9 치은의 구분

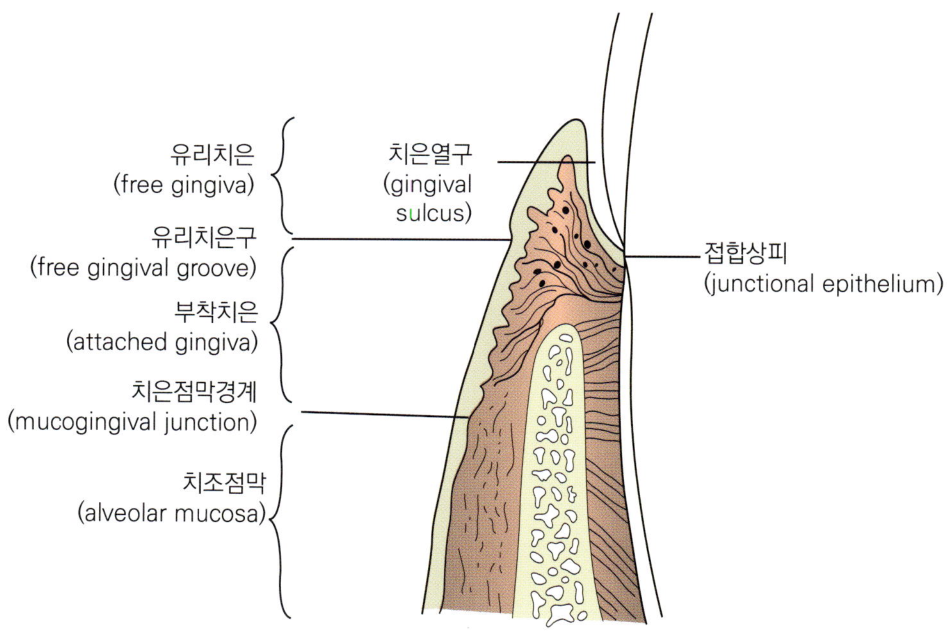

그림 3-10 치주조직 단면도

3) 치아의 부착물

(1) 치면세균막(Dental plaque, Dental biofilm)

구강내 세균은 후천성 피막 형성 후, 수 분 이내에 연조직 및 경조직 표면에 부착하기 시작한다. 치은연상 바이오필름은 주로 그람양성 구균과 간균으로 건강한 치주상태에서 발견된다. 그러나 오랫동안 제거되지 않으면 바이오필름의 구성성분은 점점 그람음성균으로 바뀌어 치은염을 유발하게 되면서 치은연하 바이오필름을 형성하게 된다.

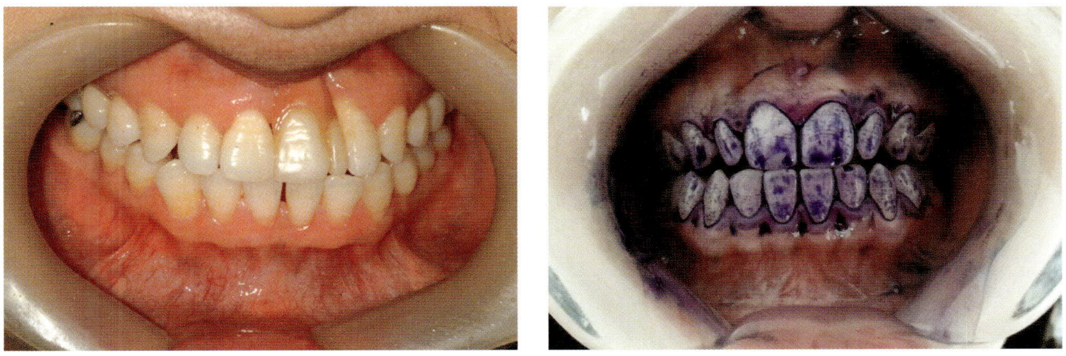

착색 전 착색 후

그림 3-11 착색제에 의한 바이오필름

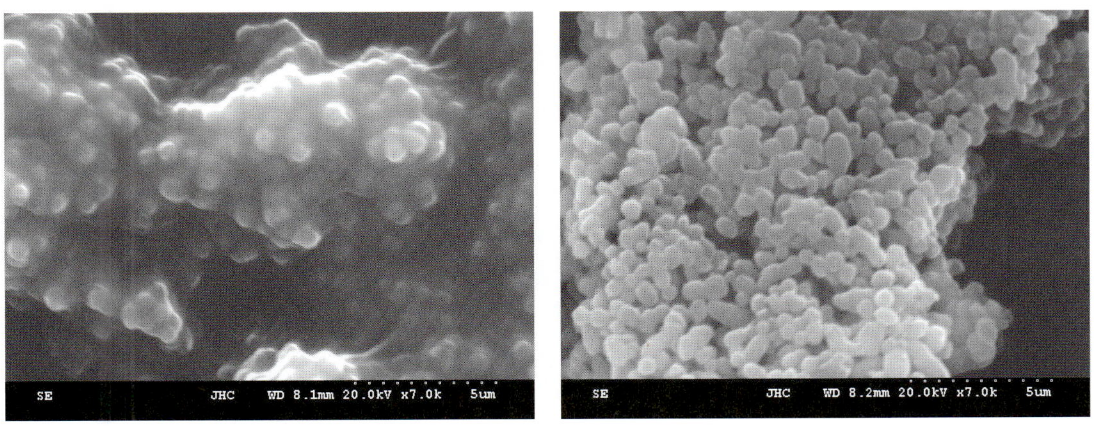

30대 여 20대 남

그림 3-12 치은연상 바이오필름의 주사전자현미경적 형태관찰

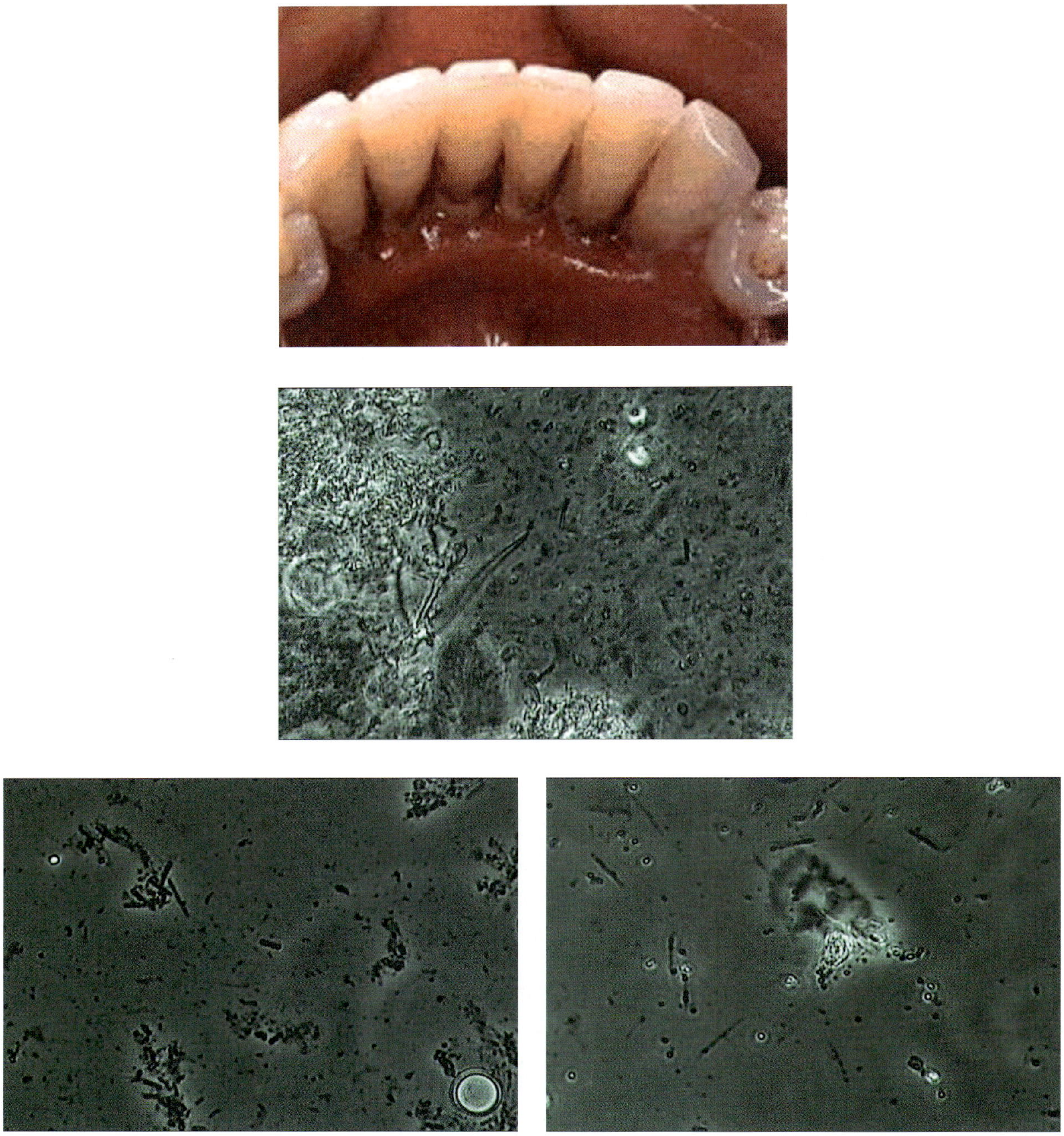

그림 3-13 치은연하 바이오필름의 위상차 현미경적 관찰

(2) 치석

치석은 치아에 형성된 덴탈 바이오필름(dental biofilm)이 단단하게 석회화된 것으로 치은연상치석과 치은연하치석으로 구분된다. 연상치석은 다공성 표면으로 덜 치밀하고, 연하치석은 더 치밀하고 부싯돌 같이 단단하다. 치석 표면은 거칠며 탐침을 사용하여 발견하고 전자현미경으로 관찰하면 표면이 거칠고 많은 정점(peaks), 열구 또는 소와에서 볼 수 있다.

① 치석의 구성성분

- 무기물(65~68%) : 인산칼슘[$Ca_3(PO_4)_2$] ······················ 75.9%
  탄산칼슘[$CaCO_3$] ························ 3.1%
  인산마그네슘[$Mg_3(PO_4)_2$] 등
- 유기물(6~15%) : 세균, 단백질, 지질, 다당복합체, 탈락상피, 백혈구 등
- 수분(6~20%)

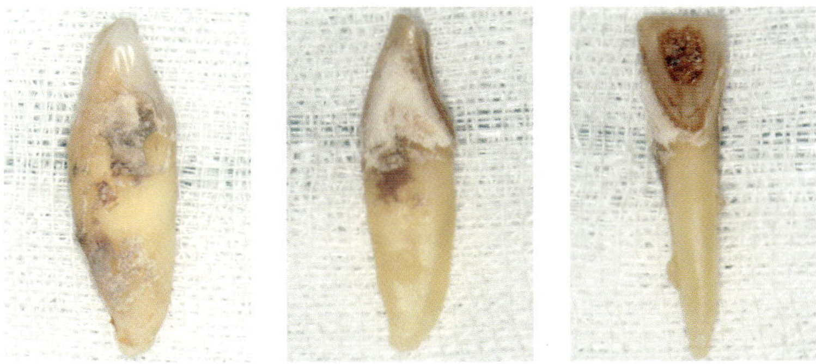

그림 3-14 발치된 치아의 전치부 치석

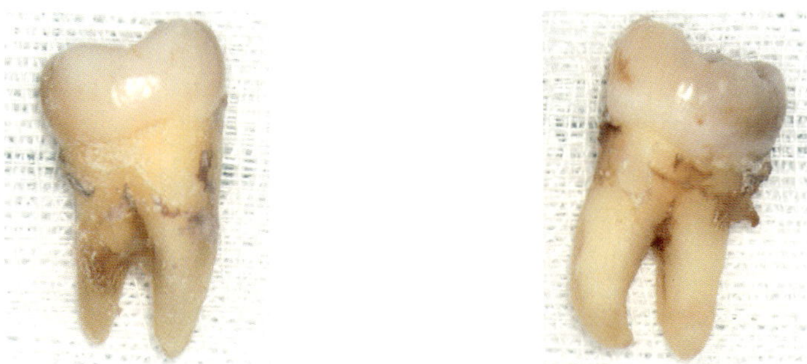

그림 3-15 발치된 치아의 구치부 치석

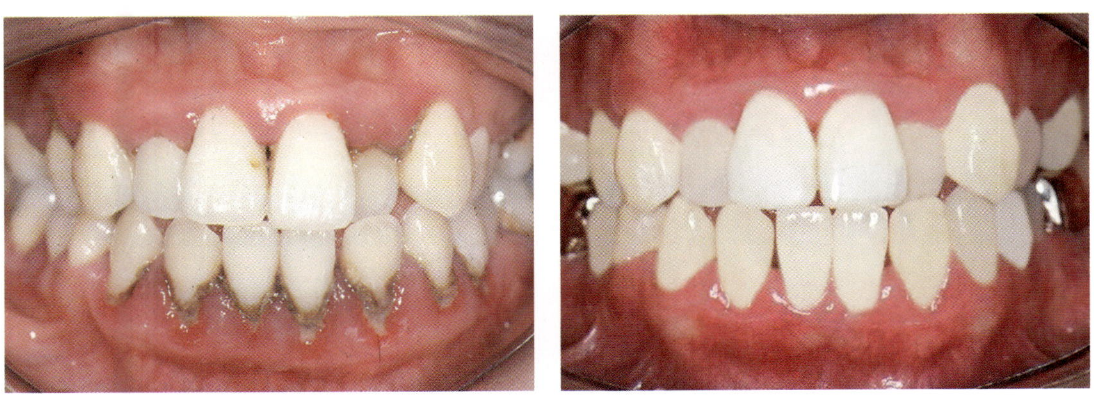

그림 3-16 치석 제거 전, 후

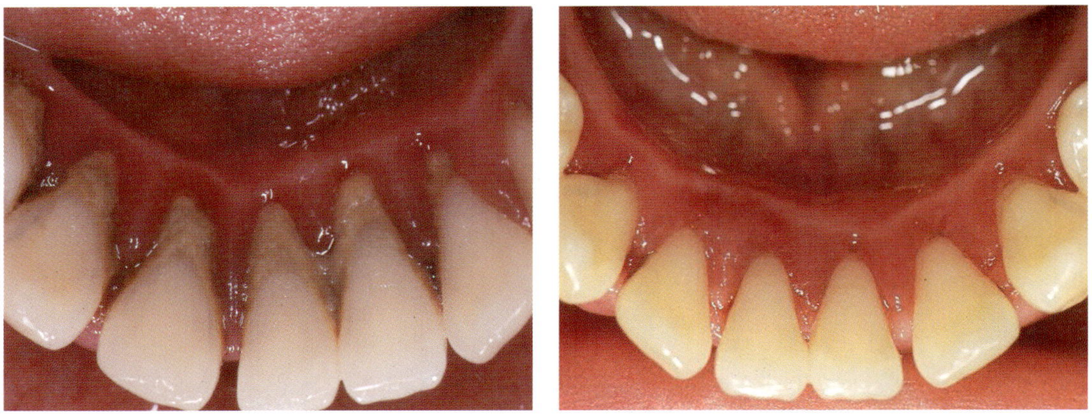

그림 3-17 치석 제거 전, 후

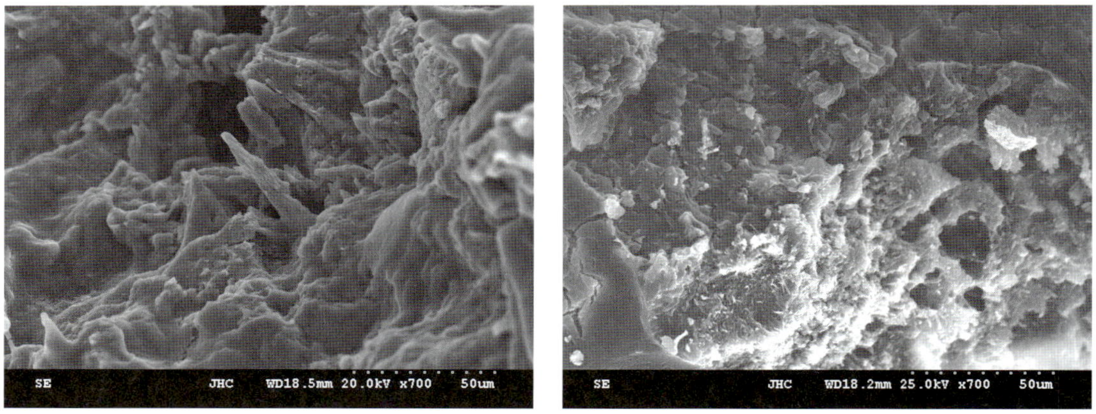

40대 여 50대 남

그림 3-18 치은연상치석의 주사전자현미경적 형태관찰

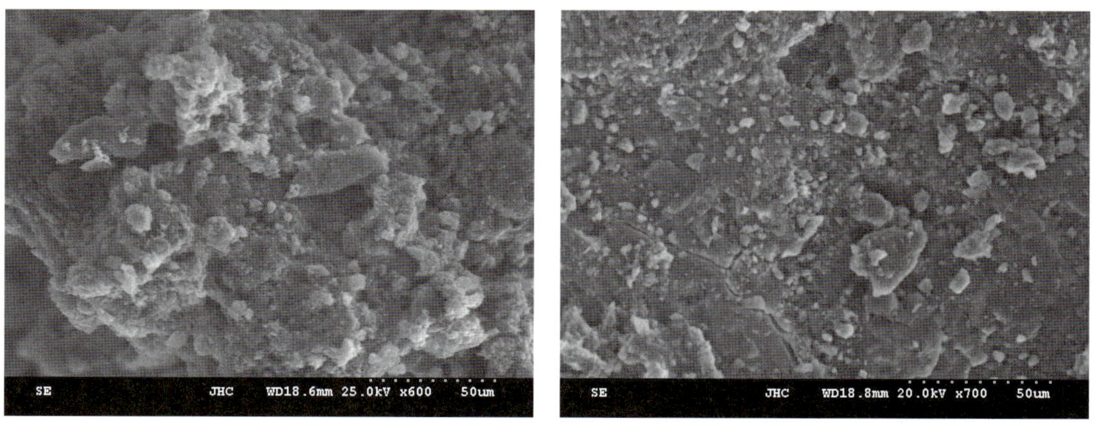

40대 여 40대 남

그림 3-19 치은연하치석의 주사전자현미경적 형태관찰

표 3-3 치아부착물

구분	침착물	설명	기원
연성부착물	후천성 피막 (acquired pellicle)	치면이나 보철물, 치석 또는 구강내의 치면 위에 붙어 있고 투명하고 엷으며, 균질하고 잘 떨어지지 않는 막 같이 덮여 있다.	치은연상: 타액 치은연하: 치은열구액
	치면세균막 (dental plaque)	치밀하고 세균이 함께 구성하며 치아와 치석, 그 외에 구강 내의 치면 위에 여기 저기 붙게 된다. 물로 씻으면 밖에 있는 층의 세균만 느슨하게 제거 된다.	구강내 세균
	백질 (materia alba)	구강내 음식 찌꺼기와 치면세균막 위의 세균이 모여 희고 회백색의 덩어리로서 여기저기 느슨하게 붙어 있고 특별한 구조는 없다.	물리적 축적
	음식물 잔사 (food debris)	구조가 없고 느슨하게 붙어 있다.	음식
경성부착물	치석 (dental calculus)	치면세균막이 석회화하여 딱딱하고 치아의 임상적 치관이나 틀니, 치아보철물 위에 형성하게 된다.	치면세균막의 무기질화로 인해서 형성
	치은연상치석 (supragingival calculus)	치은연 위에 존재, 치면세균막이 덮고 있다.	타액
	치은연하치석 (subgingival calculus)	치은열구나 치주낭이 있는 곳에 형성된다.	치은열구액

4) 치주낭 검사

치은연(marginal gingiva)에서 접합상피(junctional epithelium)까지 측정한다.

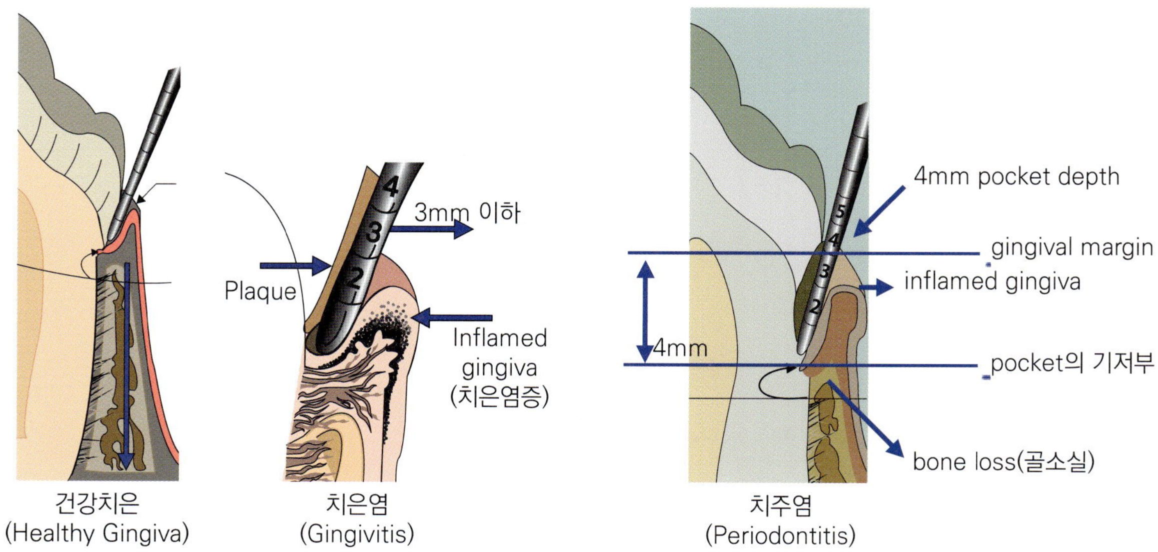

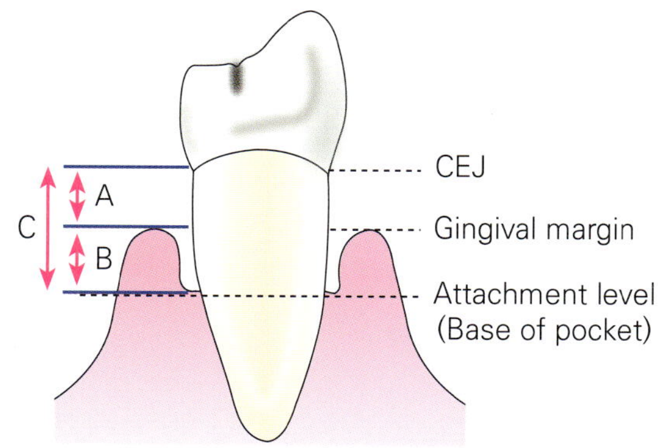

A=치은퇴축 B=치주낭 깊이 C=임상적 부착소실

치은퇴축 = 백악법랑경계부에서 치은연까지
치주낭 깊이 = 치은연에서 접합상피까지
임상적 부착소실 = 백악법랑경계부에서 접합상피까지(퇴축부위+치주낭의 깊이)

치주낭 깊이(Probing depth)와 임상적 부착 소실(Clinical attachment loss)의 구분

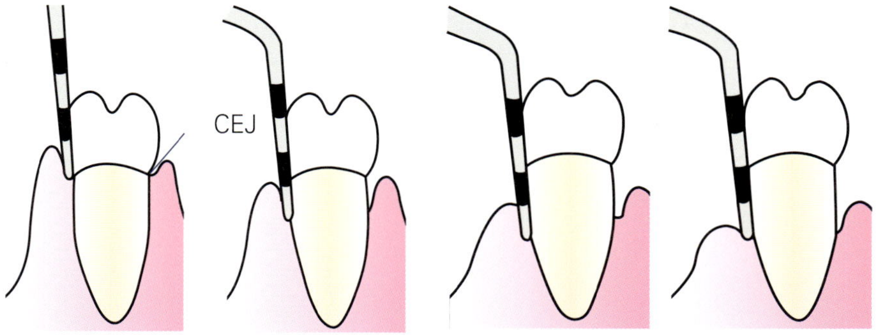

PD	3mm	3mm	3mm	1mm
CAL	0mm	3mm	7mm	7mm

** PD = 치주낭 깊이(Probing depth) CAL = 임상적 부착소실(Clinical attachment loss)

(1) 치주낭 측정 시 치은연의 높이

- 치은연이 CEJ에 위치
- 치은연이 CEJ경계보다 치근단에 위치 하는 경우(치은퇴축)
- 치은연이 CEJ경계를 많이 덮는 경우에는 임상적 부착소실(CAL)의 정도에 차이가 있다.

* CAL(Clinical Attachment Loss)은 치아를 지지하는 치주조직의 파괴된 양이다.

① 치은연의 높이 기록

0 : 치은이 백악질경계에 위치한 것

- : 치은이 백악질경계를 덮는 것

+ : 치은퇴축을 의미하는 경우

② 치은퇴축이 있는 경우

치은퇴축이 있는 경우 CAL(임상적 부착수준) 계산

예) 치주탐침의 깊이 측정치 4mm

치은연 높이 +2mm

임상적 부착소실 6mm

③ 치은연이 CEJ를 덮는 경우

치은연이 백악질 경계보다 치관쪽에 위치하는 경우 CAL 계산

예) 치주탐침 깊이 9mm

치은연 높이 -3mm

임상적 부착소실 6mm

④ 임상적 부착소실의 기록

CAL(Clinical Attachment Loss)은 치아를 지지하는 구조물의 위치를 치주탐침을 사용 하여 추정한 값이다.

	32	31	30	29	28	27	26	25
PD		4 3 3		3 2 3	3 3 4	4 5 5	5 5 6	6 6 6
CEJ		+5 +4 +3		+2 +2 +1	0 0 0	-1 -2 -2	-2 -2 -3	-3 -4 -4
CAL		9 7 6		5 4 4	3 3 4	3 3 3	3 3 3	3 2 2

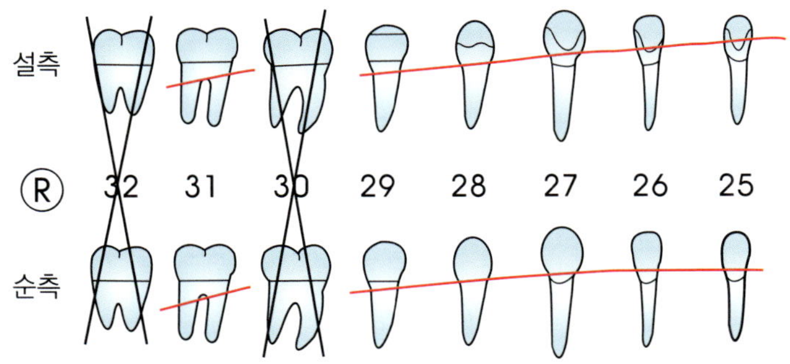

	32	31	30	29	28	27	26	25
PD		3 3 2		2 1 2	2 2 3	3 4 4	4 4 5	5 5 5
CEJ		+3 +4 +4		+2 +2 +1	0 0 0	-1 -2 -2	-2 -2 -2	-2 -2 -2
CAL		6 7 6		4 3 3	2 2 3	2 2 2	2 2 3	3 3 3

(2) 치주낭 측정기 사용방법

① 오른손으로 치주낭 측정기를 변형연필잡기로 잡는다.
② 시술하는 치아로부터 가능한 가까이 위치시켜 기구를 안정되게 손고정 시킨다.
③ 치주낭측정기 팁의 끝면이 접합상피 쪽으로 향하도록 하고 치아장축과 평행이 되도록 한다.

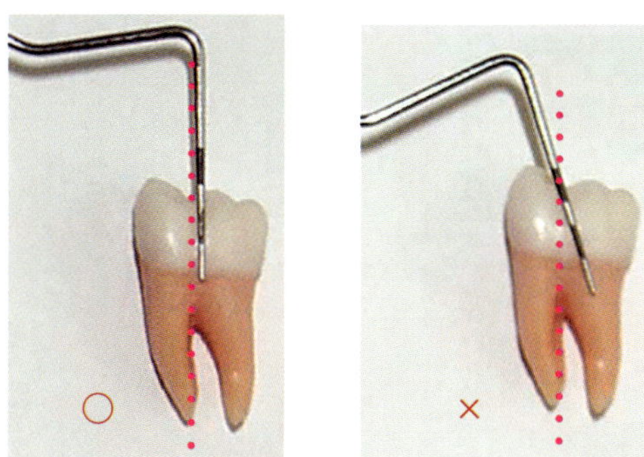

④ 치주낭측정기 팁의 측면을 유리치은연(margin of the free gingiva) 바로 위쪽에 적합시킨다.

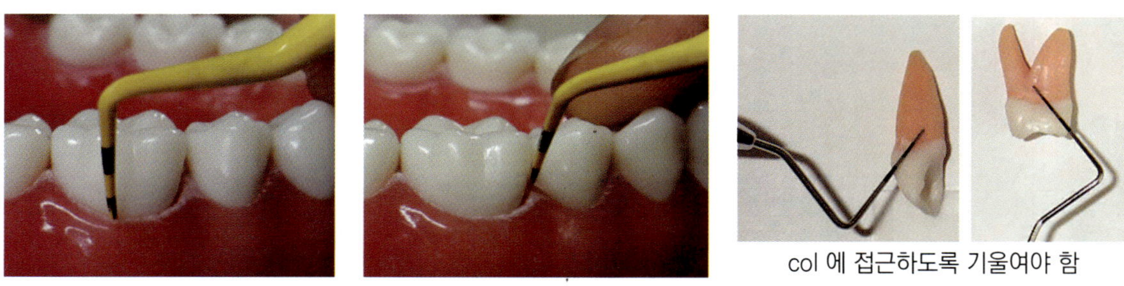

col 에 접근하도록 기울여야 함

⑤ 치주낭측정기 팁의 측면을 계속 치면에 부착시킨 상태로 서서히 수직방향으로 부드럽고 약간의 탄력성을 가진 접합상피가 느껴질 때까지 수직 방향으로 삽입한다. 삽입하는 도중에 치석이 있을 경우 작은 치석은 치석 위로 지나가서 측정하고 큰 치석의 경우에는 제거한 후 측정한다.

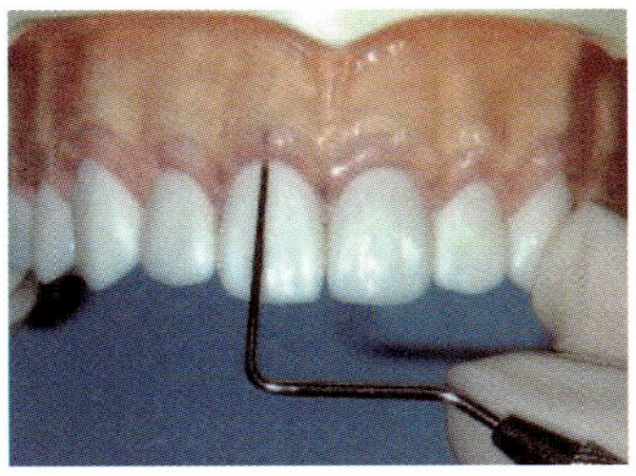

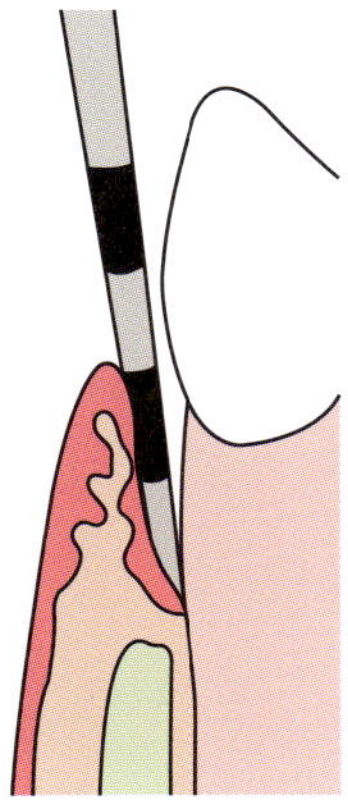

⑥ 사뿐 사뿐 걸음을 걷듯이 치주낭측정기 끝부위의 측면을 치면에 계속 부착시킨 상태에서 치은열구 또는 치주낭 내에서 walking stroke을 한다.
전치부는 치경부 중앙선에서 술자와 가까운면을 측정하고 다시 치주낭측정기를 치주낭(치은열구)으로부터 완전히 뺀 후 치경부 중앙부위에서 술자와 먼면을 측정한다.
이 과정에서 col부위의 정확한 치주낭 깊이를 위하여 치주낭측정기 잡은 손잡이를 치면에서 약간 멀어지도록 하면 치주낭측정기 끝의 면이 인접면의 중앙에 위치한 col부위에 정확하게 위치한다.

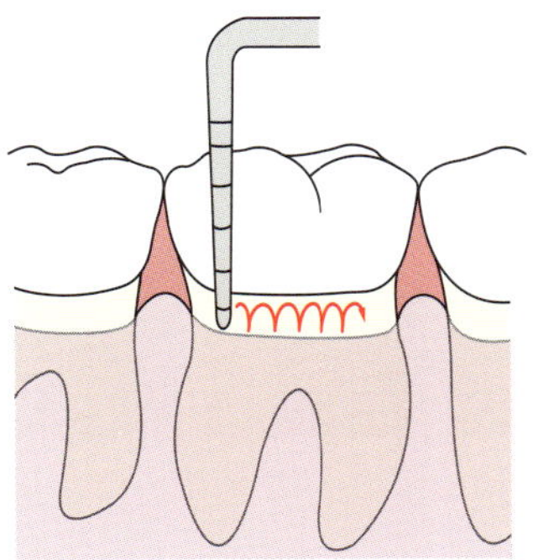

walking stroke

⑦ 이 모든 과정은 경도의 압력(15~20g)을 사용한다. 강한 압력은 치주낭측정기 끝을 접합상피를 관통하므로 환자에게 예리한 동통을 초래하기 때문이다.

⑧ 구치부는 원심능각부위에서 중앙부위, 근심능각부위, 근심 col부위의 치주낭 깊이를 측정하고 치주낭측정기를 치주낭(치은열구)로부터 완전히 뺀 다음 다시 삽입하여 원심능각부위, 원심 col부위를 측정한다.

근심방향

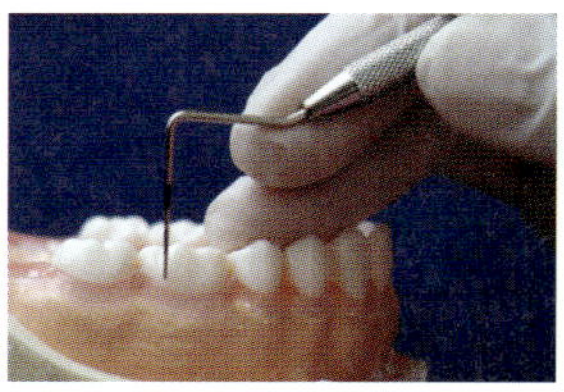
적합

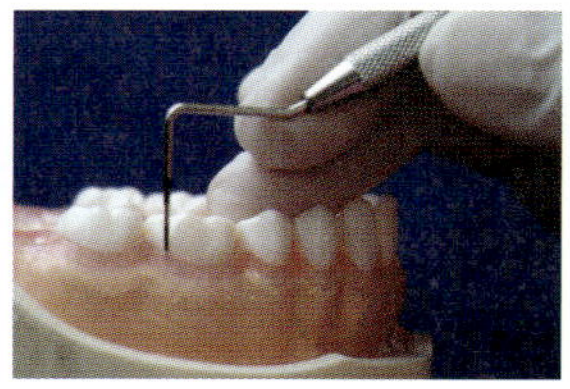
삽입

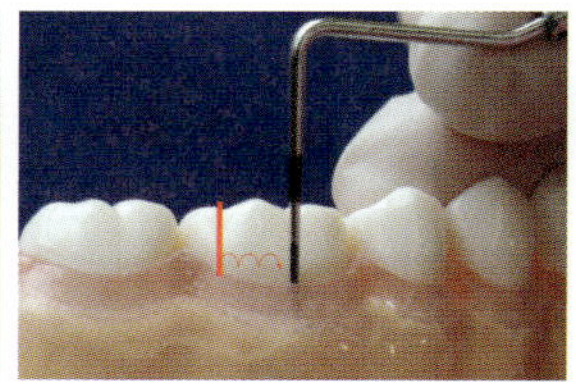
동작

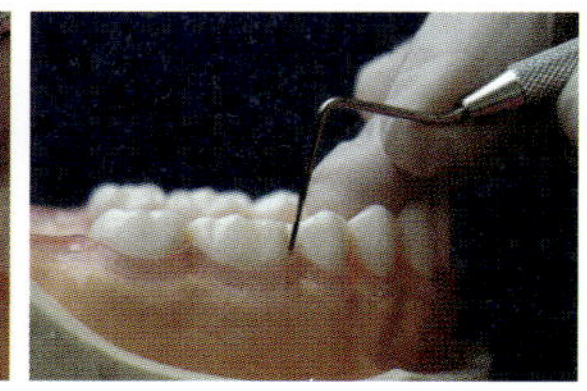
마침

원심방향

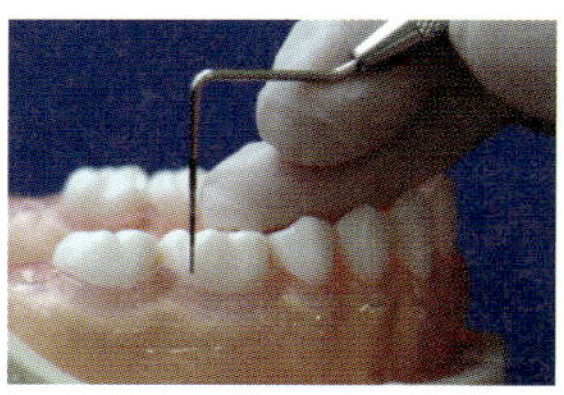
적합

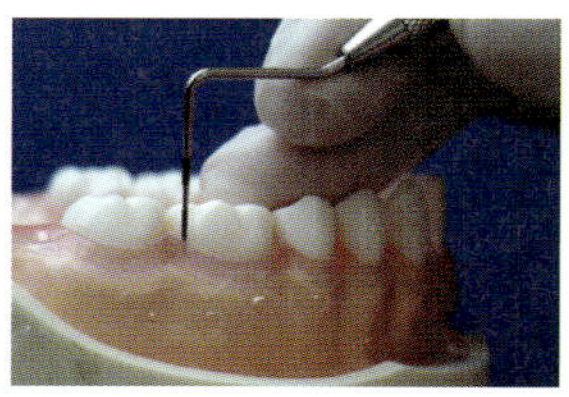
삽입

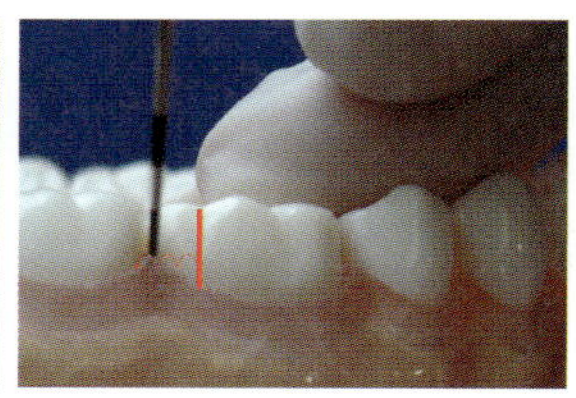
동작

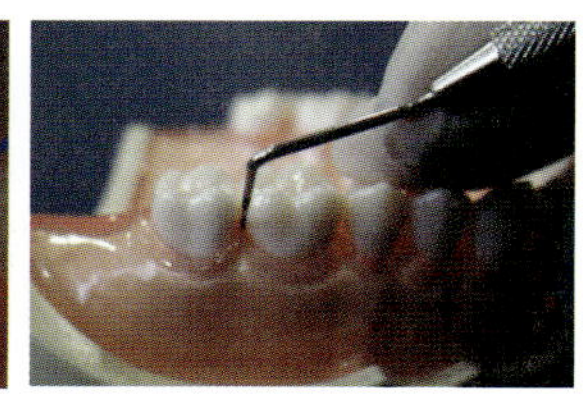
마침

⑧ 전치부는 치경부 중앙부위에서 술자와 가까운면을 측정하고 다시 치주낭측정기를 치주낭(치은열구)로 부터 완전히 뺀후 치경부 중앙부위에서 술자와 먼면을 측정한다.

술자와 가까운면

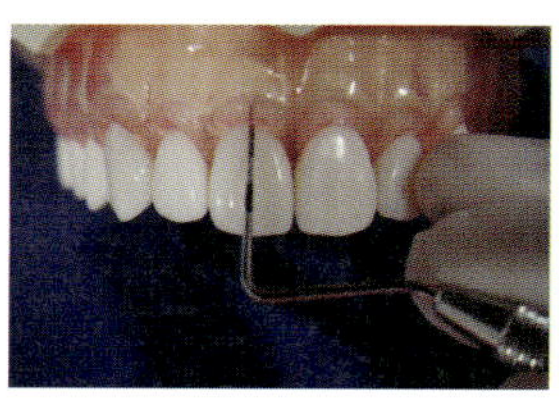
적합

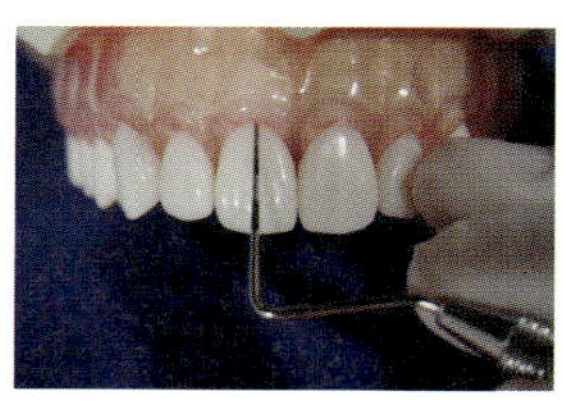
삽입

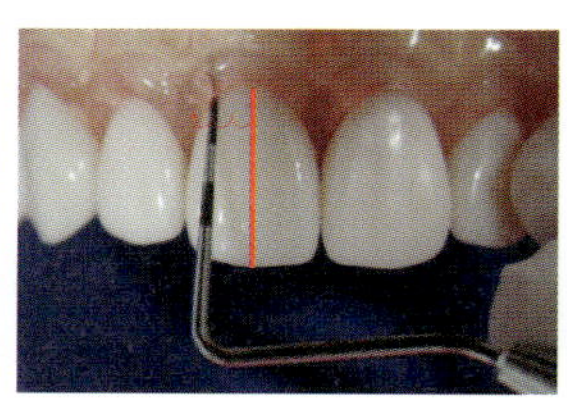
동작

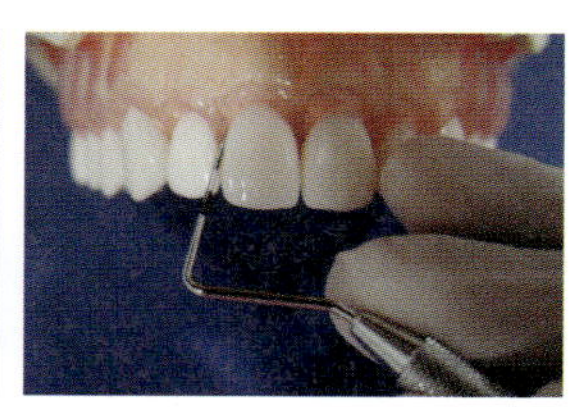
마침

술자와 먼면

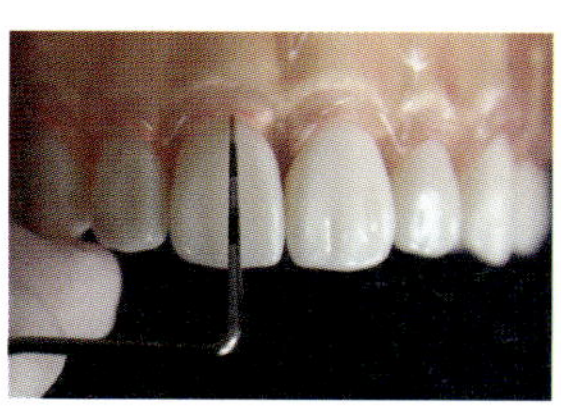
적합

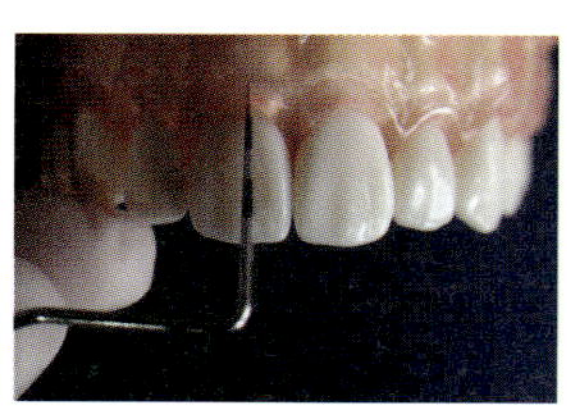
삽입

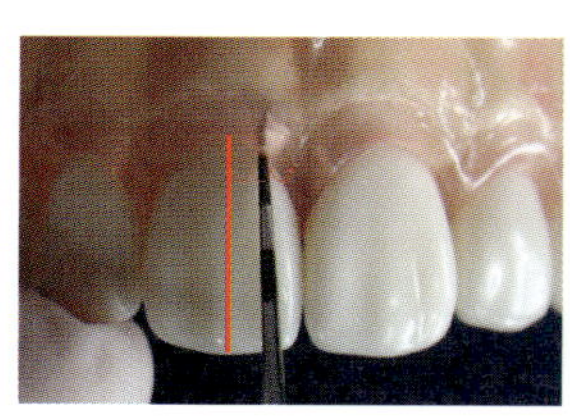
동작

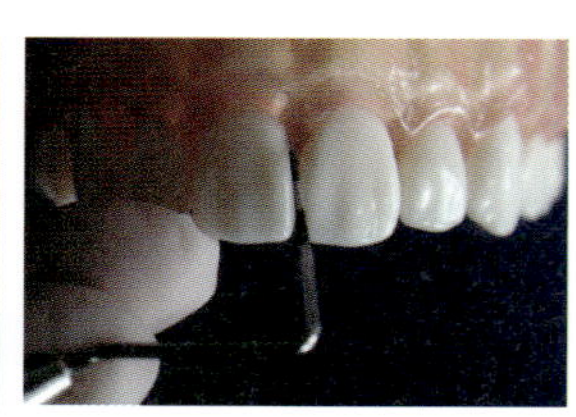
마침

이 과정에서 col부위의 정확한 치주낭 깊이를 위하여 치주낭측정기를 잡은 손잡이를 치면에서 약간 멀어지도록 하면 치주낭측정기 끝면이 인접면의 중앙에 위치한 col부위에 정확하게 위치한다.

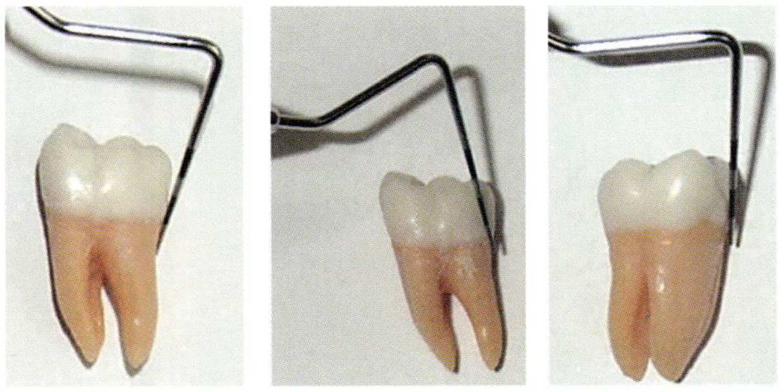

인접면 col부위와의 적합관계

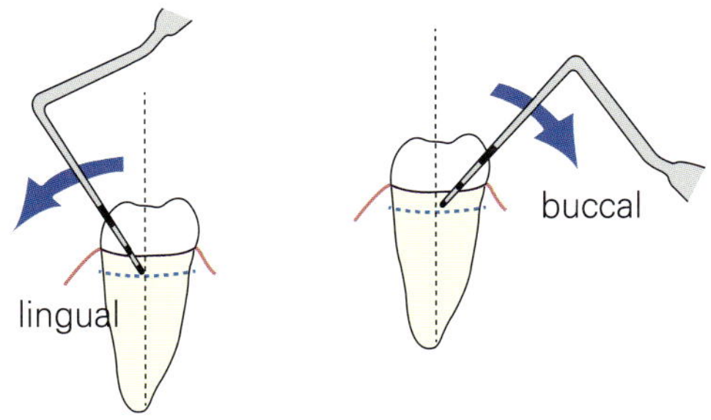

col부위의 probing방법

★ 협(순)측 측정 시 tip이 설측으로 기울게 하고 설측 측정 시 tip을 협(순)측으로 기울게 한다.

⑩ 치주낭을 측정하고 4mm 이상의 치주낭 부위만 진료기록부에 기록한다.
이때 각 부위의 가장 깊은 수치 하나만 기록한다.

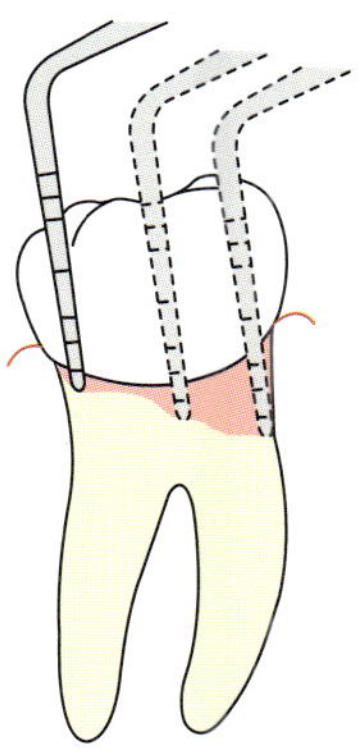

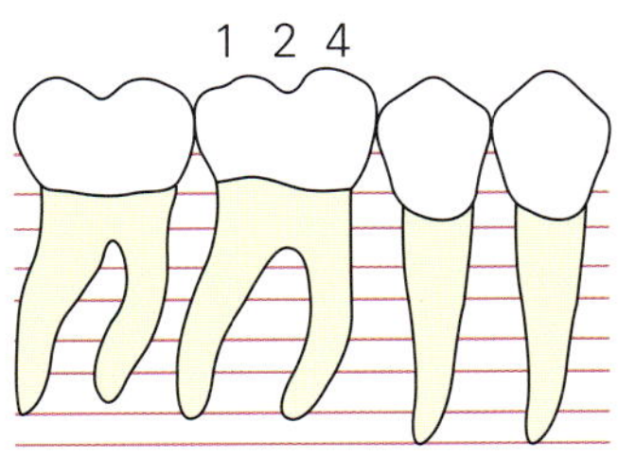

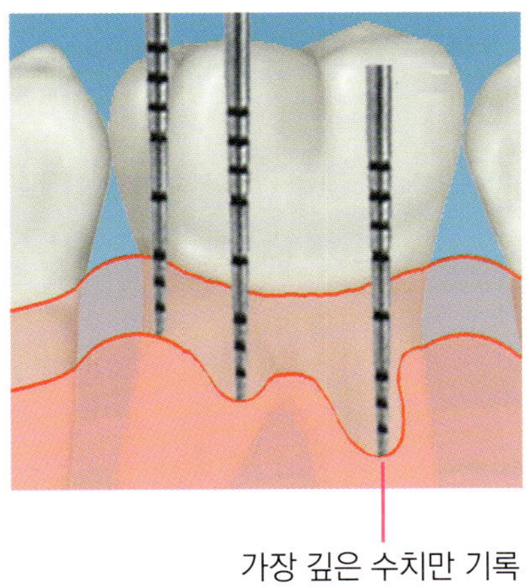

⑪ 4분악의 치주낭 측정이 끝나면 간접시진을 통해 출혈부위를 측정하고 기록한다.

(3) 치주낭 깊이의 측정 및 기록

치주낭의 측정기록은 일반적으로 6부위를 측정하여 기록한다. 즉, 협측에서 3부위(원심협측, 중앙, 근심협측)을 측정하고 설측에서 3부위(원심설측, 중앙, 근심설측)로 모두 6부위를 기록 한다. 치주낭 기록의 표시는 mm단위로 한다.

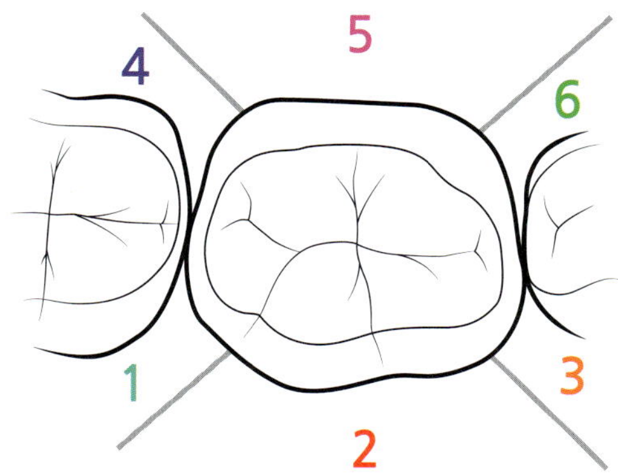

① 측정기준

㉮ 치주낭의 깊이: 치은연(marginal gingiva)에서 접합상피(junctional epithelium) 까지 측정한다.

㉯ 치은퇴축(gingival recession): 백악법랑경계(cementoenamel junction; CEJ)에서 치은연까지 측정한다.

㉰ 임상적 부착소실(clinical attachment loss): 백악법랑경계 부위에서 접합상피까지 측정한다.

㉱ 치은출혈 측정법: 치주낭 측정을 한 후 약 20~30초가 지난 후에 치은 출혈이 있는가를 확인하여 결정한다.

$$\text{bleeding rate(\%)} = \frac{\text{출혈 치아 수}}{\text{총 치아 수}} \times 100$$

	18	17	16	15	14	13	12	11	21	22	23	24	25	26	27	28
Calculus		ooo	ooo	ooo	ooo	ooo		ooo	ooo		ooo	ooo		ooo	ooo	
CAL		555	545	433	445	646	644	454	444	646	666	545	546	646	656	
Recession		222	222	211	222	322	222	232	222	222	233	222	222	222	222	
PD		333	323	222	223	324	422	222	222	424	433	323	324	424	433	
Mob		+++	+++				+			++				+++	+++	
BOP	18	17	16	15	14	13	12	11	21	22	23	24	25	26	27	28
		C2	A.F C2	C1	C2		C2			C2		C1	C2	A.F C2	C2	

Facial

Maxillary Facial

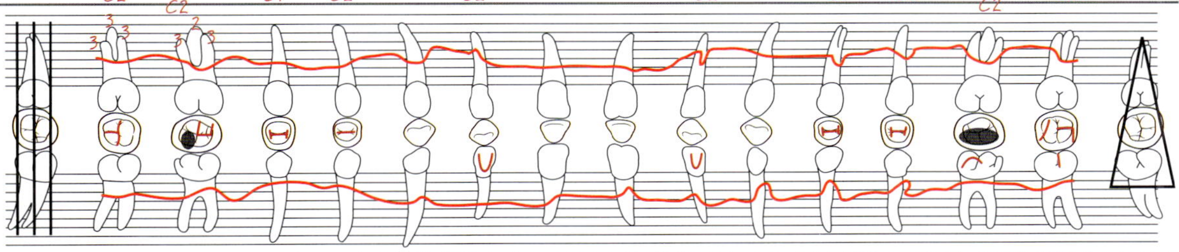

Maxillary Palatal

Palatal

BOP	18	17	16	15	14	13	12	11	21	22	23	24	25	26	27	28
Mob		+++	+++				+			++				+++	+++	
PD		333	323	222	223	434	444	433	323	344	423	323	323	222	222	
Recession		222	222	211	222	333	333	222	222	222	222	222	222	222	222	
CAL		555	555	433	445	767	777	655	545	566	645	545	545	444	444	
Calculus		ooo	ooo					ooo	ooo				ooo	ooo	ooo	

	48	47	46	45	44	43	42	41	31	32	33	34	35	36	37	38
Calculus																
CAL	223	646	656	546	445	556	545	533	445	545	645	545	546	646	546	
Recession		222	222	222	222	233	222	211	222	222	222	222	222	222	222	
PD	223	424	434	324	223	323	323	322	223	323	423	323	324	424	324	
Mob		+++	+++			++			+		++		++	+++		
BOP	48	47	46	45	44	43	42	41	31	32	33	34	35	36	37	38

Lingual

Mandibular Lingual

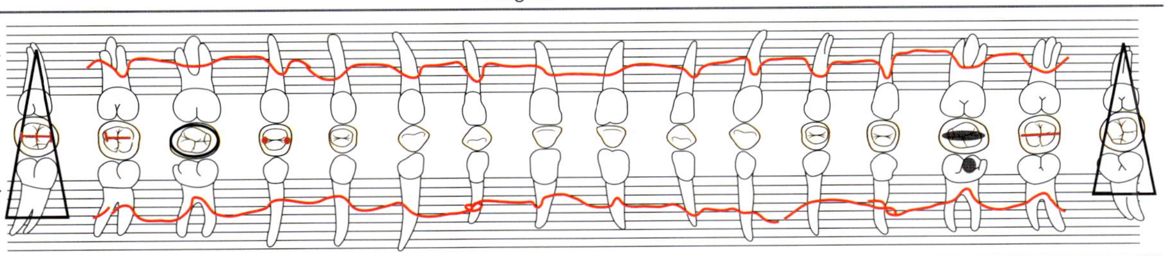

Mandibular Facial

Facial

	48	47	46	45	44	43	42	41	31	32	33	34	35	36	37	38
	C2	C2	G.G	C1										A.F	C2	
BOP	48	47	46	45	44	43	42	41	31	32	33	34	35	36	37	38
Mob		+++	+++			++			+		++		++	+++		
PD	233	434	424	322	223	344	433	322	323	344	445	333	334	324	324	
Recession		222	222	222	222	211	233	222	222	222	222	222	222	222	222	
CAL	233	656	646	544	445	555	666	544	545	566	667	555	556	546	546	
Calculus		ooo	ooo	ooo	ooo	ooo	ooo	ooo	ooo	ooo	ooo	ooo	ooo	ooo	ooo	

Date.

Bleeding rate : 15.5 %		☐ Gen.	☑ Loc.
	☐ Sit	☑ MOD	☐ Hvy
Calculus rate : 55 %		☑ Gen.	☐ Loc.
	☐ Sit	☐ MOD	☑ Hvy

Severe part(BOP)		Severe part(PD)	
7 6	6 7	3 2	2 3 6 7
7 6	6	7 6 3	3 5 6 7

PSR code:

2	0	3
3	2	2

Gingival index: 2.5 (poor)

0 2 2 0	0 2 2 0	0 2 2 0
0 2 2 0	0 2 2 0	0 2 2 0

Debris index: 15

16(협) 2	11(순) 2	26(협) 3
46(설) 2	31(순) 2	36(설) 3

Calculus index: 16

16(협) 3	11(순) 2	26(협) 3
46(설) 3	31(순) 2	36(설) 3

$$\frac{\text{Debris index}(15) + \text{Calculus index}(16)}{6} = \text{OHI-S index: } 3.5\ (\text{불량})$$

DMFT index:	DT index:	MT index:	FT index:
DMFT rate: 55	DT rate: 88%	MT rate: 0	FT rate: 25

4. 치위생검사

1) 치면세균막 검사

(1) 오리어리지수(O'Leary Index)

- 구강 내 모든 치아를 대상으로 하며, 근심면, 원심면, 협면 그리고 설면의 착색여부를 검사한다.
- 고정성 보철물과 임플란트의 인공치아(pontic)도 자연치아와 동일하게 착색상태를 기록하며, 탈락된 치아는 검정 펜으로 횡선 '두 개'로 표시한다.
- 술자의 왼손에는 치경을, 오른손에는 붉은색 펜을 들고 상악 우측 협면부터 한번에 2~3 개 치아의 착색상태를 확인하여 착색이 되어 있으면 1, 되어 있지않으면 0으로 기록한다.
- 치아와 치은 경계부위(dentogingival junction)는 탐침을 이용하여 착색상태를 확인한다.
- 치은변연이나 치간유두와 접촉되어 존재하는 치면세균막을 1점으로 기록한다.

$$\text{O'Leary index} = \frac{\text{착색된 치면 수}}{\text{전체 검사 치면 수(치아수×4면)}} \times 100$$

- 치면세균막관리점수(변형 O'Leary index) = 100-O'Leary index

* O'Leary index 조건표

	32	31	30	29	28	27	26	25	24	23	22	21	20		32	31	30	29	28	27	26	25	24	23	22	21	20
1	99	99	99	99	99	99	99	99	99	99	99	99	99	**65**	49	48	46	44	42	40	38	35	32	29	26	23	19
2	98	98	98	95	98	98	98	98	98	98	98	98	98	**66**	48	47	45	43	41	39	37	34	31	28	25	21	18
3	97	98	98	97	97	97	97	97	97	97	97	96	96	**67**	48	46	44	42	40	38	36	33	30	27	24	20	18
4	96	97	97	97	96	96	96	96	96	96	95	95	95	**68**	47	45	43	41	39	37	35	32	29	26	23	19	15
5	95	96	96	96	96	95	95	95	95	95	94	94	94	**69**	46	44	43	41	38	36	34	31	28	25	22	18	14
6	94	95	95	95	95	94	94	94	94	93	93	93	93	**70**	45	44	42	40	38	35	33	30	27	24	20	17	13
7	93	94	94	94	94	94	93	93	93	92	92	92	91	**71**	45	43	41	39	37	34	32	29	26	23	19	15	11
8	92	93	93	93	93	93	92	92	92	91	91	90	90	**72**	44	42	40	38	36	33	31	28	25	22	18	14	10
9	91	93	93	92	92	92	91	91	91	90	90	89	89	**73**	43	41	39	37	35	32	30	27	24	21	17	13	9
10	91	92	92	91	91	91	90	90	90	89	89	88	88	**74**	42	40	38	36	34	31	29	26	23	20	16	12	8
11	90	91	91	91	90	90	89	89	89	88	88	87	86	**75**	41	40	38	35	33	31	28	25	22	18	15	11	6
12	89	90	90	90	89	89	88	88	88	87	86	86	85	**76**	41	39	37	34	32	30	27	24	21	17	14	10	5
13	88	89	89	89	88	88	88	87	86	86	85	85	84	**77**	40	38	36	34	31	29	26	23	20	16	13	8	4
14	87	88	88	88	88	87	87	86	85	85	84	83	83	**78**	39	37	35	33	30	28	25	22	19	15	11	7	3
15	86	87	88	87	87	86	86	85	84	84	83	82	81	**79**	38	36	34	32	29	27	24	21	18	14	10	6	1
16	85	86	87	86	86	85	85	84	83	83	82	81	80	**80**	38	35	33	31	29	26	23	20	17	13	9	5	0
17	84	85	86	85	85	84	84	83	82	82	81	80	79	**81**	37	35	33	30	28	25	22	19	16	12	8	4	
18	84	85	85	84	84	83	83	82	81	80	80	79	78	**82**	36	34	32	29	27	24	21	18	15	11	7	2	
19	84	84	84	84	83	82	85	81	80	79	78	77	76	**83**	35	33	31	28	26	23	20	17	14	10	6	1	
20	82	83	83	83	82	81	81	80	79	78	77	76	75	**84**	34	32	30	28	25	22	19	16	13	9	5	0	
21	82	82	83	82	81	81	80	79	78	77	76	75	74	**85**	34	31	29	27	24	21	18	15	11	8	3		
22	81	81	82	81	80	80	79	78	77	76	75	74	73	**86**	33	31	28	26	23	20	17	14	10	7	2		
23	80	81	81	80	79	79	78	77	76	75	74	73	71	**87**	32	30	28	25	22	19	16	13	9	5	1		
24	81	80	80	79	79	78	77	76	75	74	73	71	70	**88**	31	29	27	24	21	19	15	12	8	4	0		
25	80	79	79	78	78	77	76	75	74	73	72	70	69	**89**	30	28	26	23	21	18	14	11	7	3			
26	80	78	78	78	77	76	75	74	73	72	70	69	68	**90**	30	27	25	22	20	17	13	10	6	2			
27	79	77	78	77	76	75	74	73	72	71	69	68	66	**91**	29	27	24	22	19	16	13	9	5	1			
28	78	77	77	76	75	74	73	72	71	70	68	67	65	**92**	28	26	23	21	18	15	12	8	4	0			
29	77	76	76	75	74	73	72	71	70	68	67	65	64	**93**	27	25	23	20	117	14	11	7	3				
30	77	75	75	74	73	72	71	70	69	67	66	64	63	**94**	27	24	22	19	16	13	10	6	2				
31	76	74	74	73	72	71	70	69	68	66	65	63	61	**95**	26	23	21	18	15	12	9	5	1				
32	75	73	73	72	71	70	69	68	67	65	64	62	60	**96**	25	23	20	17	14	11	8	4	0				
33	74	73	73	72	71	69	68	67	66	64	63	61	59	**97**	24	22	19	16	13	10	7	3					
34	73	72	72	71	70	69	67	66	65	63	61	60	58	**98**	23	21	18	16	13	9	6	2					
35	73	72	71	70	69	68	66	65	64	62	60	58	56	**99**	23	20	18	15	12	8	5	1					
36	72	71	70	69	68	67	65	64	63	61	59	57	55	**100**	22	19	17	14	11	7	4	0					
37	71	70	69	68	67	66	64	63	61	60	58	56	54	**101**	21	19	16	13	10	6	3						
38	70	69	68	67	66	65	63	62	60	59	57	55	53	**102**	20	18	15	12	9	5	2						
39	70	69	68	66	65	64	63	61	59	58	56	54	51	**103**	20	17	14	11	8	4	1						
40	69	68	67	66	64	63	62	60	58	57	55	52	50	**104**	19	16	13	10	7	3	0						
41	68	67	66	65	63	62	61	59	57	55	53	51	49	**105**	18	15	13	9	6	2							
42	67	66	65	64	63	61	60	58	56	54	52	50	48	**106**	17	15	12	9	5	1							
43	66	65	64	63	62	60	59	57	55	53	51	49	46	**107**	16	14	11	8	4	0							
44	66	65	63	62	61	59	58	56	54	52	50	48	45	**108**	16	13	10	7	4								
45	65	64	63	61	60	58	57	55	53	51	49	46	44	**109**	15	12	9	6	3								
46	64	63	62	60	59	57	56	54	52	50	48	45	43	**110**	14	11	8	5	2								
47	63	62	61	59	58	56	55	53	51	49	47	44	41	**111**	13	10	8	4	1								
48	63	61	60	59	57	56	54	52	50	48	45	43	40	**112**	13	10	7	3	0								
49	62	60	59	58	56	55	53	51	49	47	44	42	39	**113**	12	9	6	3									
50	61	60	58	57	55	54	52	50	48	46	43	40	38	**114**	11	8	5	2									
51	60	59	58	56	54	53	51	49	47	45	42	39	36	**115**	10	7	4	1									
52	59	58	57	55	54	52	50	48	46	43	41	38	35	**116**	9	6	3	0									
53	59	57	56	54	53	51	49	47	45	42	40	37	34	**117**	9	6	3										
54	58	56	55	53	52	50	48	46	44	41	39	36	33	**118**	8	5	2										
55	57	56	54	53	51	49	47	45	43	40	38	35	31	**119**	7	4	1										
56	56	55	53	52	50	48	46	44	42	39	36	33	30	**120**	6	3	0										
57	55	54	53	51	49	47	45	43	41	38	35	32	29	**121**	5	2											
58	55	53	52	50	48	46	44	42	40	37	34	31	28	**122**	5	2											
59	54	52	51	49	47	45	43	41	39	36	33	30	26	**123**	4	1											
60	53	52	50	48	46	44	42	40	38	35	32	29	25	**124**	3	0											
61	52	51	49	47	46	44	41	39	36	34	31	27	24	**125**	2												
62	52	50	48	47	45	43	40	38	35	33	30	26	23	**126**	2												
63	51	49	48	46	44	42	39	37	34	32	28	25	21	**127**	1												
64	50	48	47	45	43	41	38	36	33	30	27	24	20	**128**	0												

1차 시도

치면세균막관리기록

치면세균막교육경험 : 없음 ☐ 설명듣기 ☐ 모형시범 ☐ 실습 ☐

잇솔질 빈도	/일	시기	

측정일	년 월 일				
직전관리후 경과시간	시간		평균관리 소요시간		
잇솔질 시 사용하는 손			우측		좌측
부가적 방 법	치 간 솔		빈도		
	치 실		빈도		
	양치용액		빈도		
	기 타				
Memo :					

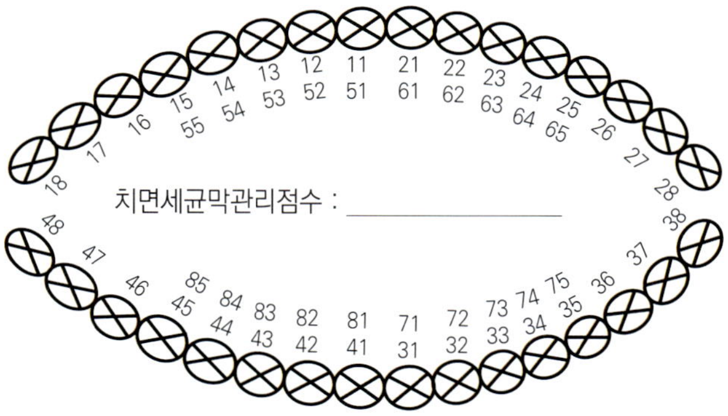

치면세균막관리점수 : ____________

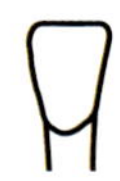
(B/L)

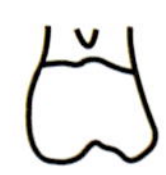
(B/L)

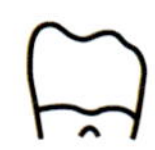
(B/L)

착색시간 : 분 초

평점시간 : 분 초

2차 시도

치면세균막관리기록

치면세균막교육경험 : 없음 ☐ 설명듣기 ☐ 모형시범 ☐ 실습 ☐

잇솔질 빈도	/일	시기	

측정일	년 월 일				
직전관리후 경과시간	시간		평균관리 소요시간		
잇솔질 시 사용하는 손			우측		좌측
부가적 방 법	치 간 솔		빈도		
	치 실		빈도		
	양치용액		빈도		
	기 타				
Memo :					

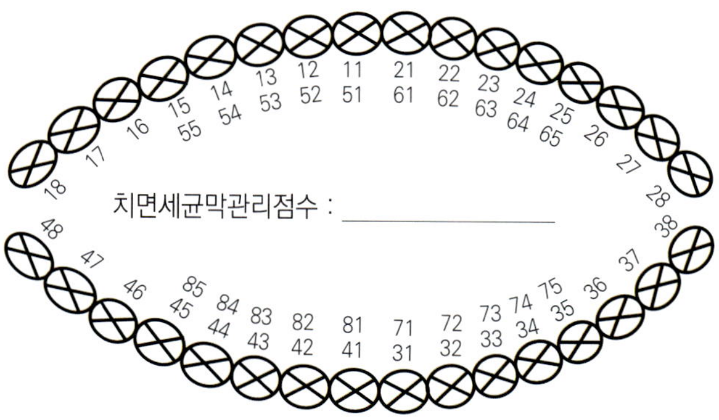

치면세균막관리점수 : ____________

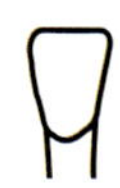
(B/L)

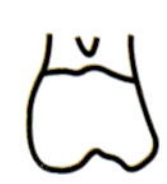
(B/L)

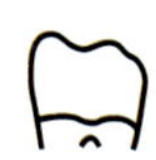
(B/L)

착색시간 : 분 초

평점시간 : 분 초

(2) 구강환경관리능력지수(PHP index)

1개 치면을 5등분하여 부위별로 치면세균막이 착색되어 있으면 1점, 없으면 0점으로 평가하여 산술적으로 평균을 낸다. 치면세균막이 전혀 없으면 최하 0점이며, 최고치는 5점이 된다.

검사대상 치아 및 치면

6(협면)	1(순면)		6(협면)
6(설면)		1(순면)	6(설면)

구강환경관리능력 판정기준

구강환경관리능력 지수	판정
0	관리가 매우 잘 된 상태
0.1-1.7	관리가 잘 된 상태
1.8-3.4	불량
3.5-5.0	매우 불량

- 치면세균막지수(PHP index) = 각 치면의 점수의 합 / 6
- 치면세균막 부착률(%) = $\frac{\text{총 점수}}{\text{검사치아수} \times \text{5부위}} \times 100$
- 구강위생관리능력(%) = 100 - 치면세균막 부착률

(3) 개량구강환경관리능력지수(PHP-M index)

1개 치면을 5등분하여 부위별로 치면세균막이 착색되어 있으면 1점, 없으면 0점으로 평가하여 이들의 합을 산출하여 절대값으로 표기한다. 치면세균막이 없을 경우에는 최하 0점이며, 최고치는 60점이 된다.

검사대상 치아 및 치면

5(협·설면)	3(순·설면)		6(협·설면)
4(협·설면)		2(순·설면)	6(협·설면)

개량구강환경관리능력 판정기준

평균 치면세균막 지수	판정
0-12	양호
12-24	보통
24-36	불량
36이상	매우 불량

- 치면세균막지수(M-PHP index) = 각 치면의 점수의 합
- 치면세균막 부착률(%) = $\frac{\text{각 치면의 점수의 합}}{60} \times 100$
- 개량구강위생관리능력(%) = 100 - 치면세균막 부착률

(4) 간이위생지수(Simplified Oral Hygiene Index, S-OHI)

한 치아면의 음식물 잔사와 치석에 대한 조사를 한다.

검사대상 치아 및 치면

6(협면)	1(순면)		6(협면)
6(설면)		1(순면)	6(협면)

	점수	판정기준
음식물 잔사지수	0	- 외인성 색소부착이 없는 경우
	1	- 치경부 1/3 미만에 음식물 잔사가 존재하거나 외인성 색소가 부착되어 있는 경우
	2	- 노출된 치아면의 1/3보다는 많고 2/3보다는 적게 음식물 잔사가 덮여 있는 경우
	3	- 노출된 치아면 2/3이상 음식물 잔사가 덮여 있는 경우
치석 지수	0	- 치석이 없는 경우
	1	- 노출된 치아면의 1/3미만에 치은연상치석이 존재하는 경우
	2	- 노출된 치아면의 1/3보다는 많고 2/3보다는 적게 치은연상치석이 덮여 있는 경우와 치경부 주위에 치은연하치석이 점상으로 존재하는 경우
	3	- 노출된 치아면의 2/3이상을 덮고 있는 경우 또는 치경부 주위에 치은연하치석이 연속성의 환상으로 존재하는 경우

▸ 간이구강위생지수=음식물잔사지수+치석지수/6

판정표

간이구강위생 지수	판정기준
0-1.2	양호
1.3-3.0	보통
3.1-6.0	불량

(5) 치은염지수(Gingival index; GI)

▶ 6개 치아(#16, #21, #24, #36, #32, #44)의 협면, 설면, 근심, 원심 4개 치면의 치은에 대한 0-3점으로 평가

▶ 치은염 지수는 6개의 치은염 지수 합계를 6개 치아수로 나눔

치은염 지수	판정기준
0	정상치은, 변색과 부종, 출혈 없음
1	가벼운 변색과 부종, 출혈 없음
2	중등도의 발적과 부종, 치은표면 광택화 탐침시 출혈
3	심한 발적과 부종, 홍반 및 종창, 궤양, 자연출혈

▶ 6개 치아별 판단 기준에 따른 등급을 각각 기록하고, 산출식에 따른 평점과 판단 기준을 기록

치은염 지수	판정기준
0.0	No ginivitis(excellent)
0.1~1.0	Mild ginivitis(good)
1.1~2.0	Moderate ginivitis(fair)
2.1~3.0	severe ginivitis(poor)

▶ $\text{치은염지수(GI)} = \dfrac{\text{치은염지수 합계}}{\text{6개의 치아}}$

(6) 치주선별검사 및 기록(Periodontal Screening and Recording; PSR)

치주선별검사는 WHO probe를 사용하며, 환자의 구강을 6분악(상악 좌·우측 구치부, 상악전치부, 하악 좌·우측 구치부, 하악 전치부)으로 나누고, 각 치아를 탐침한 후 각 분악에 해당되는 code를 기록한다.

PSR system은 다음 code에 따라서 기록한다.

Code 0	각 sextant에서 가장 깊은 치은열구에서 치주탐침의 검은색 띠가 완전히 보이는 경우이며, 치은은 건강하고 탐침 시 출혈이 없으며 치석이나 결함이 있는 보철물의 변연이 없다.
Code 1	각 sextant에서 가장 깊은 치은열구에서 치주탐침의 검은색 띠가 보이며, 치은은 탐침 시 약간의 출혈이 있다. 치석이나 결함이 있는 보철물의 변연이 없다.
Code 2	치주탐침의 검은색 띠가 아직도 보이며 탐침 시 치은출혈이 있다. 치은연상치석이나 치은연하치석이 존재하고 결함이 있는 보철물의 변연이 있다.
Code 3	치주탐침의 검은색 띠가 부분적으로 가려진다. 이 정도가 되면 전 구강 치주검사가 필요하다.
Code 4	치주탐침의 검은색 띠가 완전히 치주낭 내로 사라지며, 치주낭 깊이가 5.5mm 이상을 넘는 경우를 나타낸다. 이 경우에는 전 구강 치주검사가 필요하다.
Code *	* 표시는 치근분지부 병소, 치아동요, 치은치조점막이상, 과도한 치은퇴축(3.5mm 이상)이 있는 경우 code 숫자 외에 asterisk(*)를 표시한다.

5. 구강 내·외 검사

구강내·외 검사방법은 시진, 촉진, 타진, 청진 등이 있다.

1) 방법

(1) 시진(Inspection)

① 직접 관찰: 전반적인 외모를 관찰하거나, 조직표면의 형태나 크기 및 색상변화 등을 육안으로 관찰하는 검사법이다.
② 방사선학적 관찰: 직접 관찰에서 나타나지 않는 이상 증상을 방사선사진을 통해 관찰한다.
③ 투조법(Transillumination): 연조직이나 치아에 강한 빛을 쬐어 관찰을 용이하게 하며 인접면 우식증이나 치석탐지 시 사용한다.

(2) 촉진(Palpation)

① 지두법(단지촉진, Digital palpation)

검지 하나만을 사용하여 촉진(예: 검지로 구개융기와 하악융기 촉진)하는 방법이다.

② 쌍지두법(양지촉진, Bidigital palpation)

엄지와 검지를 동시에 사용하여 촉진(예: 입술, 치조점막, 이근과 악설골근 및 림프절, 흉쇄유돌근 등을 촉진)하는 방법이다.

③ 양손법(양수촉진, Bimanual palpation)

한손의 손가락과 다른 한손을 보조로 활용하여 촉진(예: 구강저 촉진시 검지는 구강내에서 다른 한손은 턱 아래부위에 위치시킴)하는 방법이다.

④ 한손법(외손법, Manual palpation)

한손의 대부분 손가락을 이용하여 조직을 촉진(예: 천경 및 심경 림프절, 갑상선, 흉쇄유돌근 등을 촉진)하는 방법이다.

⑤ 좌·우양측법(대칭촉진, Bilateral palpation)

두손으로 안면과 경부에 위치한 조직의 좌·우측 부위를 동시에 촉진(예: 악관절, 이하선 및 림프절, 하악골 전방부위 근육 등을 촉진)하는 방법이다.

⑥ 묘원압축법(Circular compression)

손가락 끝을 원모양으로 회전시키면서 조직 위에서 약간의 압력과 함께 돌리면서 촉진하는 방법이다.

(3) 타진(Percussion)

기구나 손가락으로 두들겨 봄으로써 나타나는 반향(echo)을 평가하는 방법으로 치아에 대해서는 기구의 손잡이를 이용하여 직각으로 가볍게 두들겨 봄으로써 치주염과 급성치수염을 검사하는데 이용되며, 근육조직에 대한 타진은 손가락을 이용하여 두들겨 봄으로써 저작근의 긴장상태 등을 평가할 수 있는 방법이다.

(4) 청진(Ausculation)

신체내에서 발생하는 소리를 청진기를 이용하거나 직접 들어봄으로써 평가하는 방법으로 측두하악관절장애 시 딱딱거리는 연발음이나 삐걱거리는 소리를 평가할 수 있다.

2) 종류

(1) 구강외 검사

대상자가 안경을 착용하고 있는 경우에는 검사가 끝날 때까지 안경을 벗게 하며 수직자세로 위치시킨다.

① 구강외 검사 시 알아야 할 해부학적인 구조

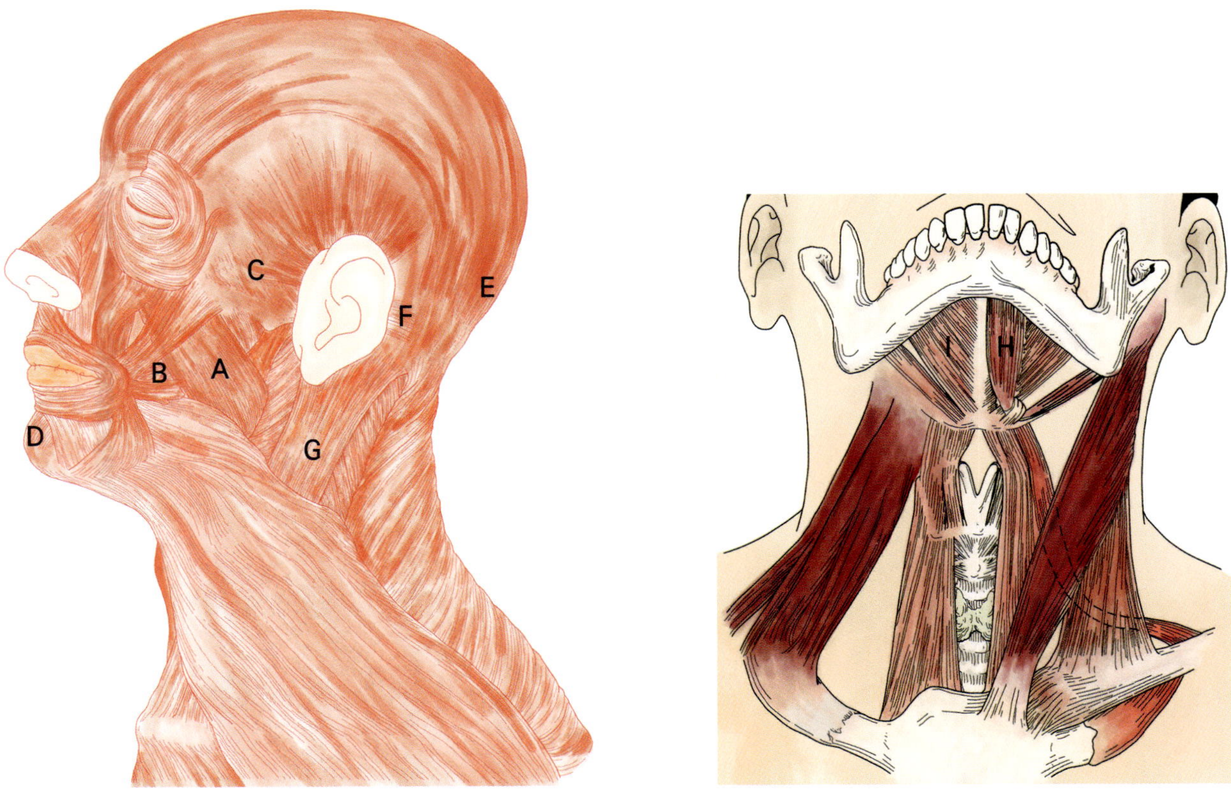

그림 3-20 안면근(facial muscles)

A. 교근(masseter)
B. 협근(buccinator)
C. 측두근(temporalis)
D. 이근(mentalis)
E. 후두근(occipital muscle)
F. 유양돌기(mastoid process)
G. 흉쇄유돌근(sternocleidomastoid muscle)
H. 이복근
I. 악설골근(mylohyoid muscle)

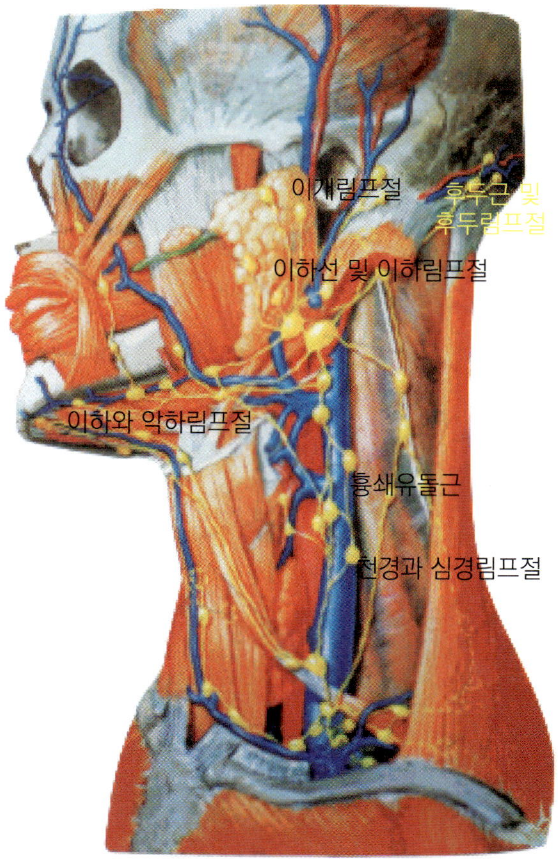

그림 3-21 경부의 림프절

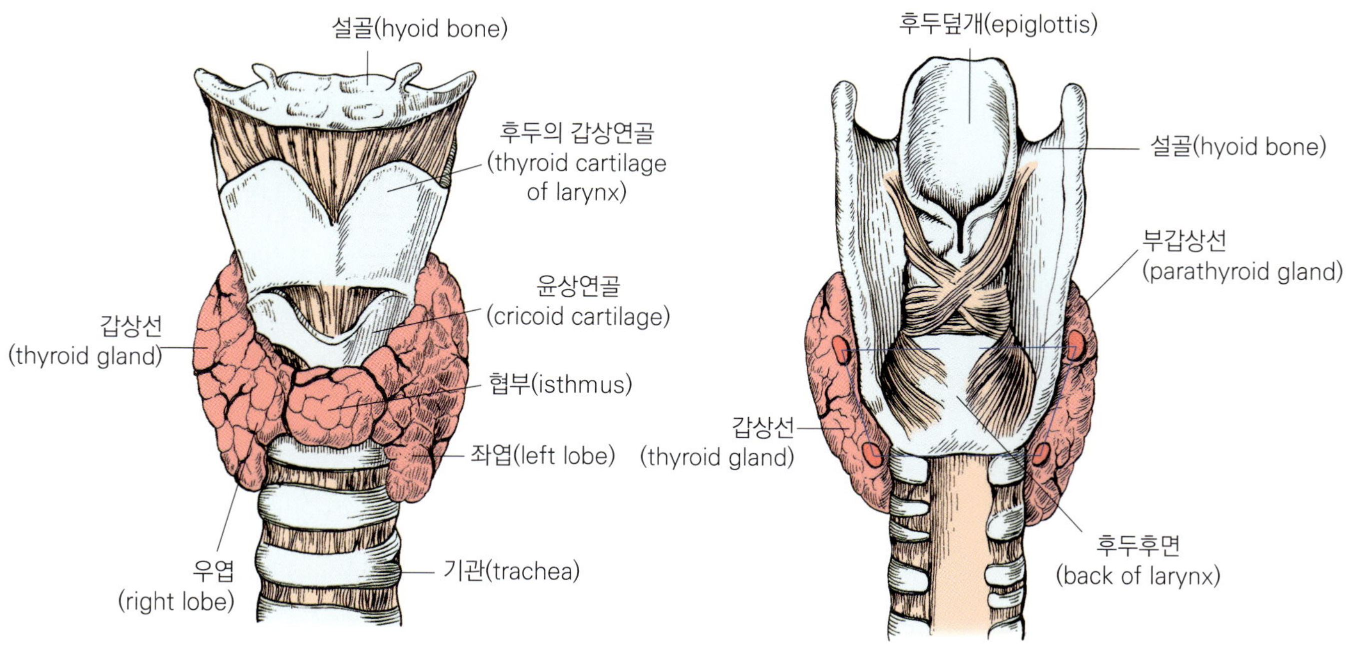

그림 3-22 후두

② 구강외 촉진과정

구강외 검사 촉진순서	구강외 촉진과정	촉진방법	부위별 사진
후두근 및 후두림프절 (occipital muscle and lymph nodes)	- 술자의 위치 : 12시 방향 - 환자에게 머리를 약간 앞쪽으로 숙이도록 함 - 후두골 기저부에서 시작하여 후두근 및 림프절 촉진	좌·우양측법 + 묘원압축법으로 촉진	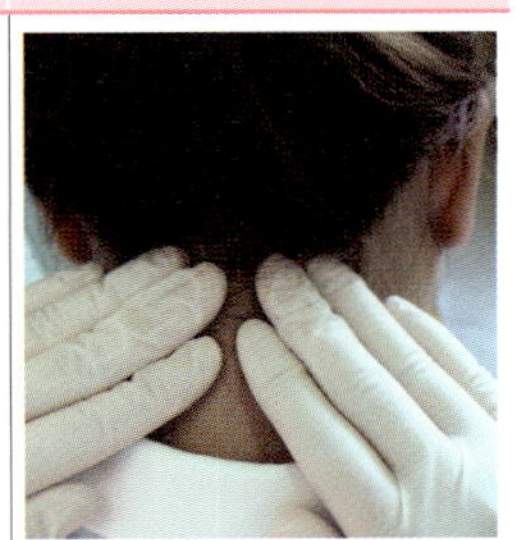
이하선 및 이하선림프절 (parotid gland and lymph nodes)	- 술자의 위치 : 12시 방향 - 환자는 정면을 보게 함 - 이주에서 하악각을 향해 이하선과 림프절을 촉진	좌·우양측법 + 묘원압축법으로 촉진	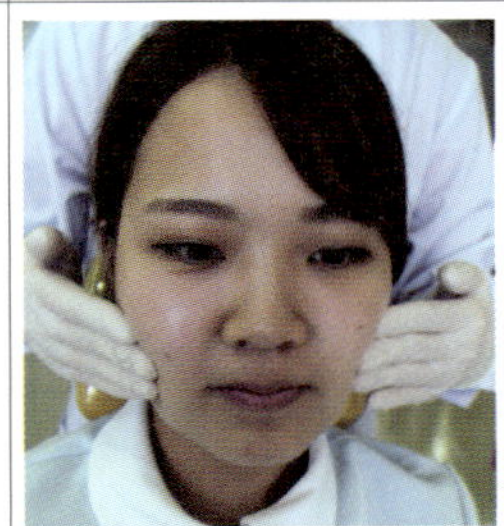
교근과 협근 (masseter muscle & buccinator muscle)	- 술자의 위치 : 12시 방향 - 하악각 부위에서 시작하여 협골궁쪽으로 교근을 촉진한 후 손끝을 수평으로 구각을 향하도록하여 협근 촉진	좌·우양측법 + 묘원압축법으로 촉진	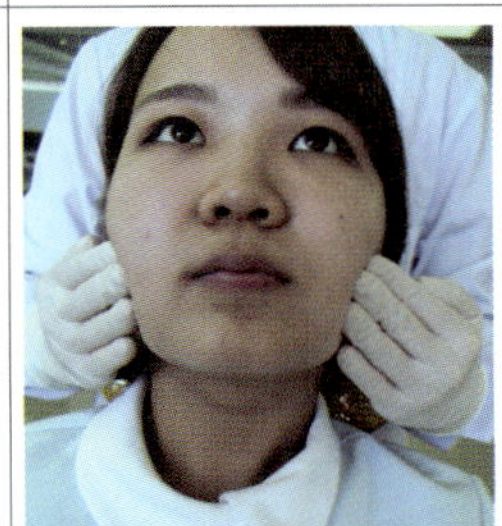
이개림프절 (auricular lymph nodes)	- 술자의 위치 : 12시 방향 - 전이개, 하이개, 후이개림프절을 촉진	좌·우양측법 + 묘원압축법으로 촉진	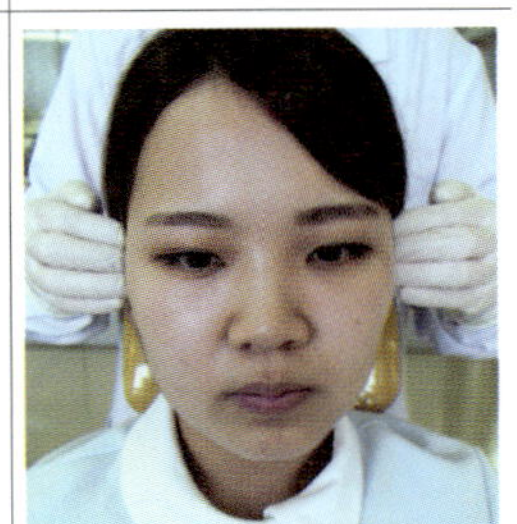
하악 전방부위 (anterior border of the mandible)	- 술자의 위치 : 12시 방향 - 쌍지두법으로 이근과 이근의 하방을 촉진하고 좌·우양측법으로 하악설골근 촉진	쌍지두법, 좌·우양측법 + 묘원압축법으로 촉진	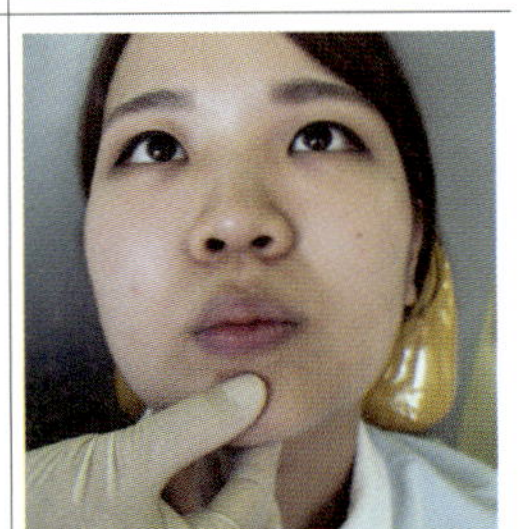
악하 및 악하림프절 (submental & submandibular lymph nodes)	- 술자의 위치 : 12시 방향 - 손가락 끝으로 압력을 주며 악하 및 악하림프절 촉진	좌·우양측법 + 묘원압축법으로 촉진	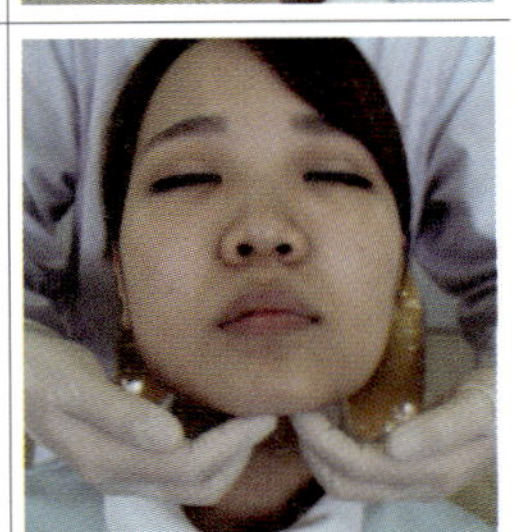

구강외 검사 촉진순서	구강외 촉진과정	촉진방법	부위별 사진
흉쇄유돌근 (sternocleido mastoid muscle)	- 술자의 위치 : 9시 방향 - 환자의 턱은 아래로 한 후, 머리는 좌측 또는 우측으로 향하게 함 - 유양돌기에서 시작하여 쇄골쪽으로 옮겨가면서 촉진 - 좌측부위 촉진이 끝나면 우측부위에 반복하여 촉진	쌍지두법(또는 한손법)+묘원압축법으로 촉진	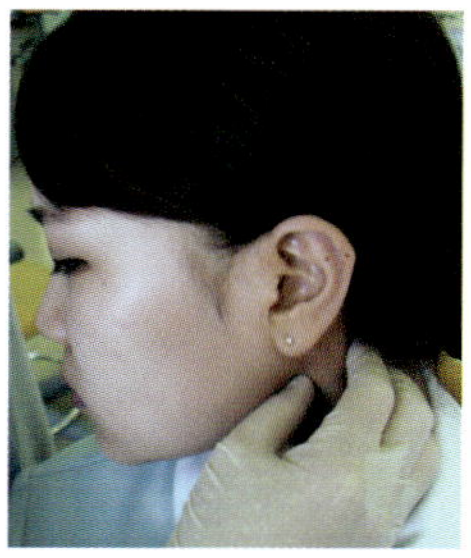
천경과 심경림프절 (superficial and deep cervical lymph nodes)	- 술자의 위치 : 9시 방향 - 환자의 머리는 약간 좌측 또는 우측으로 돌리게 한 후 - 흉쇄유돌근의 전방과 후방을 따라 촉진	한손법 + 묘원압축법으로 촉진	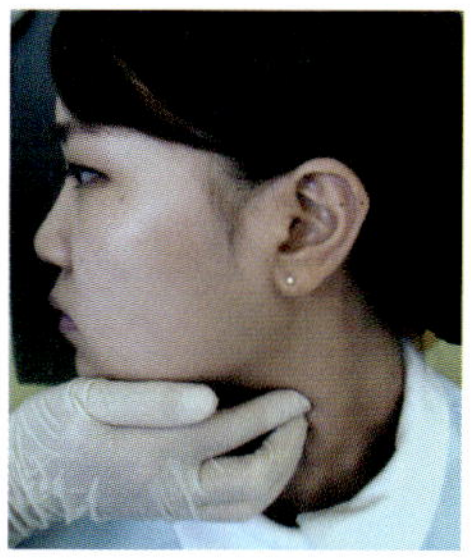
후두 (larynx)	- 술자의 위치 : 7시 방향 - 침을 삼키게 한 후 후두의 자연스런 움직임 관찰, 소리내어 "아"하게 한 후 성대의 울림을 관찰	쌍지두법으로 촉진	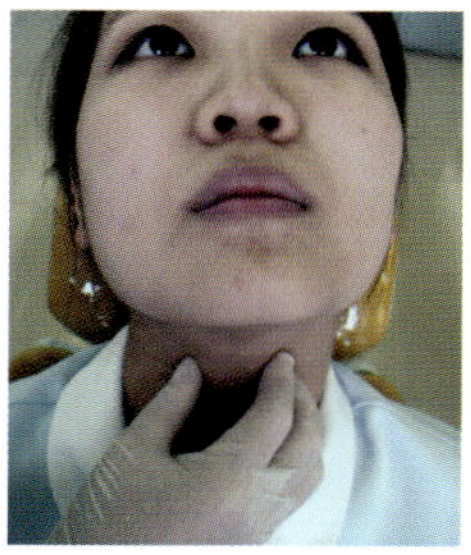
갑상선 (thyroid gland)	- 술자의 위치 : 12시 방향 - 왼손을 기관(trachea) 위에 놓고 부드럽게 목근육을 당긴 후 우측 손가락을 이용하여 갑상선 촉진(반대부위도 동일하게)	한손법 + 묘원압축법으로 촉진	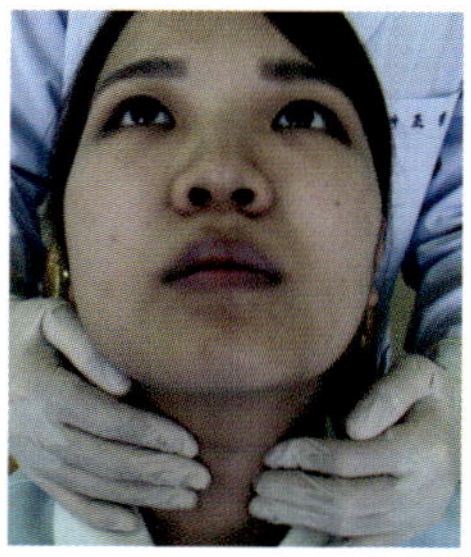
악관절 (temporomandibular joint, TMJ)	- 술자의 위치 : 7시 방향 또는 12시 방향 - 이주(tragus) 앞부위에 2~3개의 손가락을 양쪽에 위치시키고 촉진 - 환자에게 입을 천천히 개폐·전방·측방운동을 하게하며 관절의 움직임, 동통, 소리 등을 확인	좌·우양측법으로 촉진	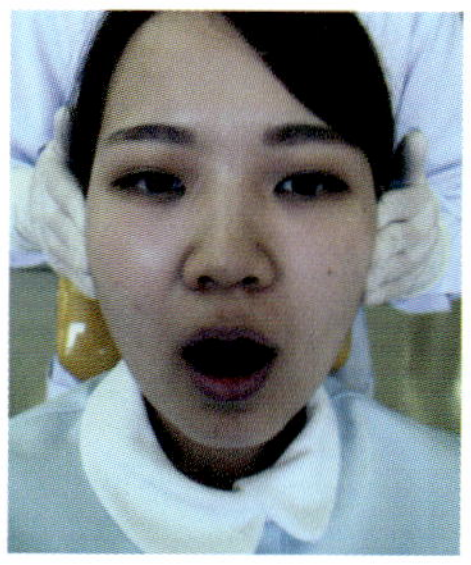

(2) 구내검사

구강내의 모든 조직을 검사하고 평가하는 것으로 환자를 치료하기 전에 수행하는 가장 기본적이고 중요한 과정이다.

시진순서	시진과정	사 진
입술 (lips)	상순과 하순의 표면결, 구각의 건조상태, 입술의 갈라짐, 입술의 색, 입술염증상태 등 관찰	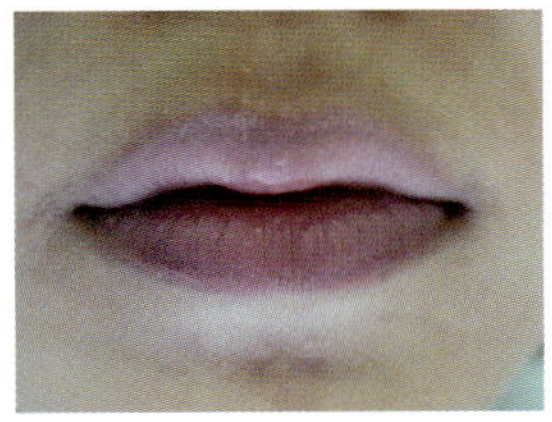
순점막 (labial mucosa) & 치은(gingiva)과 치조점막 (alveolar mucosa)	상순과 하순을 뒤집어 순소대, 순점막, 치은의 색상, 형태 등을 관찰	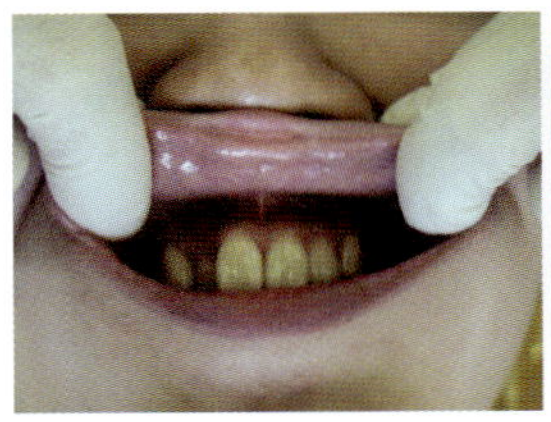 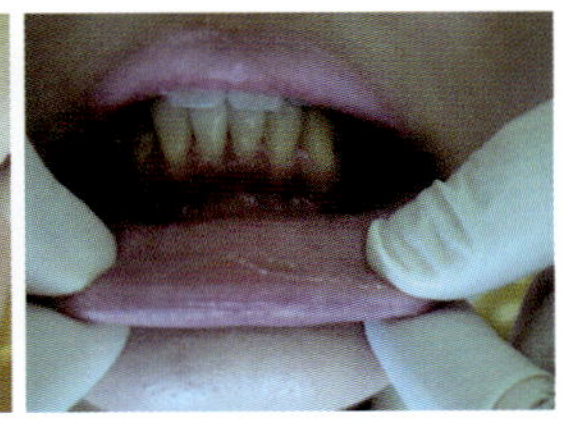
협점막 (buccal mucosa)	치경과 검지를 사용하여 점막을 당겨서 협점막, 이하선 유두를 관찰	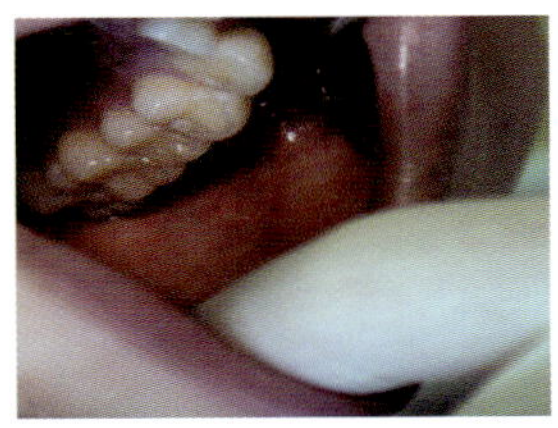
경구개(hard palate)와 연구개(soft palate)	턱을 약간 들게한 후 경구개의 절치유두, 구개주름, 구개봉선, 구개소와 등을 관찰하고 환자에게 "어"라고 소리내게 한 후 치경으로 혀를 약간 누른 상태에서, 목젖, 구개편도, 구개설궁, 구개인후궁 등을 관찰	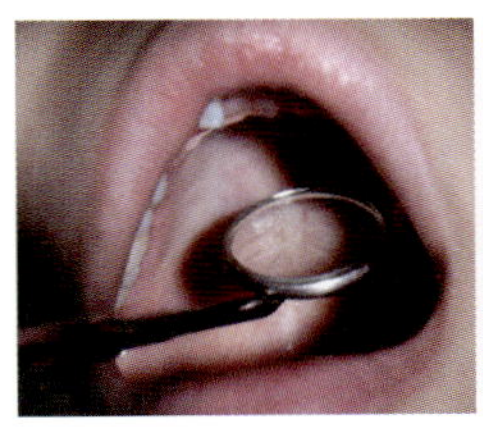 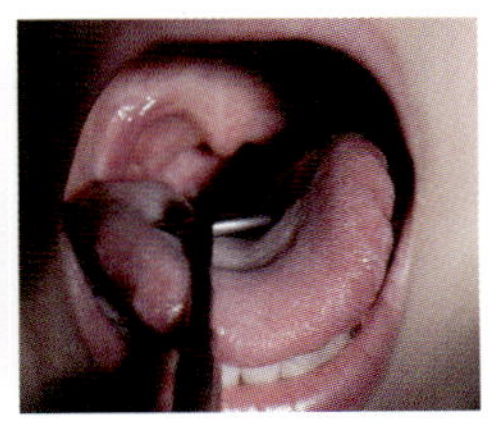
혀의 배면 (dorsum of tongue)	혀를 구강 밖으로 내밀게 한 후 2×2 gauze로 혀끝을 잡고 혀배면의 사상유두, 심상유두, 유곽유두와 측면의 엽상유두 등을 관찰	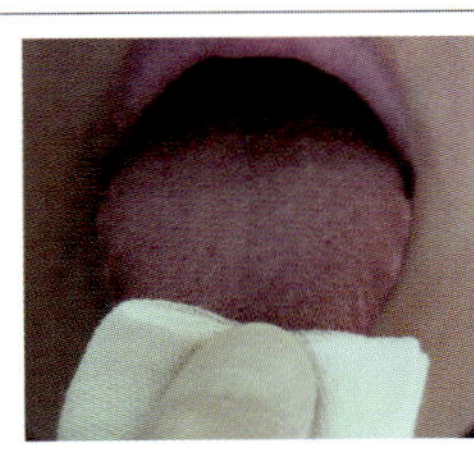 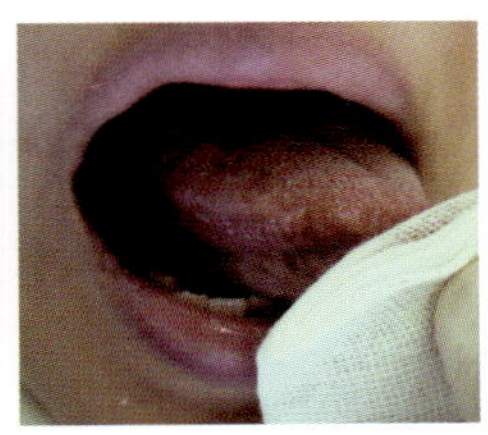
혀의 하면 (ventral of tongue)	혀끝이 구개 부위에 닿도록 한 후에 혀의 하면에 있는 설정맥과 채상주름을 관찰	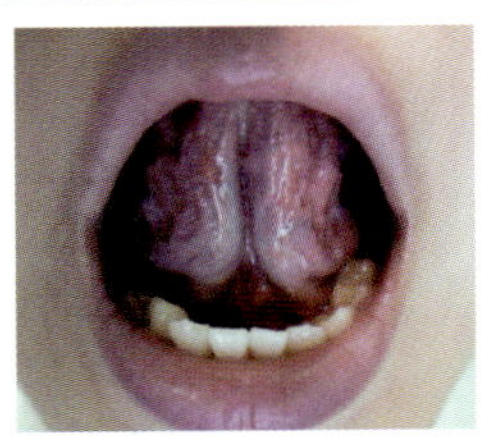
구강저 (floor of mouth)	혀를 구개부위에 닿도록 한 후 구강저 점막과 설소대, 설하소구, 설하주름, 악하선 및 설하선관 등을 관찰	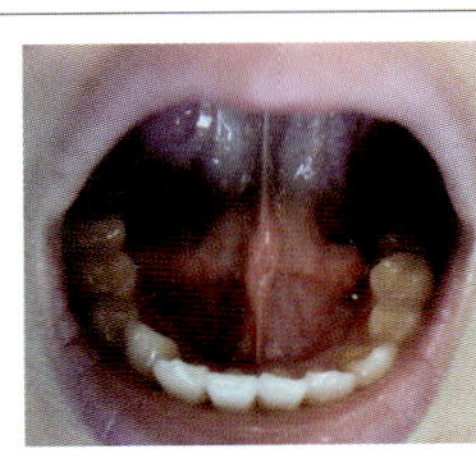

촉진순서	시진과정	사 진
입술(lips)과 순점막 (labial mucosa)	쌍지두법과 묘원압축법으로 구각부위에서부터 입술 중앙부위를 향하여 하순과 상순을 촉진하며 입술의 두께 및 탄력성과 경결유무를 관찰	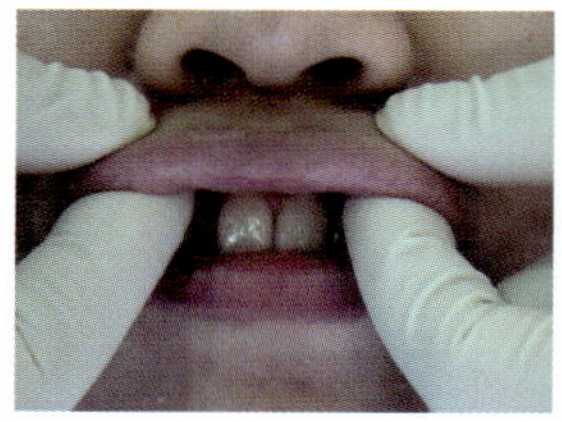 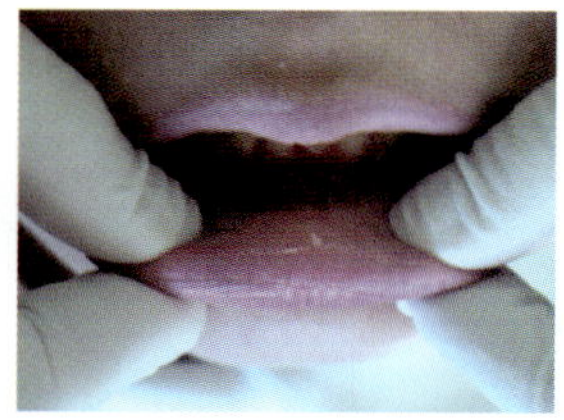
치은(gingiva)과 치조점막 (alveolar mucosa)	쌍지두법으로 구치부에서 전치부까지 치은 및 치조점막을 촉진	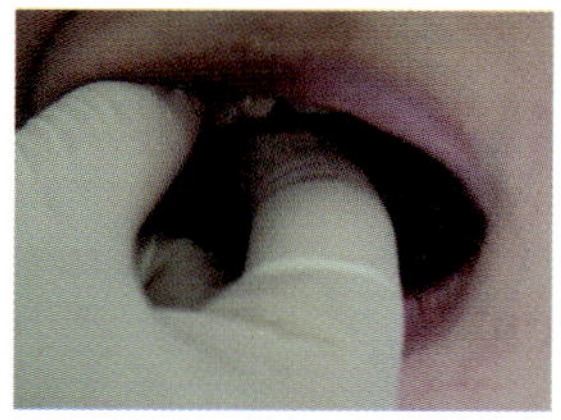
협점막 (buccal mucosa)	쌍지두법과 묘원압축법으로 상악구치부 구강전정 쪽에서 하악구치부 전정부위까지 내려오면서 촉진	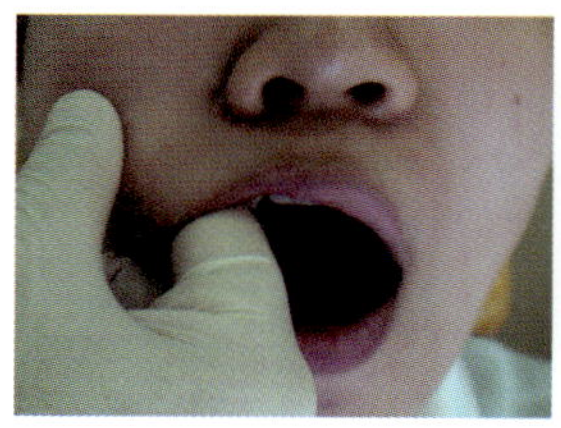 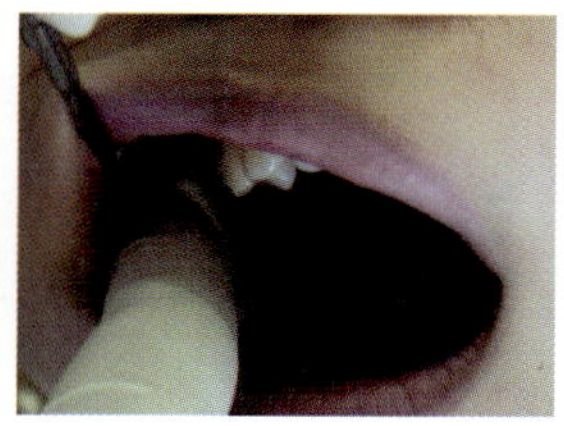
경구개(hard palate)와 연구개(soft palate)	지두법으로 경구개, 상악결절, 후구치결절, 익돌하악봉선, 하악의 후구치대 등을 촉진	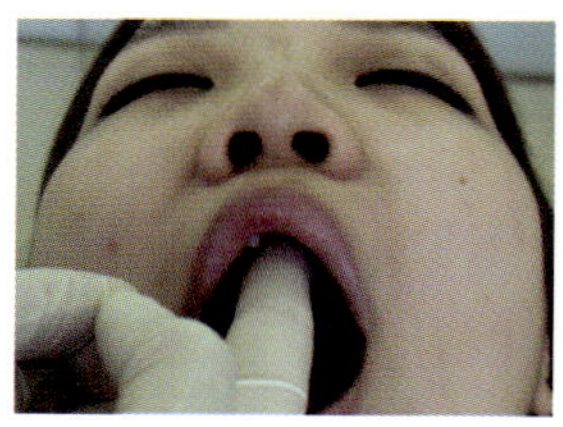 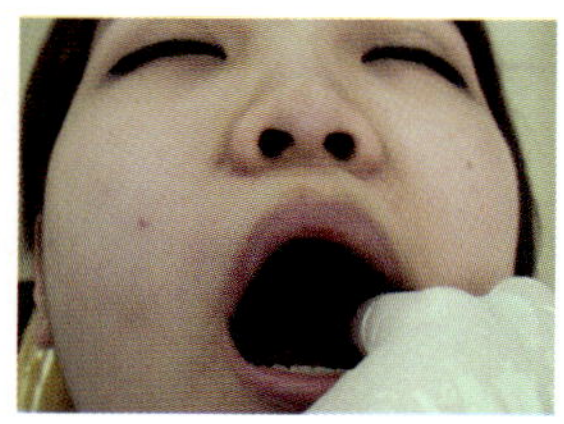
혀 (tongue)	혀를 구강밖으로 내밀게 한 후 혀끝을 잡고 지두법을 이용하여 설배 부위를 검지로 촉진하고 쌍지두법으로 혀를 촉진	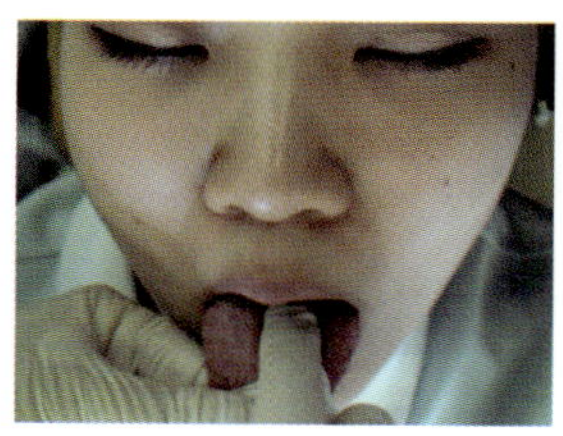 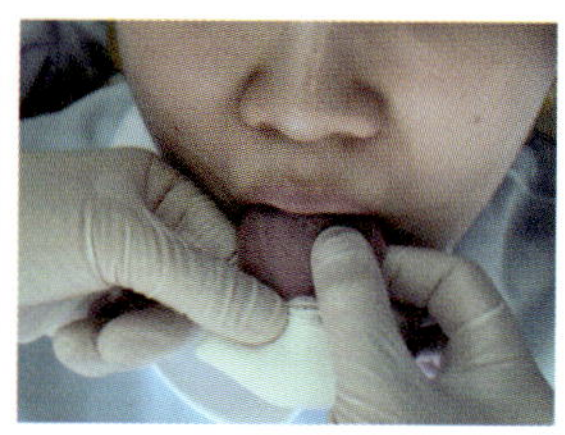
구강저 (floor of mouth)	혀를 구개부위에 닿도록 한 후 양손법을 이용하여 오른손 검지는 구강저에 왼손은 하악 아래에 위치시키고 두손을 같이 움직이며 타액선 촉진	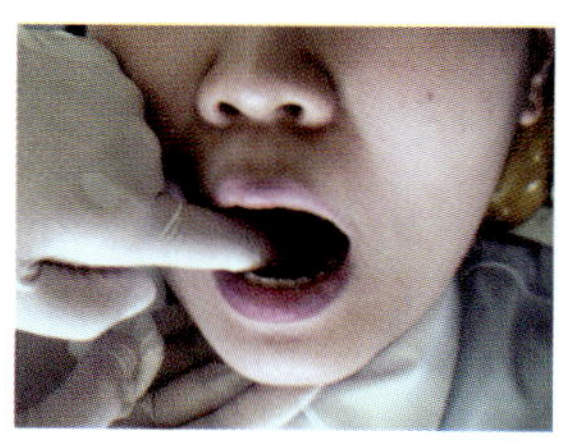

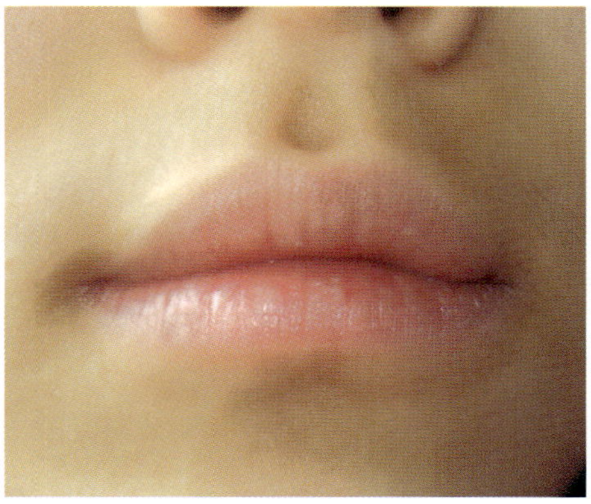

입술(lips)

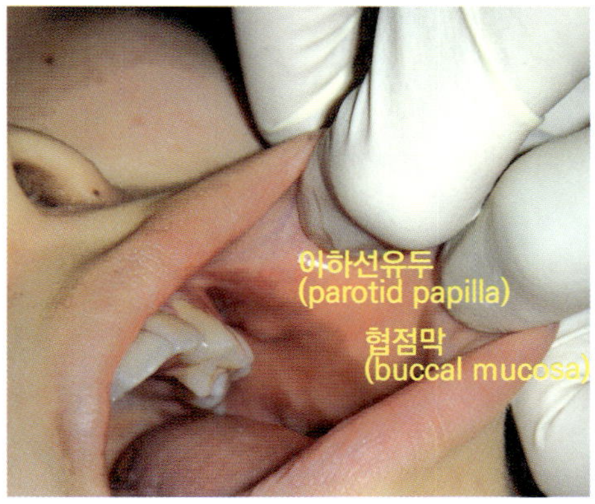

협점막(buccal mucosa)

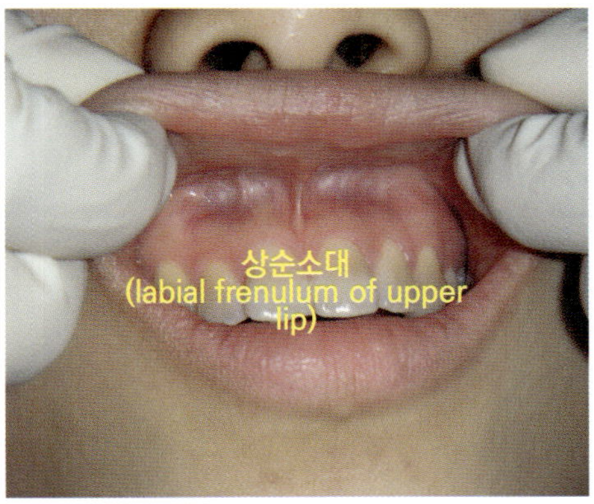

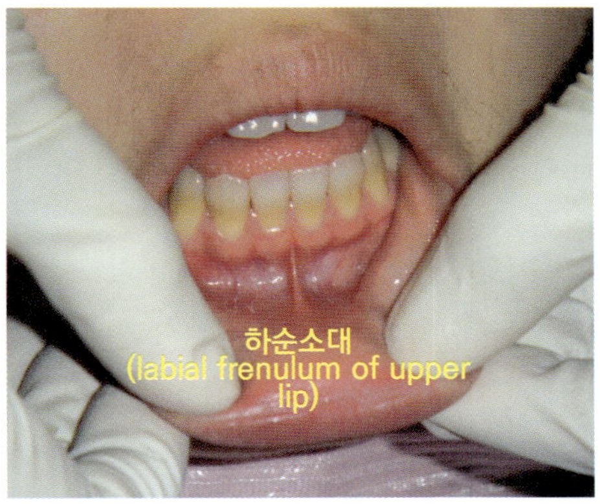

순점막(labial mucosa)

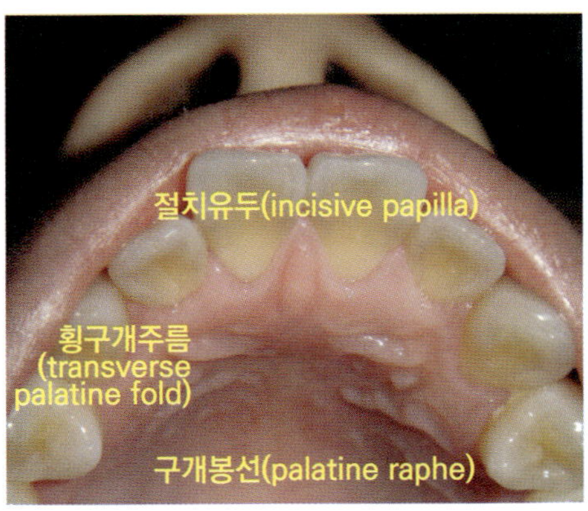

경구개(hard palate)

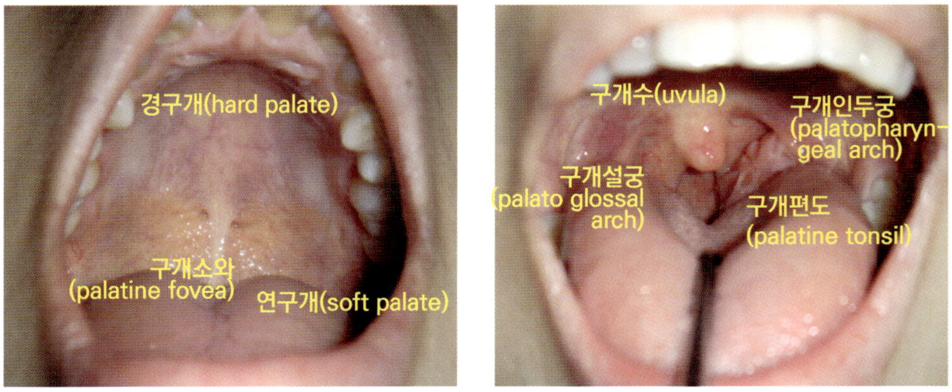

연구개(soft palate)

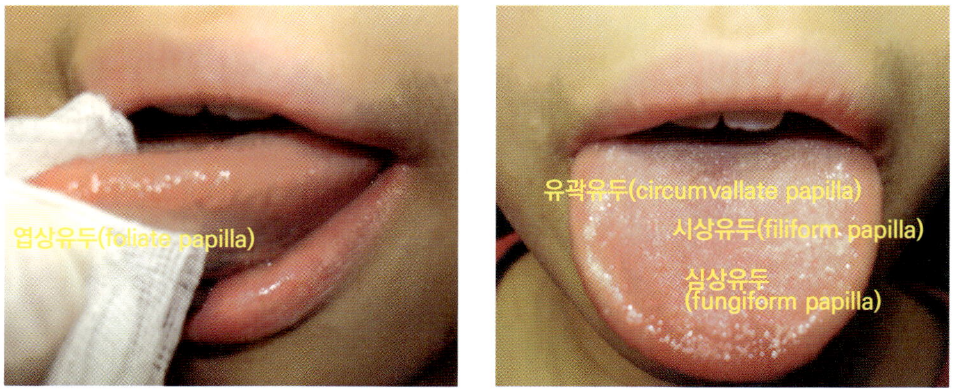

혀(tongue)

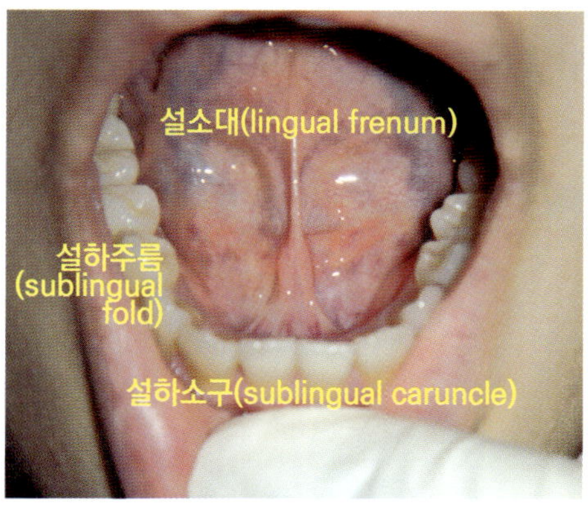

구강저(floor of month)

표 3-3 치아의 관찰

모양	관찰할 사항	환자 교육
형태	치아의 수, 크기, 형태, 턱의형태, 각 치아의 위치, 치관의 파절	- 우식이 시작하는 부위에 특히 치면세균막 조절이 힘든 부위 주의 - 치수의 생활력 검사를 위한 기구 준비
맹출	맹출시기(정상, 불규칙 또는 미맹출치아)등을 방사선 촬영	미성숙 부위 즉 상피가 있는 col부위에는 치실 사용 주의, 유치 보존을 위해 관찰
침착물, 음식물 잔사, 치면세균막, 치석(치은연상, 치은연하)	자가 관리의 평가와 치면세균막 조절법, 치은 건강과 치아형태와의 관계, 치면세균막, 음식물 잔사 및 치석의 위치, 치석과 치면의 치주낭 내벽 부위	교육과 안내가 필요하며, 재방문 지도
착색물(stains) 외인성(extrinsic) 내인성(intrinsic)	- 외인성: 원인 및 색깔 - 내인성: 색의 어두운 정도	- 착색물 제거 과정: 연마제 선택 및 치약을 추천 - 치면세균막 조절법은 치면세균막에 관련된 착색물임을 강조 - 담배와 구강과의 관계 설명
노출된 백악질	- 치은퇴축과 치주낭 형성관계 - 치아의 민감도	- 부착치은에만 약간 남아 있는 경우 그 부위 특별 관리법을 교육 - 약 마모도 치약 추천
우식병치아	탈회된 부위, 방사선 촬영으로 인접면 우식 관찰	- 진료기록부에 기록하고 치아우식조절과 예방법, 불소 및 식이조절 - 재방문 지도
보철물	보철물의 외형, 인접면 접촉상태, 보철물 표면이 매끈한지, 착색물 여부 관찰	기구 및 연마제 선정, 변색을 막도록 치약을 선택
교합관계		- 취침 시 이가는 습관, 이상 기능 습관이 있는 확인 - 환자에게 치실을 추천 - 치아동요에 관련된 염증요인 조절
습관	- 손톱이나 연필자루등을 깨무는 습관 여부 - 입술이나 뺨을 씹는 습관 여부 - 혀를 내미는 습관: 거꾸로 삼키는지 확인	취침 시 이가는 습관, 이상기능 습관이 있는지 확인 후 개선 지도
빠진 치아를 위한 수복물 (틀니, 부분틀니)	- 보철장치를 유지해 줄 치아와 조직 장치의 청결 - 음식물 잔사가 침착되기 쉬운 요인들	- 치아 및 조직의 유지를 위한 예방법 교육 - 고정성, 가철성 틀니의 개인관리에 관한 교육 - 고정성 부분틀니 하방에 치실 사용
타액	- 타액의 양과 점조도 - 구강의 건조상태	- 우식예방을 위한 교육

■ 구강내 치아 진료기록(Dental charting)

치과진료기록부(작성시 준비물)

- 기구

① mouth mirror ② cotton plier ③ explorer
④ periodontal probe ⑤ saliva ejector, air syringe ⑥ dental floss silk, gauze
⑦ chart, 볼펜(blue/black & red)
  ◆ 청색(검은색)펜: 치료한 부위, 이미 처치된 치아를 기록
  ◆ 붉은색 펜: 치료 할 부위(치료를 요하는 부위)를 기록
⑧ 치주낭 검사 시 환자가 불편해 하면 도포 마취제 사용 가능

- 연구모형(study casts)
- 방사선 사진

■ 치과진료기록의 내용과 표시기호

- **청색(검은색) 표기:** 처치된 치아

내 용	기 호		상 태
Missing tooth (Extraction) 치아결손	I . II . X . Ext.	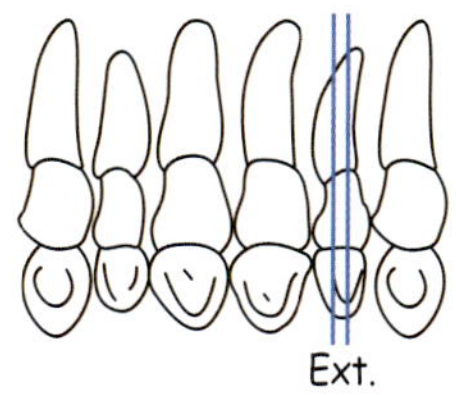	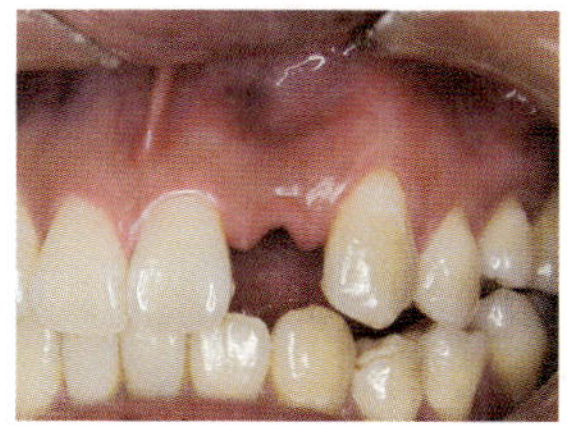
Unerupted tooth (Not erupted) 미맹출 치아	III NE.	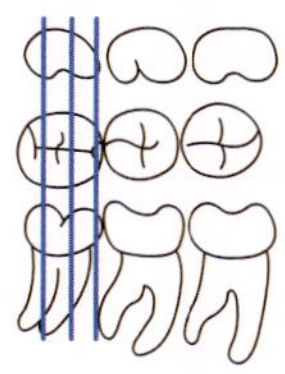	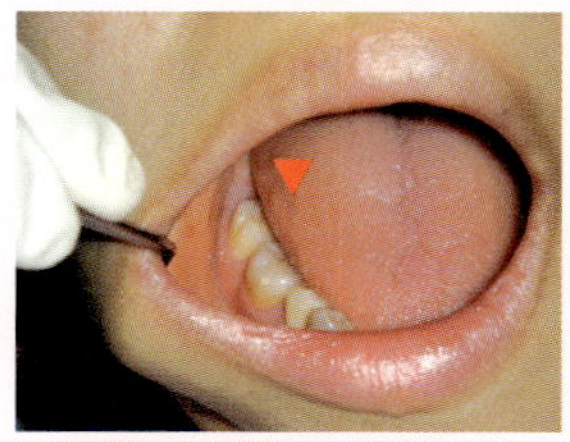
Semi eruption (Partial eruption) 부분맹출	△ PE.	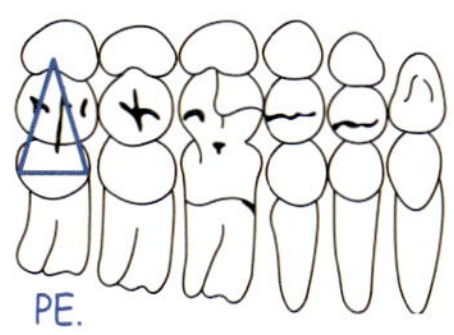	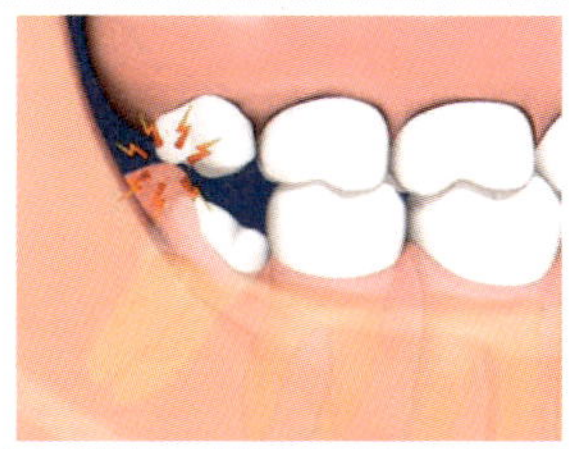
Amalgam filling 아말감 충전	● A.F.	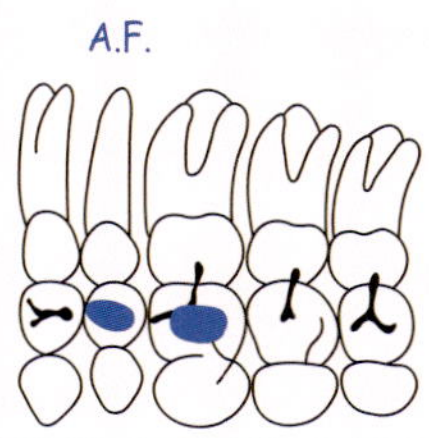	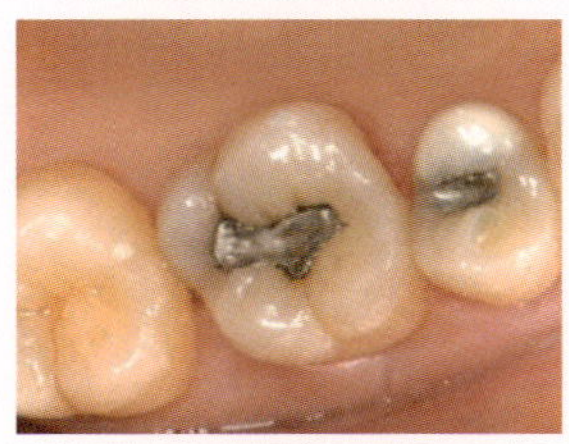
Resin filling 레진 충전	R.F.	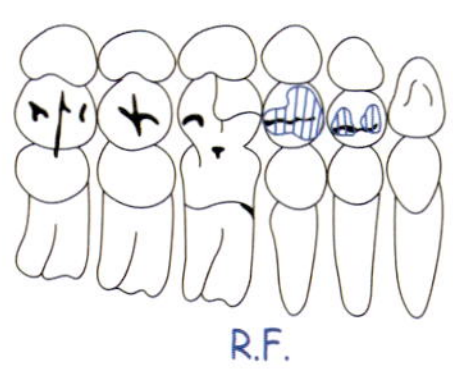	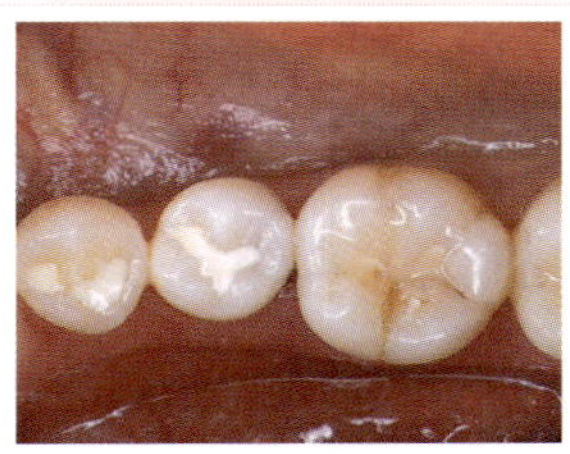
Gold inlay 금 인레이	G.I.	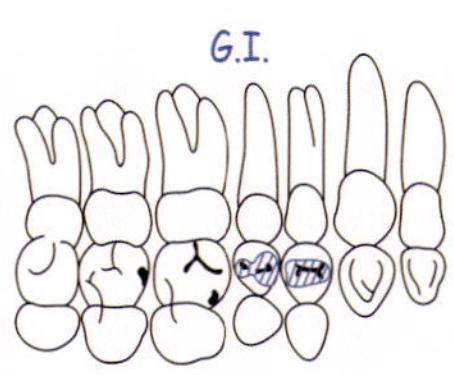	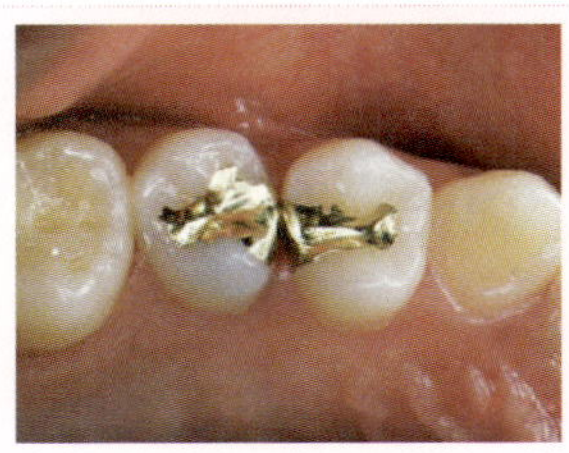

내 용	기 호	상 태
Gold onlay G.O. 금 온레이	 G.O. 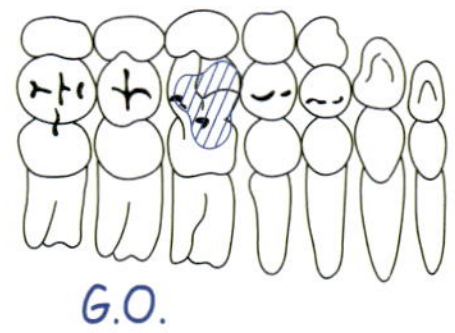	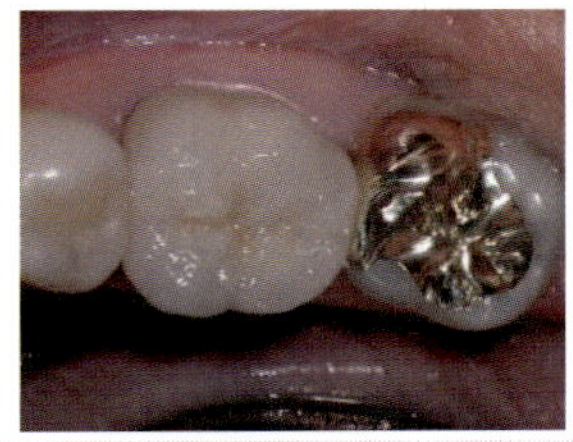
Root canal filling R.C.F. 근관 충전	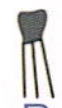 R.C.F. 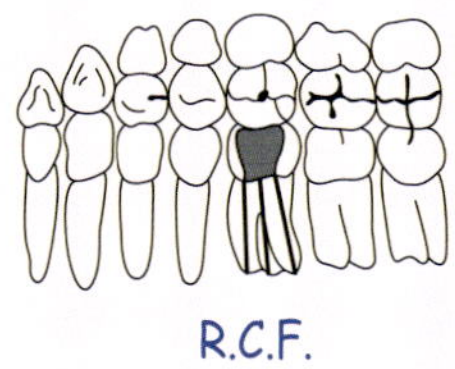	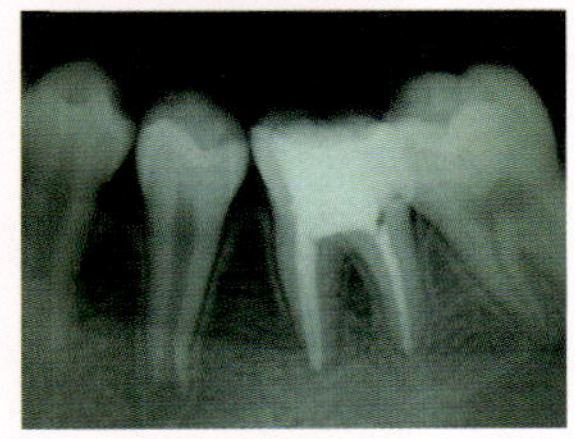
Stainless steel crown SS.Cr. 스테인리스 스틸관	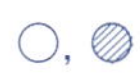 SS.Cr. 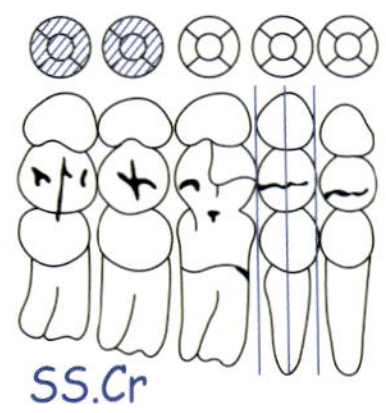	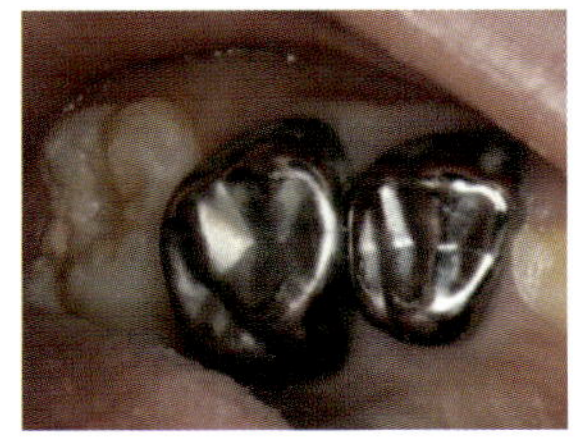
Crown 금관 Metal crown 금속관 Gold crown 금관	 M.Cr. 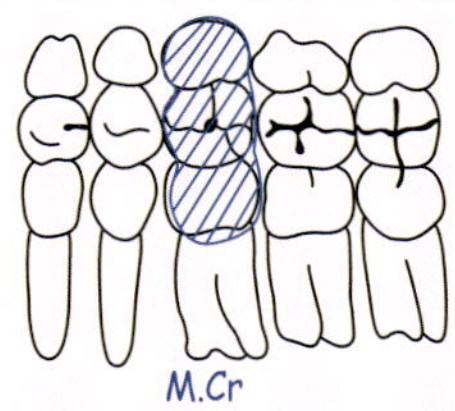 G.Cr. 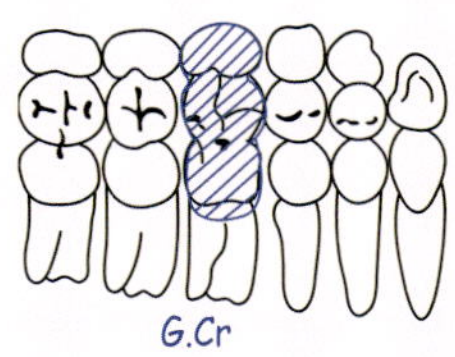	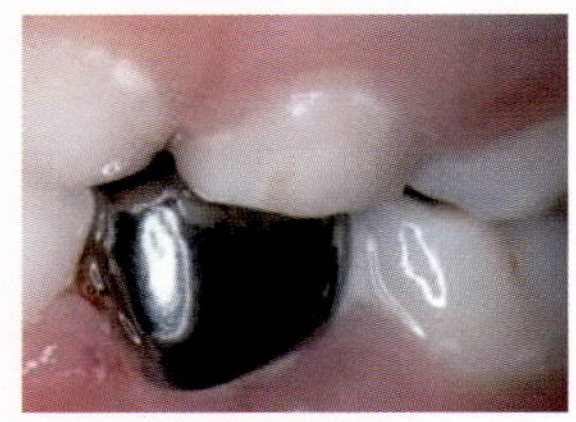 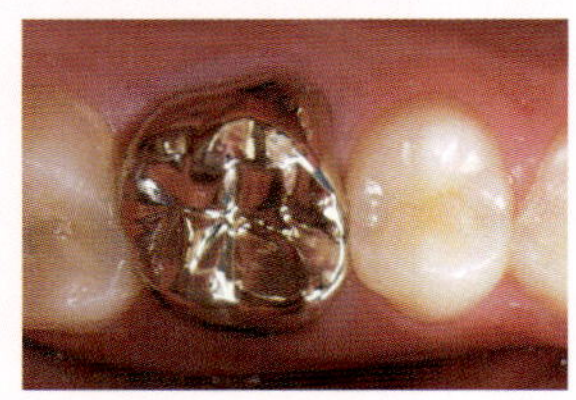
Porcelain fused metal crown 금속도재관 Porcelain fused gold crown 금도재관 Porcelain jacket crown 전면복개도재관	PFM.Cr. 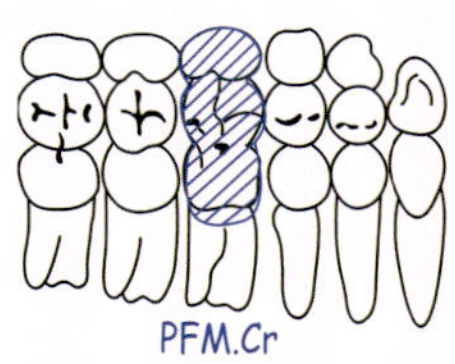 PFG.Cr. 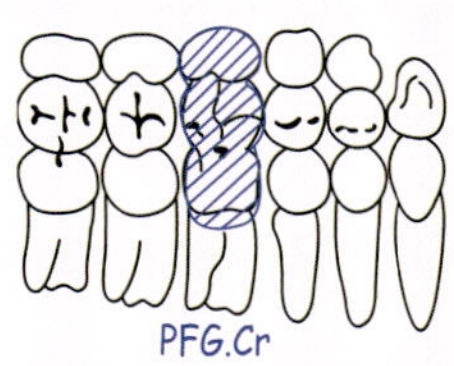 PJ.Cr. 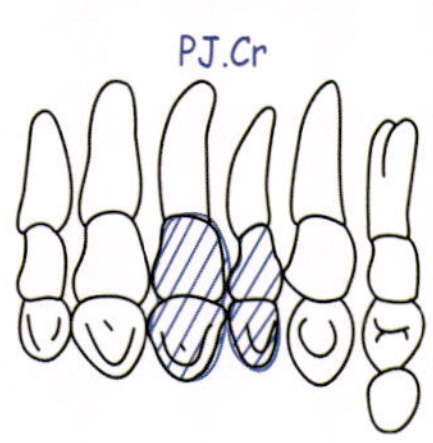	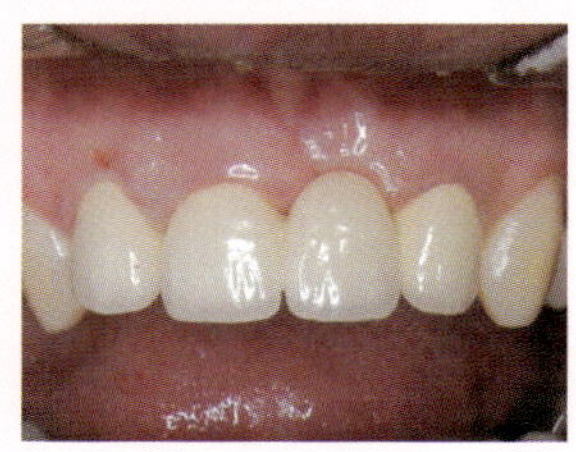 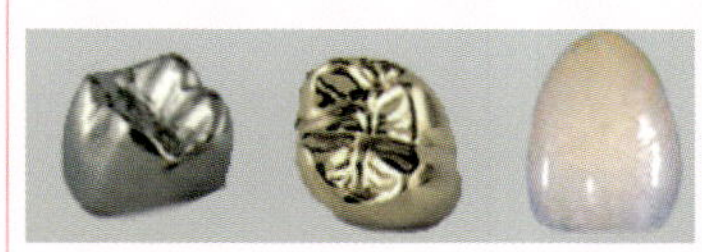 Steel Gold Ceramic 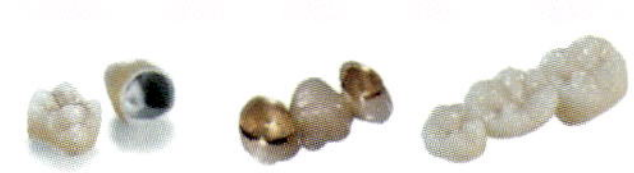 PFM PFG 울세라믹 / 지르코니아

내 용	기 호	상 태
Bridge 계속가공의치 metal bridge gold bridge porcelain bridge porcelain fused metal bridge porcelain fused gold bridge	O=O M.Br. G.Br. P.Br. PFM.Br. PFG.Br. 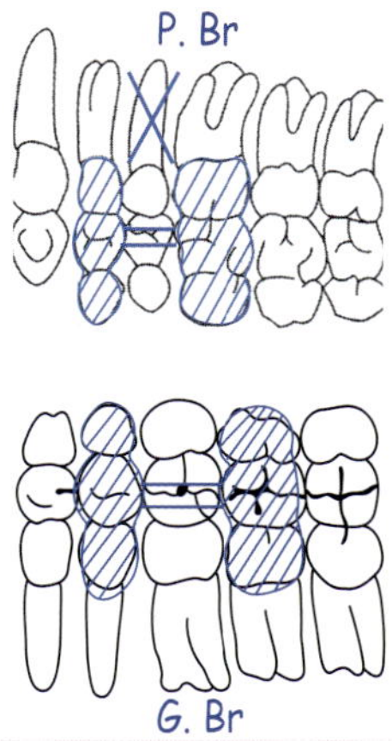	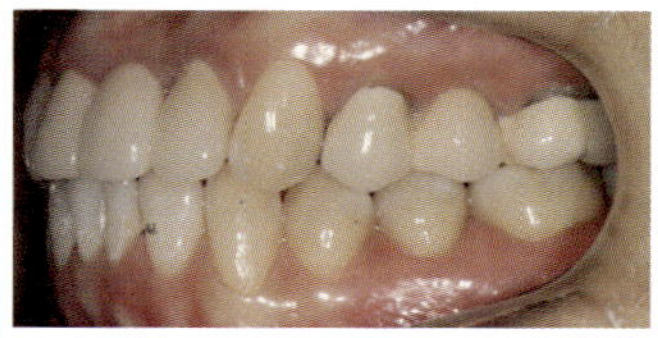 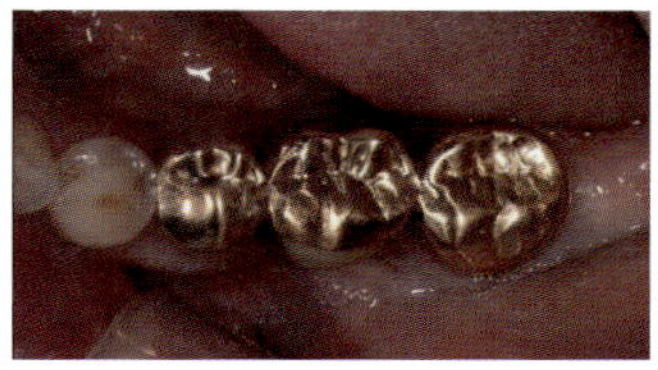
Partial denture 국소의치	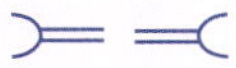 PD 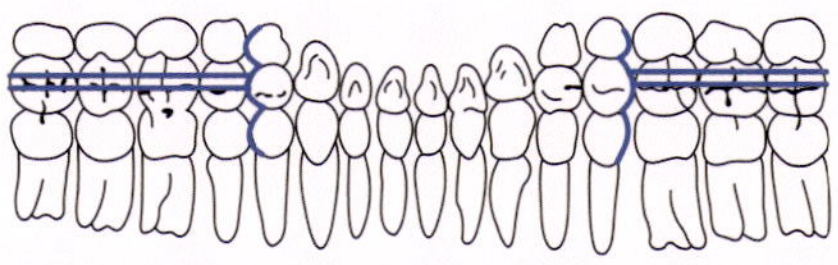	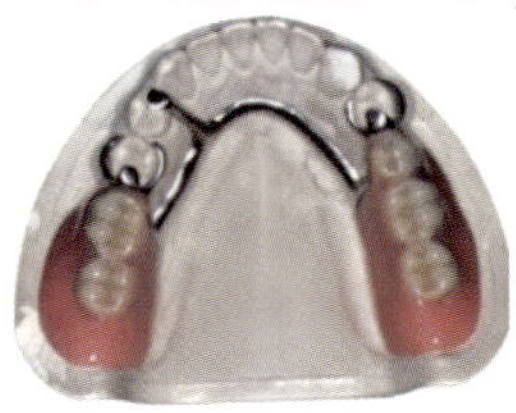
Full denture 총의치 UD → upper denture LD → lower denture	FD 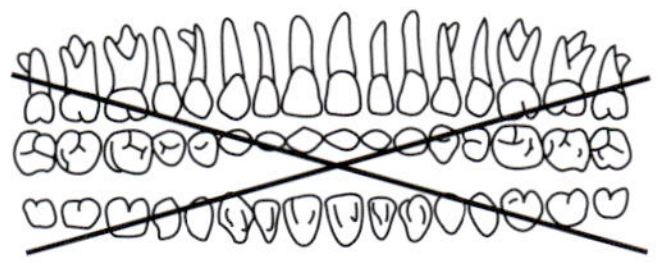 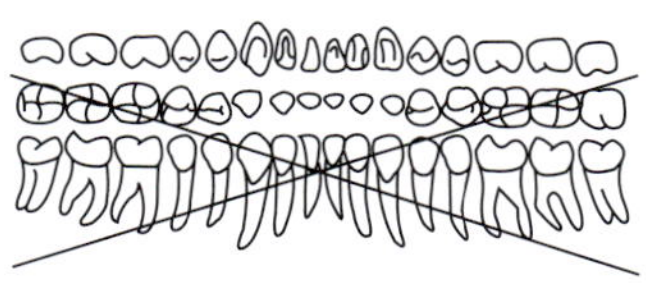	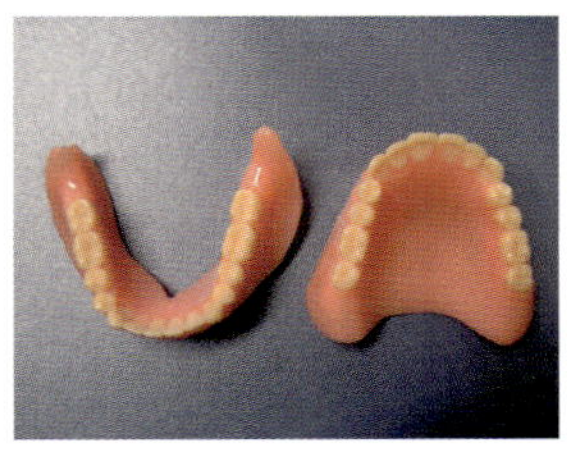
Implant 매식치	IMPL. 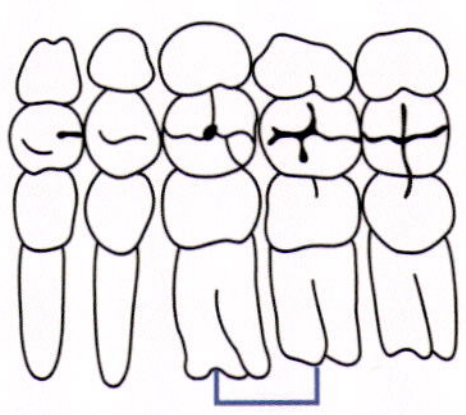	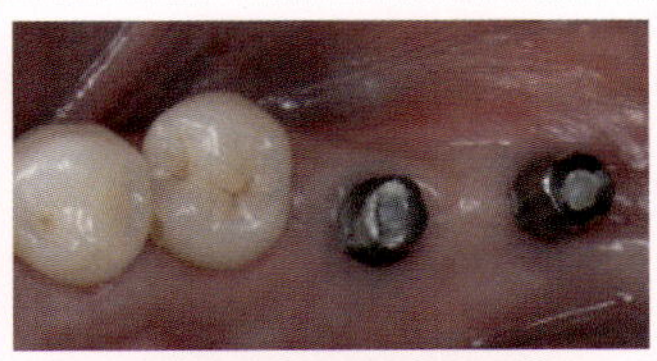 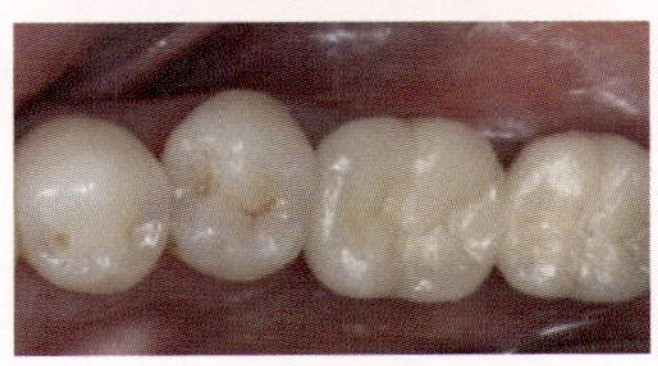
Sealants 치면열구전색	 S 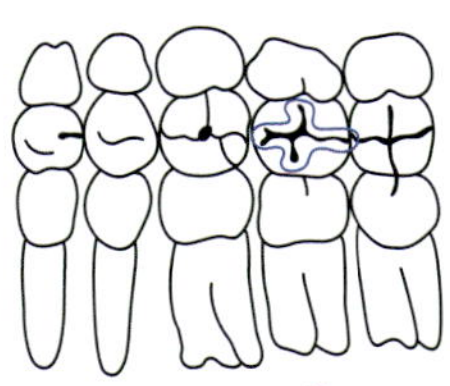	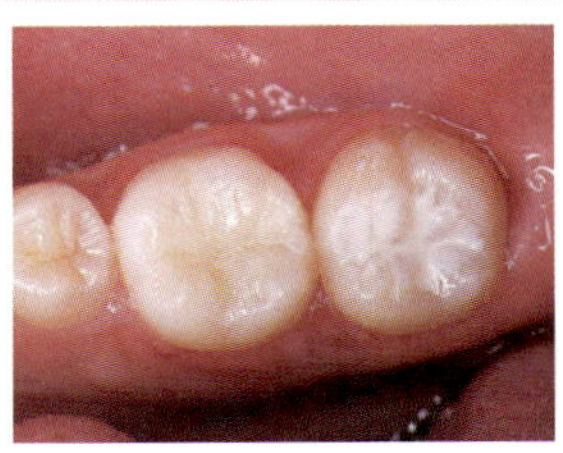

내 용	기 호	상 태
Laminate 라미네이트	 lami. 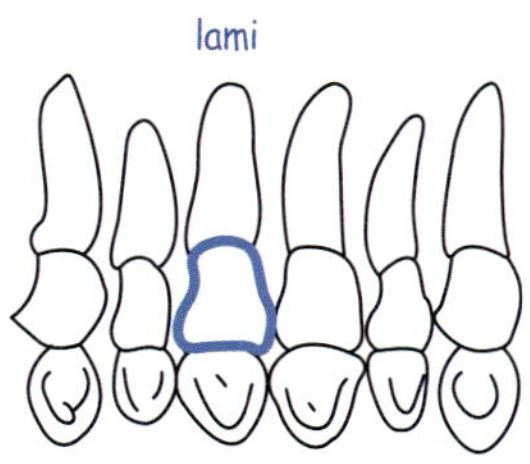	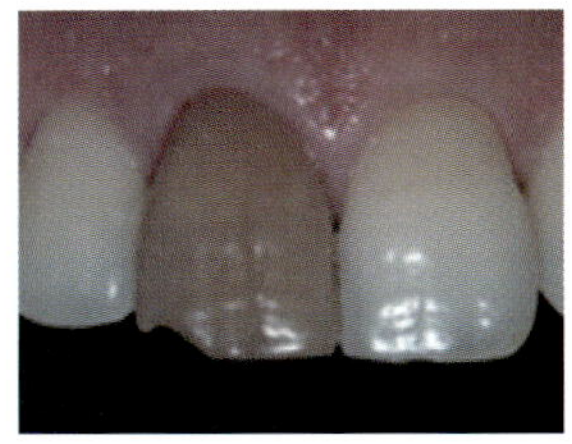 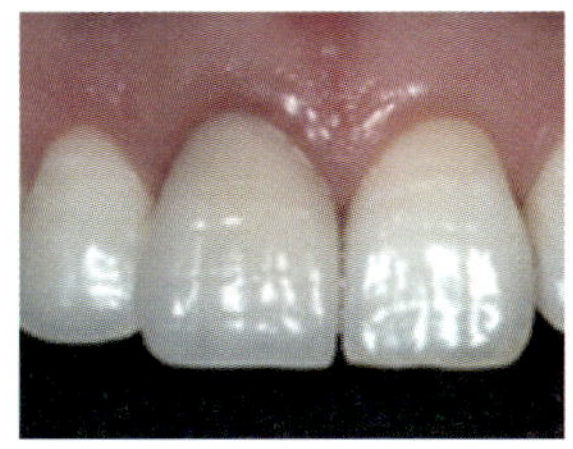
Fixed wire 고정와이어	fix-w 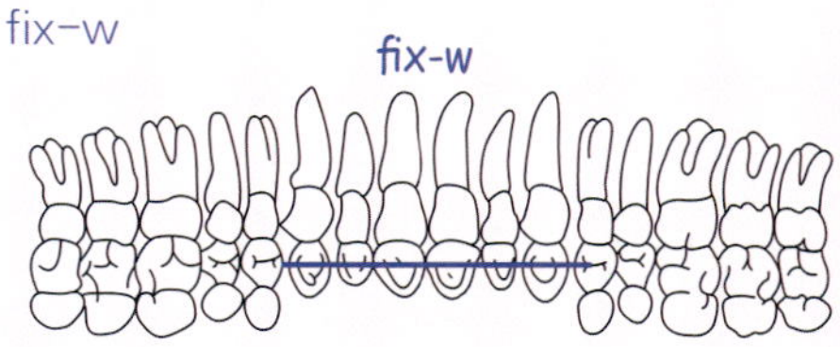	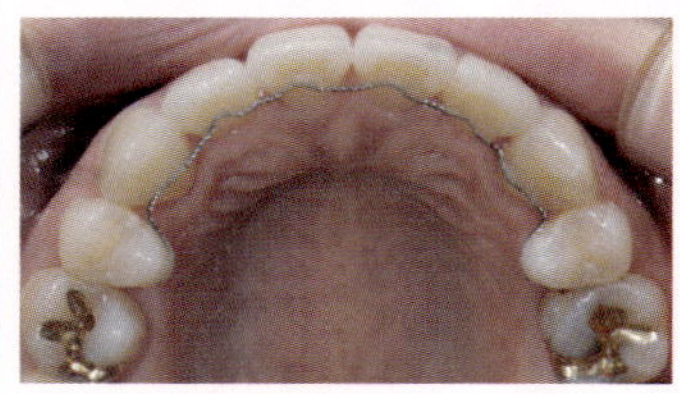
Percussion reaction 타진반응 positive(붉은색) negative(청색) * 평가자의 판단에 따라 붉은색 또는 청색으로 표기	P/R(+,-) 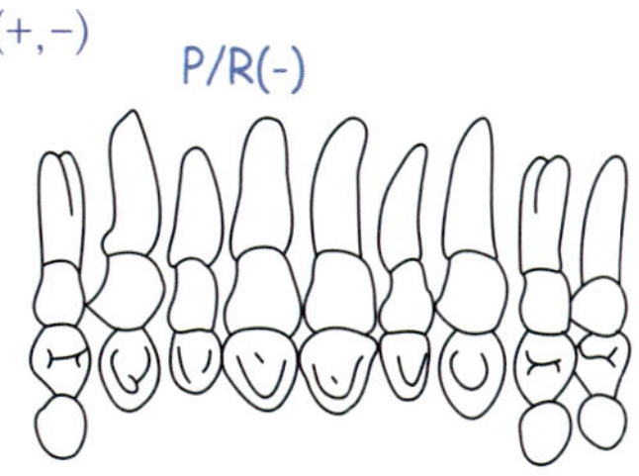	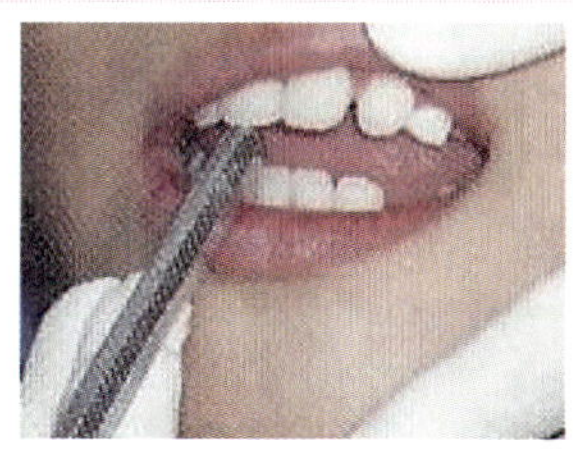

치료를 요하는 치아 : 붉은색으로 표기

내 용	기 호		상 태
Caries 치아우식증 C_1(법랑질침범) C_2(상아질침범) C_3(치수침범)	C_1. C_2. C_3.	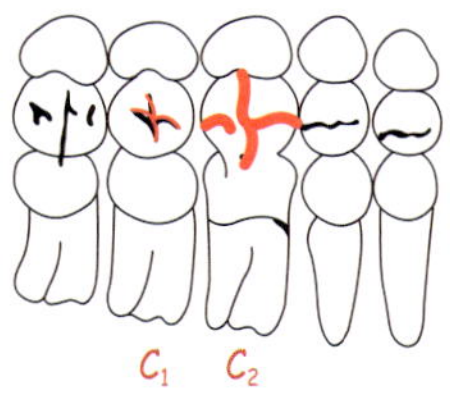	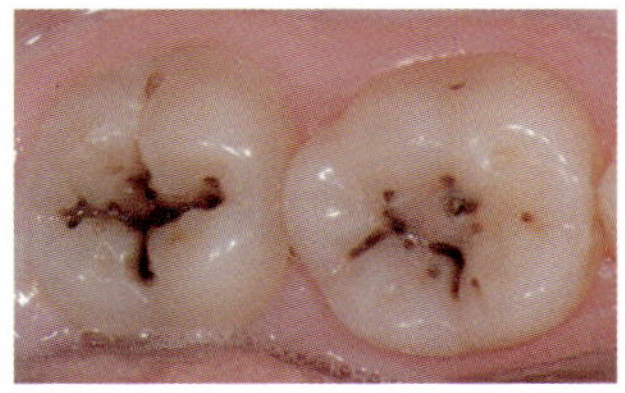
Secondary caries 2차 우식증	2nd C.	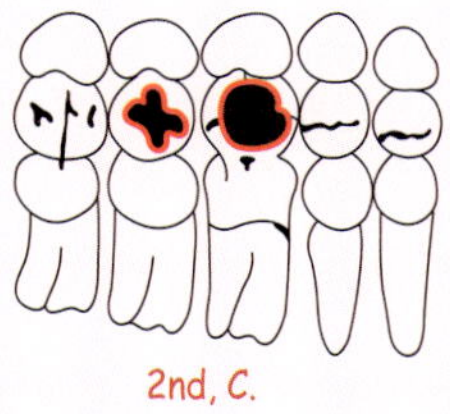	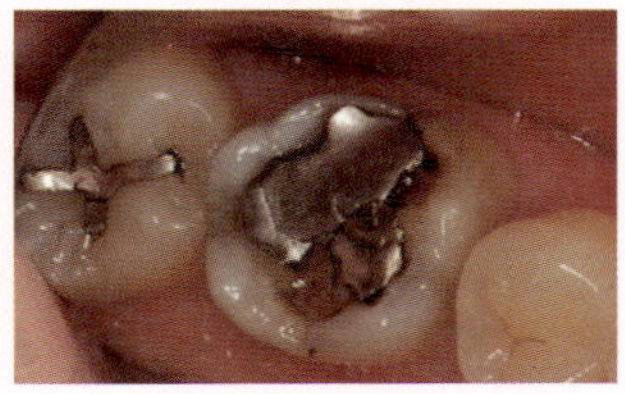
Root rest 잔존치근	R.R.	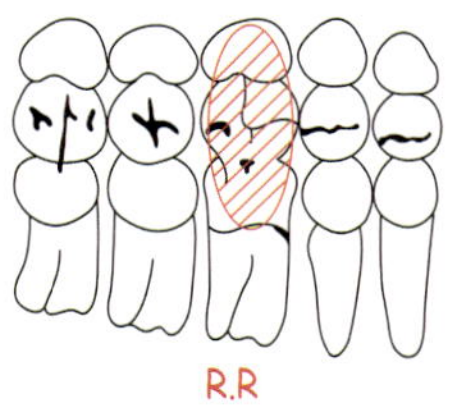	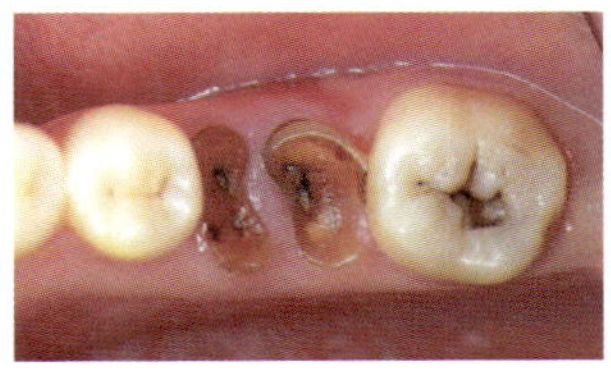
Cervical abrasion 치경부마모	>< Abr.	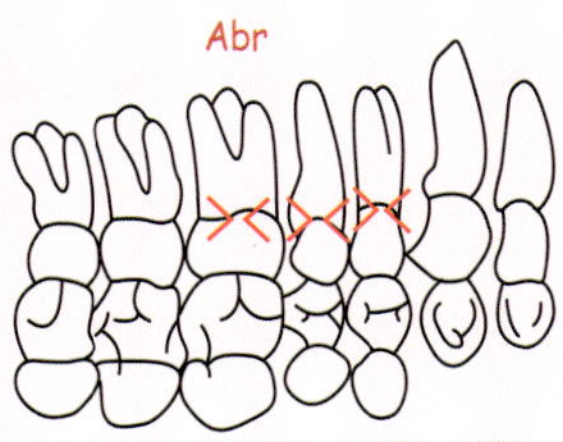	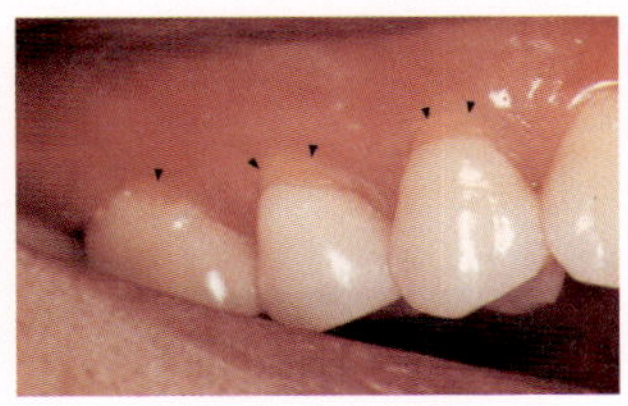
Attrition 교모	//// Att.	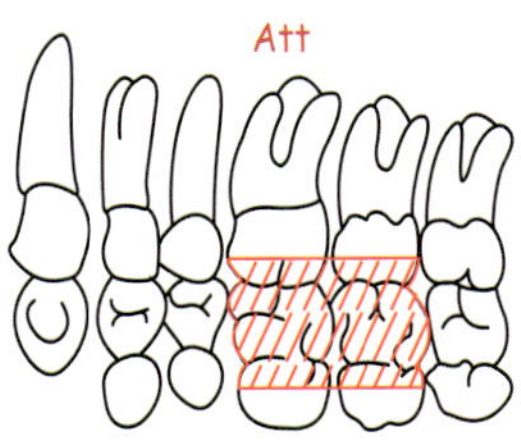	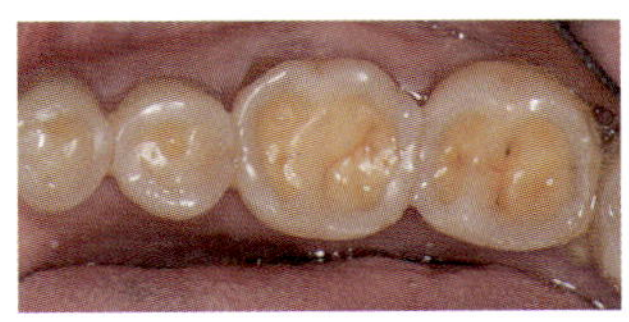
Fracture 파절	Fx.	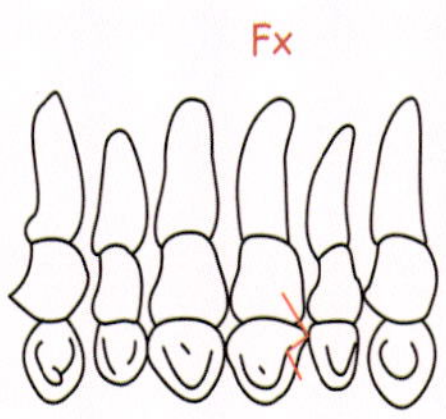	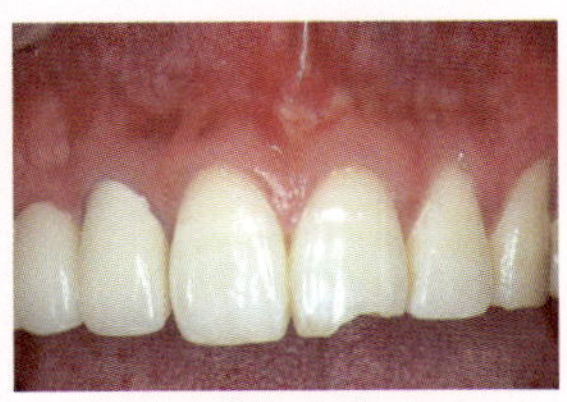
Mobility 치아동요	Mo.(+ ++ +++)	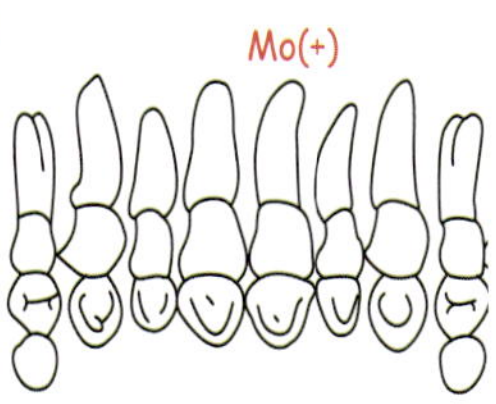	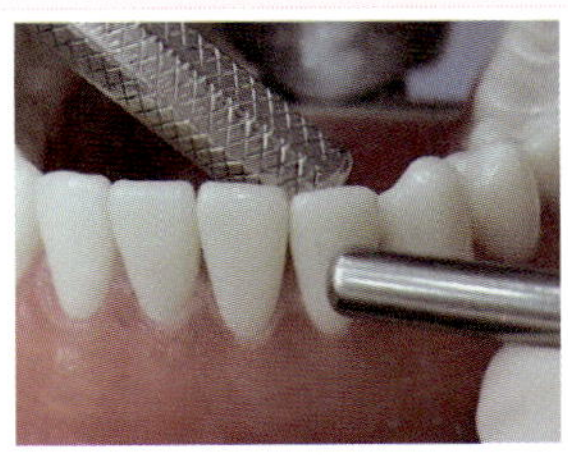

내 용	기 호	상 태
Abscess 농양	◍ Abs. 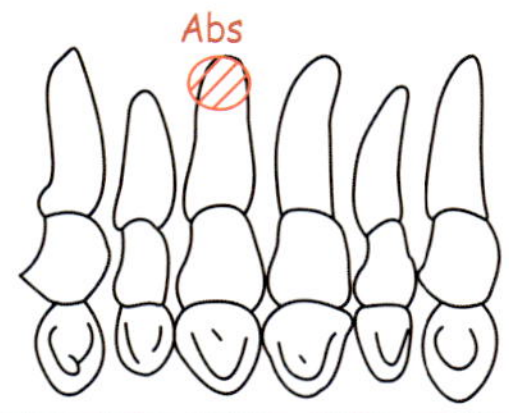 	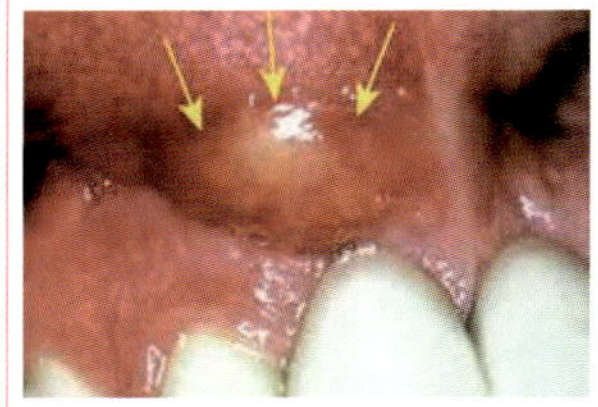
Fistula 누공	Ω Ft. 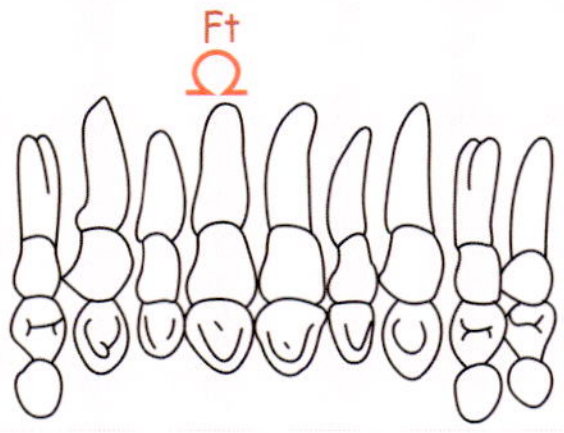 	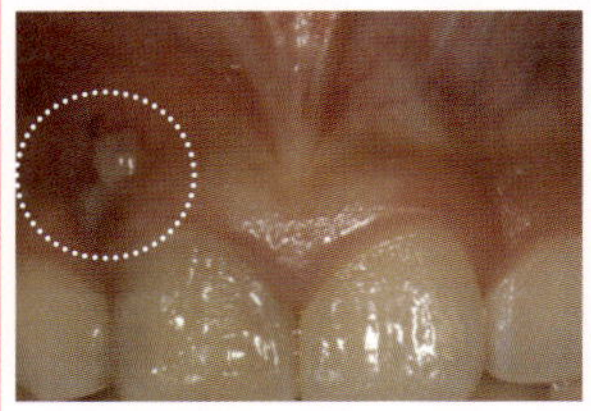
Gingival swelling Sw 치은부종	상악 ◡ 하악 ◠ 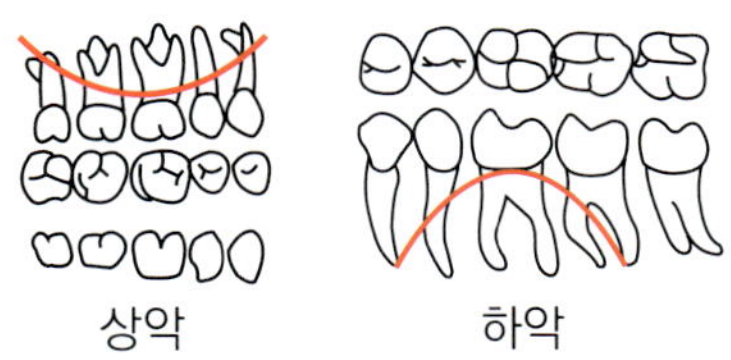 	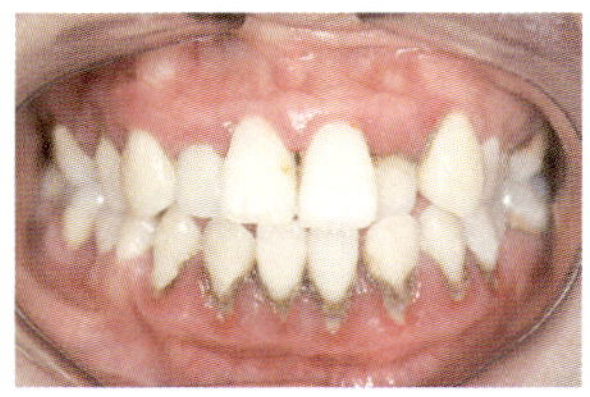
Gingival recessing Rec 치은퇴축	상악 ◠ 하악 ◡ 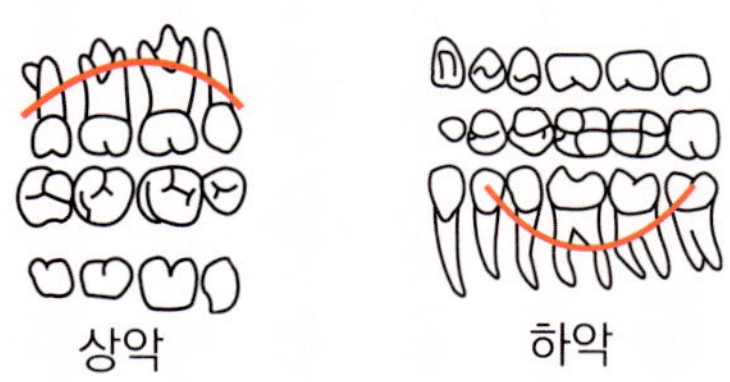 	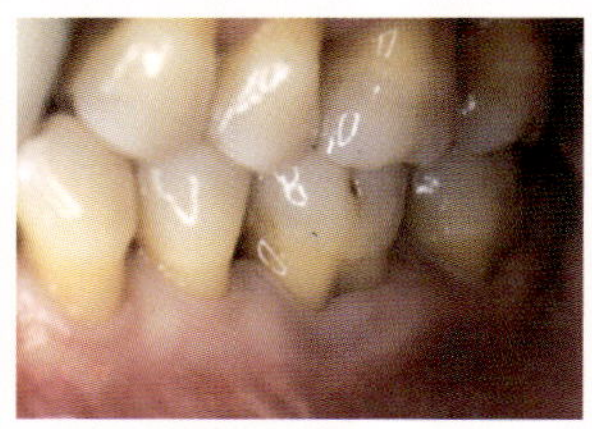
Temporary filling 임시충전	● Temp. 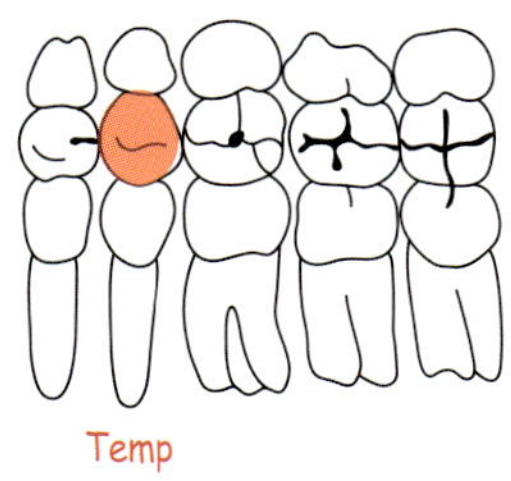 	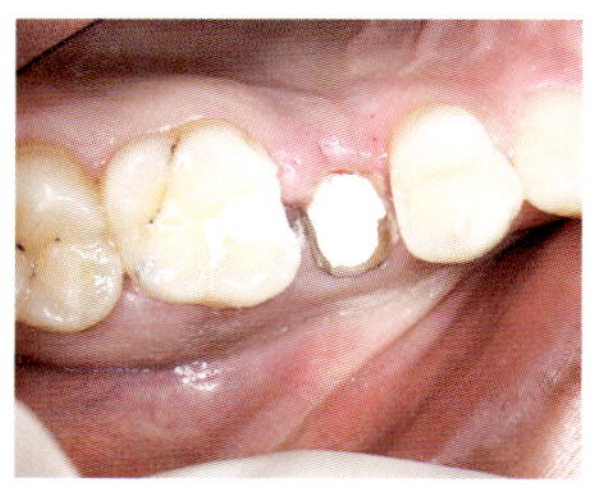
Impected tooth	Imp. 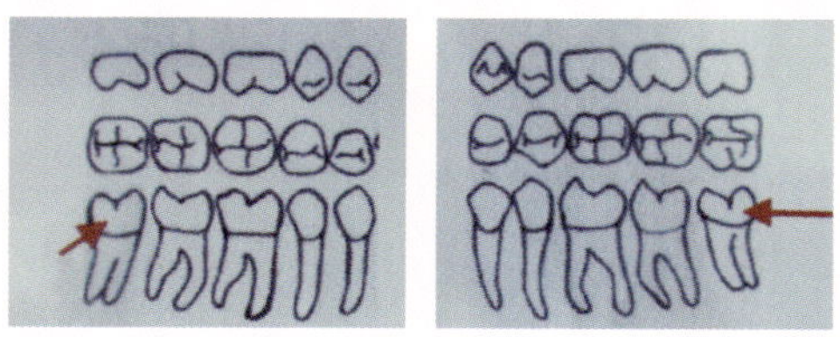	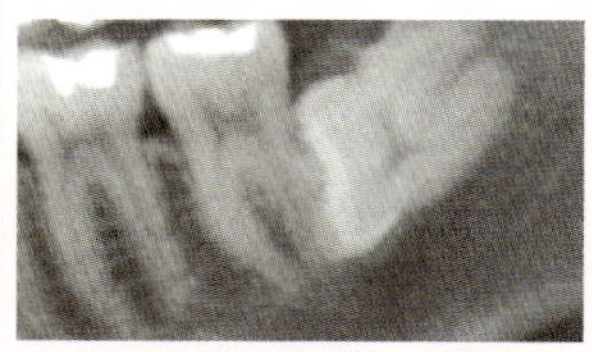 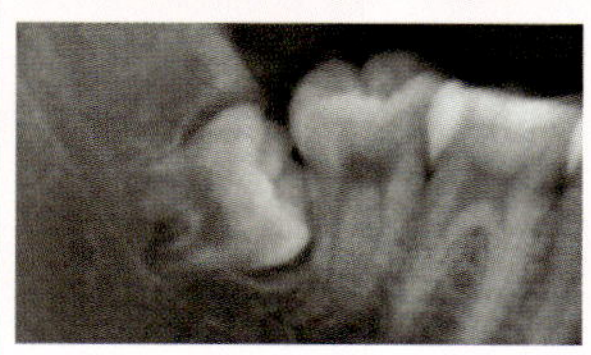

기타 : 청색(흑색) 또는 붉은색으로 표기

내 용	기 호		상 태
Interdental space 치간이개	^	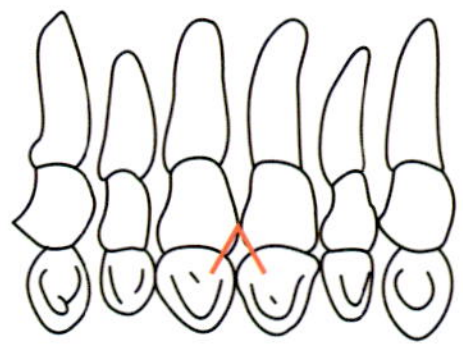	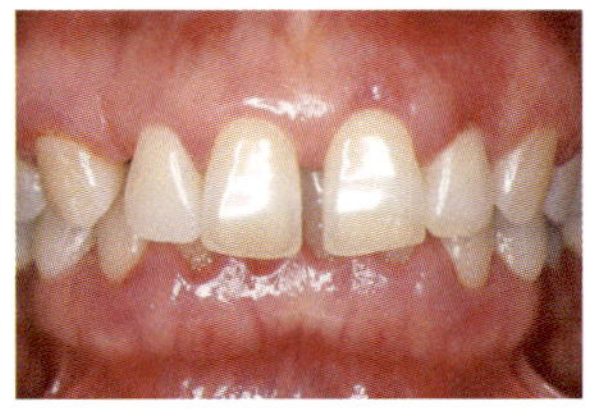
Food impaction 식편압입	Food Imp. ↑(상악), ↓(하악)	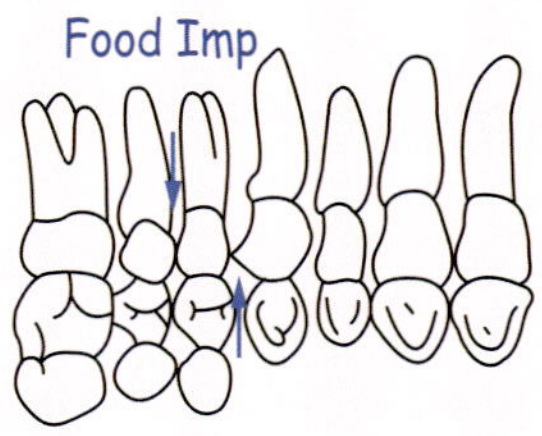	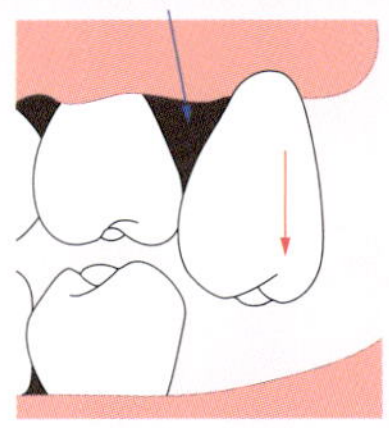

※ 치간이개, 식편압입은 진단하는 사람의 판단에 따라 청색(흑색) 또는 적색으로 표기할 수 있다.

■ 진료기록의 예시

① 상악 우측 제3대구치 미맹출
② 상악 우측 제2소구치에서 제2대구치까지 gold bridge
③ 상악 좌·우측 중절치 사이 interdental space
④ 상악 좌측 견치 치관 절단 1/3 부위 fracture
⑤ 상악 좌측 제1소구치 mobility 2
⑥ 상악 좌측 제1대구치 원심 교합면에 caries 3
⑦ 상악 좌측 제2대구치 gold crown
⑧ 상악 좌측 제3대구치 미맹출
⑨ 하악 좌측 제3대구치 부분맹출
⑩ 하악 좌측 제2대구치 교합면에 gold inlay
⑪ 하악 좌측 제1대구치 missing
⑫ 하악 좌측 견치 순면, 제1소구치 협면에 cervical abrasion
⑬ 하악 우측 제1대구치 root rest
⑭ 하악 우측 제2대구치 교합면 임시 충전
⑮ 하악 우측 제3대구치 부분맹출

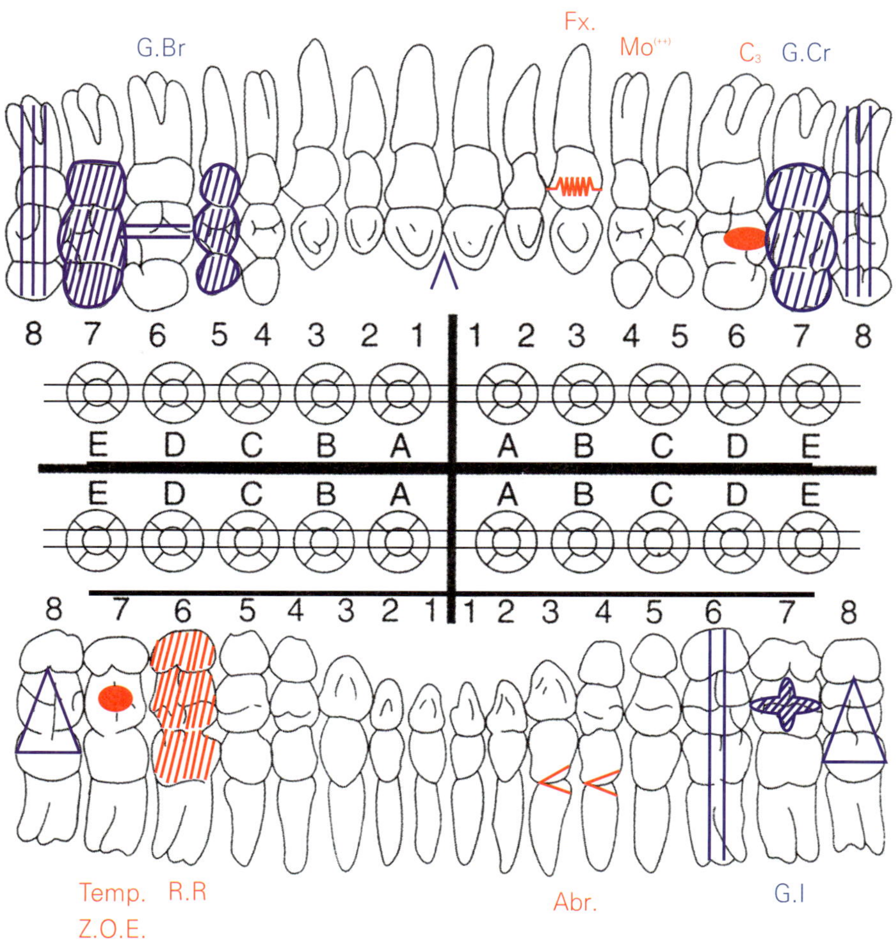

그림 3-23 영구치만 있는 50세 여자 진료기록부

■ 진료기록의 실제

① 상악 우측 제3대구치 missing
② 상악 우측 제2대구치 implant
③ 상악 우측 제1대구치 잔존치근
④ 상악 우측 제2소구치 교합면 attrition
⑤ 상악 우측 제1·2소구치 협면 cervical abrasion
⑥ 상악 좌측 제1대구치 교합면에 gold inlay
⑦ 상악 좌측 제2대구치 교합면에 아말감 충전
⑧ 하악 좌측 제3대구치 미맹출
⑨ 하악 좌측 제2대구치 gold crown
⑩ 하악 좌측 제1대구치 교합면에 C3
⑪ 하악 우측 제1·2소구치 협면 cervical abrasion
⑫ 하악 우측 제1대구치 C3
⑬ 하악 우측 제3대구치 맹출 중

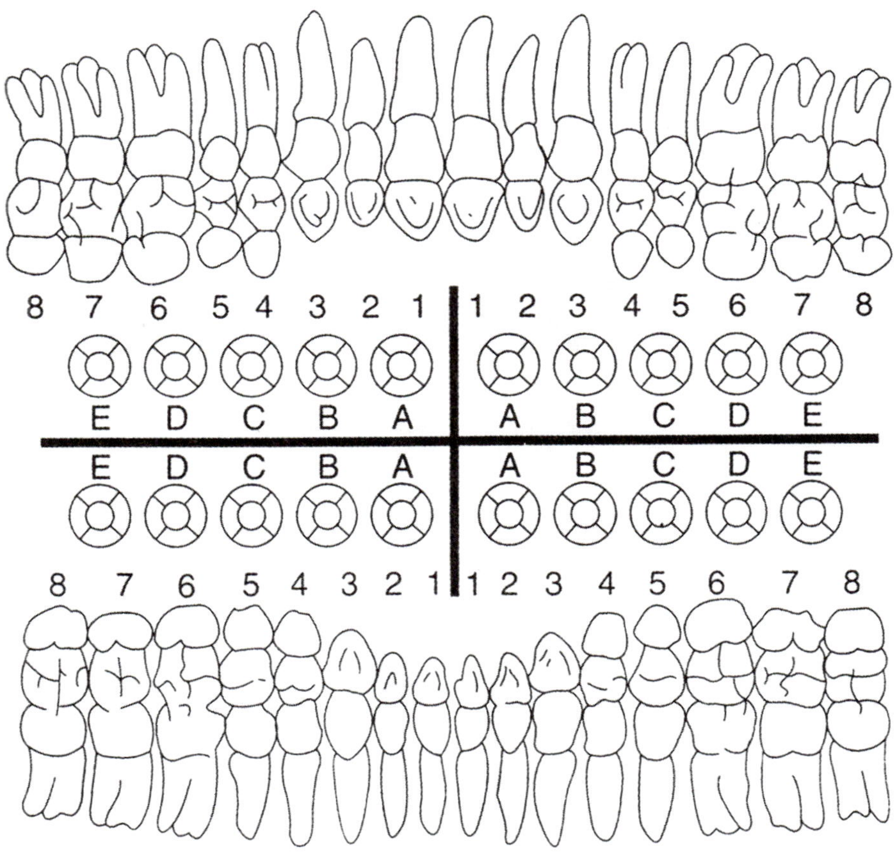

그림 3-24 영구치만 있는 60세 남자 진료기록부

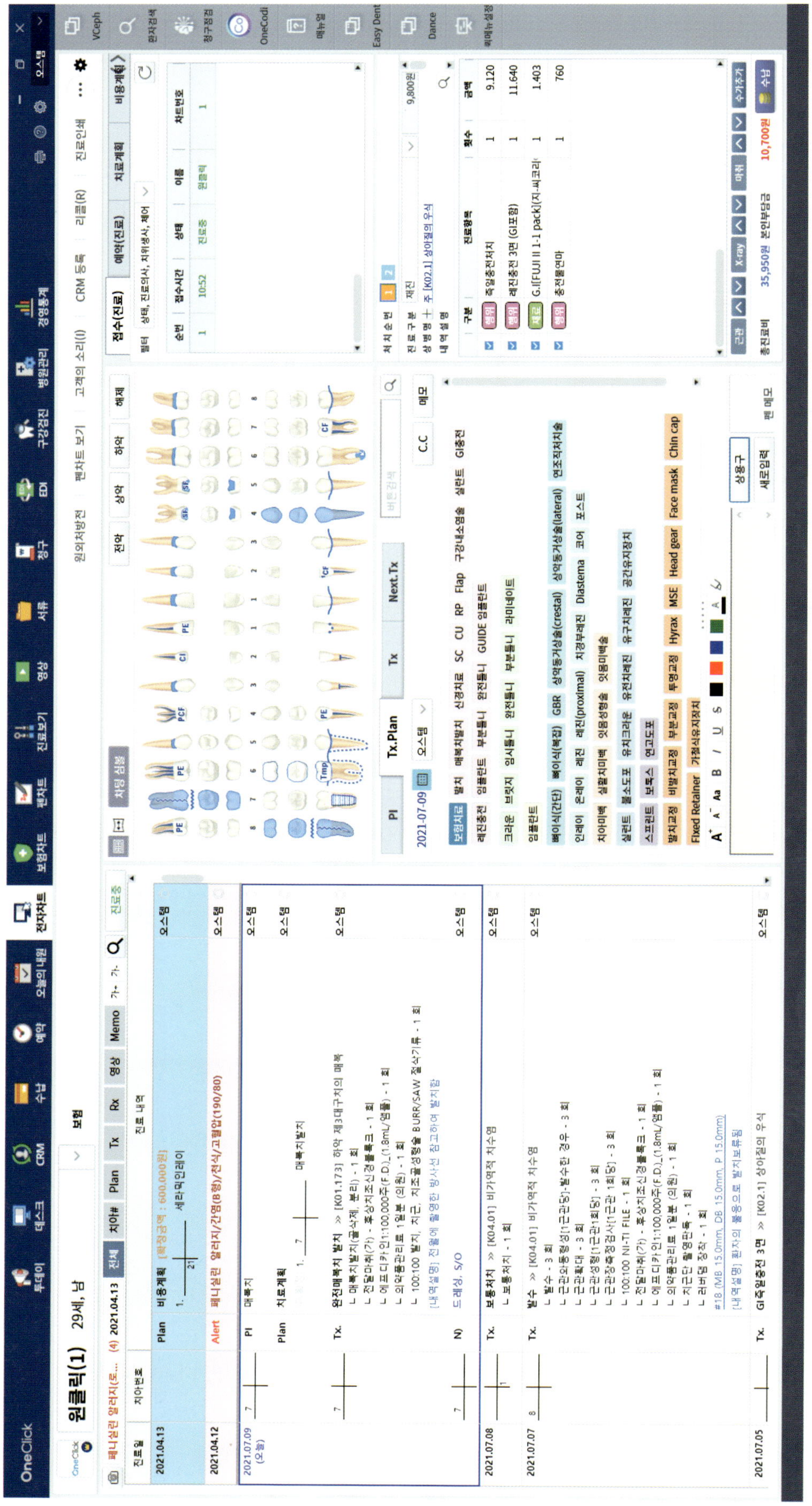

그림 3-25-1 전자 진료기록부 예 (오스템 社)

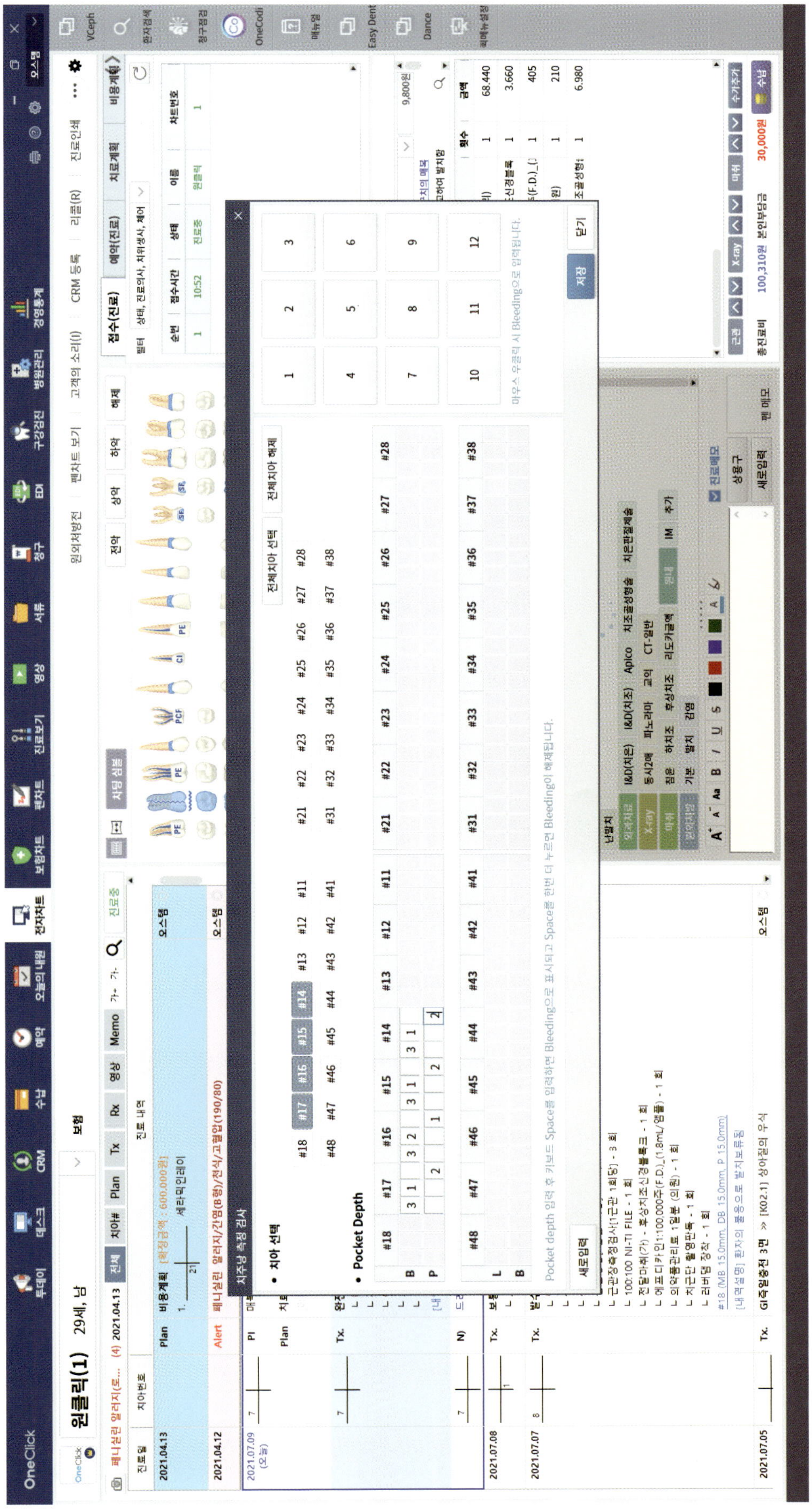

그림 3-25-2 전자 진료기록부 예 (오스템 社)

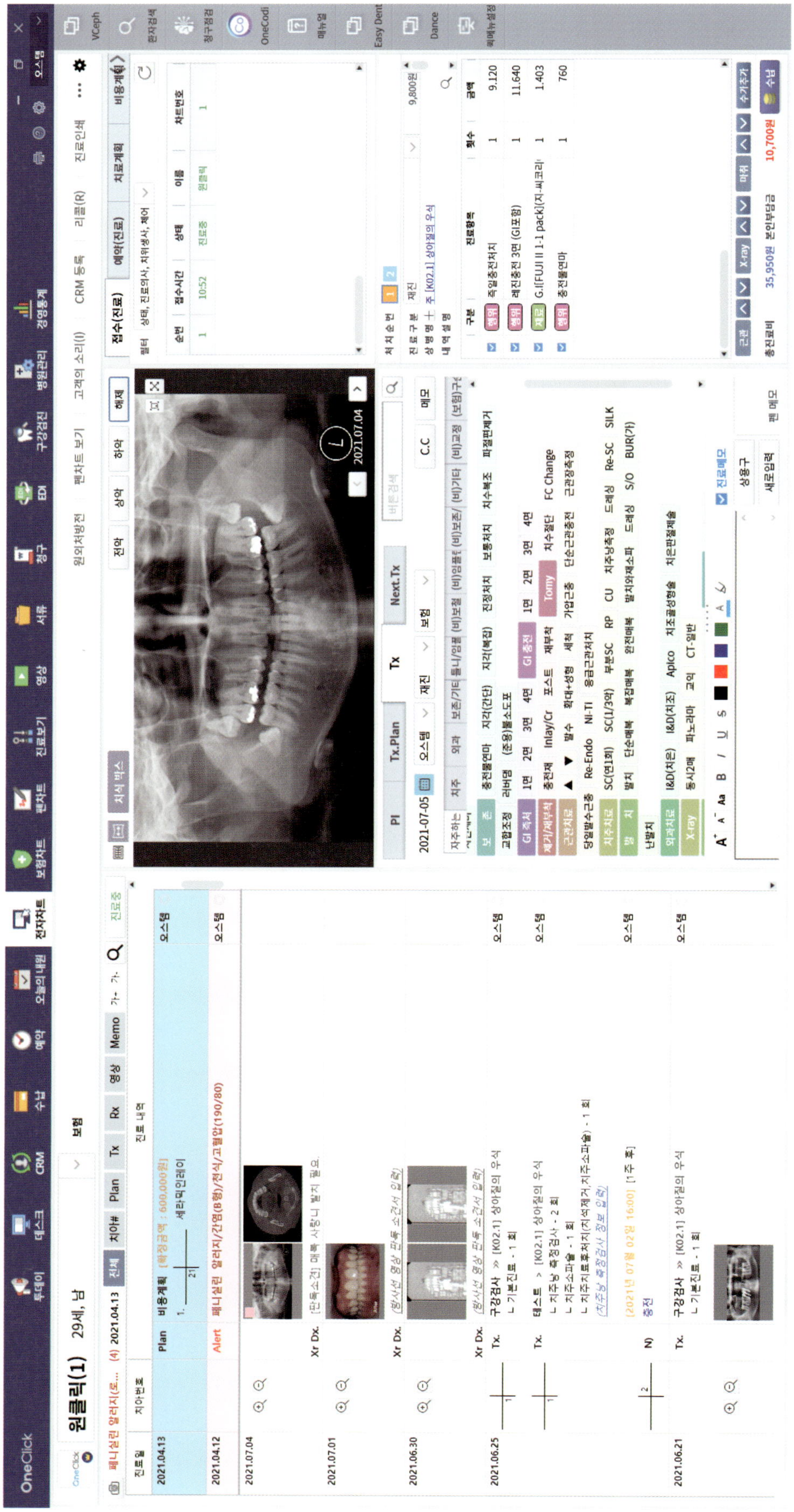

그림 3-25-3 전자 진료기록부 예 (오스템 社)

6. 구강영상 검사

구강질환을 진단하는데 있어 임상적인 검사로 진단하는데는 한계가 있다. 구강내의 질환은 보여지는 곳에서 나타나는 경우도 있지만 치아우식병이나 치주질환뿐만 아니라 수복물과 보철물 등이나 악골내에서 발생되는 질환은 구강영상 사진을 통하여 확실한 진단을 내릴 수 있다.

1) 촬영목적

구내엑스선 사진 촬영으로 정확한 진단 자료를 제공하기 위하여 촬영을 정확하게 하여 치아나 치아주위조직이 방사선 사진상에서 나타나는 양상과 각 부위별 촬영시에 나타나는 정상적인 해부학적 구조물의 위치를 파악할 수 있다.

2) 촬영법

(1) 구내 촬영

① 치근단 촬영

치아나 치근의 위치, 치아주위조직의 평가를 위하여 치근단 촬영을 주로 하며, 등각촬영법과 평행촬영법이 있다.

② 교익촬영

인접면 치아우식병의 발견이나 치주질환이 있을 때 치조정 관찰과 충전물의 적합도 등을 파악하는데 용이한 촬영법이다.

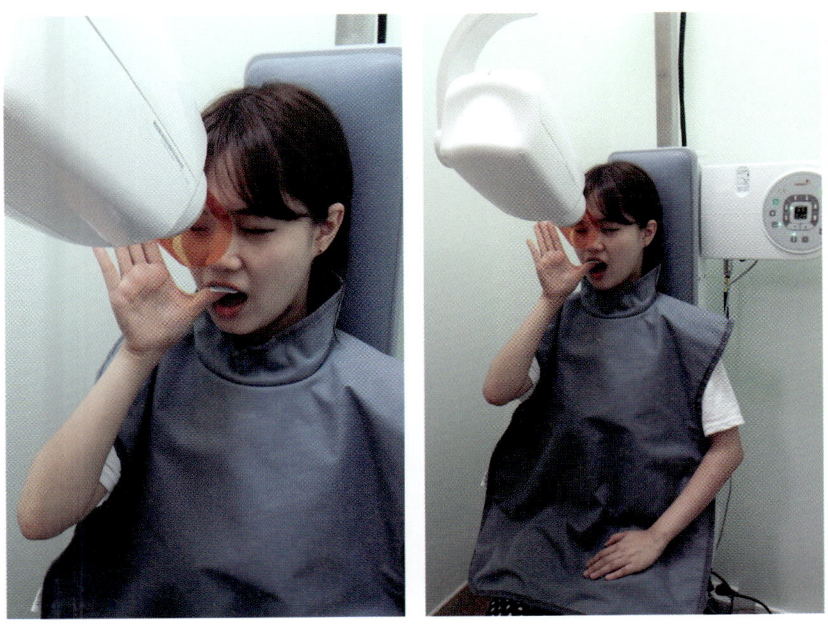

그림 3-26 등각촬영법

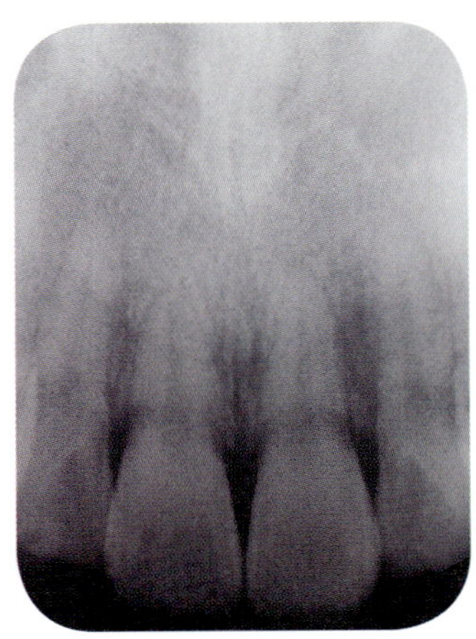

그림 3-27 상악전치부 등각촬영필름

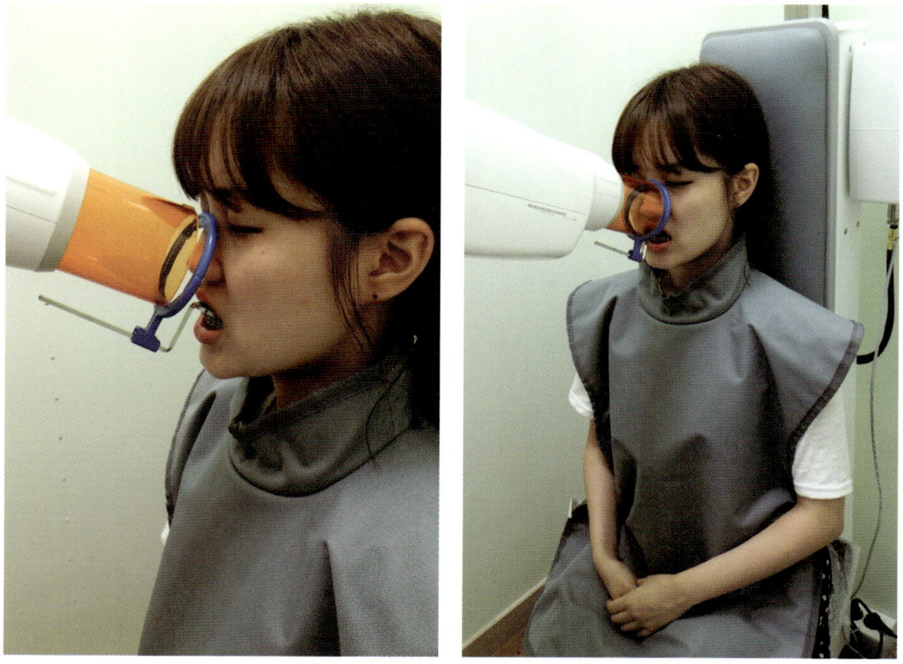

그림 3-28 평행촬영법

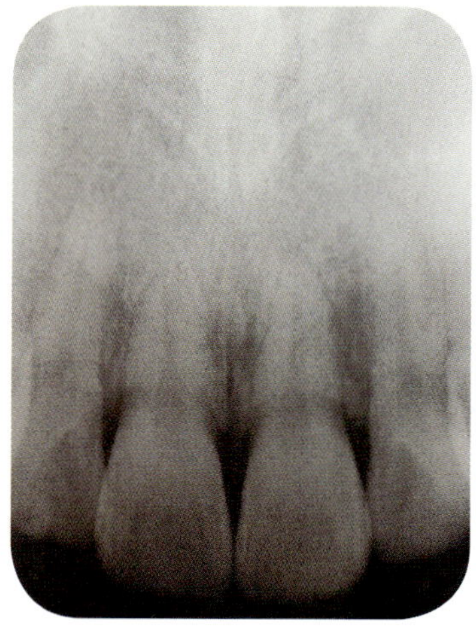

그림 3-29 상악전치부 평행촬영필름

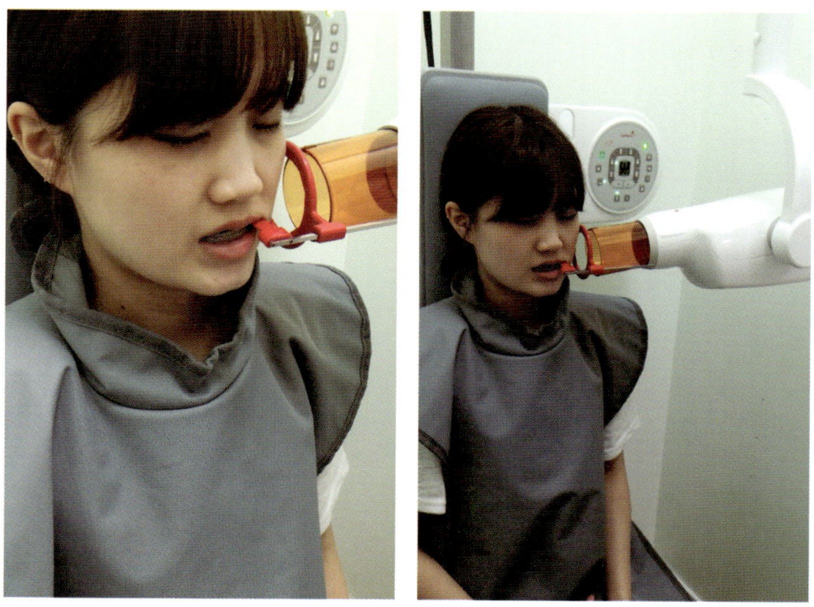

그림 3-30 교익촬영법

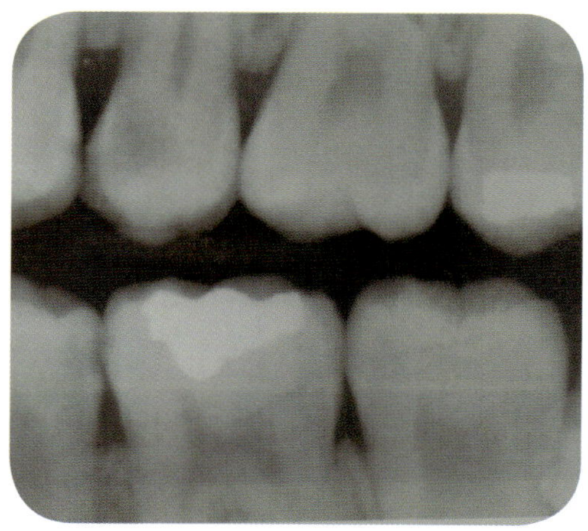

그림 3-31 구치부 교익촬영필름

(2) 구내 방사선 상

① 방사선 사진 상

방사선 사진 상에서 정상적으로 나타나는 해부학적 구조물이나 질환, 수복물과 보철물 등이 방사선 투과성(radiolucent) 또는 방사선 불투과성(radiopaque)으로 나타나는 것을 식별할 수 있어야 한다.

② 치아 구조에 대한 평가

정상 치아에서 법랑질과 상아질은 방사선 불투과성으로 나타나지만 치수는 방사선 투과성으로 나타나며, 치아의 구성조직은 방사선 사진상에서 구별할 수 있다.

③ 치아주위 조직에 대한 평가

치아주위 조직으로서 치은과 치주인대는 방사선 투과성이며, 백악질은 방사선 불투과성이지만 사진상에서는 식별하기 어렵다. 치조골은 두 가지 양상으로 피질골인 치조백선은 치아를 둘러싸고 있는 치밀한 구조로 인해서 방사선 불투과성 선으로 나타나지만 그 외의 골은 구성상 덜 치밀한 구조인 해면골로 피질골보다 방사선 불투과성 정도가 약하게 나타난다.

치조골의 끝 부분인 치조정의 정상 위치는 백악법랑경계에서 1.5mm 하방에 위치하고 있다. 이것은 염증의 정도에 따라 치조정의 위치가 점점 낮아지고 치근분지부가 노출되는 경우에는 치주질환의 진행정도를 파악할 수 있는 근거가 된다.

④ 구내 방사선 사진 상에서 상악의 정상적인 해부학적 구조물 평가

상악 전치부에서 방사선 투과성 구조물은 절치공, 비와, 정중구개봉합 등이며 방사선 불투과성 구조물은 역 Y자이고, 구치부에서 방사선 투과성 구조물은 상악동이며, 불투과성 구조물은 관골, 상악결절, 구상돌기, 근돌기 등이다

⑤ 구내 방사선 사진 상에서 하악의 정상적인 해부학적 구조물 평가

전치부에서 방사선 투과성 구조물은 설공이며, 방사선 불투과성으로는 이극, 이융선 등이며 구치부 방사선 투과성은 이공, 하악관이며, 방사선 불투과성은 악설골융선, 외사선, 내사선 등이다.

(3) 디지털 촬영

최근에는 디지털 촬영으로 구내·외 촬영에 있어 기존의 방사선 사진 촬영방법보다 해상도가 좋고, 노출량을 감소시키면서 빠른 영상조회로 효율적이며 환자교육용 도구로 사용될 수 있고, 필름 현상과정 대신 전자 센서와 같은 디지털영상 획득장치와 영상조회를 할 수 있는 컴퓨터 시스템을 사용한 디지털 촬영법을 많이 사용한다.

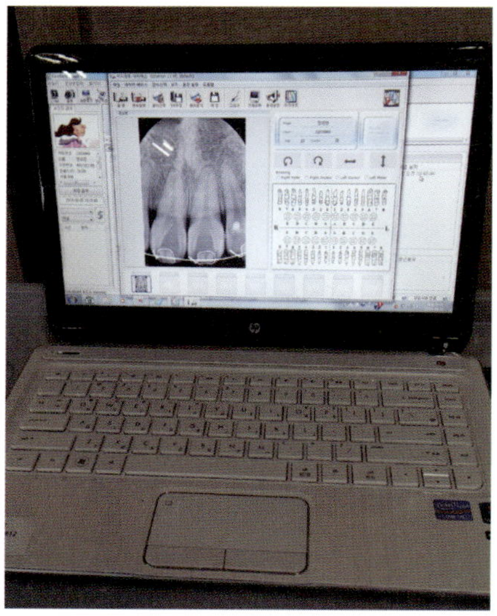
컴퓨터

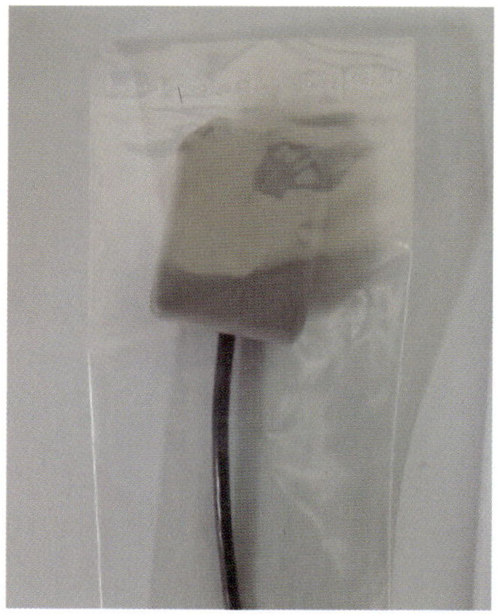
센서

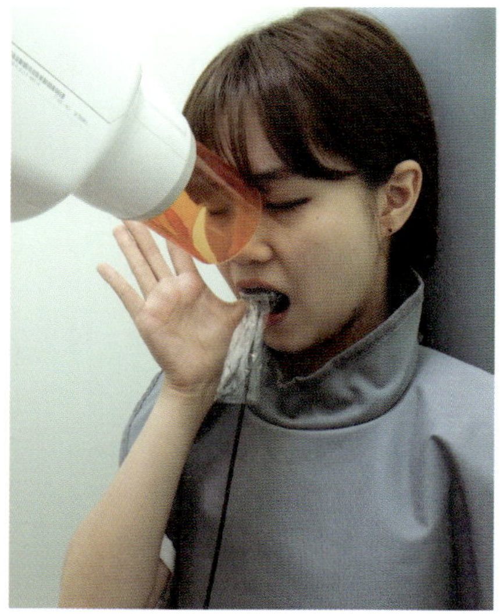
촬영사진

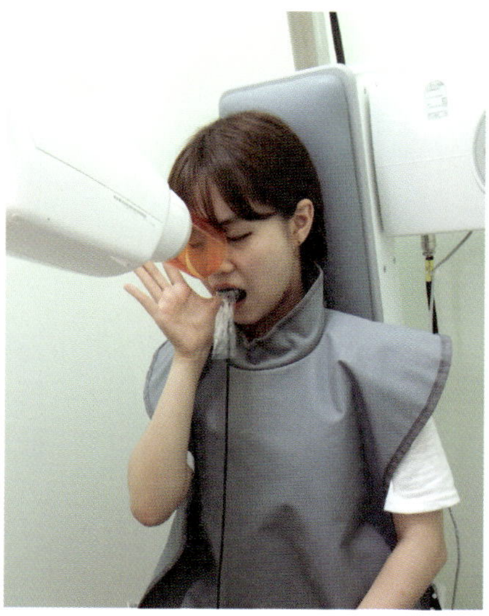
전체사진

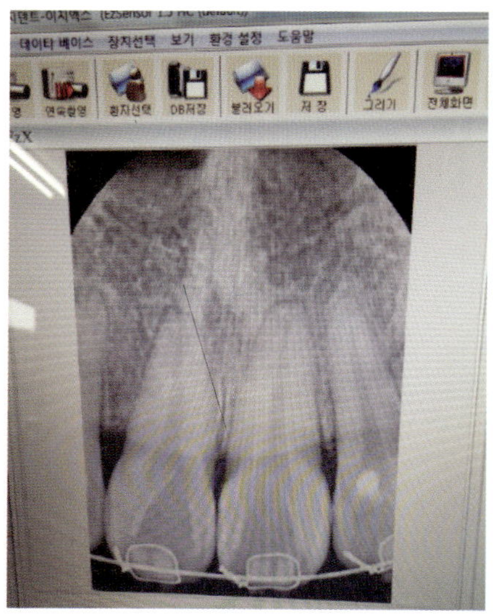

모니터 영상

그림 3-32 디지털촬영

(4) 파노라마 촬영

치아나 치아주위조직의 전반적인 평가를 위하여 파노라마 촬영을 한다. 파노라마 촬영은 해상도가 낮기 때문에 치주질환을 평가하기 위해서는 구내방사선 사진과 병행하여 사용한다.

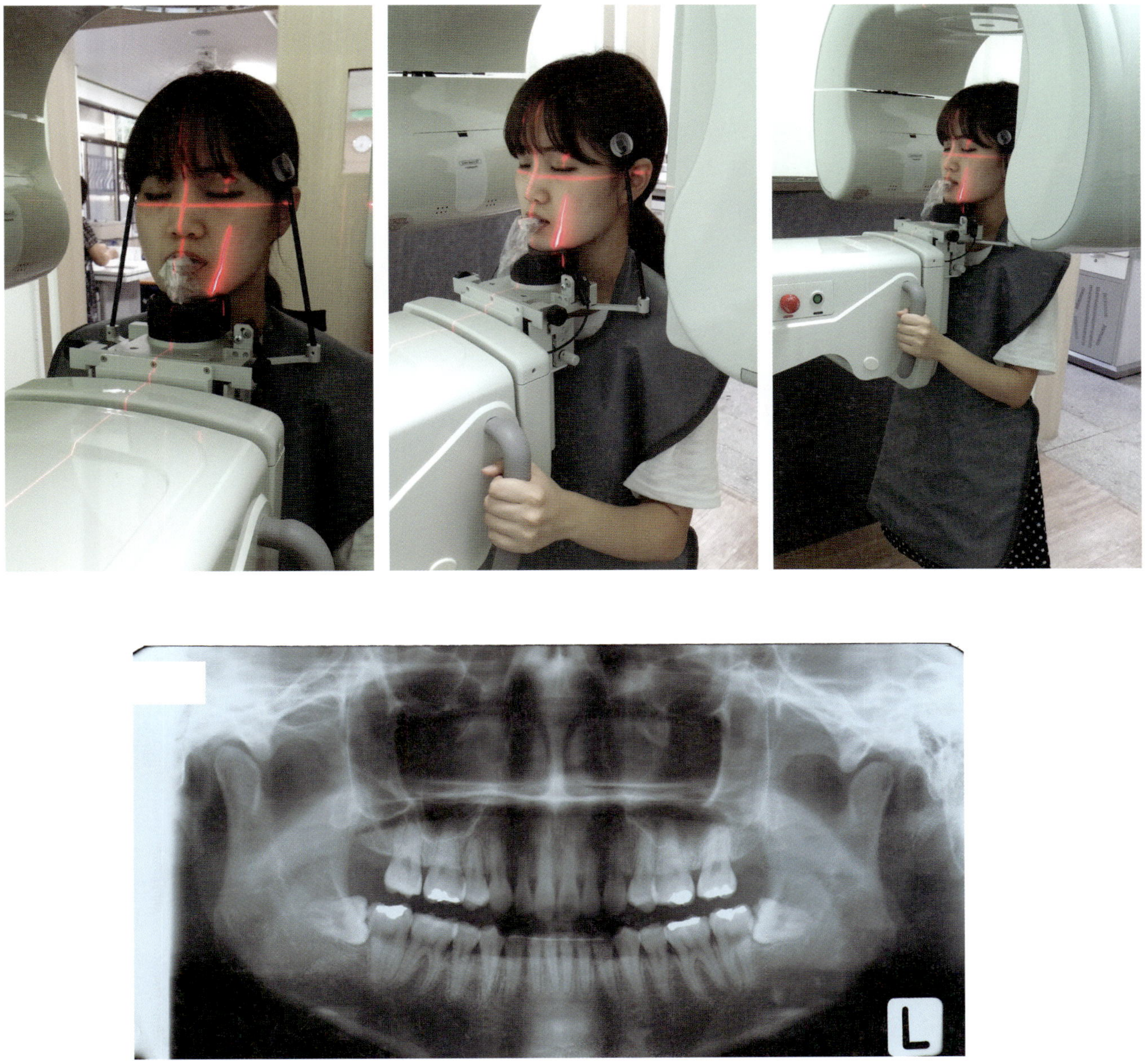

그림 3-33 파노라마촬영

(5) 구강검사 장비

치아의 법랑질에서 발생하는 자가 형광(auto-fluorescence) 발현 반응을 수치로 정량화하는 광학 검사 장비인 QLF-D 시스템(Qantitative Light induced Fluorescence-digital biluminator™ 2+, 이하 Q-Ray™ 시스템)은 405nm의 푸른색 가시광선을 치아에 조사한 후 특수 필터를 사용하여 치아로부터 발현되는 형광을 이미지화하여 초기우식증, 치면세균막, 치석 등을 탐지하는 데 활용된다. 구강 내에 존재하는 세균의 대사산물인 endogenous porphyrins에 의해 발현되는 붉은색의 형광을 탐지한다.

근접촬영이 가능하므로 자세한 부분까지 세밀하게 관찰할 수 있고, USB 케이블에 바로 연결하여 사용하는 것도 있으며, 한 번의 촬영으로 구강 내 넓은 부위와 많은 치아를 비추어 확대해 볼 수 있다.

DSLR카메라(Digital Single Lens Reflex camera)는 치아 및 구강관리 상태를 선명하고 확대된 사진으로 보여줌으로써 치과 치료와 구강 관리의 필요성을 알게 하며, 치료 과정에서 과거와 현재의 치아 상태 기록을 보존함으로써 계속적인 구강 관리에 도움이 되고, 진료 결과를 보다 확실히 평가하여 더 나은 진료를 할 수 있게 한다.

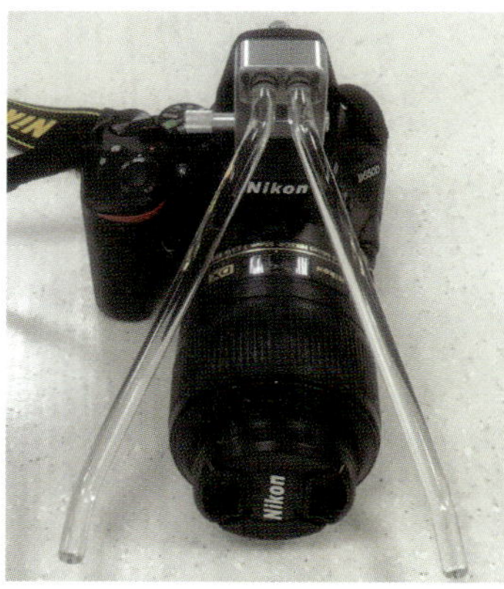

DSLR

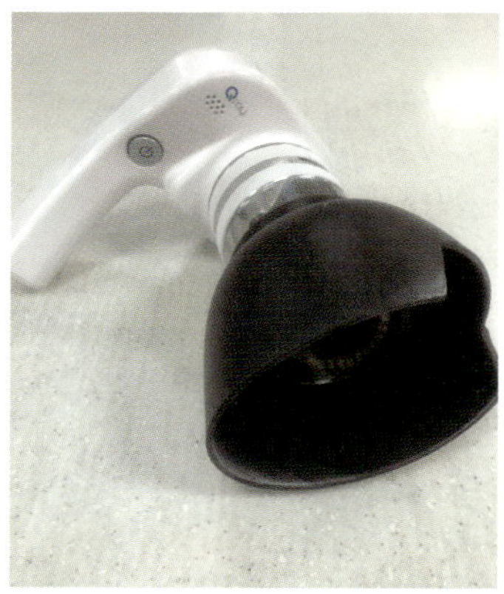

Q-Ray

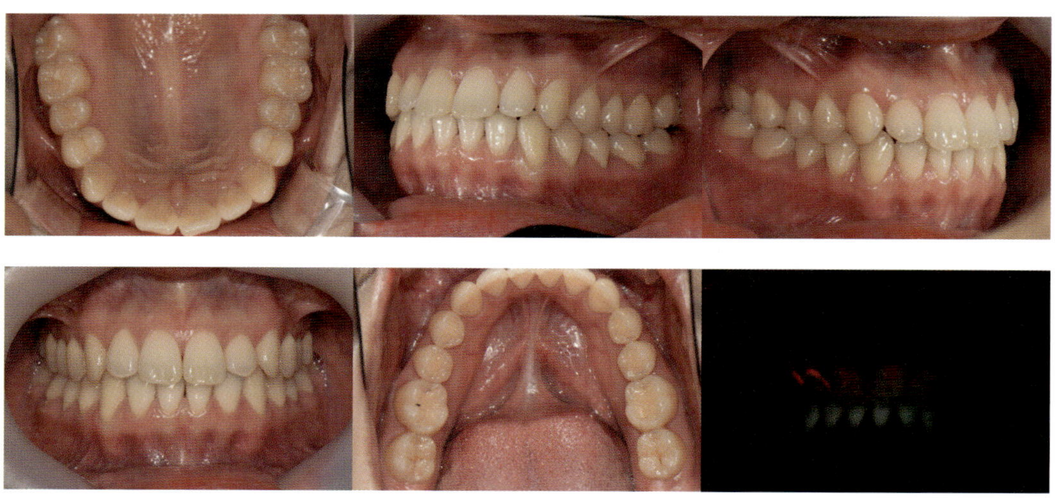

그림 3-34 구강 촬영

구내방사선 실습 평가서

<table>
<tr><td colspan="2">성명</td><td colspan="2">성별 : 남 여</td></tr>
<tr><td colspan="2">생년월일</td><td colspan="2">연락처 :</td></tr>
<tr><td rowspan="2">No.</td><td rowspan="2">평 가 항 목</td><td colspan="2">평 가 점 수</td></tr>
<tr><td>수 행</td><td>미 수 행</td></tr>
<tr><td>1</td><td>두부조절</td><td></td><td></td></tr>
<tr><td>2</td><td>조사통 위치</td><td></td><td></td></tr>
<tr><td>3</td><td>수직각도</td><td></td><td></td></tr>
<tr><td>4</td><td>수평각도</td><td></td><td></td></tr>
<tr><td>5</td><td>촬영기술상의 실책과 보완방법</td><td></td><td></td></tr>
<tr><td>6</td><td>현상과정의 실책과 보완방법</td><td></td><td></td></tr>
<tr><td colspan="2">소 계</td><td></td><td></td></tr>
<tr><td colspan="2">점 수</td><td></td><td></td></tr>
<tr><td colspan="2">술자성명 :
보조자 성명 :</td><td colspan="2">술자 학번 :
보조자 학번 :</td></tr>
<tr><td colspan="2">확인 교수</td><td colspan="2">서 명</td></tr>
</table>

CHAPTER

04

치위생진단 및 계획

치위생 검사과정에서 수집한 자료를 통합하고 분석 및 해석하는 방법을 익혀 치위생진단 및 계획을 수립함으로써 체계적인 치위생관리 업무를 수행할 수 있도록 한다.

1. 치위생진단(Dental hygiene diagnosis)

치위생진단은 치과위생사의 업무범위 내에서 구강질환을 예방하고, 구강질환의 위험요인을 최소화하며, 구강건강을 향상시키기 위한 것으로 치과의사의 진단과는 차이가 있다.

치위생진단은 다음과 같은 특성이 있다.
- 치위생관리 대상자의 구강건강 및 구강질환과 관련된 건강상태와 행위 또는 위험요인에 초점을 맞춰야 한다.
- 치위생 사정(assessment) 과정에서 수집한 자료를 근거로 해야 한다.
- 치위생 처치 범위 내의 중재방법(intervention)이 요구된다.
- 효율적인 치위생관리를 계획하고 수행하기 위해서 필요하며, 그 결과를 평가(evaluation)하기 위해서 필요하다.

또한 치위생진단을 위해서 치위생관리 대상자에게 수집한 자료를 통합(synthesis)하고, 분석(analysis)하며, 해석(interpretation)하는 것이 필요하며 다음과 같은 내용을 고려하여야 한다.

1) 주소(Chief complaint)

주소는 확인 후 가장 우선적으로 처치를 할 수 있도록 해야 한다.

2) 의과병력(Medical history)

전문가 의뢰(consultation)의 필요성, 전신질환과 치주질환과의 관련성 및 치유에 부정적인 요인, 흡연에 관한 교육과 금연프로그램의 필요성, 기타 치료계획에 영향을 미치는 요인이 있는지 확인한다.

3) 치과병력(Dental history)

치주치료 경험, 치아유지관리 빈도, 구강위생관리 습관, 협조도 및 치료 중 유의 해야할 사항 등을 확인한다.

4) 치은(Gingiva)

구강위생상태, 치은염증, 치은퇴축 또는 치은증식, 치주낭 깊이 등을 평가한 결과 비외과적 치주치료 후 재평가의 필요성 및 치주수술이 요구되는지 여부를 확인한다.

5) 치아(Teeth)

결손치와 관련된 치아이동 및 기능상의 문제점, 문제가 있는 수복물 (예: 과잉변연over-hang margin, 개방접촉), 치아동요와 관련된 원인 (예: 치조골소실, 외상성 교합), 타진반응의 원인(예: 외상성 교합, 염증, 외상), 기능상의 잘못된 습관(예: 이갈이, 악물기 습관) 등을 확인한다.

6) 엑스선(X-ray) 사진

치조골흡수 정도 및 형태를 분석하고 치주염 심도와 관련된 외과적 치주치료의 필요성 등을 확인한다.

2. 치위생계획(Dental hygiene plan)

치위생계획은 대상자의 치위생진단 자료를 바탕으로 개개인에 적합하도록 세우는 것이 중요하다. 치위생계획에는 다음과 같은 내용이 포함되어야 한다.

- 치주검사에 대한 분석자료
- 주소(chief complaint)와 의뢰에 대한 내용
- 치위생 대상자의 목표
- 치과위생사의 임상과정
- 구강보건교육과 상담에 관한 목표
- 방문일정 등

처치에 관한 반응이 사람마다 다르고, 같은 사람의 경우에도 부위마다 다르며, 진행되는 시간도 다르기 때문에 계획을 어떻게 세울 것인가는 술자의 판단이 중요하다. 치주상태에 따른 비외과적 치주치료계획을 참고하면 도움이 될 것이다.

1) 건강한 치주상태(Periodontal health)

탐침 시 치은출혈이 없고 약간의 치은연상 및 치은연하 바이오필름과 치석이 있는 치위생 대상자는 정기적인 치면세마(oral prophylaxis)가 요구된다.

2) 치은염(Gingivitis)

치은염의 특징은 탐침깊이가 4mm미만이고 치태 및 치석은 있으나 치조골 흡수 및 치아동요는 나타나지 않는다. 치은염 환자의 치주세정(periodontal debridement)을 위한 계획은 다음과 같다.

① 치은염의 경우 대부분 1회 약속으로 가능하지만 전반적인 경우 자가구강관리 교육을 위해 2회 약속을 할 수 있다.
② 교육내용은 치은염에 대한 설명과 동기유발을 유도할 수 있는 방법(치면세균막 착색, 구강카메라, 위상차현미경, 구취측정기 이용), 자가구강관리 방법 등이 포함되어야 한다.
③ 치주건강을 유지하기 위해서 6개월 간격의 유지관리 기간이 필요하다는 것을 설명해야 한다.

3) 경도 만성치주염(Slight chronic periodontitis)

경도 만성치주염의 특징은 4~5mm의 탐침깊이와 1~2mm의 임상적 부착소실, 20%이하의 경미한 수평 골소실, 치은연상 및 치은연하 치석 그리고 탐침 시 치은출혈 등이 있으나 치아 동요와 치근 이개부 병변은 나타나지 않는 상태이다.

경도의 만성치주염 환자의 경우 다음과 같이 치위생계획을 세울 수 있다.

① 치주염이 국소적인 경우 치석의 양과 정도에 따라 2~3회, 전반적인 경우 3~4회 정도 약속이 필요하다.
② 교육계획은 방사선사진을 통해서 치주검사 한 내용을 설명하며, 덴탈바이오필름과 치주염과의 관계 및 치주염의 진행과정에 대해 설명해야 한다.
③ 치주염은 정기적인 치주세정을 하지 않은 결과임을 인식시키고, 다른 위험요인이 있을 경우 치주염과의 관련성을 교육해야 한다.
④ 동기유발을 강화하기 위하여 필요한 검사(구강카메라, 위상차현미경, 구취측정, 식단상담) 과정을 포함한다.
⑤ 계획된 내원 횟수와 4주 후 재평가에 대한 목적과 필요성을 설명한다.
⑥ 치주염이 전반적인 경우 치주전문의 의뢰의 필요성에 대해서 설명한다.

4) 중등도 만성치주염(Moderate chronic periodontitis)

중등도 만성치주염의 특징은 탐침깊이가 5~6mm, 임상적 부착소실 3~4mm, 중등도의 수평 및 수직골 소실 20~50%, 치아동요와 치근 분지부 초기병변, 치은연상 및 치은연하치석, 탐침 시 치은출혈 등이 나타날 수 있다.

중등도의 만성치주염 환자에 대한 치위생계획은 다음과 같다.

① 치주염이 국소적인 경우 치석의 양과 정도에 따라 2~3회, 전반적인 경우 3~4회 정도 약속을 한다. 만약 치주전문의 의뢰를 미루는 환자의 경우 1회 정도 약속 횟수를 증가시킨다.
② 교육계획은 방사선사진을 통해서 치주검사 한 내용을 설명하며, 덴탈바이오필름과 치주염과의 관계 및 치주염의 진행과정에 대한 설명이 필요하다.

③ 치주염은 정기적인 치주세정을 하지 않은 결과임을 인식시키고, 다른 위험요인이 있을 경우 치주염과의 관련성을 교육해야 한다.
④ 동기유발을 강화하기 위하여 필요한 검사(구강카메라, 위상차현미경, 구취측정, 식단상담) 과정을 포함한다.
⑤ 계획된 내원 횟수와 4주 후 재평가에 대한 목적과 필요성을 설명한다.
⑥ 중등도 치주염의 경우 비외과적 처치 후 치주전문가 의뢰의 필요성을 설명해야 한다.

5) 중증 만성치주염(Severe chronic periodontitis)

중증 만성치주염의 특징은 탐침 깊이가 6~7mm, 임상적 부착소실 5mm이상, 수평 및 수직 골소실이 50% 이상, 치아동요 및 분지부 병변 등이 있을 수 있다. 이런 환자의 경우 비외과적 처치만으로 염증이 거의 회복되지 않아 치주수술을 병행해야 하므로 치주전문의에게 의뢰해야 한다.

중증의 만성치주염 환자에 대한 치위생계획은 다음과 같다.

① 치주염이 국소적인 경우 치석의 양과 정도에 따라 2~3회, 전반적인 경우 3~4회 정도 약속을 한다. 만약 치주전문의 치료를 미루는 환자의 경우 약속 횟수를 1회 정도 늘린다.
② 교육 시의 계획은 방사선사진을 통해서 치주검사 한 내용을 설명하며, 바이오필름과 치주염과의 관계 및 치주염의 진행과정에 대한 설명이 포함되어야 한다.
③ 치주염은 정기적인 치주세정을 하지 않은 결과임을 인식시키고, 다른 위험요인이 있을 경우 치주염과의 관련성을 교육해야 한다.
④ 동기유발을 강화하기 위하여 필요한 검사(구강카메라, 위상차현미경, 구취측정, 식단상담) 과정을 포함한다.
⑤ 계획된 내원 횟수와 4주 후 재평가에 대한 목적과 필요성을 설명한다.
⑥ 중증 치주염의 경우 치주수술을 해야 하는 경우가 많으므로 비외과적 처치 후 치주전문의 의뢰의 필요성을 설명해야 한다.

CHAPTER

05

치위생 수행

대상자의 자세와 술자위치를 정확하게 이해하고 치주기구의 형태와 특성을 고려하여 적용할 수 있도록 한다.

치석제거 후 치면연마의 방법을 적용할 수 있도록 하며 치주기구연마의 원리를 이해하고 무딘 정도에 따라 연마할 수 있도록 한다.

치면세마(oral prophylaxis)는 치주질환을 예방할 목적으로 치아표면에서 치아우식병과 치주병의 원인이 되는 치면세균막, 치석, 음식물잔사, 외인성 색소 등의 국소적 요인을 기계적으로 제거하고 치아표면을 활택하게 하는 술식이고, 치석제거(scaling)는 치주병을 예방하고 치료할 목적으로 동일한 술식을 하는 것이다. 치석제거는 치아나 치은, 전신상태에 대한 지식과 올바른 치주기구를 조작할 수 있어야 하며, 숙련된 기술을 가지고 있는 사람만이 행할 수 있는 처치이므로 전문적인 처치(professional care)라고 할 수 있다.

치은연상치석제거술(supragingival scaling)은 임상적 치관에 있는 부착물을 제거하는 것으로 비교적 시술이 쉽다. 비슷한 말로 coronal scaling 또는 supramarginal scaling이라고도 한다.

치은연하치석제거술(subgingival scaling)은 임상적 치근에 있는 부착물을 제거하는 것으로 시술이 어렵다. 비슷한 말로 submarginal scaling이라고도 한다.

1. 환자와 술자의 자세(Patient and operator position)

1) 환자 자세

(1) 수평자세(Supine position)

상악진료 시에 시야확보가 좋으며 환자의 등이 바닥과 평행하고 상악 교합면이 바닥과 수직이거나 하악전치 순면이 바닥과 평행한 자세이다.

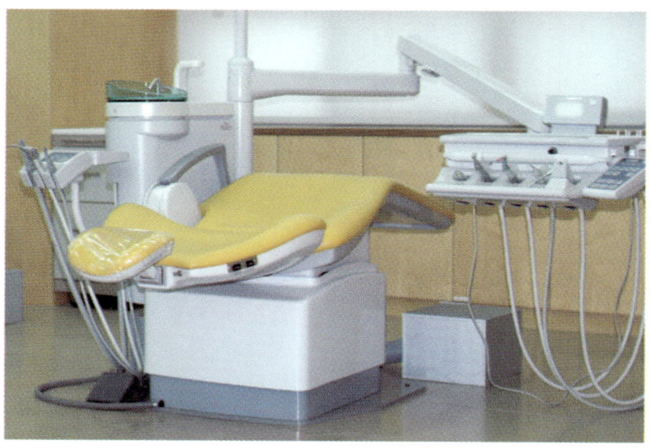

수평자세

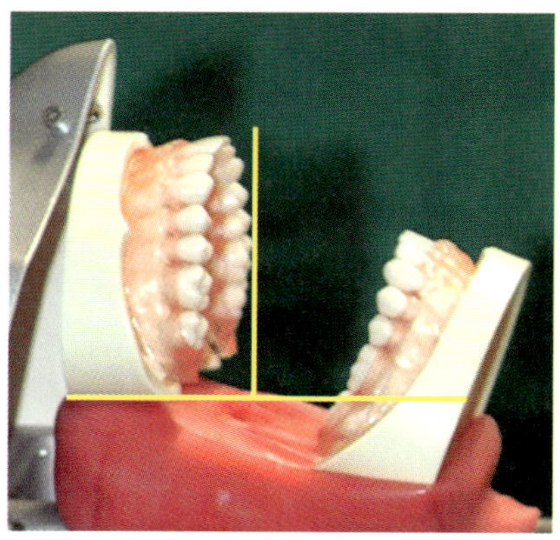

상악 교합면

그림 5-1 수평자세(supine position)

(2) 변형수평자세(Modified supine position)

변형수평자세는 수평자세에서 등받이를 15~20°정도 올려서 위치시킨다. 그리고 시트는 보통 바닥에 가장 낮게 위치시켜야 술자가 편리하다. 이때 하악 교합면은 바닥과 거의 평행하며, 하악전치 설면 진료 시 시야 확보를 위해 머리받침을 위로 올리면 효과적이다.

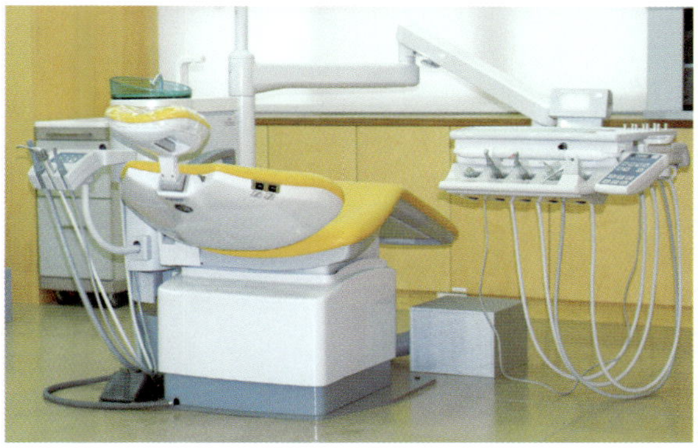

변형수평자세

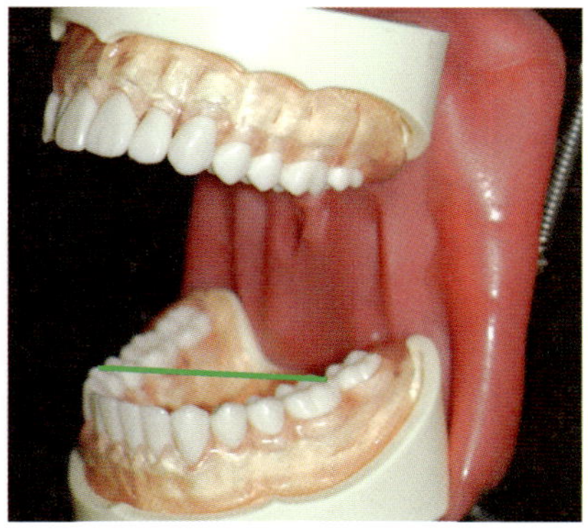

하악 교합면

그림 5-2 변형수평자세(modified supine position)

(3) 수직자세(Upright position)

진료대의 등받이를 완전히 세워 바닥과 90°로 조절하여 진료시작과 진료종료 시에 위치시키는 환자의 자세이다. 생징후 측정, 구강외 검진, 방사선 사진 촬영, 인상채득, 불소도포 및 환자 교육 시 사용된다.

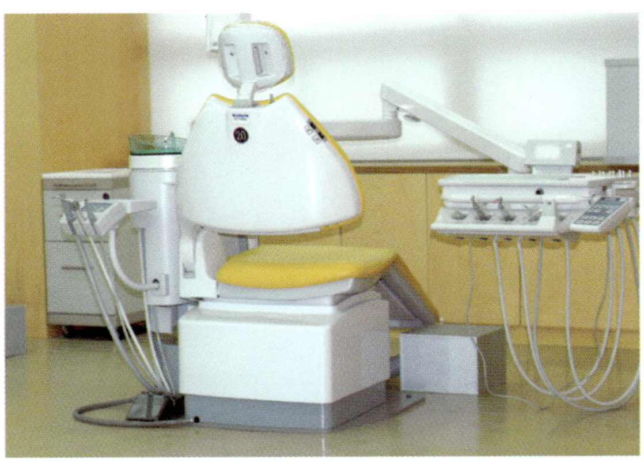

그림 5-3 수직자세(upright position)

(4) 변형수직자세(Modified upright position), 경사자세(Semiupright position)

등받이를 바닥과 45°로 조절하여 심혈관질환자, 호흡기환자, 심근경색환자, 천식환자 치료 시 사용된다.

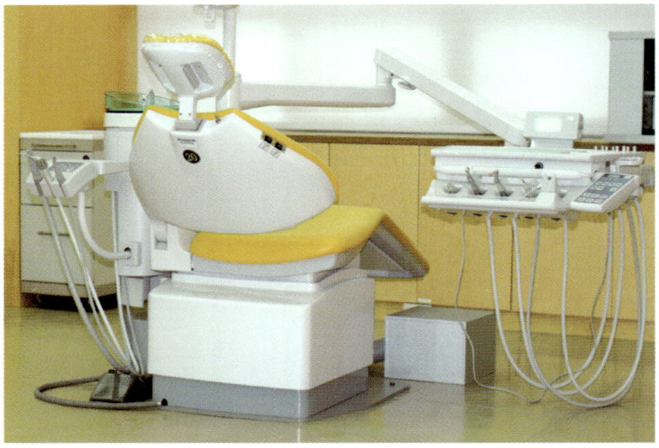

그림 5-4 경사자세(semiupright position)

(5) 트렌들렌버그 자세(Trendelenberg position, Subsupine position)

환자의 머리를 심장보다 낮게 위치시켜 비스듬히 경사지게 눕힌 상태로 조절한다. 실신, 응급상황과 상악 제3대구치 발치 시 사용된다.

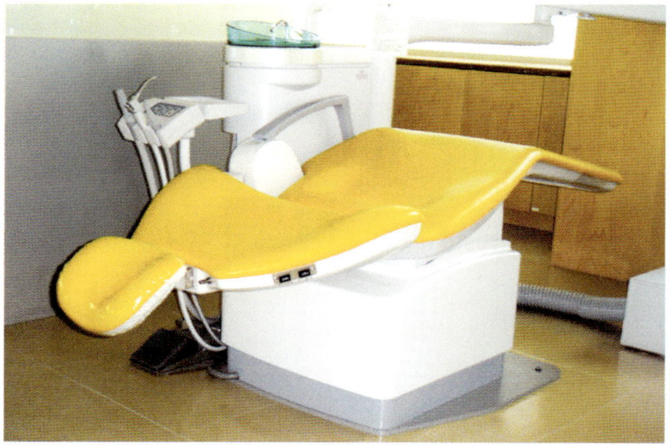

그림 5-5 Trendelenberg position

2) 술자 위치

술자가 오른손잡이인 경우에 술자는 환자의 우측에서 시술을 하므로, 편의상 환자의 머리를 12시, 턱을 6시로 기준한다.

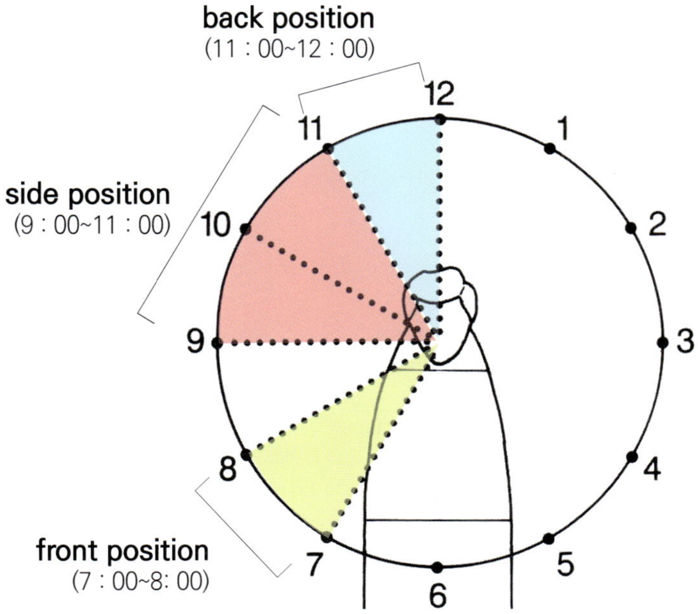

그림 5-6 시계형 술자 위치

(1) 전방위치(Front position, 7:00~8:00)

환자의 오른쪽에서 얼굴을 마주보고 앉으며 술자의 다리는 환자의 머리방향을 향해서 등받이 옆으로 위치시킨다. 특히 술자의 오른쪽 다리가 등받이 밑으로 들어가지 않도록 한다.

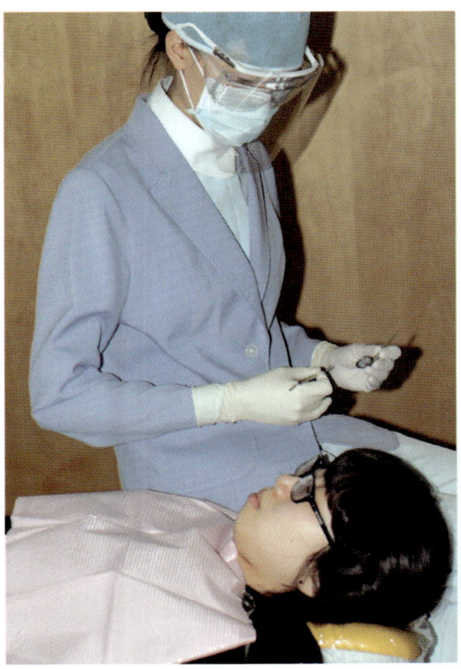

7 : 00

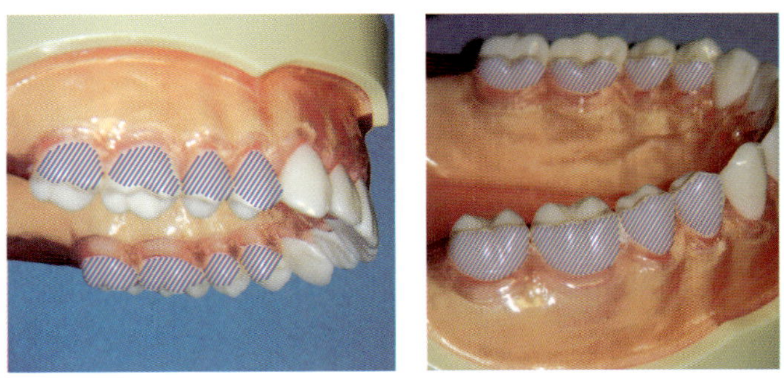

상·하악 구치부 협·설측

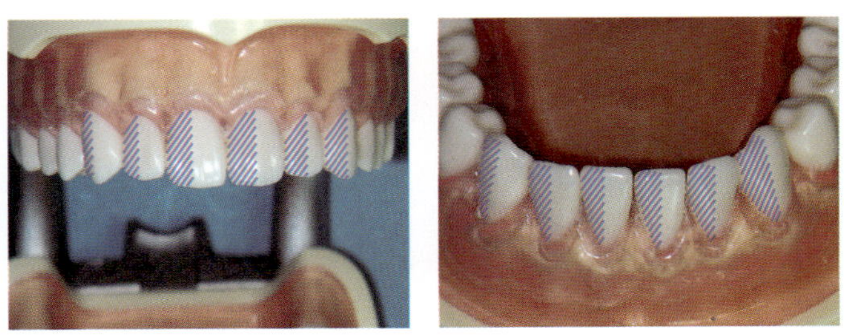

상·하악 전치부의 술자 가까운 면

그림 5-7 전방위치

(2) 측방위치(Side position, 9:00~11:00)

9:00 방향은 환자의 우측 귀 혹은 어깨를 보고 술자가 위치하며 술자의 다리는 머리받침 밑으로 위치한다. 10:00~11:00 방향은 환자의 우측 약간 뒤쪽에 위치하며, 술자는 다리를 벌리고 등받이 밑으로 들어가지 않도록 한다.

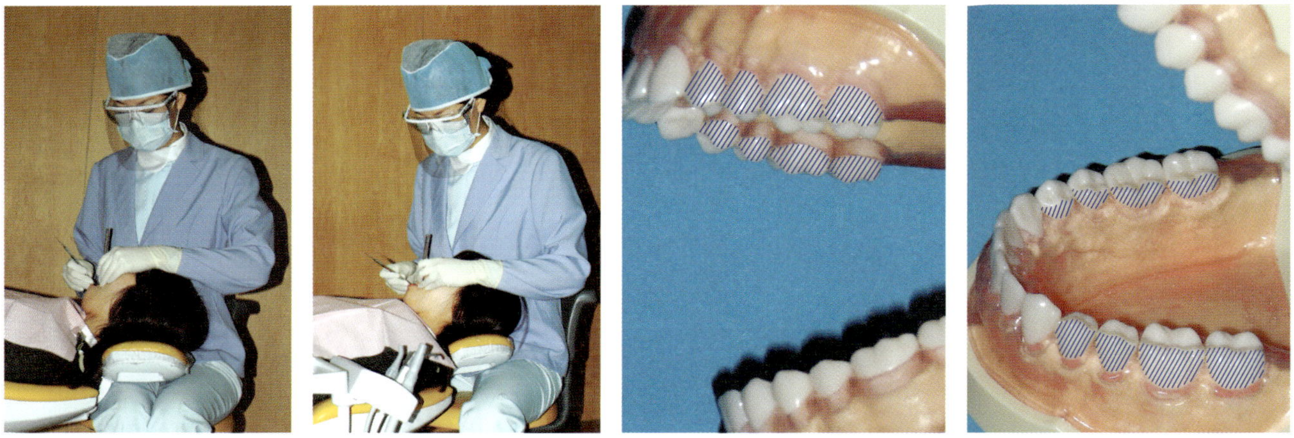

9 : 00 11 : 00 상·하악 구치부 협·설측

그림 5-8 측방위치

(3) 후방위치(Back position, 11:00~12:00)

술자는 환자 뒤에 위치하며, 술자의 다리는 벌리고 등받이 밑으로 들어가지 않도록 한다.

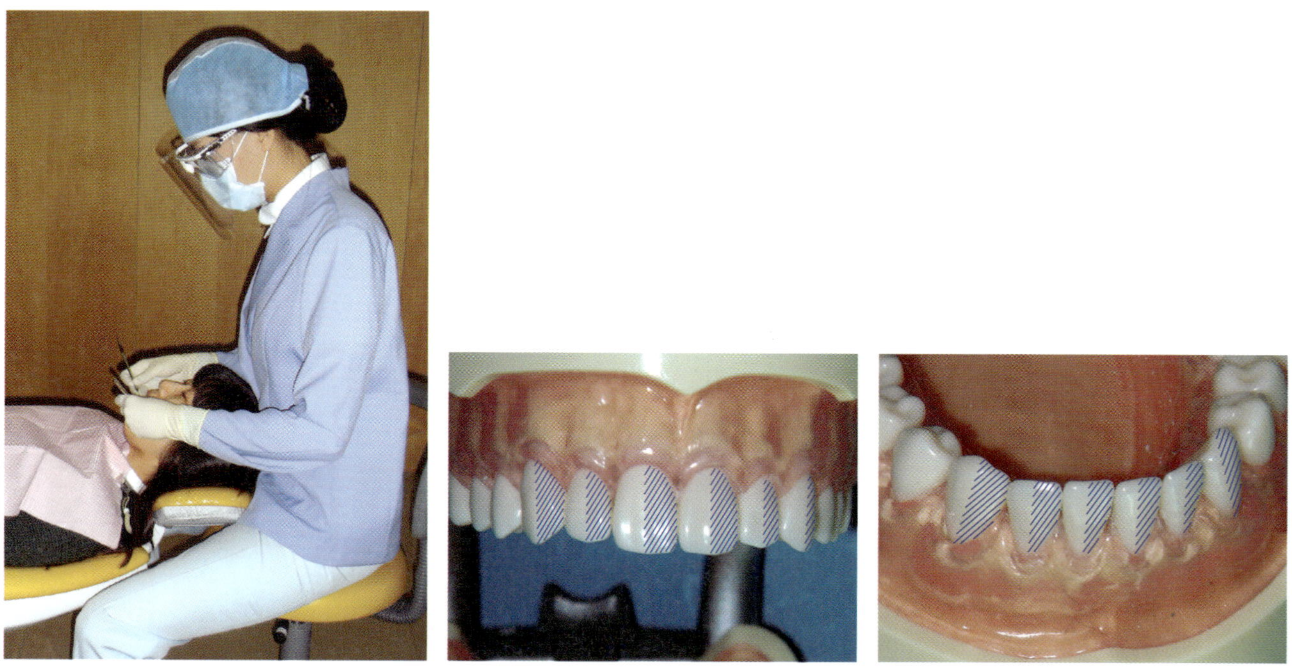

12 : 00 상·하악 전치부의 술자 먼 면

그림 5-9 후방위치

Point

- 술자의 상박과 하박이 직각인 상태에서 술자의 손이 환자의 구강 높이와 거의 일치하도록 조절한다.
- 보편적으로 술자가 전방위치 일 때는 술자의 허리가 환자 어깨 가까이 위치하면 시야확보 하기에 편리하다.
- 상악진료시 operator stool 높이는 stool의 seat가 dental chair의 back rest 높이와 비슷하면 술자가 편리하다.

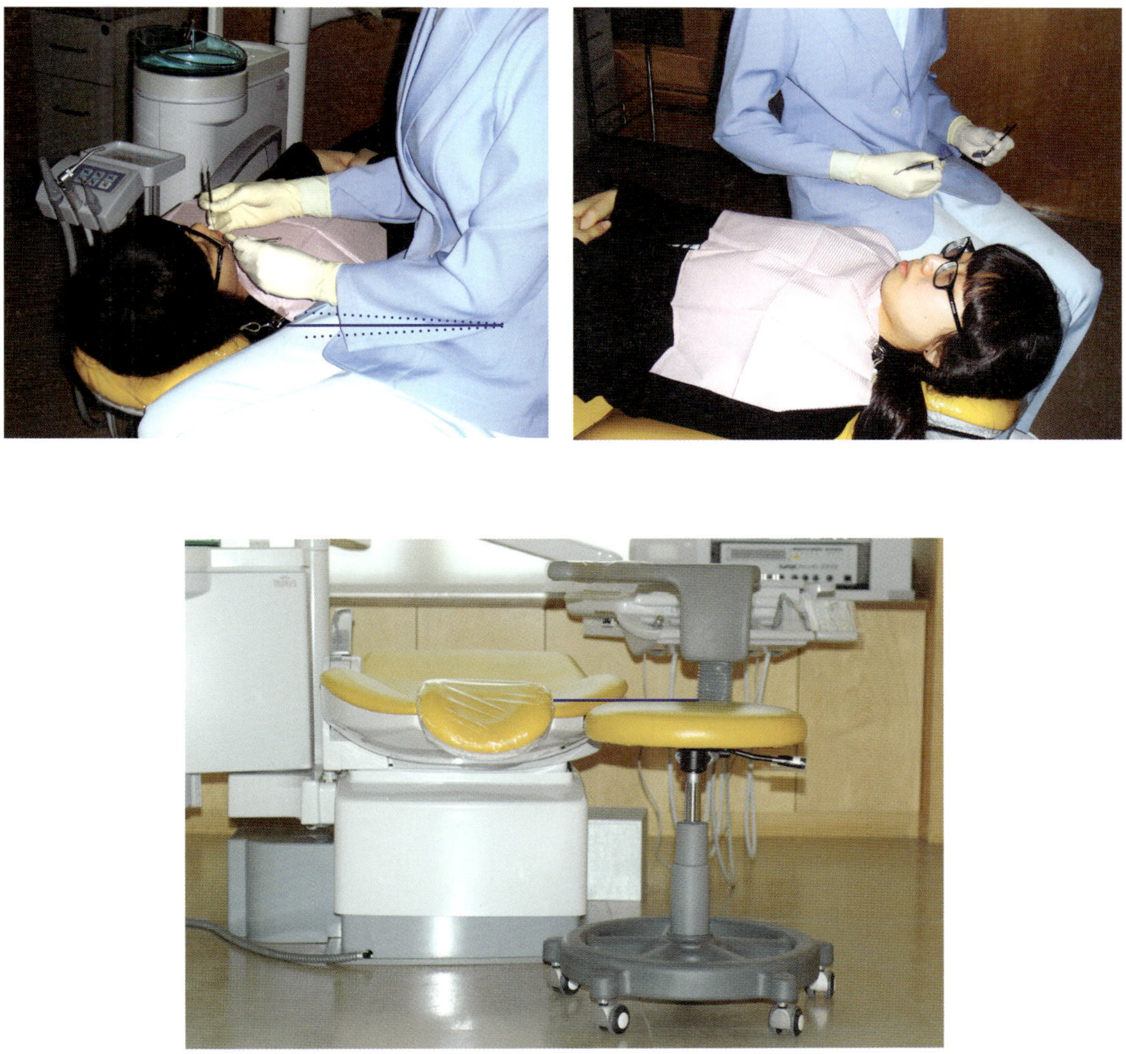

그림 5-10 올바른 술자 자세

2. 치주기구의 적용

1) 치주기구 조작의 기본원칙

(1) 치아의 기본적인 이해

① 치아장축

절단연 중앙 혹은 구치의 교두정에서 치근첨까지 연결하는 선이다.

② 전치의 치아중앙

전치순면 중앙에서 중앙순면 융선을 기준으로 한다.

③ 구치의 근·원심 능각

두개의 치면이 만나서 이루는 각이다.

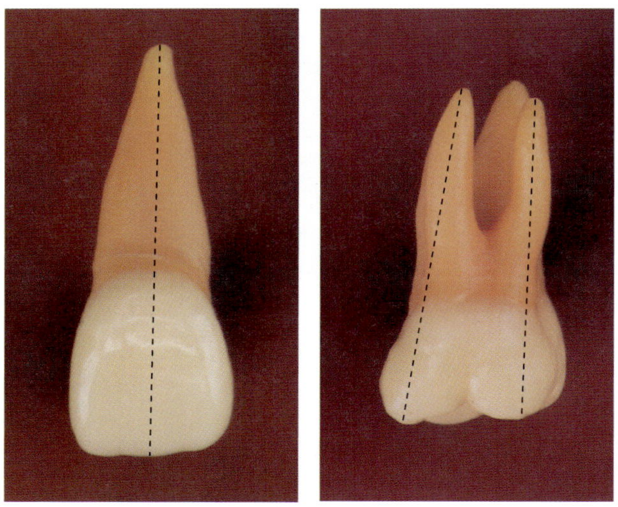

전치·구치의 치아장축선

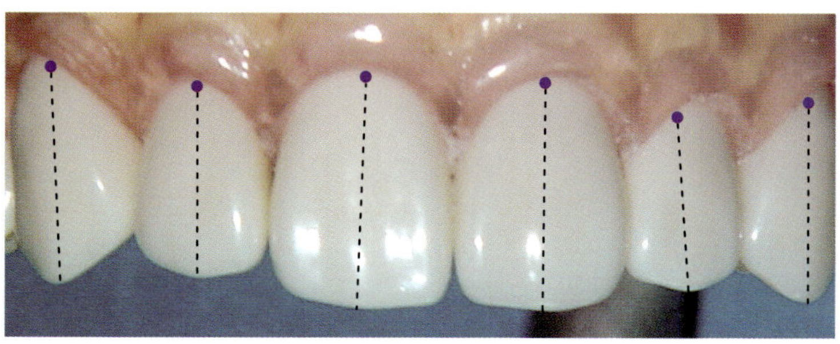

치경선 중앙

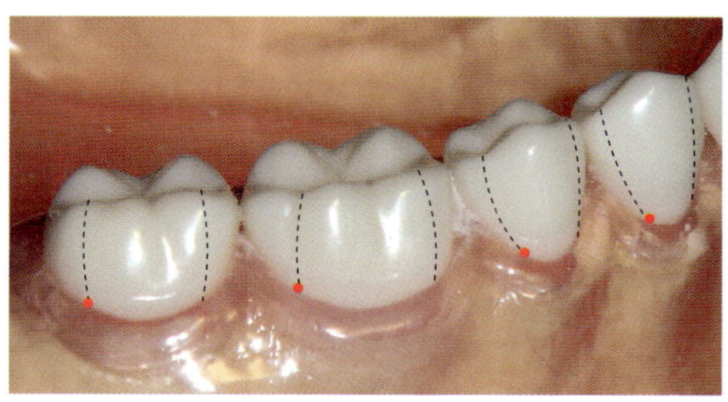

근·원심능각

2) 기구의 기본적인 명칭

기구는 작업부(working end), 연결부(shank), 손잡이(handle) 등 3부분으로 구성되어 있다.

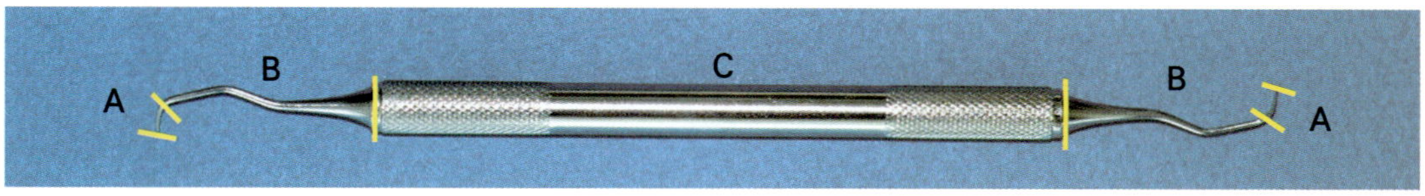

A : working end B : shank C : handle

그림 5-11 치주기구의 기본적인 형태

(1) 작업부(Working end)

기구의 가장 중요한 부분으로 연결부(shank)에 부착되어 있으며 하나의 손잡이(handle)에 기구마다 특별하게 고안되어 용도와 사용방법 및 적용하는 부위가 각각 다르다.

① 치경: mirror head
② 치주탐침: dull tip
③ 탐침: sharp tip
④ 시클 스케일러: blade
⑤ 큐렛: blade

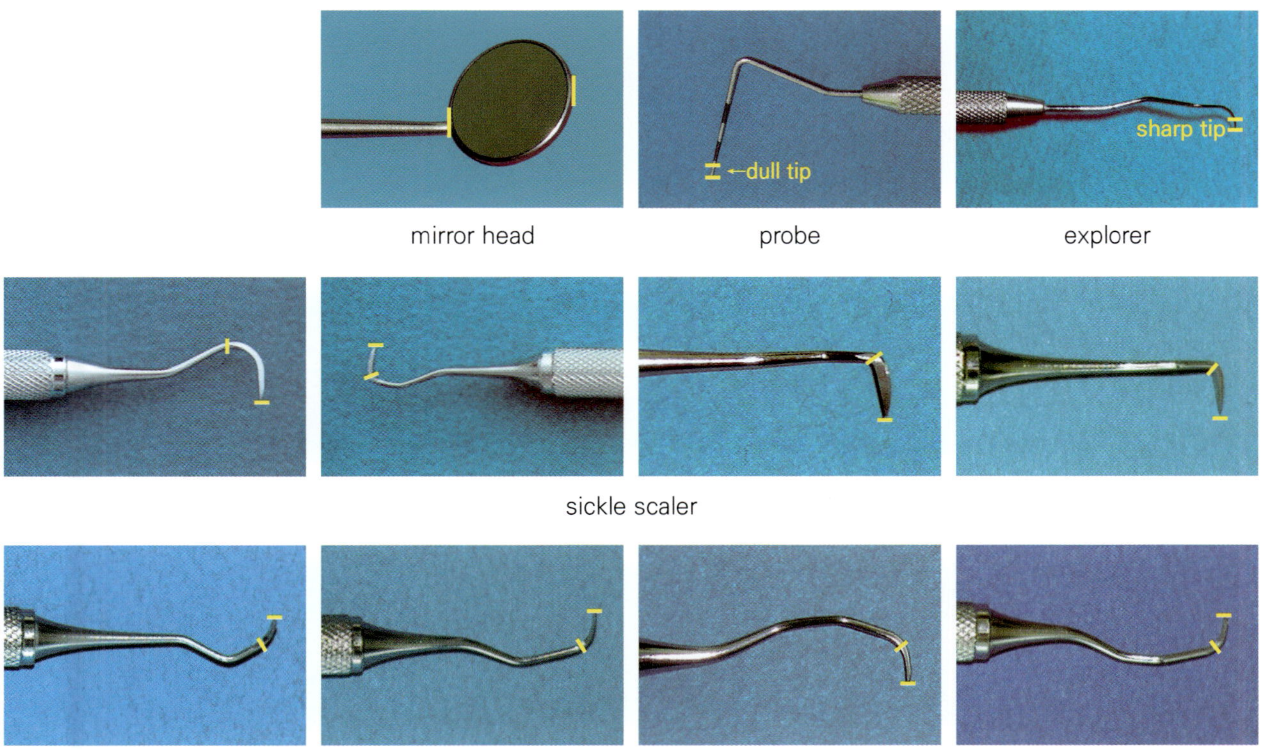

mirror head probe explorer

sickle scaler

curet

그림 5-12 기구별 작업부(blade)

(2) 연결부(Shank)

작업부와 손잡이를 연결하는 부분으로 하방연결부(lower shank), 중간연결부(middle shank), 상방연결부(upper shank)로 구성되어 있다. 연결부는 각이 작을수록, 각진 부위가 작을수록 전치부에 적합하고, 각이 더 크고 여러부위로 휘어져 있을수록 구치부에 더욱 적합하다. 특히 하방연결부가 긴 기구는 깊은 치은연하에 사용하는데 효과적이다. 특히 하방연결부를 terminal shank라고도 하는데, 이는 구치부에서 올바른 기구 날의 선택 및 올바른 기구조작을 평가하는 치주기구 조작의 시각적 지침이 된다.

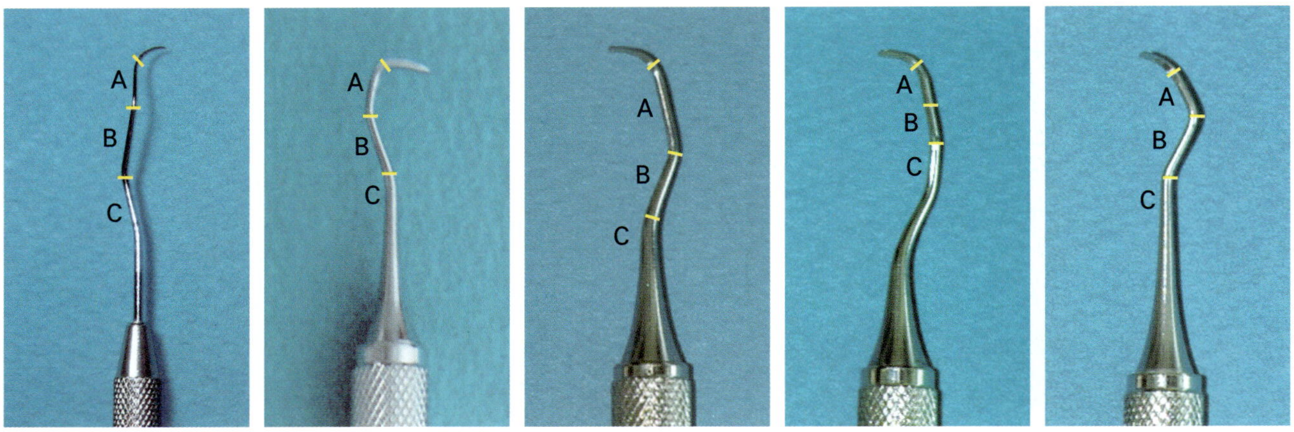

A : lower shank B : middle shank C : upper shank

그림 5-13 기구의 연결부

① 전치부와 구치부 기구의 연결부

기구의 끝이 술자를 향할 때 일반적으로 전치부는 연결부가 짧고 직선(straight)이며 구치부는 길고 각이져(angled) 있다.

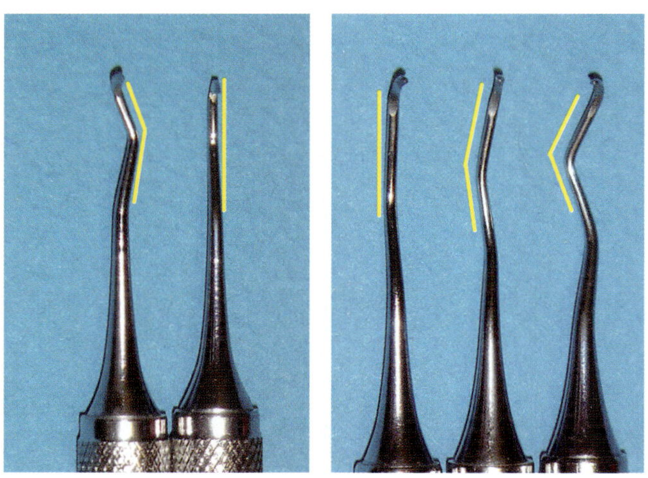

sickle scaler Gracey curet

그림 5-14 전치와 구치 기구 구분

② 기구별 올바른 작업부 결정

올바른 작업부를 결정하기 위해서 기구끝을 치료치아 사이에 위치시켰을 때 하방연결부(terminal shank)가 치아장축과 평행한 작업부를 선택하거나 치아면에 적합 시 기구날의 측면과 배면(back)의 일부가 보이는 작업부를 선택한다.

- #11/12 explorer(전치부: 치아장축에 평행 & 사선, 구치부: 치아 장축에 평행)
- sickle scaler(전치부: 치아장축에 평행, 구치부: 치아 장축에 평행)
- universal curet(전치부: 치아장축에 사선, 구치부: 치아 장축에 평행)
- Gracey curet(전치부: 기구 내면이 치면을 향함, 구치부: 치아 장축에 평행)

#11/12 explorer 전치부

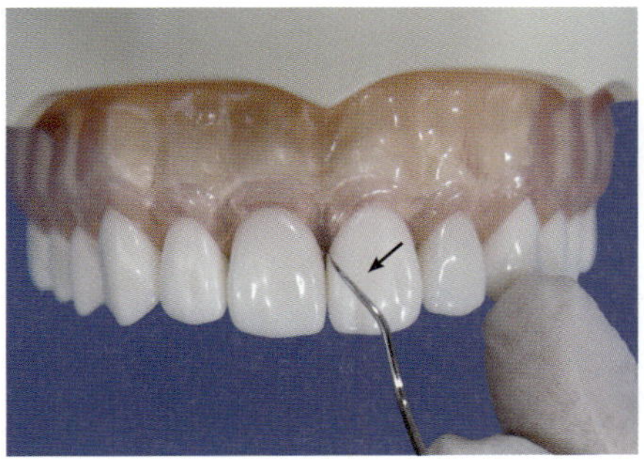

(○)

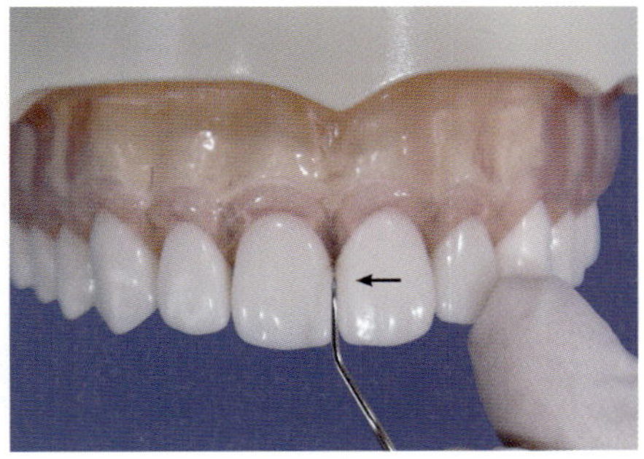

(○)

#11/12 explorer 구치부

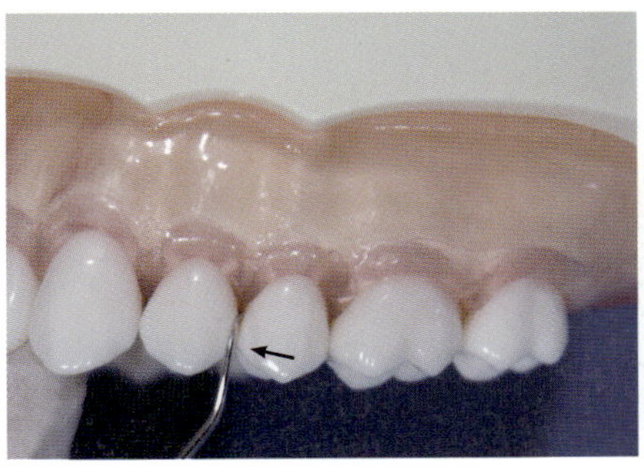

(○)

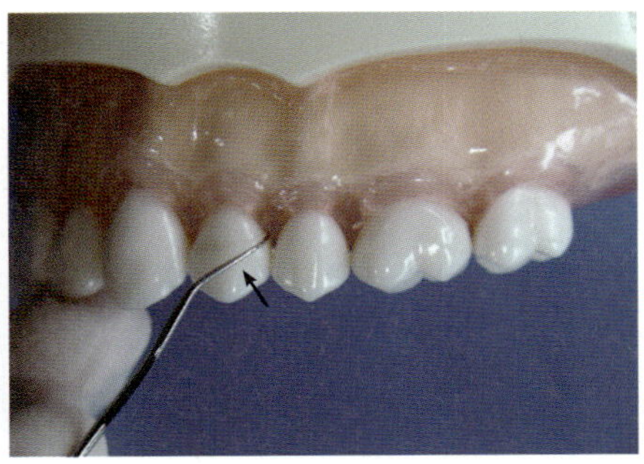

(×)

그림 5-15 explorer 작업부 선택

#H5/33 sickle scaler 전치부

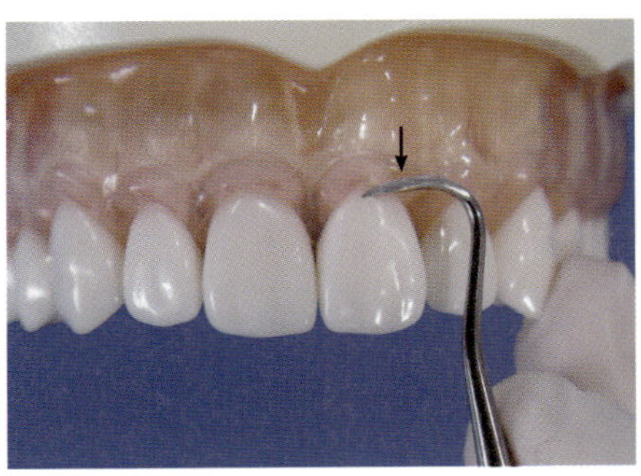

가면 (○)

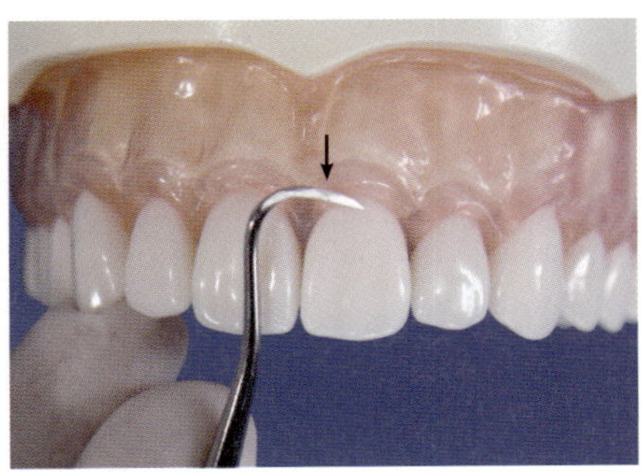

먼면 (○)

#34/35 sickle scaler 구치부 근심용

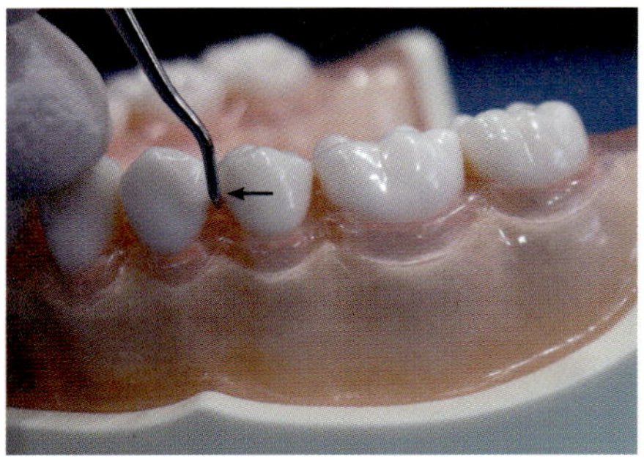

(○)

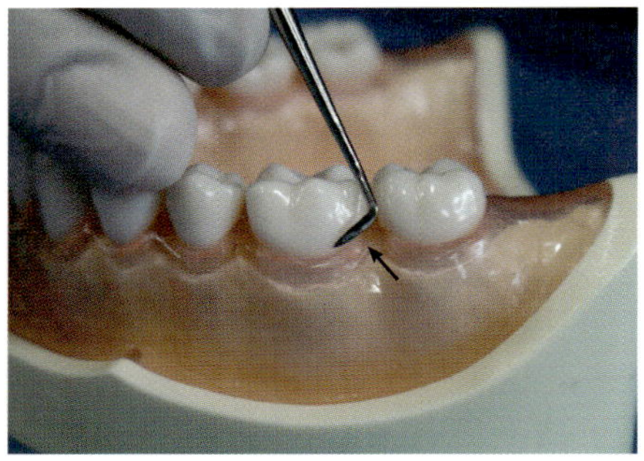

(○)

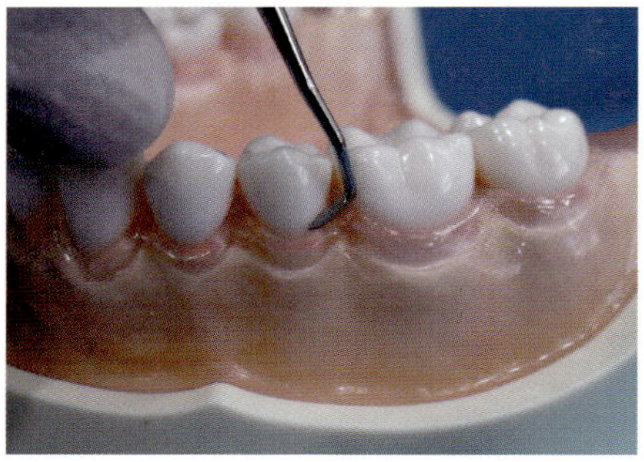

(×)

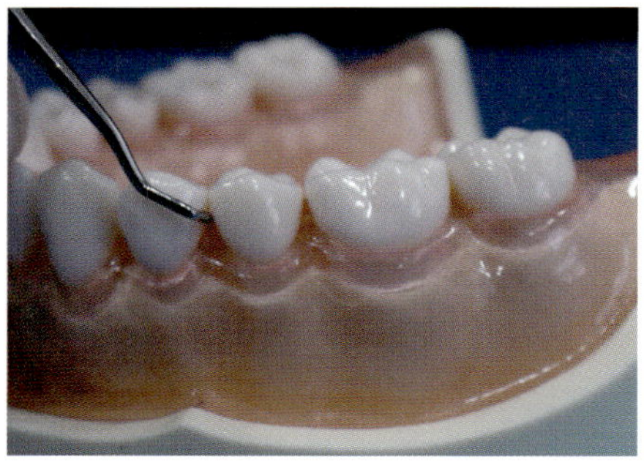

(×)

#34/35 sickle scaler 구치부 원심용

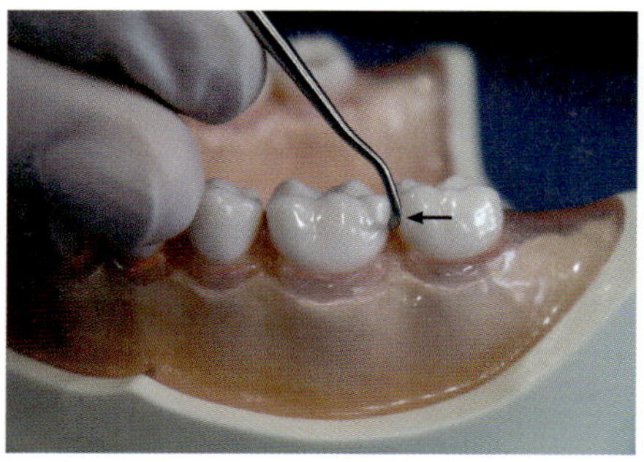

(○)

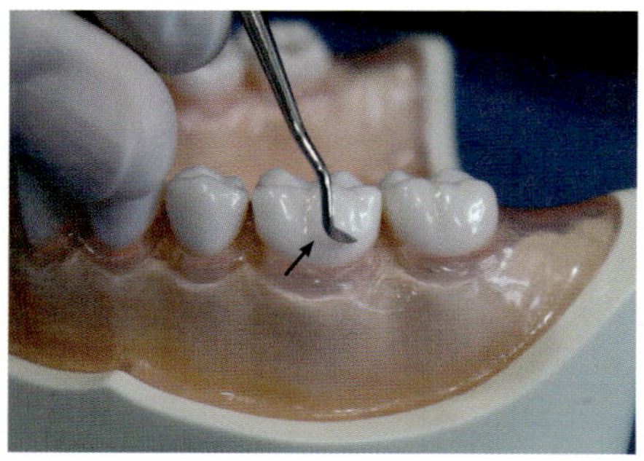

(○)

그림 5-16 구치 sickle scaler 작업부 선택

#13/14 universal curet 전치부

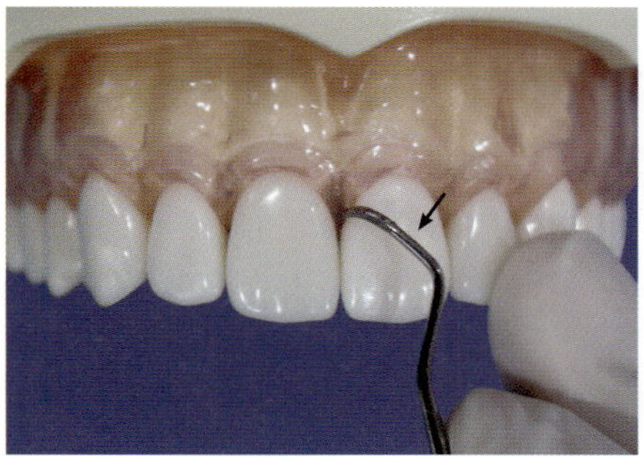

(○)

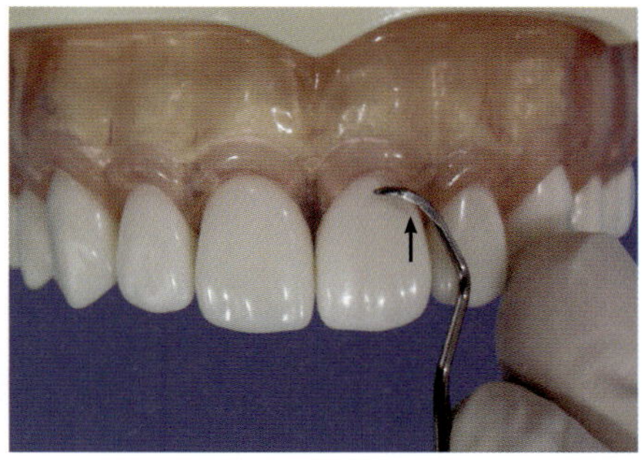

(○)

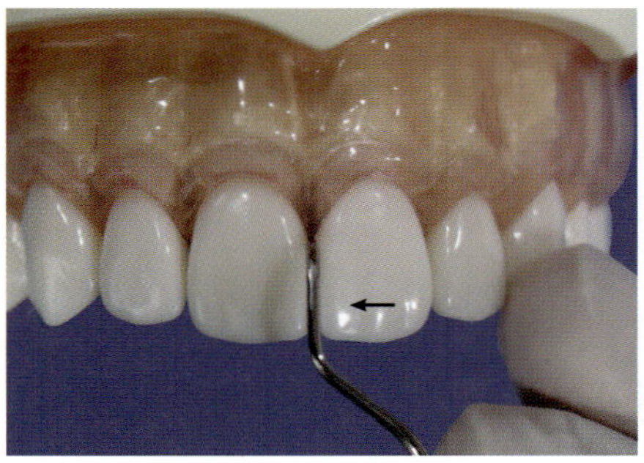

(×)

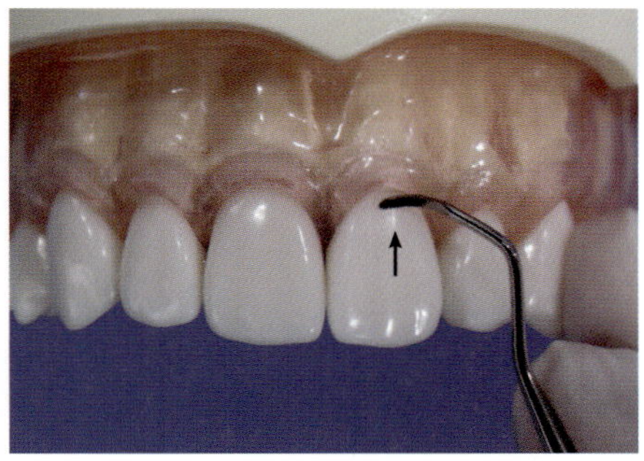

(×)

#13/14 universal curet 구치부

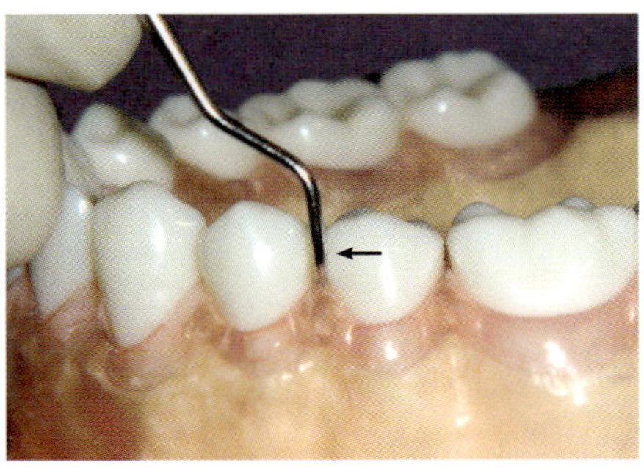

(○)

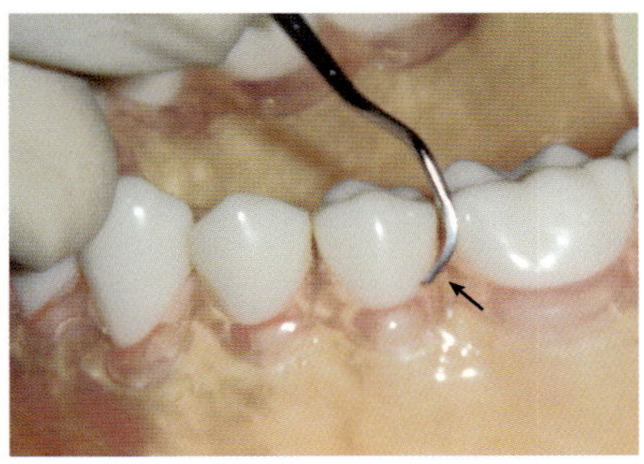

(○)

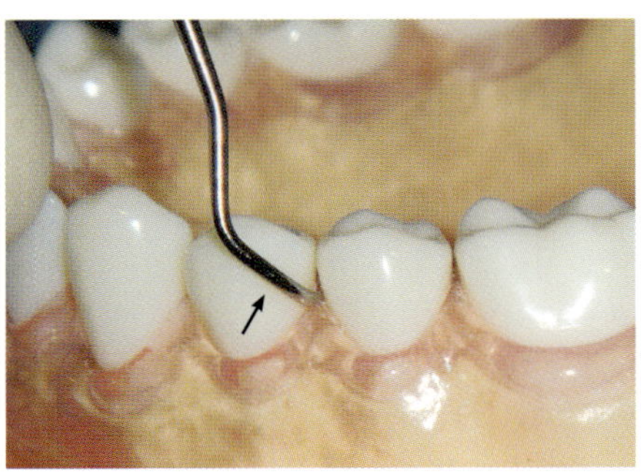

(×)

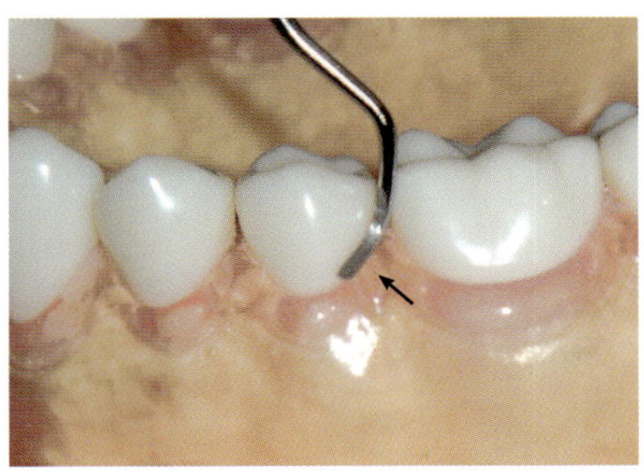

(×)

그림 5-17 universal curet 작업부 선택

#1/2 Gracey curet 전치부

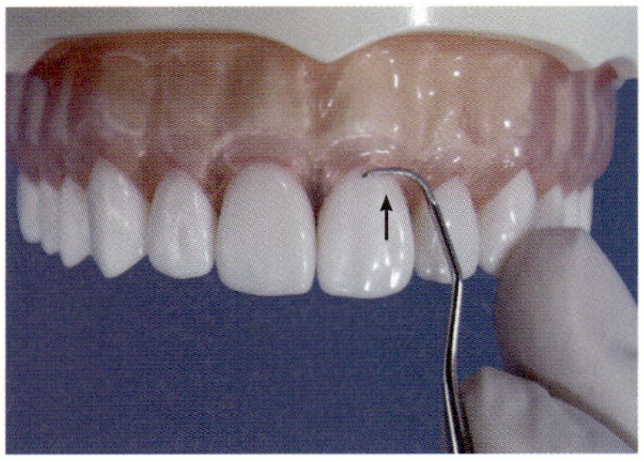

가면 (○)

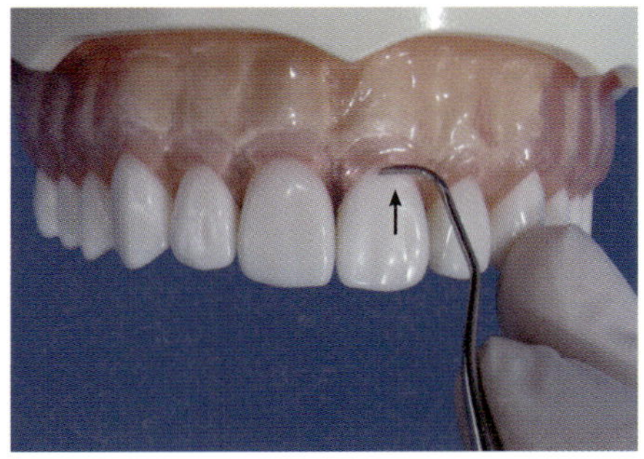

가면 (×)

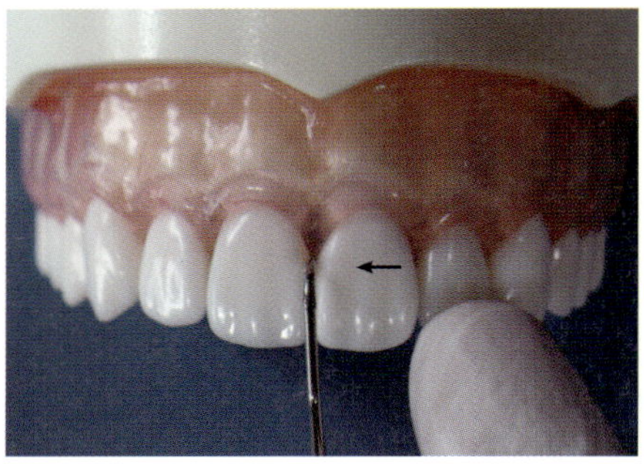

가면·먼면 (○)

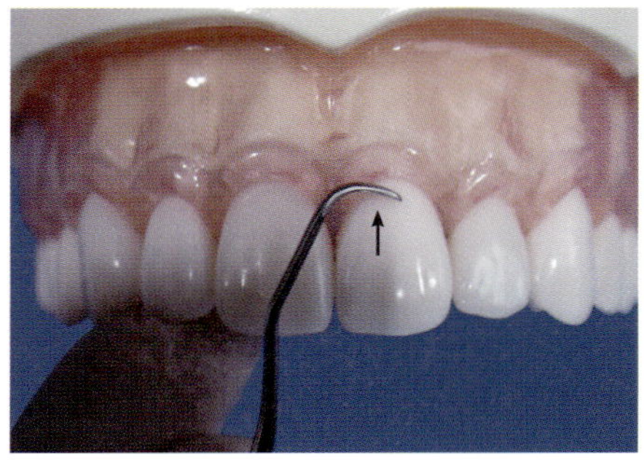

먼면 (○)

그림 5-18 전치 Gracey curet 작업부 선택

#11/12 Gracey curet 구치부 근심

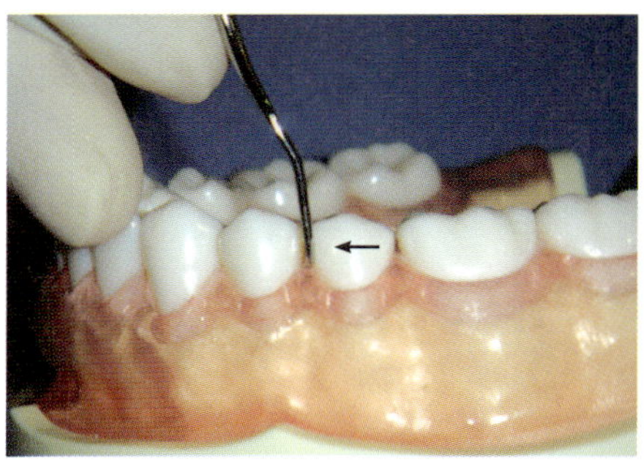

(○)

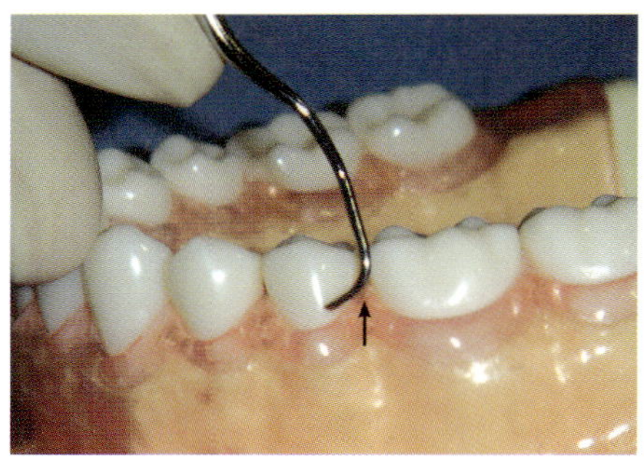

(○)

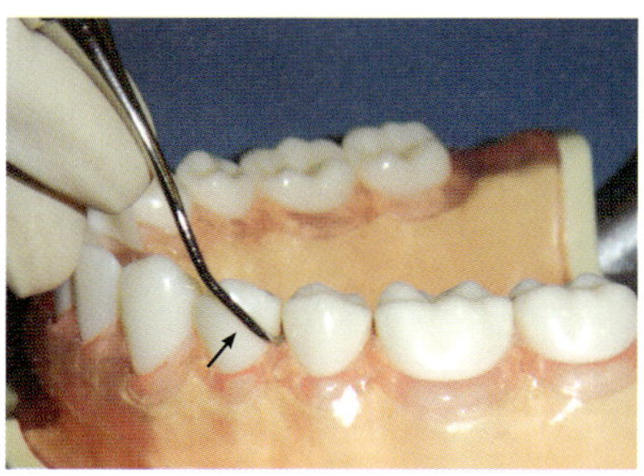

(×)

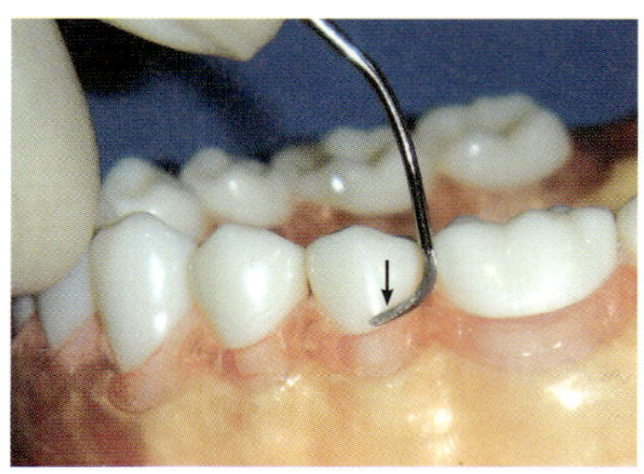

(×)

그림 5-19 구치 Gracey curet 작업부 선택

#13/14 Gracey curet 구치부 원심

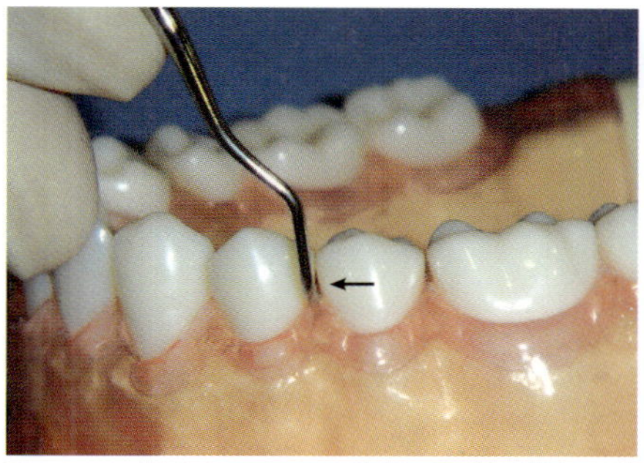

(○)

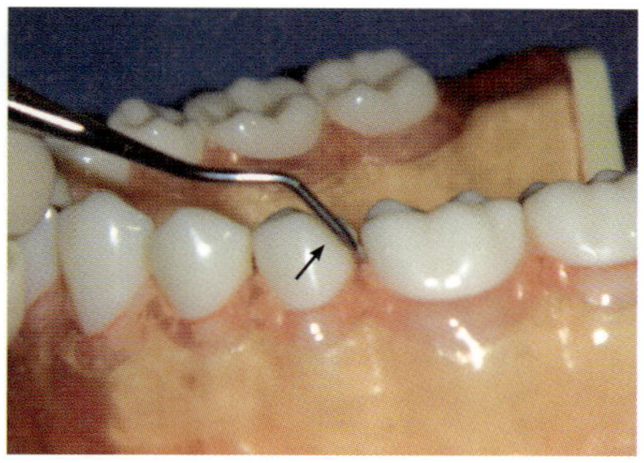

(○)

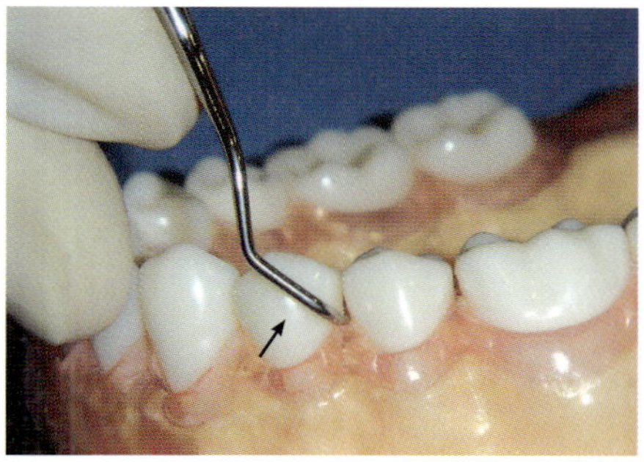

(×)

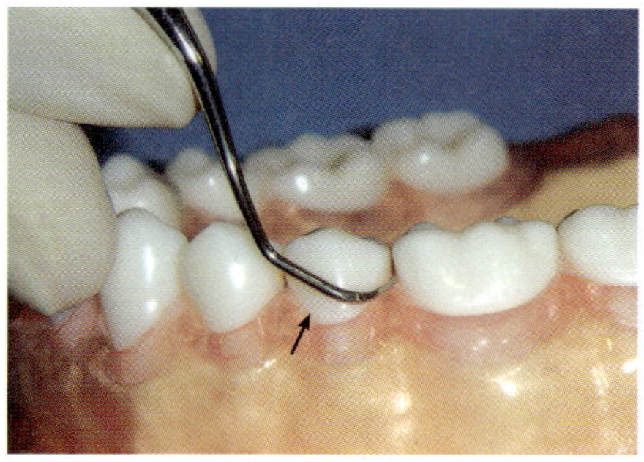

(×)

그림 5-20 구치 Gracey curet 작업부 선택

(3) 손잡이(Handle)

손잡이는 굵기나 무게가 다르고 금속 외에 레진이나 실리콘을 사용하는 등 술자에게 편안함을 주기위해 다양하게 개발되어 있다. 손잡이의 직경은 일반적으로 중간정도가 사용하기에 좋으나, 직경이 더 굵은 것과 가는 것이 있다. 원형 또는 팔각형의 손잡이에 주로 빗살무늬와 대각선 무늬가 있으며 기구에 따라 매끈한 것도 있다.

① 굵은 손잡이는 술자에게 편안함을 주나 구치부에 접근이 어려울 수 있고, 특히 입벌리기에 제한을 받는 환자에게 사용할 때 불편할 수 있다.

② 가는 손잡이는 치경, 치주낭측정기 등과 같이 측방압이나 과도한 힘이 필요하지 않은 기구에 적합하며, sickle scaler와 curet의 손잡이 직경은 보통이거나 굵은 것이 좋다.

③ 둥글고 매끈한 손잡이는 땀이나 타액 및 혈액이 묻으면 미끄러지기 쉬워 빗살무늬 또는 대각선 무늬를 선호한다.

④ 속이 빈 손잡이는 가볍고, 기구 끝의 진동을 전달하므로 촉감을 증가시킨다.

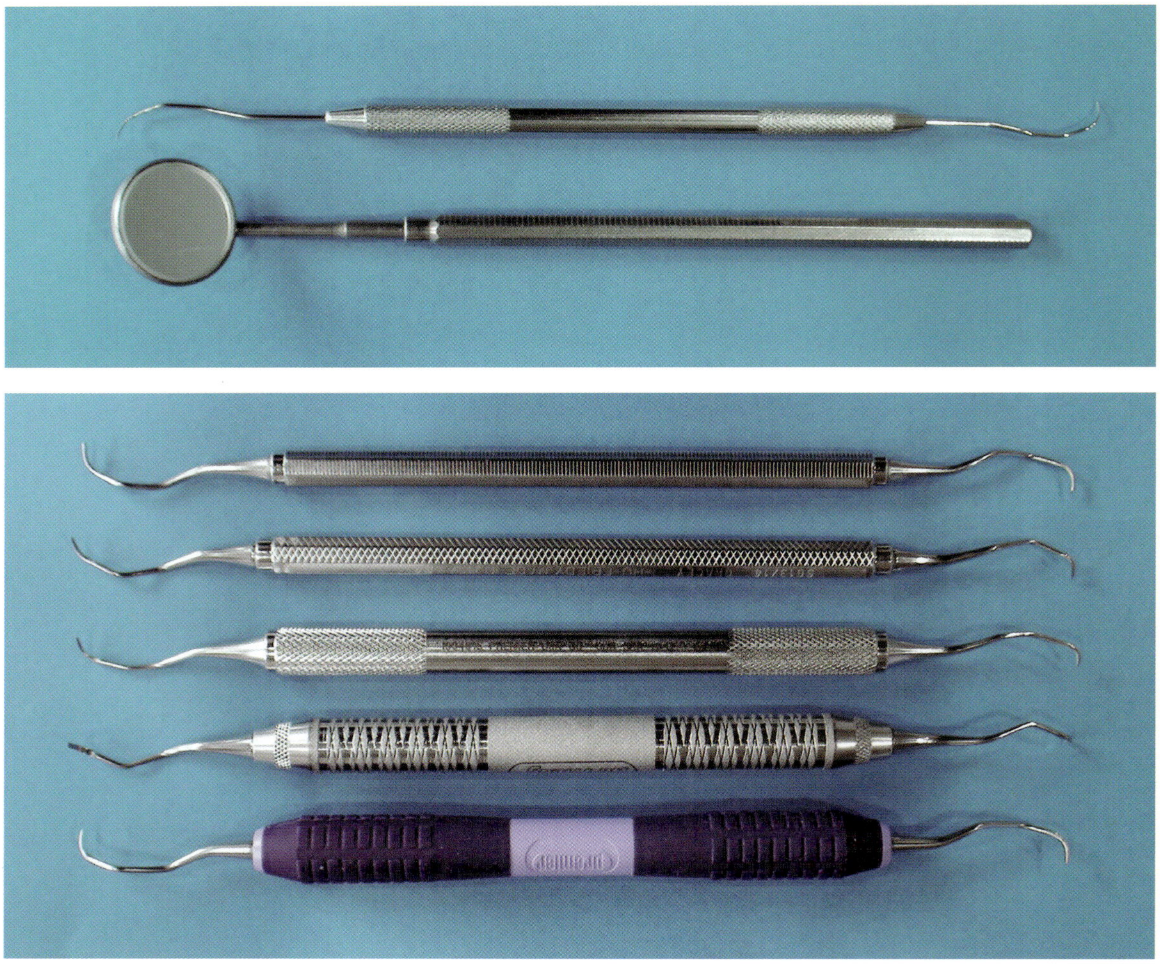

그림 5-21 다양한 손잡이 형태

3) 치주기구 조작 과정

(1) 기구 잡는 법(Grasp)

① 연필잡기법(Standard pen grasp)

엄지와 검지 손가락으로 연필을 잡듯 기구를 잡고 중지는 기구를 받쳐주는 방법이며, 측방압을 사용할 수 없다.

② 변형연필잡기법(Modified pen grasp)

치주기구 조작 시 가장 효율적인 방법이며, 삼각대의 효과로 안정성과 예민한 촉각 및 측방압의 강도 조절이 가능하다.

■ 손가락 위치와 역할

엄지: - 기구의 손잡이(handle) 부분에 위치시키며 손가락 마디는 굽히지 않는다.
- 능각 접근 시 기구를 돌리고 측방압을 가한다.

검지: - 기구의 손잡이 부위에 엄지손가락보다 약간 위쪽에 위치시키며 이때 검지 둘째마디는 구부려야 한다.
- 엄지와 검지 사이는 떨어져 있어야 기구를 효율적으로 돌릴 수 있다.
- 엄지와 함께 기구를 잡아주며 엄지의 반대쪽에서 측방압을 받아서 기구의 절단으로 힘을 전달시킨다.

중지: - 검지보다 완만한 곡선 형태를 유지하며 첫째마디의 일부는 손잡이, 일부는 연결부(shank)에 닿도록 위치시킨다.
- 중지의 측면은 약지의 측면과 붙어있어야 한다.
- 엄지·검지와 함께 측방압을 조절하며, 예민한 촉각을 느낄 수 있다.

약지: - 중지의 측면과 나란히 붙여 손고정을 한다.

끝지: - 기구잡는 것과 관계없이 자연스럽게 둔다.

Point

> 올바른 손고정과 변형연필 잡기법은 기구조작 시에 능각접근을 쉽게 한다.

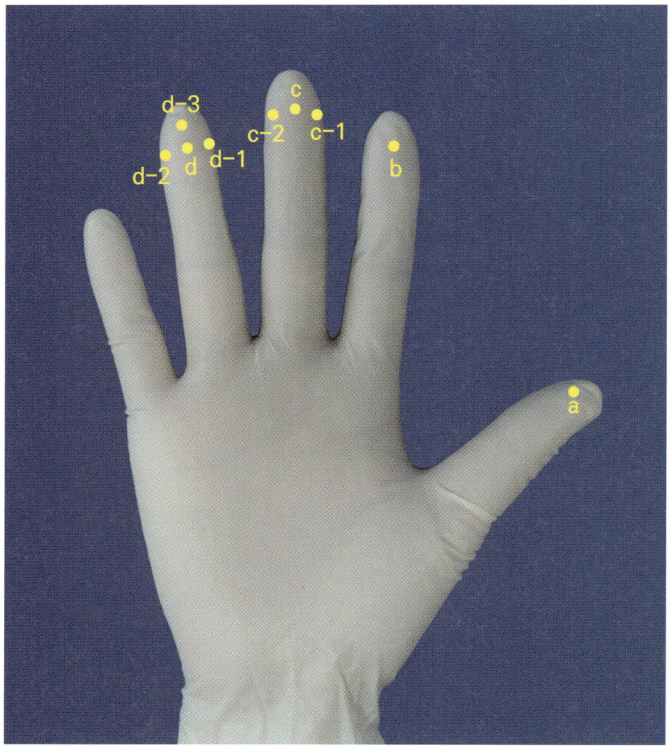

그림 5-22 손고정과 기구 파지할 부분

a. 엄지의 내면
b. 검지의 내면
c. 중지의 내면(중지의 측면 : c-1, c-2)
d. 약지의 내면(약지의 측면 : d-1, d-2 약지의 끝면 : d-3)

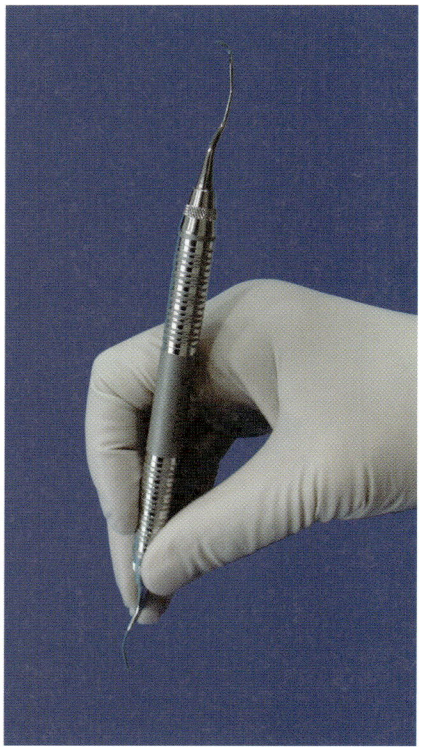

그림 5-23 변형연필잡기법

■ 엄지의 위치가 잘못된 경우

기구조작 시 손가락 사이에서 당기거나 밀기가 어려움

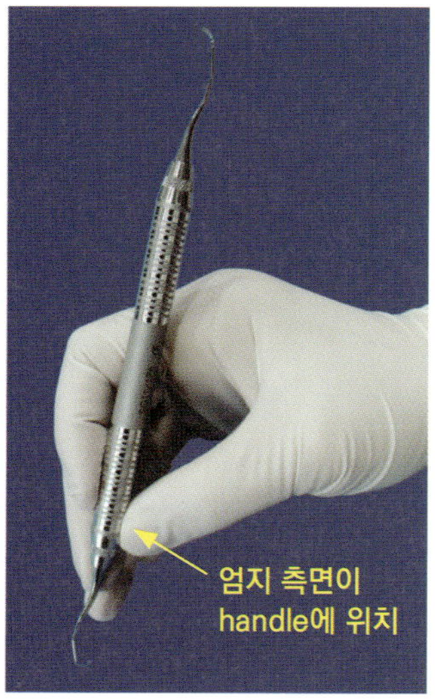

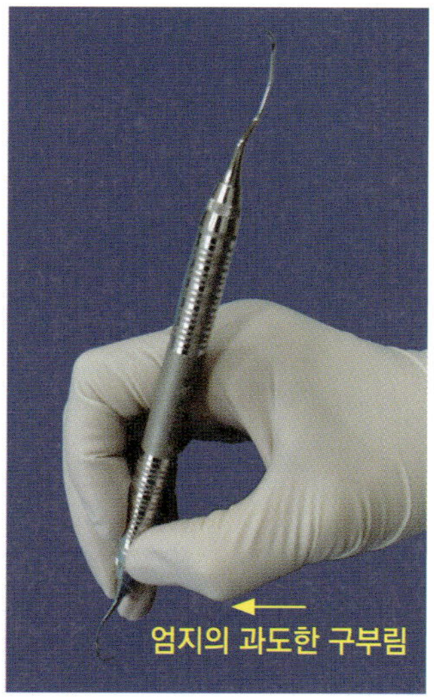

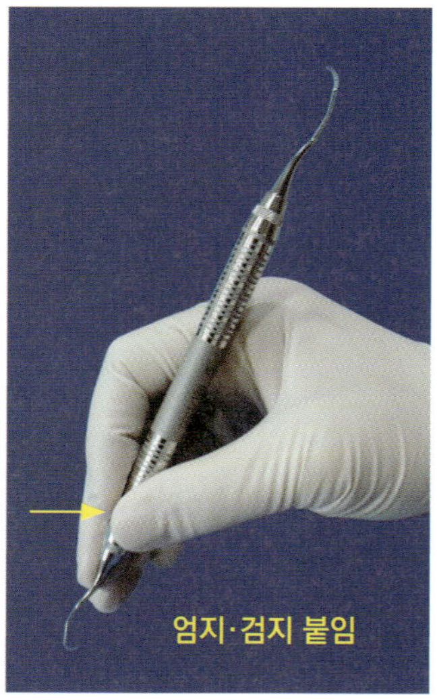

■ 검지의 위치가 잘못된 경우

기구조작 시 작업부를 효율적으로 조절하기 어려움

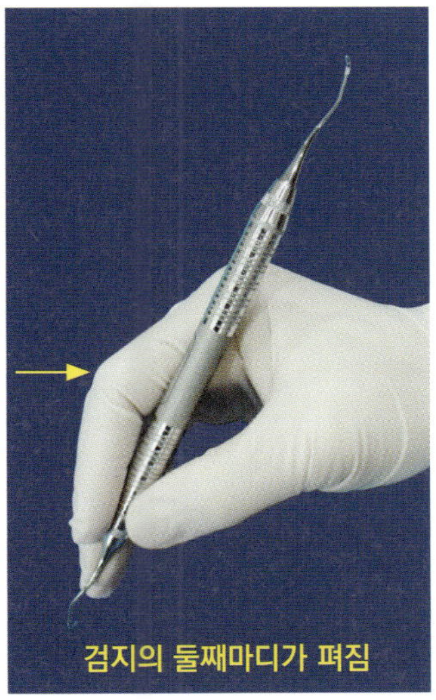

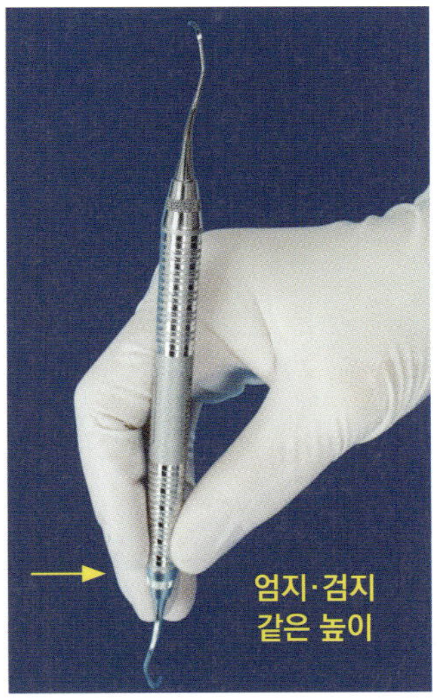

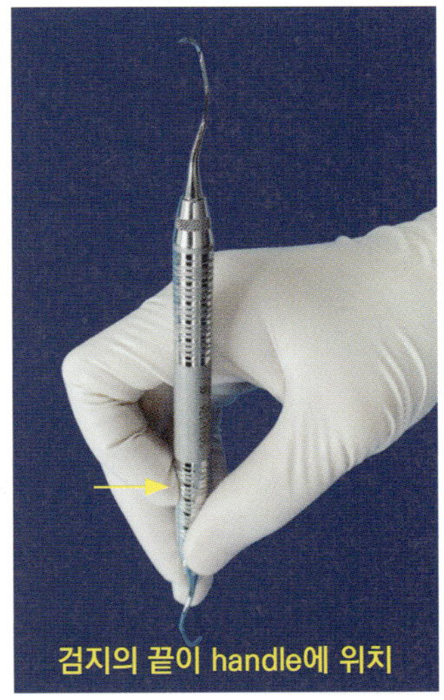

■ 중지의 위치가 잘못된 경우

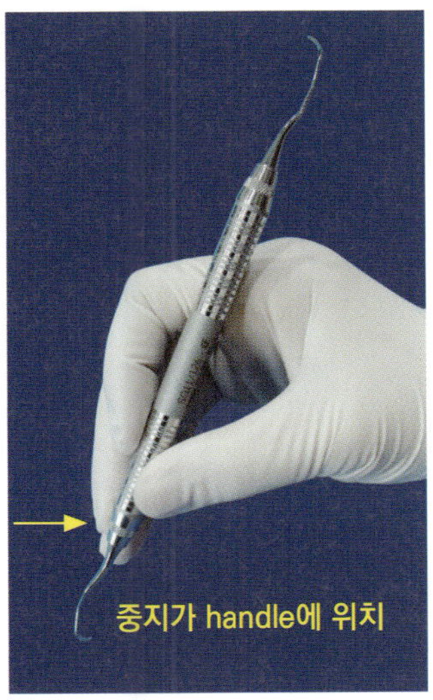

촉각이 감소됨

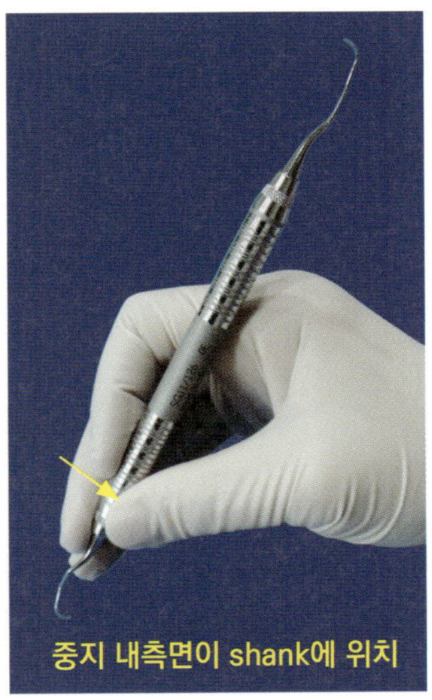

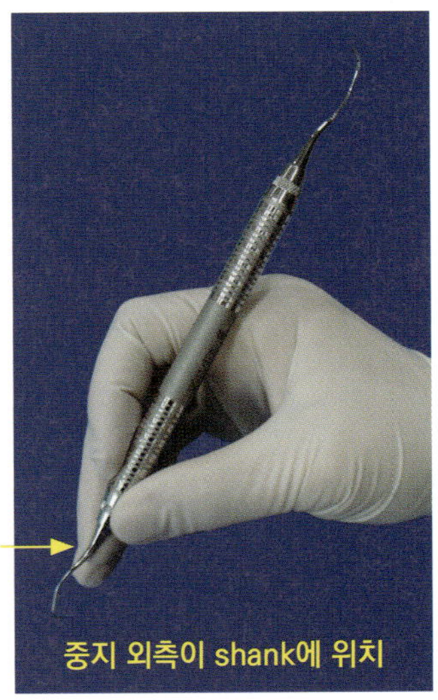

기구조작 과정에서 연결부(shank)가 손가락에서 이탈됨

■ 펜 잡기법(Pen grasp)

기구조작 시 손가락 동작(finger stroke)하기 쉬움

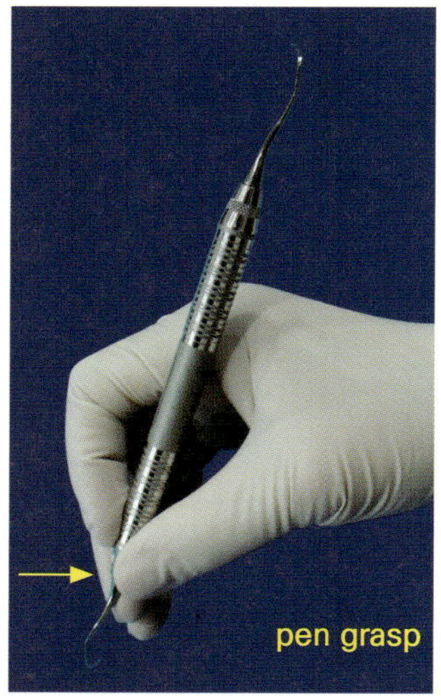

그림 5-24 잘못된 변형연필 잡기법

③ 손바닥 파지법(Palm grasp)

손바닥으로 기구를 잡는 방법으로 치주기구 조작 시에는 권장하지 않으며, 공기-물 사출기(air-water syringe) 사용에 주로 이용된다.

(2) 손고정(Fulcrum)

▶ 구강 내 손고정(finger rest): 구강내 치아면에 약지를 위치시켜 지지를 얻는 손고정

① 주로 약지의 내면과 끝면 및 측면을 이용하며, 기구 사용 시 지렛대 역할을 한다.

② 안정된 손고정은 동일악, 동일상한, 치료치아의 인접치아에 손고정한다.

③ 측방압을 조절할 수 있으므로 치은조직의 손상을 예방한다.

④ 일반적으로 시술치아의 인접치에 구강 내 손고정을 추천한다.

▶ 구강 외 손고정(extra oral fulcrum): 구강 외 턱이나 뺨에 손등 또는 손바닥을 위치시켜 지지를 얻는 손고정법으로 치주기구조작에 능숙하고 구강 내 손고정하기가 어려운 특별한 경우에는 구강 외 손고정을 한다.

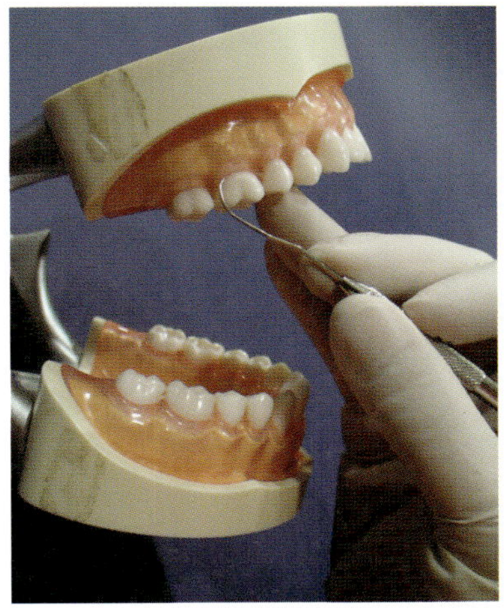

그림 5-25 구강 내 손고정

① 상악구치부

■ 상악우측구치부 협면(3가지 손고정법)

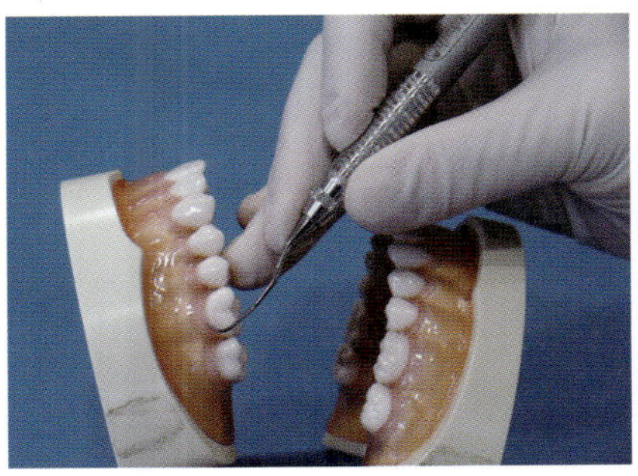

상악우측구치부 설면

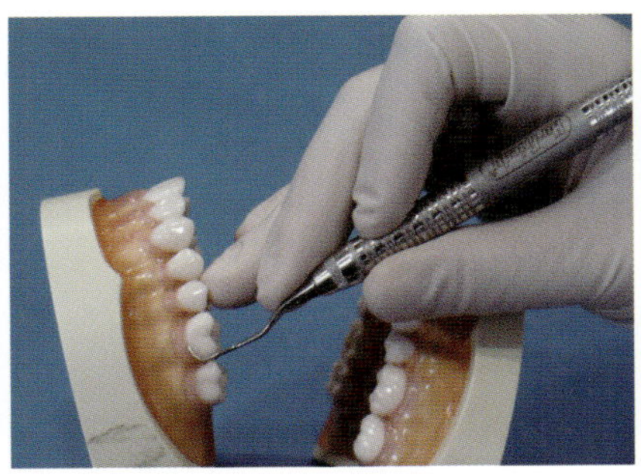

상악우측구치부 교합면

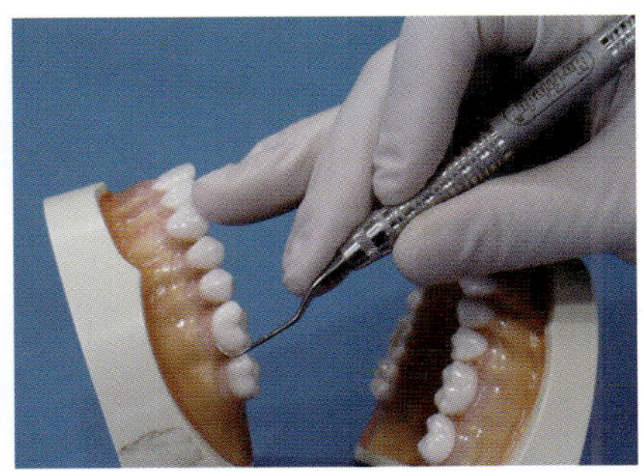

상악우측전치부 순면

- 환자의 위치: supine position
- 환자의 머리: 술자와 먼쪽으로 향함
- 술자의 위치: front position
- 손고정: 상악우측구치부 설면, 상악우측구치부 교합면, 상악우측전치부 절단1/3 순면

■ 상악좌측구치부 설면

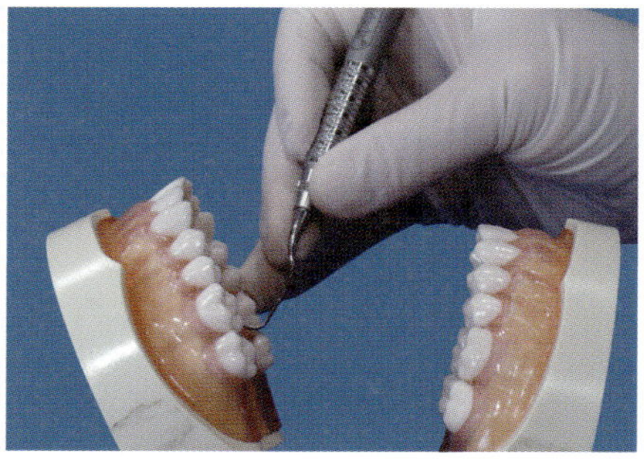

· 환자의 위치 : supine position
· 환자의 머리 : 술자와 먼쪽으로 향함
· 술자의 위치 : front position
· 손고정 : 상악좌측구치부 협면 1/3 또는 협측교두

■ 상악우측구치부 설면

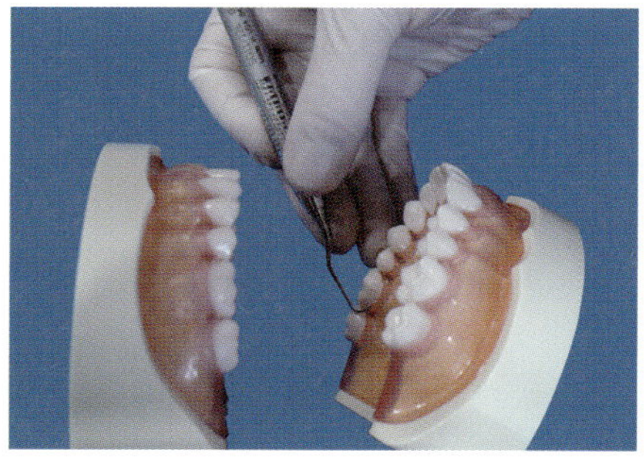

· 환자의 위치 : supine position
· 환자의 머리 : 술자쪽을 향함
· 술자의 위치 : side position(10:30)
· 손고정 : 상악우측구치부 협면 1/3 또는 협측교두

② 상악전치부

■ 술자와 가까운면

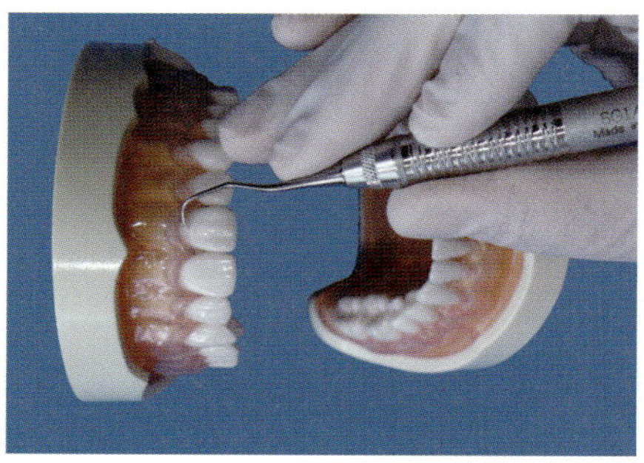

· 환자의 위치 : supine position
· 환자의 머리 : 정면에서 견치에 기구조작을 위해 좌·우로 적절히 돌림
· 술자의 위치 : front position
· 손고정 : 상악전치 순면 절단 1/3 (palm down)

■ 술자와 먼 면

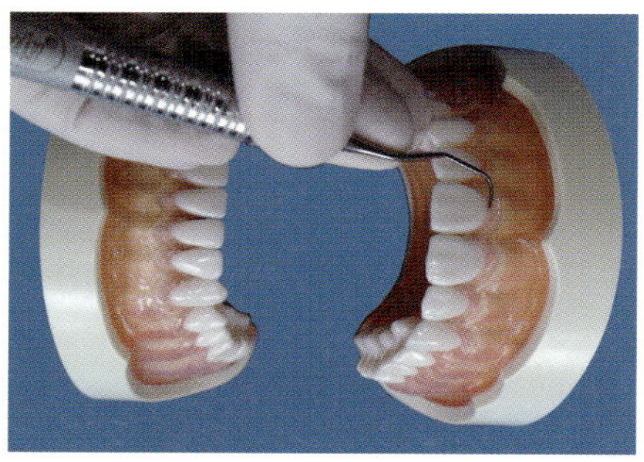

· 환자의 위치 : supine position
· 환자의 머리 : 정면에서 견치에 기구조작을 위해 좌·우로 적절히 돌림
· 술자의 위치 : back position
· 손고정 : 상악전치부 절단 (palm up)

③ 하악구치부

■ 하악우측구치부 협면

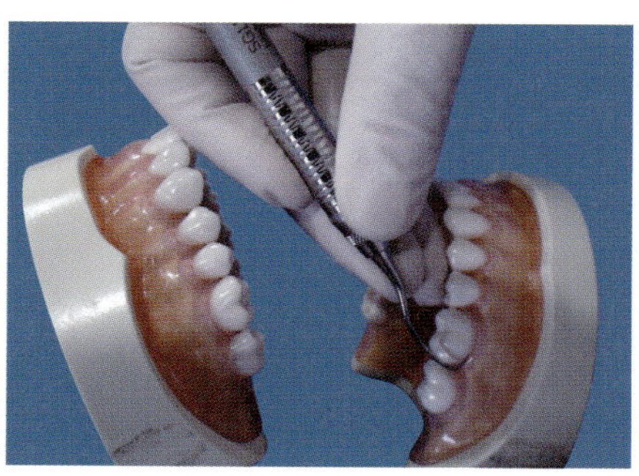

· 환자의 위치 : modified supine position
· 환자의 머리 : 술자와 먼쪽으로 향함
· 술자의 위치 : front position
· 손고정 : 하악우측구치부 설측교두

■ 하악좌측구치부 설면

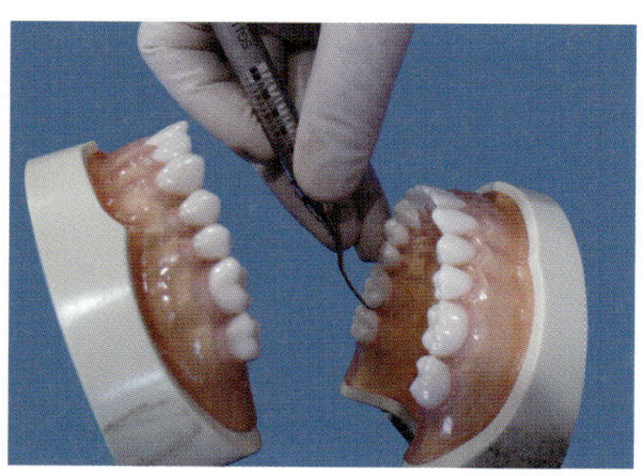

· 환자의 위치 : modified supine position
· 환자의 머리 : 술자와 먼쪽으로 향함
· 술자의 위치 : front position
· 손고정 : 하악좌측구치부 협면 1/3 또는 협측교두

■ 하악우측구치부 설면

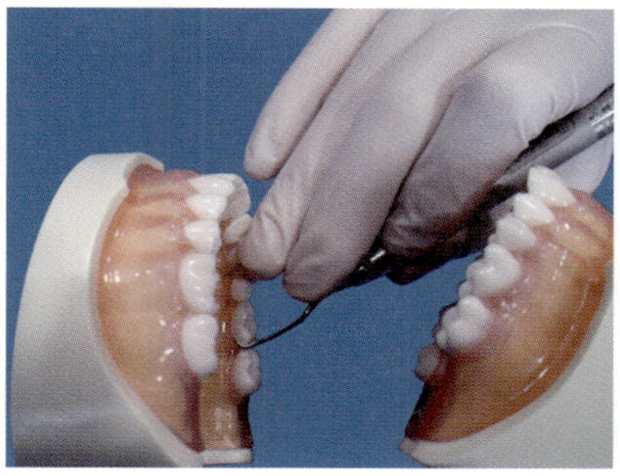

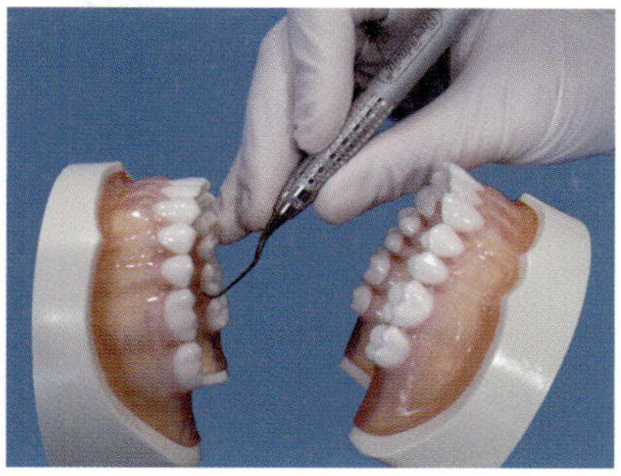

· 환자의 위치 : modified supine position
· 환자의 머리 : 술자쪽을 향함
· 술자의 위치 : side position
· 손고정 : 하악우측구치부 협면 1/3 또는 협측교두

■ 하악좌측구치부 협면

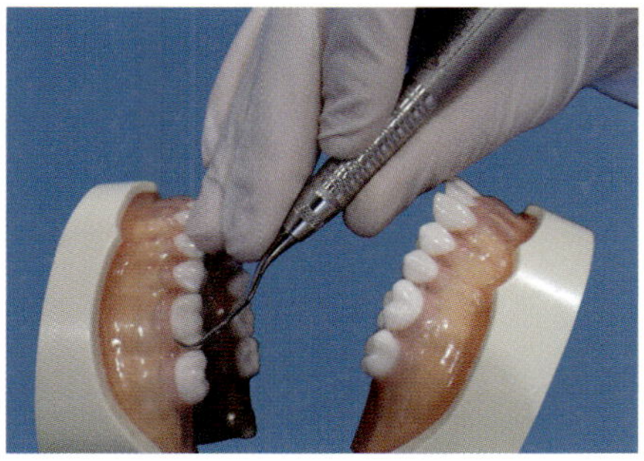

· 환자의 위치 : modified supine position
· 환자의 머리 : 술자쪽을 향함
· 술자의 위치 : side position
· 손고정 : 하악좌측구치부 협면 1/3 또는 협측교두

④ 하악전치부

■ 술자와 가까운 면

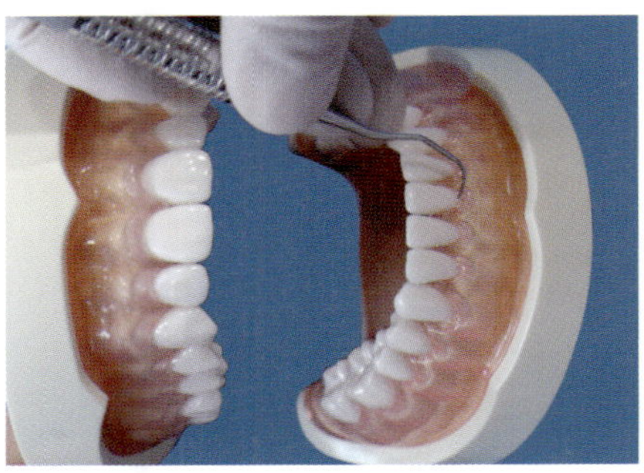

· 환자의 위치 : modified supine position
· 환자의 머리 : 정면에서 견치에 기구조작을 위해 좌·우로 적절히 돌림
· 술자의 위치 : front position
· 손고정 : 하악전치부 절단

■ 술자와 먼 면

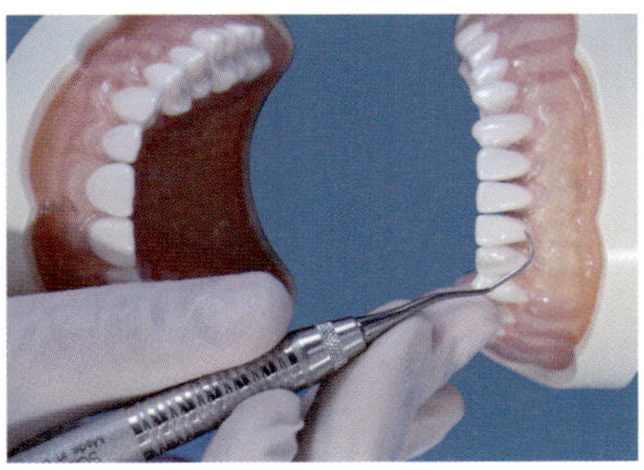

· 환자의 위치 : modified supine position
· 환자의 머리 : 정면에서 견치에 기구조작을 위해 좌·우로 적절히 돌림
· 술자의 위치 : back position
· 손고정 : 하악전치 절단 1/3 순면

그림 5-26 부위별 손고정

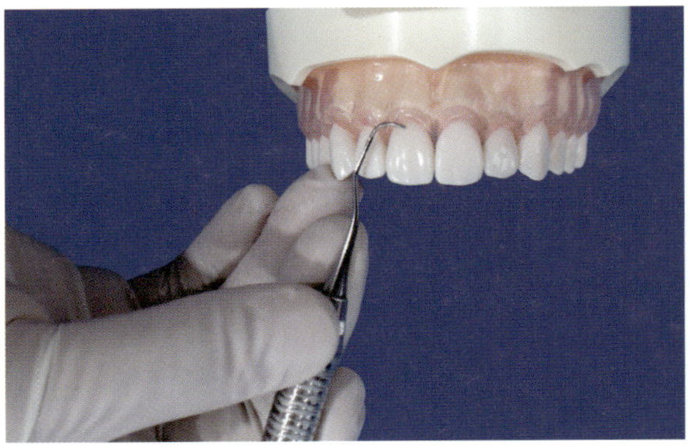

먼 면(palm-up)

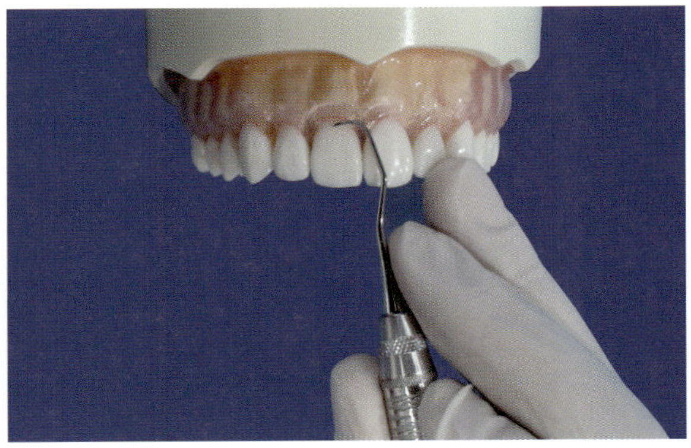

가면(palm-down)

그림 5-27 기구파지 시 손바닥 방향

(3) 적합(Adaptation)

기구 작업부의 tip 1~2mm나 하방1/3 측면을 유리치은연 바로 위 치면에 접촉시키는 것이며, 기구의 배면(back)이 접합상피를 향하게 한다.

■ Periodontal probe

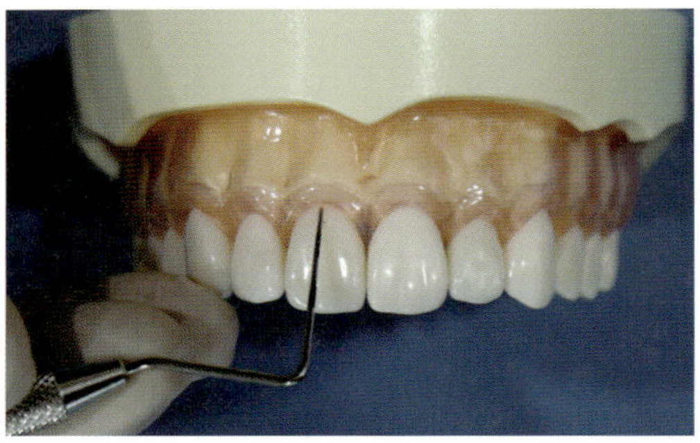

바른 적합

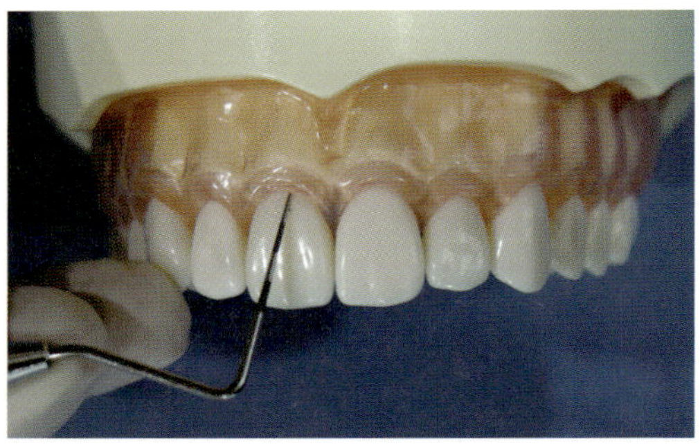

틀린 적합

■ Explorer

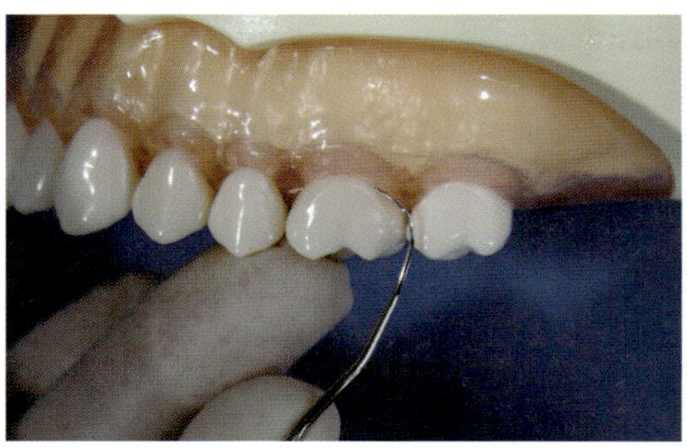

바른 적합

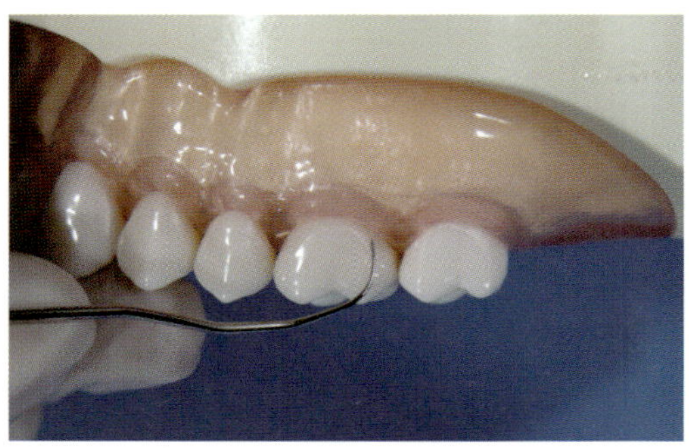

틀린 적합

■ Gracey curet #11/12

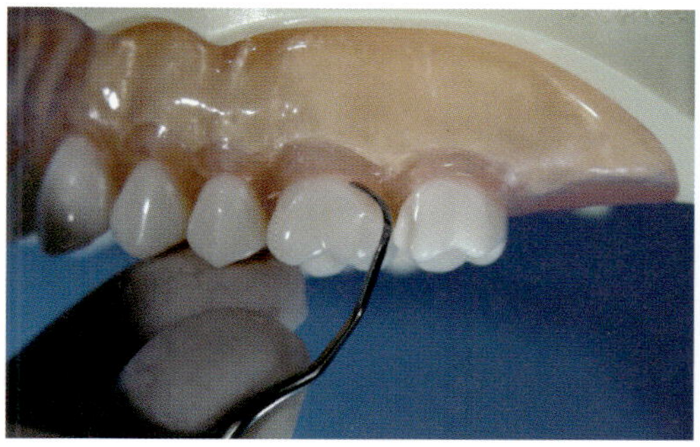

바른 적합

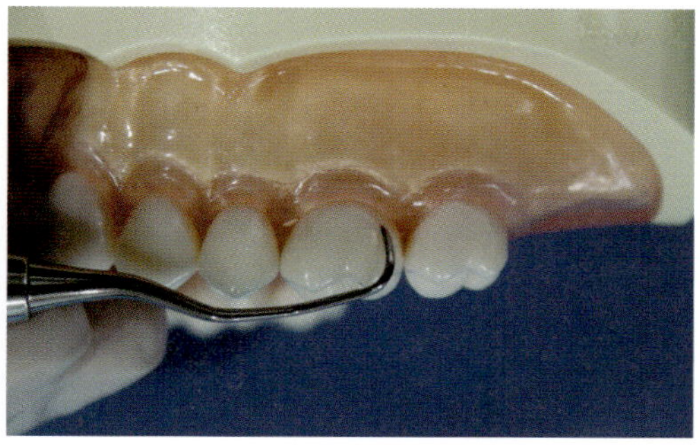

틀린 적합

■ Gracey curet #13/14

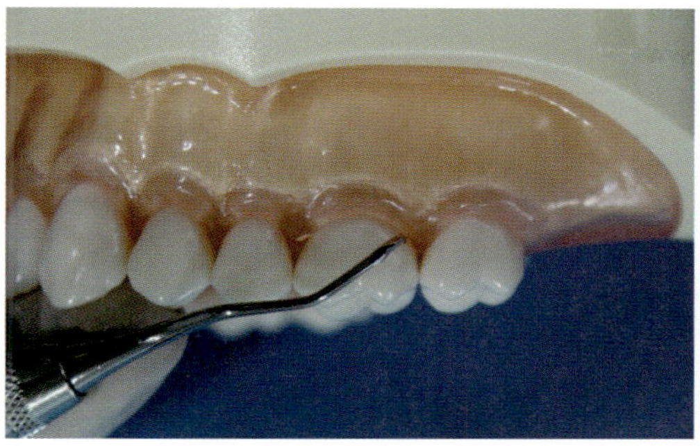

바른 적합

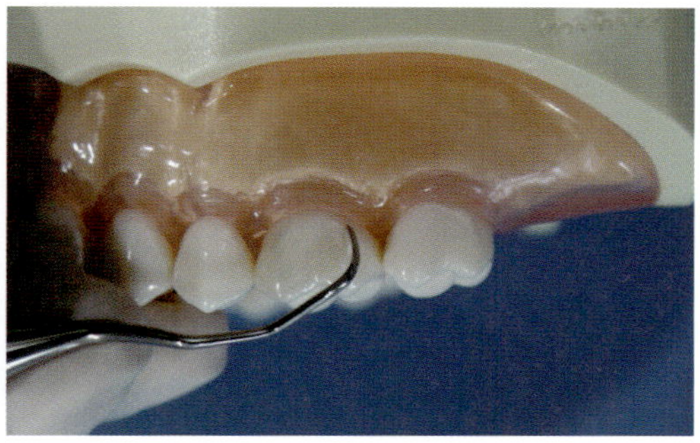

틀린 적합

■ Sickle scaler

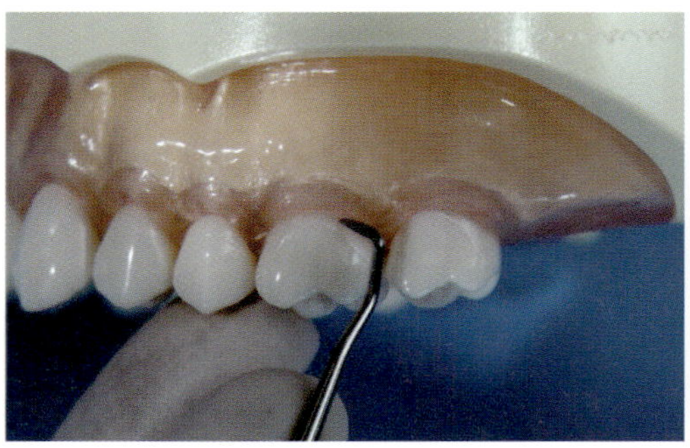

바른 적합

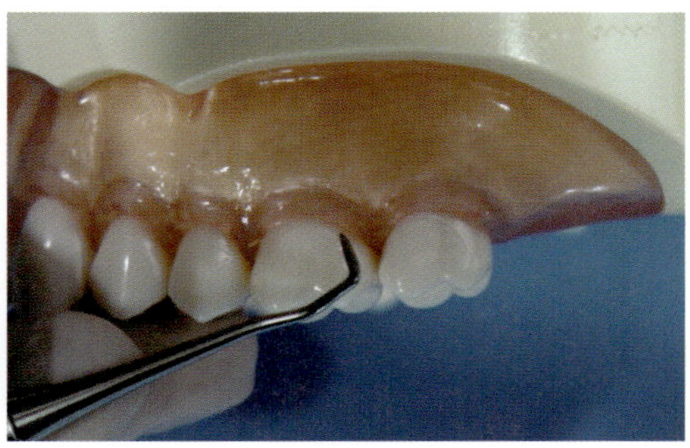

틀린 적합

그림 5-28 **적합**

(4) 삽입(Insertion)

치은연 위에 기구를 적합시킨 후 접합상피를 향해 치은열구나 치주낭으로 기구를 가볍게 삽입한다. 연조직의 손상을 막기 위해 탐침이나 치주낭측정기는 팁 1-2mm 측면이 치면에 적합한 상태에서 경도 이하로 삽입하고 큐렛은 기구의 내면이 치면에 0도에 가깝도록 하여 삽입한다.

■ Periodontal probe

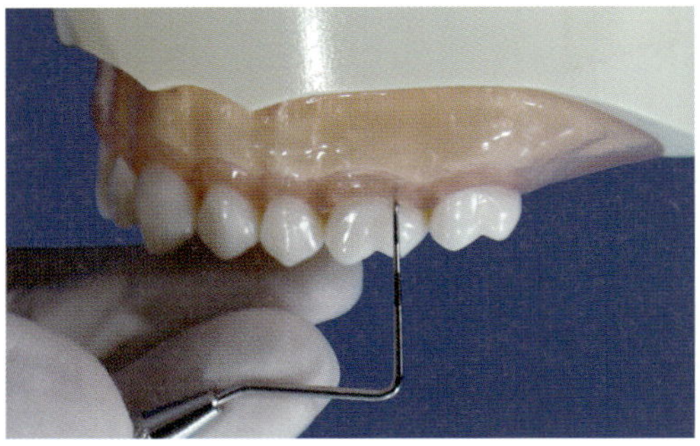

올바른 삽입

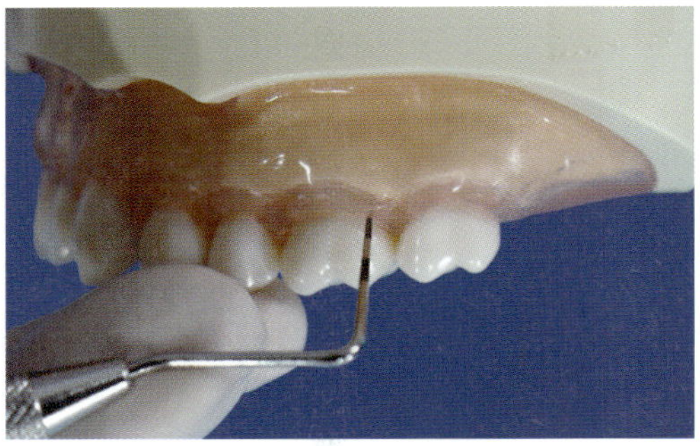

틀린 삽입

■ Explorer

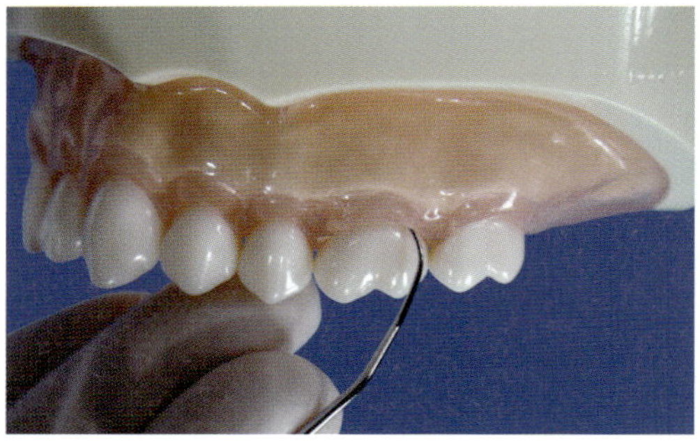

올바른 삽입

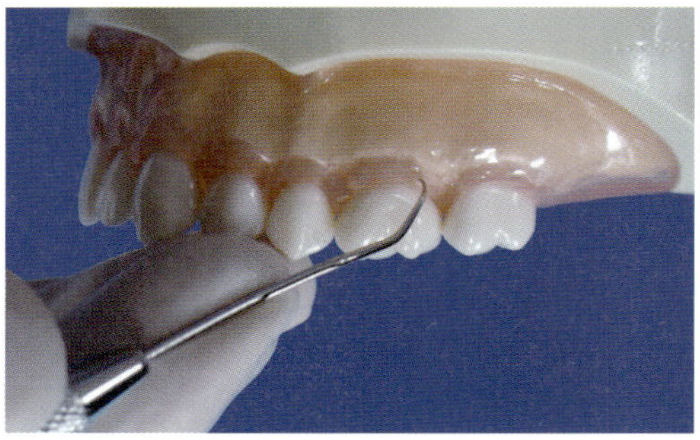

틀린 삽입

■ Gracey curet #11/12

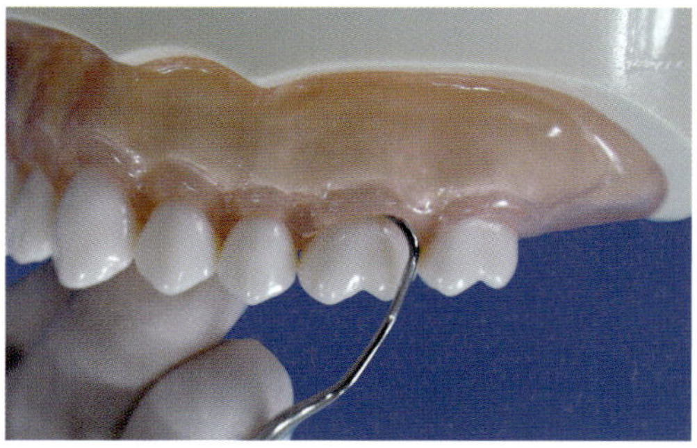

올바른 삽입

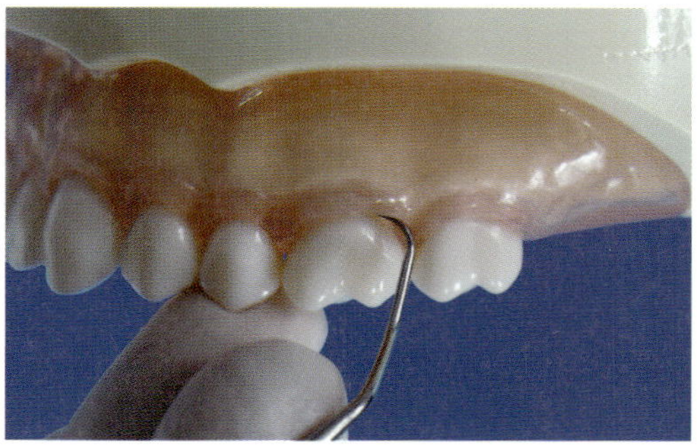

틀린 삽입

■ Gracey curet #13/14

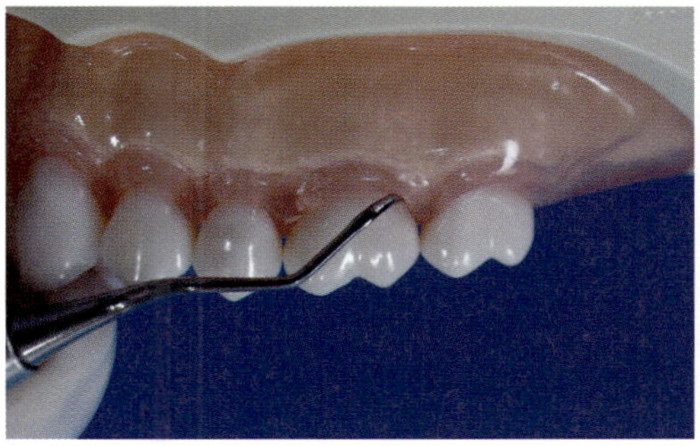

올바른 삽입

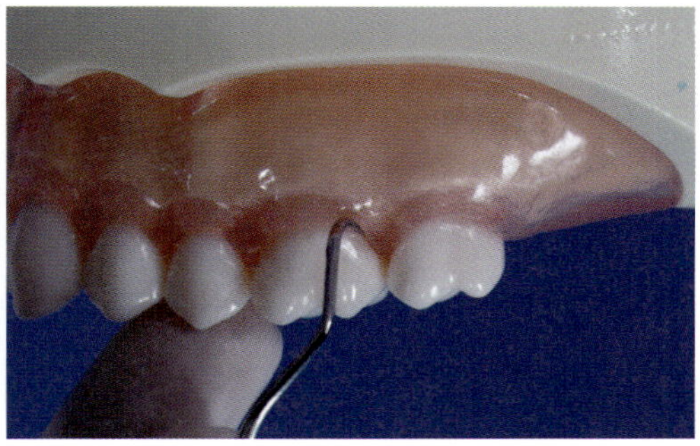

틀린 삽입

그림 5-29 기구별 삽입각도

(5) 작업각도(Angulation)

작업각도는 치석제거 시 기구의 내면과 치아면이 이루는 각도로 치석의 크기와 치주조직의 상태에 따라 다르다. 치석제거 시 작업각도는 45~90°이며 이상적인 각도는 60~80°이다.

- 약 45°의 작업각도: 치근활택술(root planing)에 적용된다.
- 90°에 가까운 작업각도: 큰 치석제거 시에 적용된다.
- 45° 미만: 침착물 제거하기가 어렵고 치석표면을 매끈하게 만든다.
- 90° 이상일 경우: 기구의 측면이 치석에 닿게 되므로 치석이 제거되지 않으며, 연조직 손상을 초래한다.

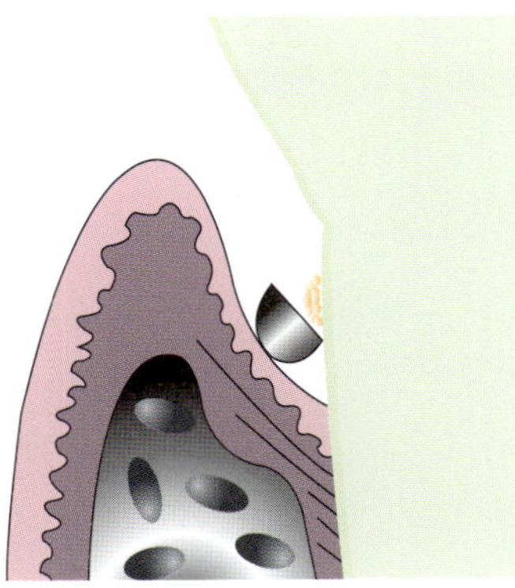

45° 미만

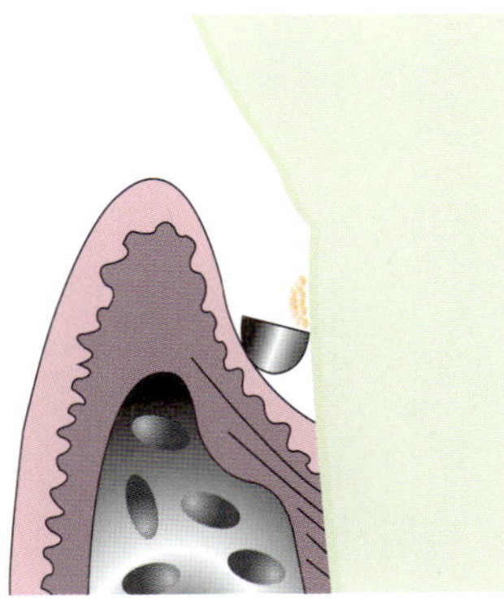

70-80°

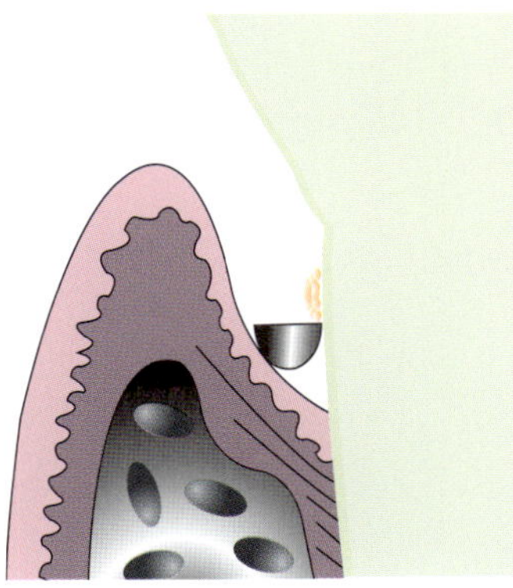

90°

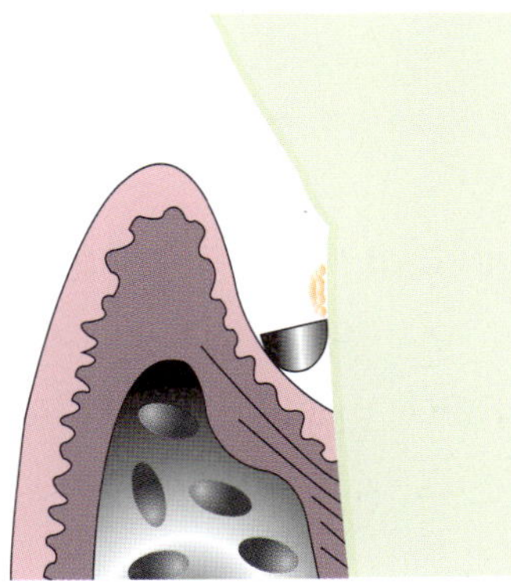

90° 이상

그림 5-30 다양한 작업각도

(6) 측방압(Lateral pressure)

작업각도를 유지하면서 필요에 따라 치근면을 향해 중등도 이상의 측방압을 준다.

- 치주낭 측정이나 치석탐지 시: 경도의 측방압을 사용한다.
- 치석제거 시: 중등도 이상의 측방압을 사용한다.
- 치근활택술 시: 중등도 이하의 측방압을 사용한다.

■ Periodontal probe

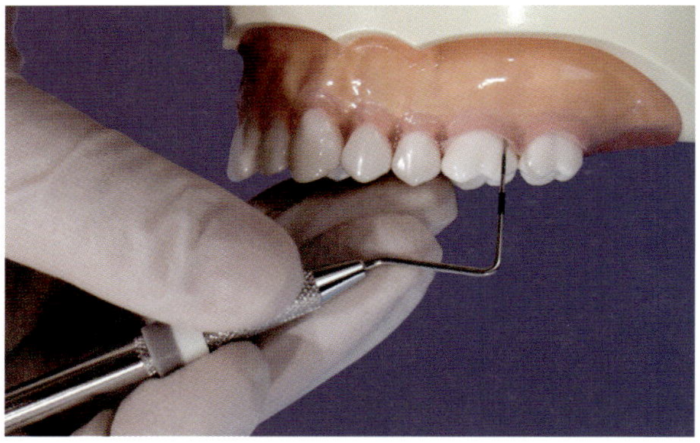

경도측방압 (○)

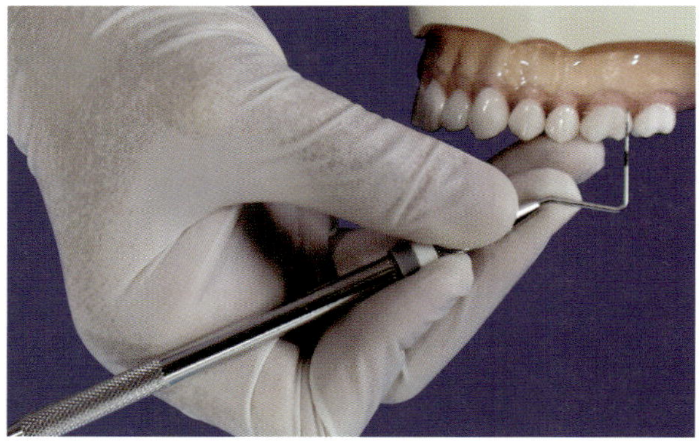

과도한 측방압 (×)

■ Explorer

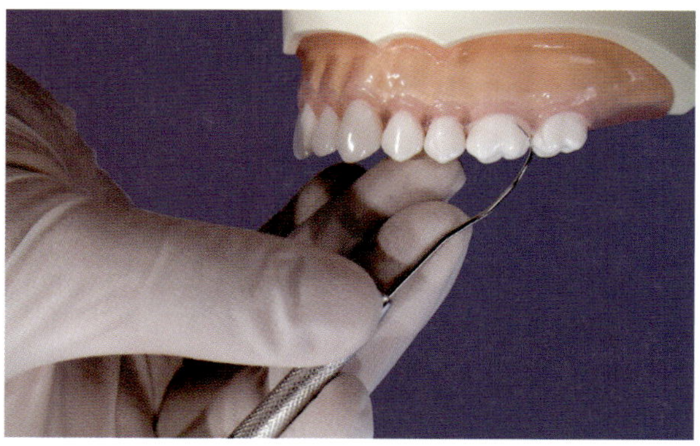

경도측방압 (○)

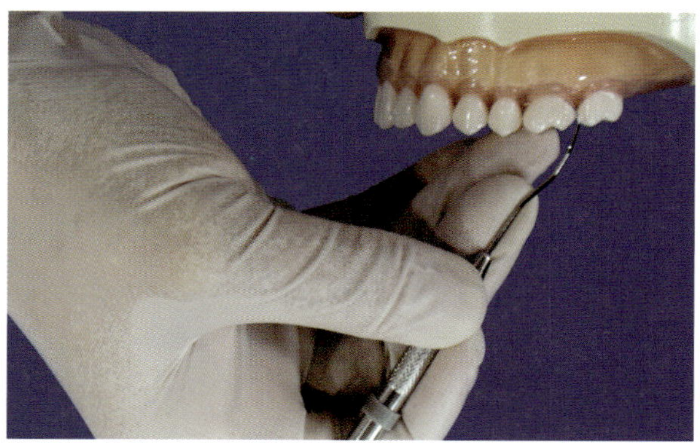

과도한 측방압 (×)

그림 5-31 측방압

(7) 동작(Stroke, Activation)

동작은 사용하는 기구와 목적에 따라 다르며 손가락 동작(finger stroke)과 손목-전완동작(forearm-wrist stroke)이 있다. 손가락 동작은 치석탐지나 치주낭측정 시에는 사용할 수 있으나 치석제거 시에는 손이 쉽게 피곤해지므로 잘 사용하지 않으며, 근육의 피로를 최소화하면서 최대의 효과를 얻을 수 있는 손목-전완 동작을 사용한다.

① 방법

ⓐ 방향에 따른 동작

- **push stroke:** 연조직을 향해 미는 동작으로 치석을 밀어 넣거나 연조직에 손상을 줄 수 있으므로 사용하지 않음
- **pull stroke:** 교합면을 향해 당기는 동작으로 치석제거 시 사용되는 방법

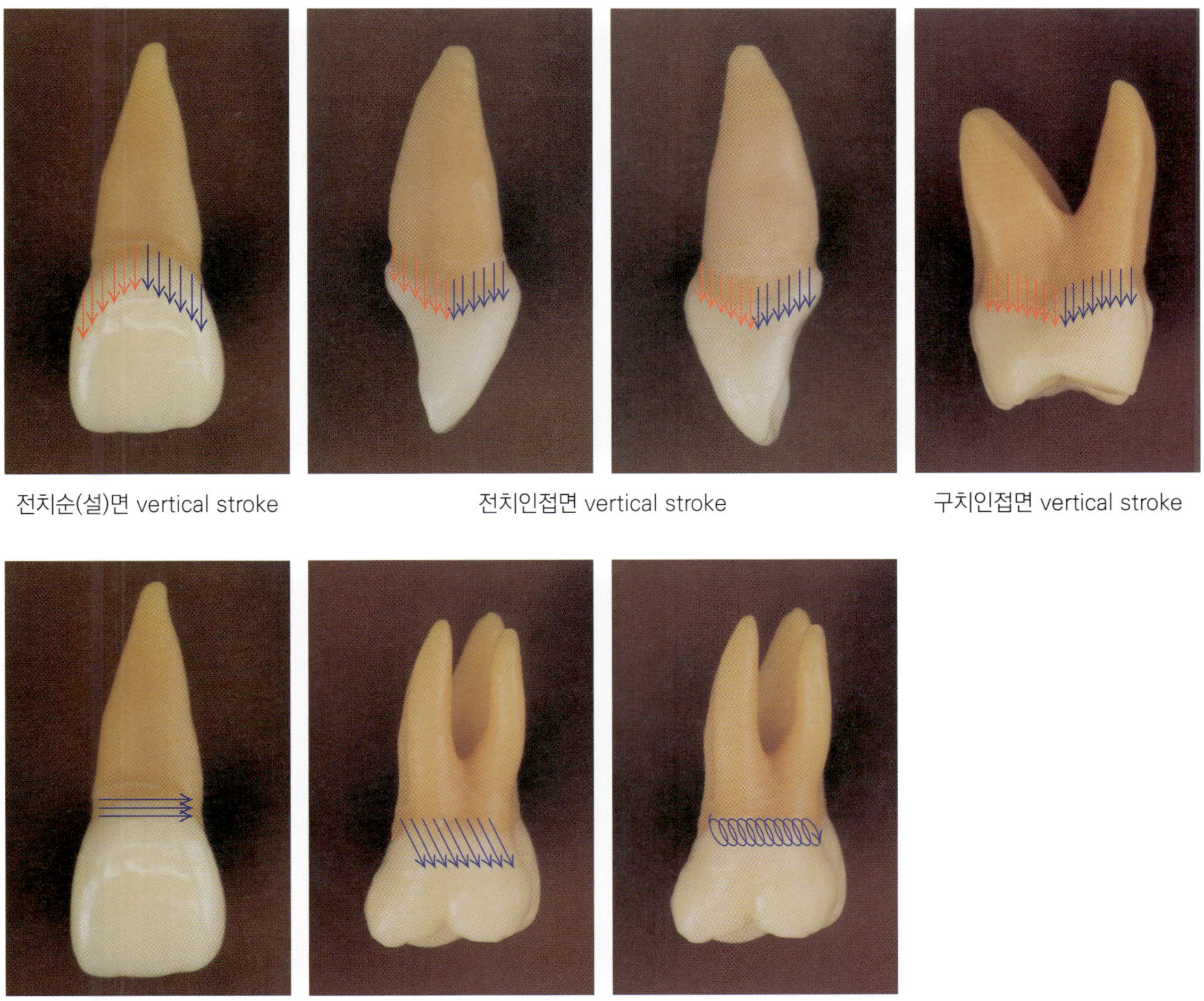

전치순(설)면 vertical stroke / 전치인접면 vertical stroke / 구치인접면 vertical stroke

horizontal stroke / 구치협(설)면 oblique stroke / circular stroke

그림 5-32 다양한 동작

ⓑ **목적에 따른 동작**

■ exploratory stroke: 치석 탐지 시에 접합상피에서 치은연까지 밀고, 당기는 가벼운 동작 (pull and push stroke)

■ working stroke: 치석제거 시에는 중등도 이상의 측방압, 치근면 활택술 시에는 중등도 이하의 측방압을 사용하는 동작

- **vertical stroke:** 치아장축에 평행한 동작(전치: 순·설·인접면, 구치: 인접면)
- **oblique stroke:** 치아장축에 사선 동작(구치 협·설면의 치석 제거 시)
- **circular stroke:** 치면에서 둥근모양의 반복적인 동작(stain & venneer 치석 제거 시)
- **horizontal stroke:** 치아장축에 수직 동작(치근활택술, 초음파 치석 제거시 구치부 협·설면)

② 기구별 기구조작 과정

과정 / 기구	변형연필잡기법	손고정	적합	삽입	작업각도	측방압	동작
periodontal probe	○	○	○	○	X	X	walking stroke
explorer	○	○	○	○	X	X	vertical & oblique
sickle scaler	○	○	○	X	○	○	vertical & oblique
universal curet	○	○	○	○	○	○	vertical & oblique
Gracey curet	○	○	○	○	○	○	vertical & oblique

③ 전치와 구치의 기본 동작

ⓐ **전치부의 기본 기구동작**

■ **술자 가까운 면(술자는 전방위치)**

좌측 견치 근심면 → 측절치 근심면 → 중절치 근심면 → 우측 중절치 원심면 → 측절치 원심면 → 견치 원심면을 수직동작(vertical stroke)으로 짧고 중첩된 동작(short & overlapping stroke)을 한다.

■ **술자 먼 면(술자는 후방위치)**

우측 견치 근심면 → 측절치 근심면 → 중절치 근심면 → 좌측 중절치 원심면 → 측절치 원심면 → 견치 원심면을 수직동작으로 짧고 중첩된 동작을 한다.

전치부

술자 가까운 면 동작 　　　　술자 먼 면 동작

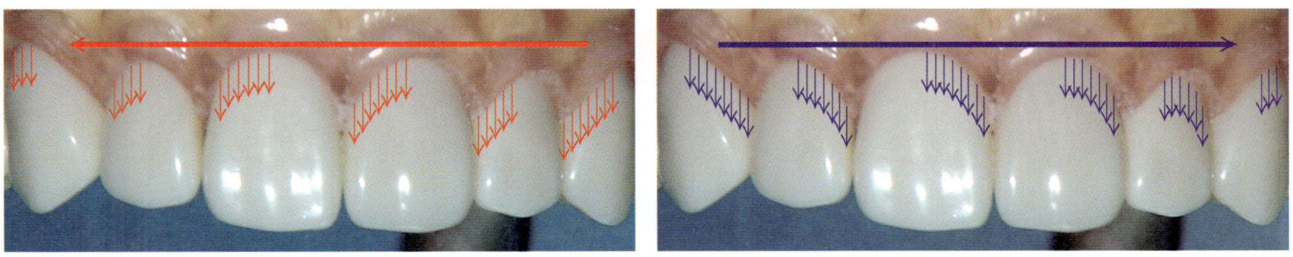

시작부위 : 치경부 중앙

그림 5-33 **전치부 순·설면 동작**

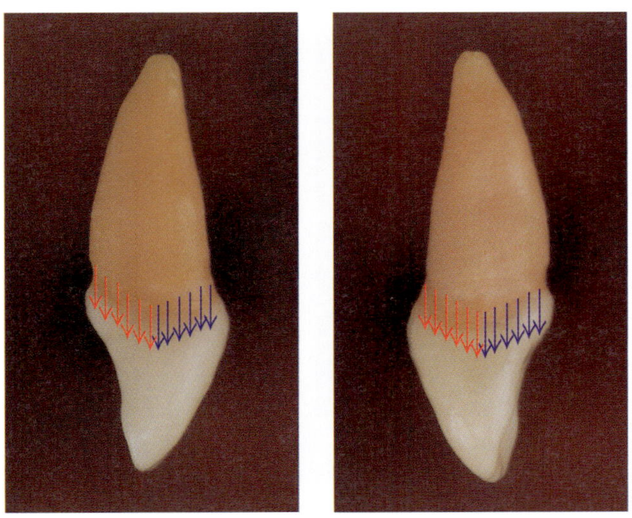

근심면 　　　　원심면

그림 5-34 **전치부 인접면 동작**

ⓑ 구치부의 기본 기구동작

제2대구치 → 제1대구치 → 제2소구치 → 제1소구치의 원심능각에서 근심능각까지 수직 또는 사선동작을 하고 근심 인접면과 col부위는 수직동작 한다. 다시 제1소구치 → 제2소구치 → 제1대구치 → 제2대구치의 원심능각에서 col부위까지 수직으로 짧고 중첩된 동작을 한다.

구치부

근심면 동작 원심면 동작

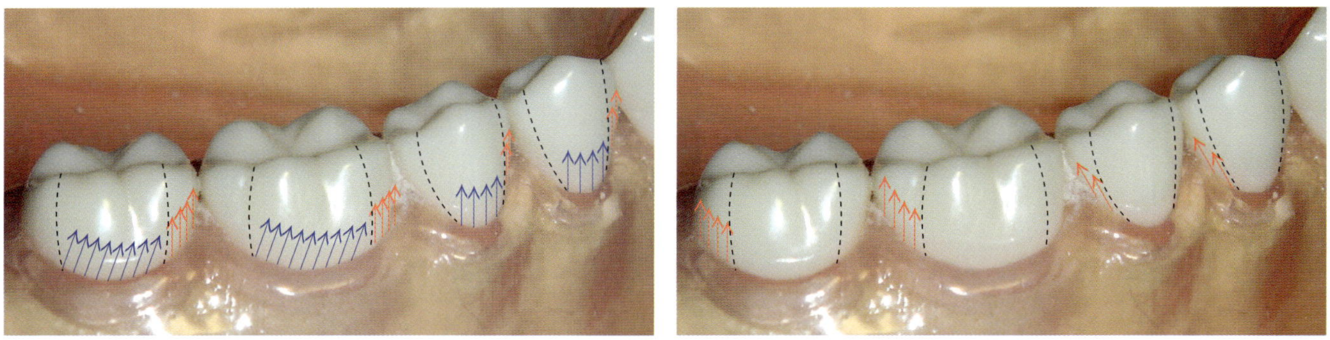

시작부위 : 원심능각

그림 5-35 구치부 협·설면 동작

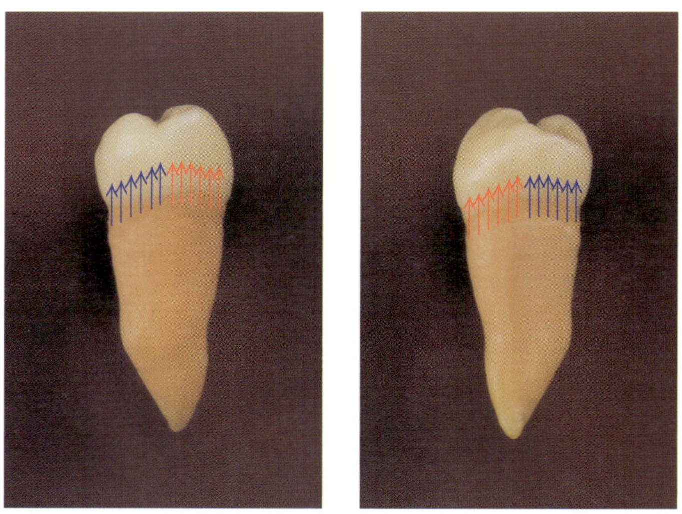

근심면 원심면

그림 5-36 구치부 인접면 동작

3. 치위생실습을 위한 치주기구

1) 치경(Mouth mirror)

(1) 형태

- mirror head(face, back)
- shank
- handle

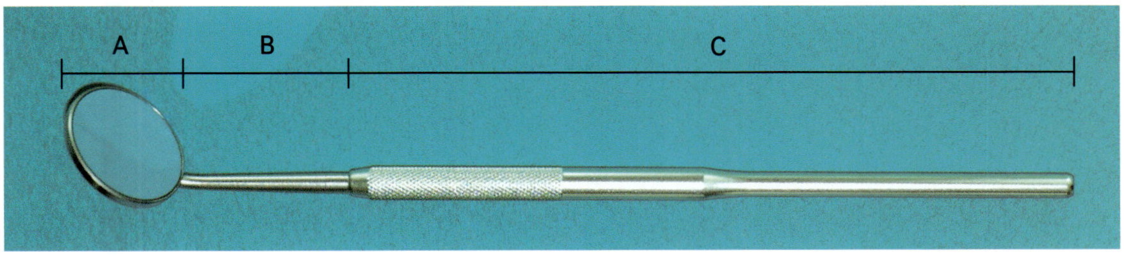

A : working end B : shank C : handle

그림 5-37 치경

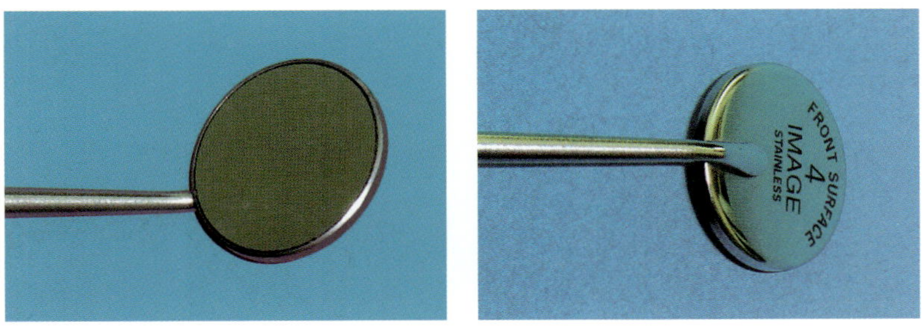

face back

그림 5-38 치경의 작업부

(2) 용도

① **견인(retraction):** 직접시진, 간접시진 및 간접조명을 위해 순점막, 협점막 및 혀를 당기거나 미는 동작을 할 때 사용한다.
② **간접시진(indirect vision):** 직접시진을 하기 어려운 상·하 전치부 설면이나 최후방 구치부 등을 시진할 때 사용한다.
③ **간접조명(indirect illumination):** 직접조명이 어려운 설면부위나 구치부 후방 부위에 이용되며 치경을 이용하여 시술부위에 빛을 반사시킨다.
④ **투조법(transillumination):** 설면에 치경을 위치시키고 전치부 순면에 조명등을 비추어 설면에 위치된 치경에 빛이 반사되어 더 밝게 함으로써 전치부 인접면의 초기우식병을 발견할 수 있다.

(3) 사용법

① 먼저 입술 상태를 관찰한 후 건조하면 면봉으로 바세린을 바른다.
② 치주기구 이용 시는 왼손을 이용하여 변형연필잡기법(modified pen grasp)으로 잡고, 구강내 검진 시는 오른손으로 잡는다.
③ 구강에 넣을 때는 치아에 부딪히지 않도록 입을 크게 벌리게 하고 중앙으로 넣는다.
④ 협점막을 당길 때는 입주위의 근육을 느슨하게 하여 견인한다.
⑤ 협점막이나 순점막 또는 혀를 견인하지 않을 때는 반드시 치아에 손고정을 한다.

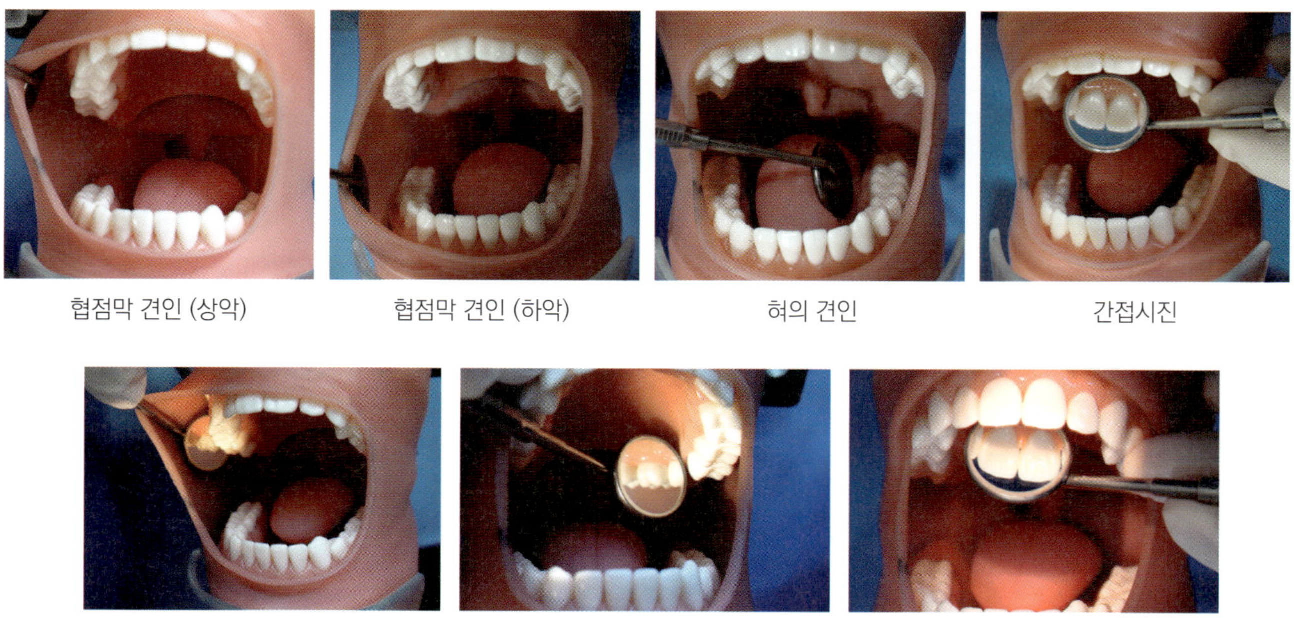

협점막 견인 (상악) 협점막 견인 (하악) 혀의 견인 간접시진

간접시진 및 간접조명 간접조명 투사조명

그림 5-39 치경 용도

(4) 주의할 점

① 협점막을 당길 때 mirror head를 후방부위 협점막에 닿도록 하여 치경의 연결부가 구각부위에 통증을 주지 않도록 한다.
② 구강저를 눌러 통증이나 불편감을 주지 않도록 한다.
③ 사용 중 치경이 오염된 경우 환자의 협점막에 닿지 않도록 한다.
④ 구강점막에 상처가 있는 경우 직접 닿지 않도록 한다.

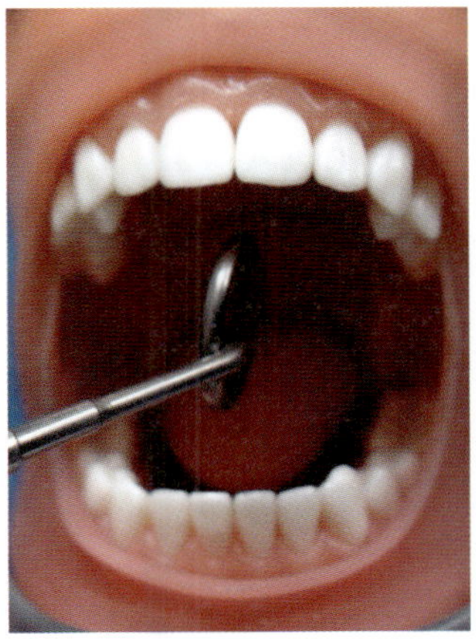

중앙으로 삽입

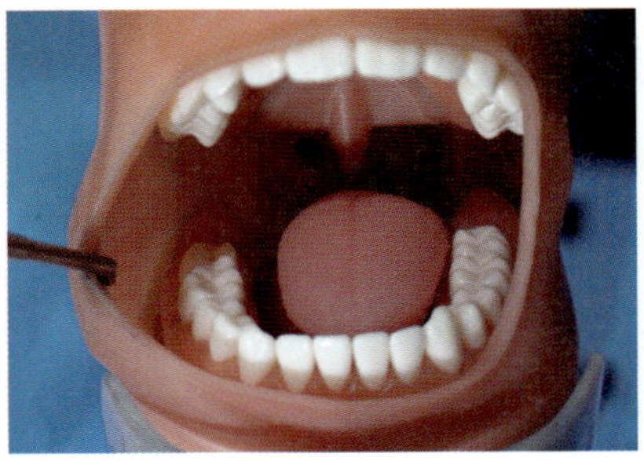

올바른 견인

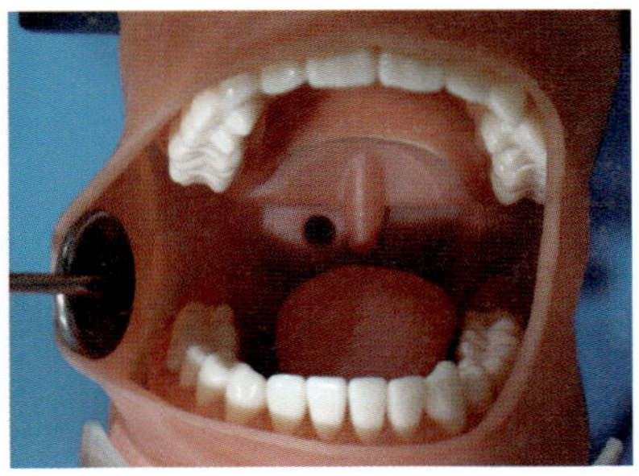

mirror face로 당김

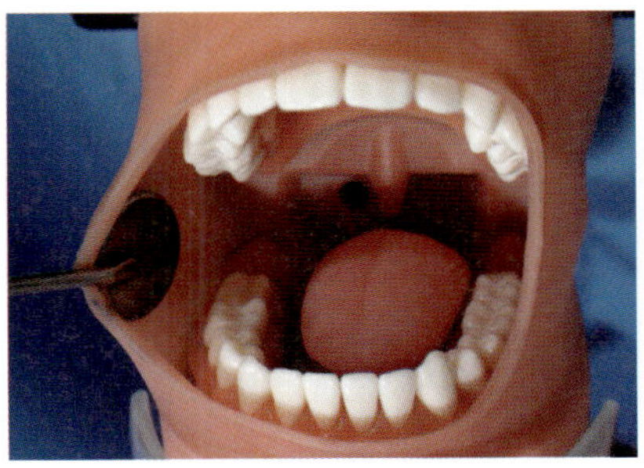

구각을 당김

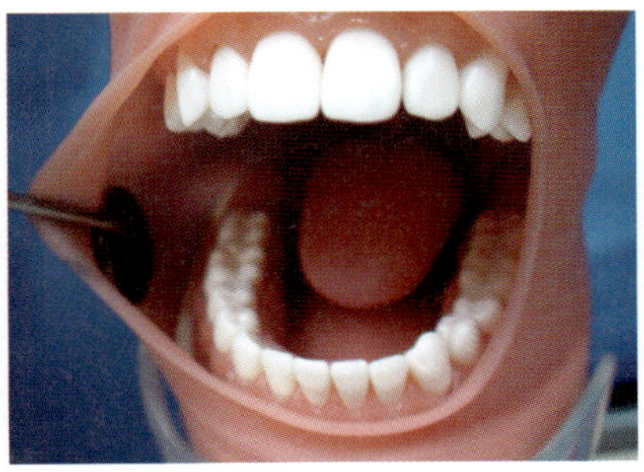

협점막 과도한 당김

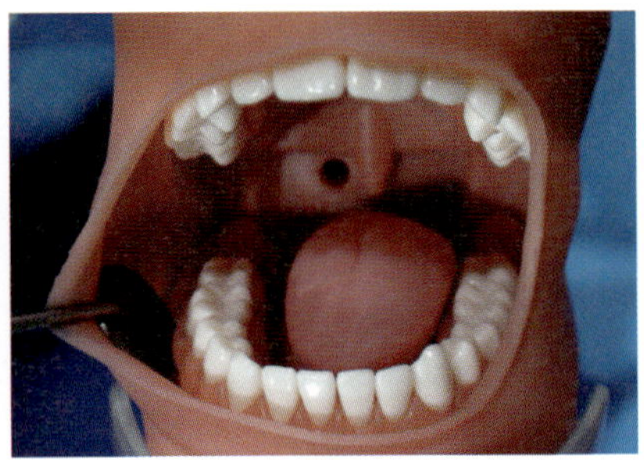

구강전정을 누름

그림 5-40 치경 사용 시 주의사항

Point

- 구각부를 치경으로 세게 당기지 말아야 한다.
- 상·하악 전치부 순면의 시야확보는 검지를 이용하여 상·하순을 견인한다.

2) 치주 탐침(Periodontal probe)

(1) 형태

- workind end(tip) : front, back, side
- shank
- handle

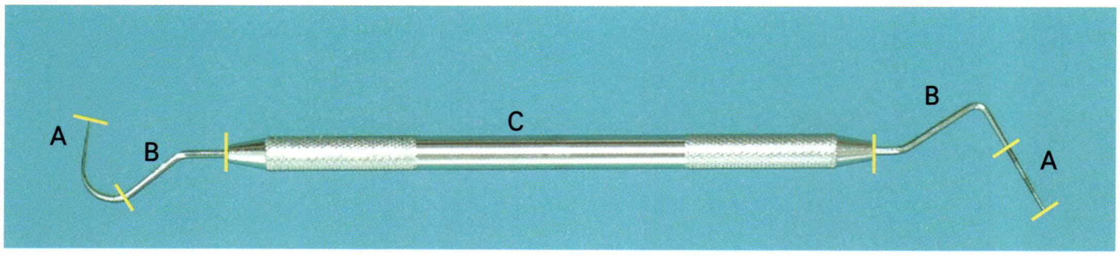

A : working end B : shank C : handle

그림 5-41 explorer와 periodontal probe

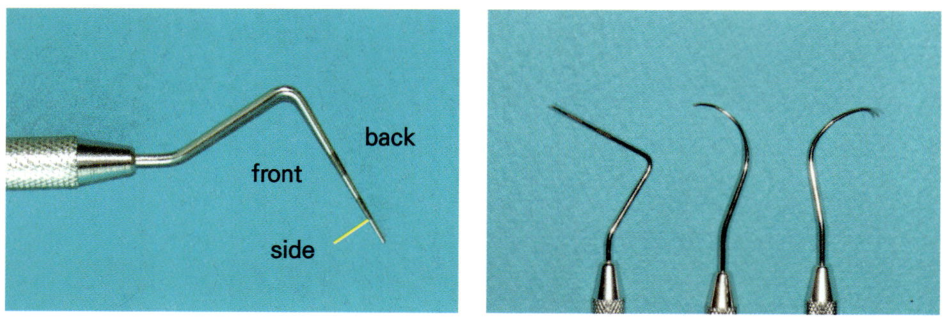

그림 5-42 periodontal probe의 작업부

(2) 용도

작업부가 가늘고 막대모양(calibrated probe)인 것과 복근치 또는 다근치의 분지부에 사용하는 만곡된 형(Naber's probe)이 있다.

- 치주낭 깊이 측정: 치은연(gingival margin)에서 접합상피까지 측정
- 탐침 시 출혈검사(BOP: bleeding on probing): 치은출혈 유무는 치주탐침 후 약 30초 후에 결정
- 치은퇴축(gingival recession) 측정: 치은연에서 백악법랑경계부(CEJ: cementoenamel junction)까지 측정
- 임상적 부착소실(CAL: clinical attachment loss): CEJ에서 접합상피까지 측정
- 치은이개부 골소실 평가: 복근치와 다근치 분지부의 골파괴 정도를 Naber's probe로 평가

(3) 사용법

- 기구파지: 변형연필잡기법으로 기구를 가볍게 잡는다.
- 손고정: 인접치아 변형연필잡기법으로 손고정 한다.
- 적합: tip의 측면이 치아장축과 평행하고, 구치부는 원심능각에 전치부는 중앙에 적합시킨다.
- 삽입: 접합상피가 느껴질 때까지 가볍게 삽입한다.
- 동작: 15~20g의 가벼운 힘으로 중첩되게(1~2mm) walking stroke하며, 인접면의 col부위를 측정하기 위해서 치주탐침을 경사지게 삽입해야 한다.
  * 치아 접촉점 아래 col이 위치하므로 치주탐침이 col에 접근할 수 있도록 경사지게 삽입한다.

Point

- tip 1~2mm 측면은 항상 치면에 적합되어야 한다.
- 치주낭측정기는 항상 가볍게 잡고 가볍게 walking stroke 한다.

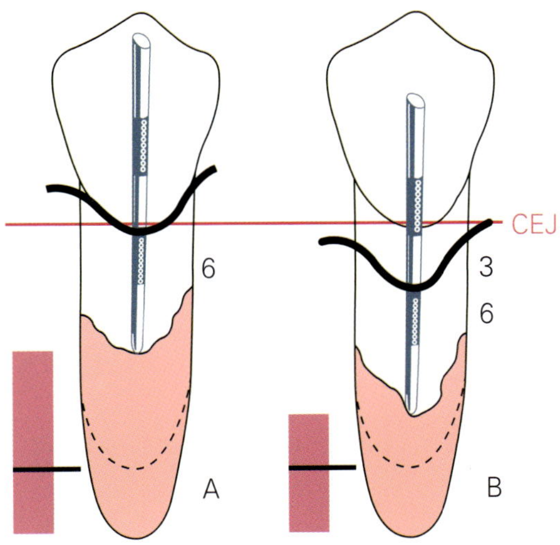

그림 5-43 **치주낭, 치은퇴축, 임상적 부착소실**

A : 치은퇴축 - 없음
치주낭깊이(pocket depth) - 6mm
임상적 부착소실(CAL) - 6mm

B : 치은퇴축 - 3mm
치주낭깊이(pocket depth) - 6mm
임상적 부착소실(CAL) -9mm

전치부 적합

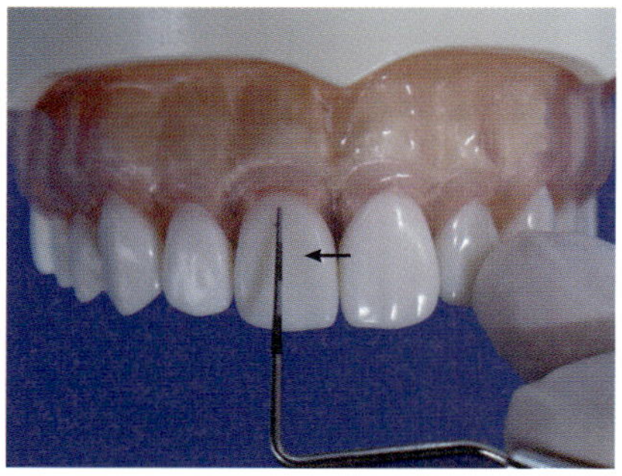

측면적합

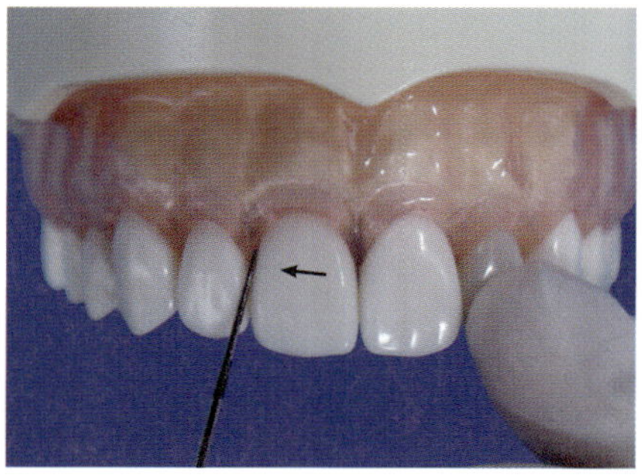

내면적합

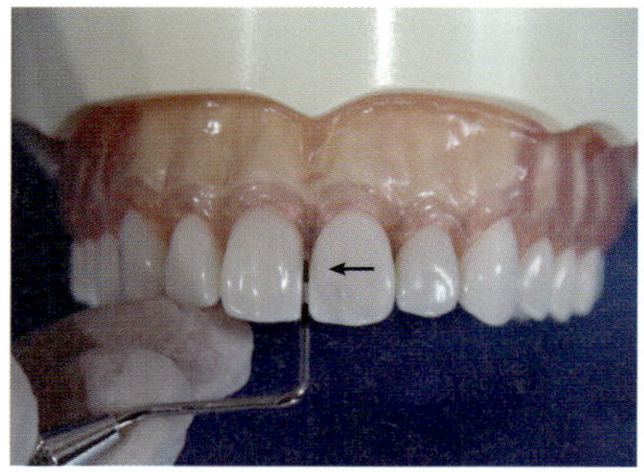

내면적합

구치부 적합

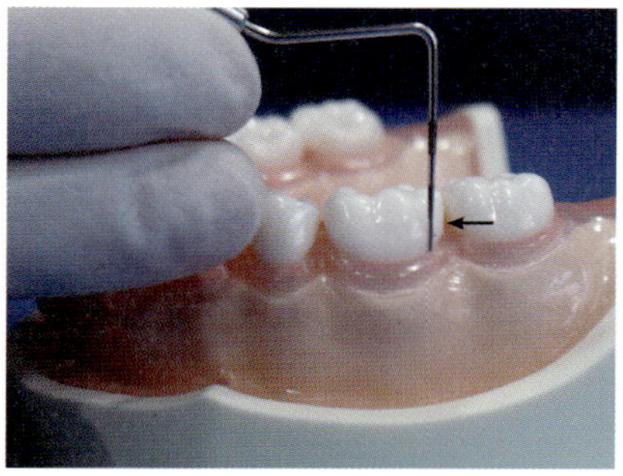

측면적합

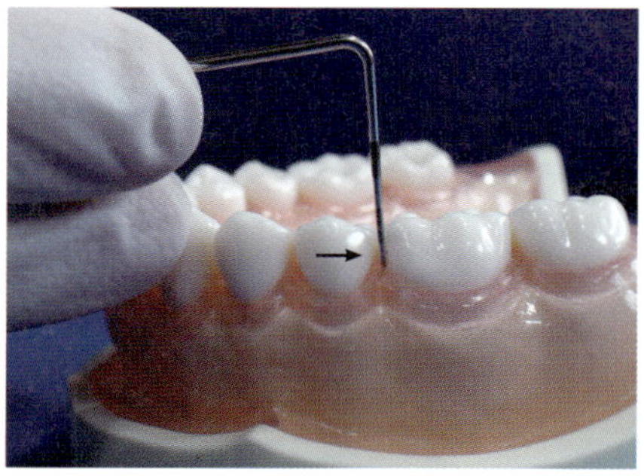

배면적합

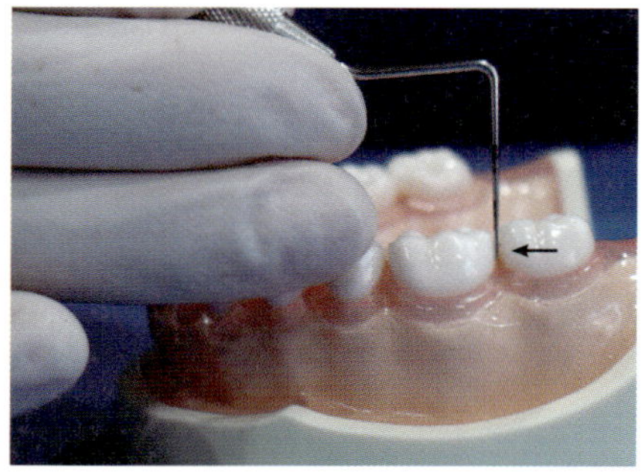

내면적합

그림 5-44 전·구치 periodontal probe의 적합

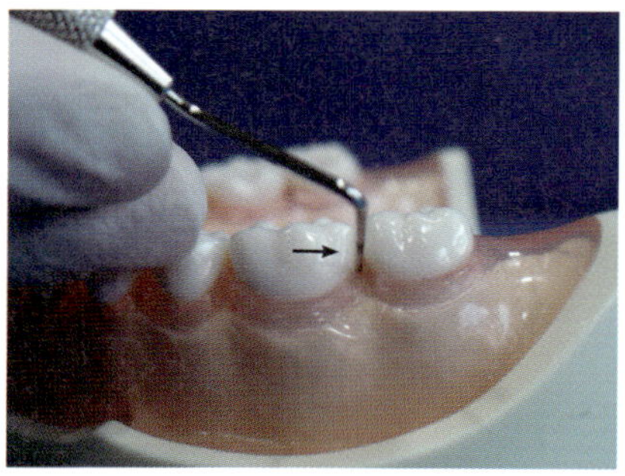

col 접근

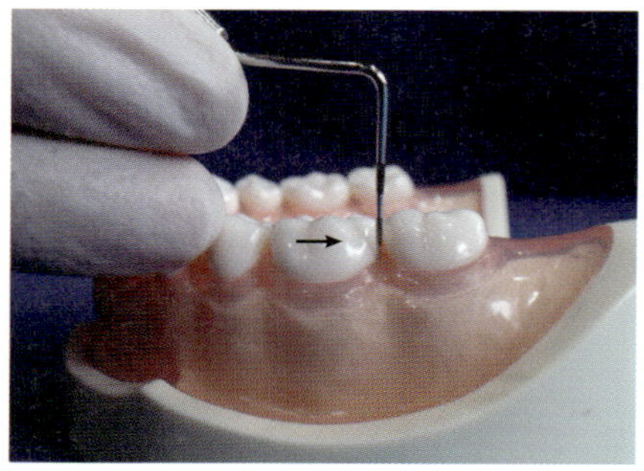

col 접근안됨

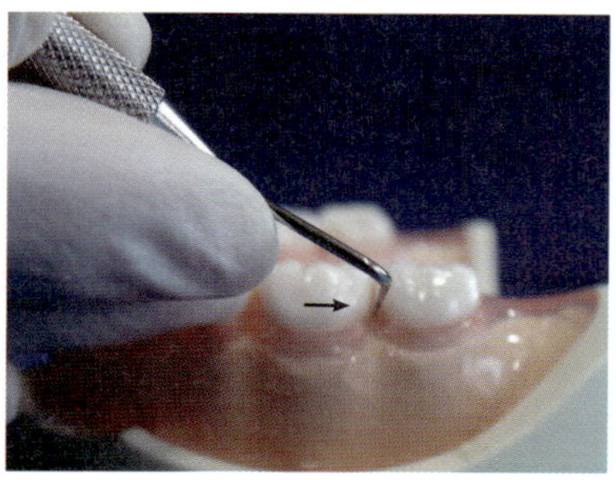

col 통과

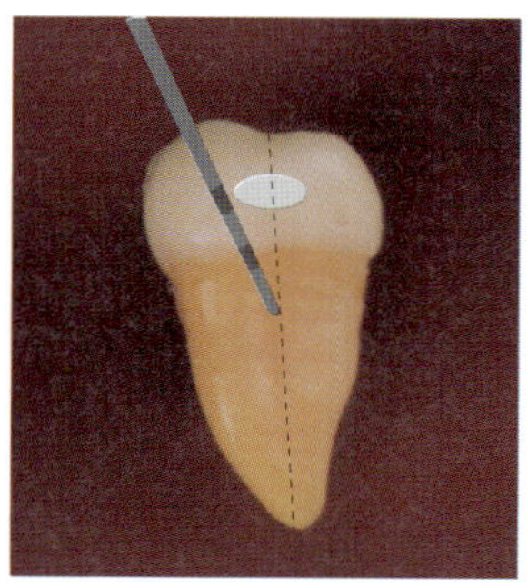

인접면 col 측정

그림 5-45 치주탐침의 col 부위 적합 상태

(4) 측정 및 기록법

- 일반적으로 치주낭의 깊이가 4mm이상인 경우 기록한다.
- 협설면에서 한 치아를 6부위로 나누어 각 부위에서 가장 깊은 곳을 기록한다.

◆ 전치부 치주낭 측정

■ 술자와 가까운 면

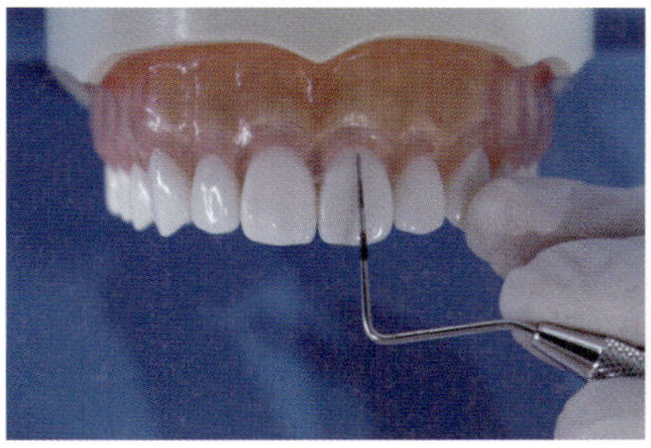

적합

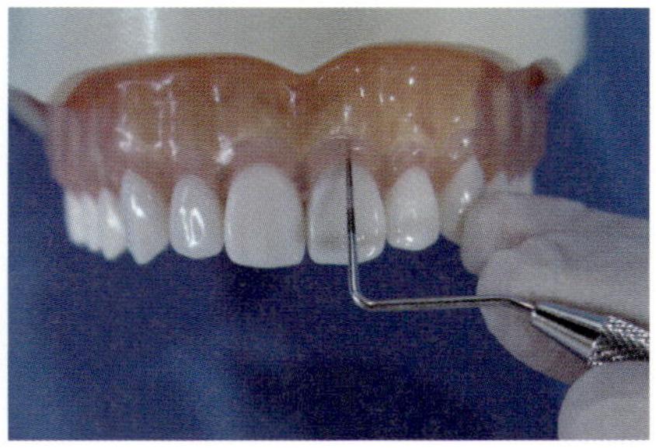

삽입

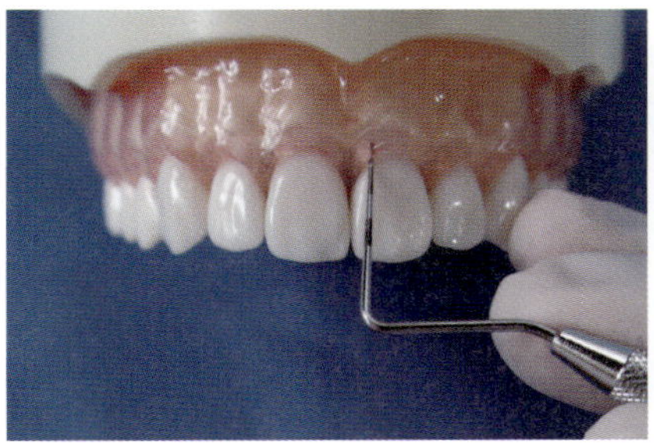

동작

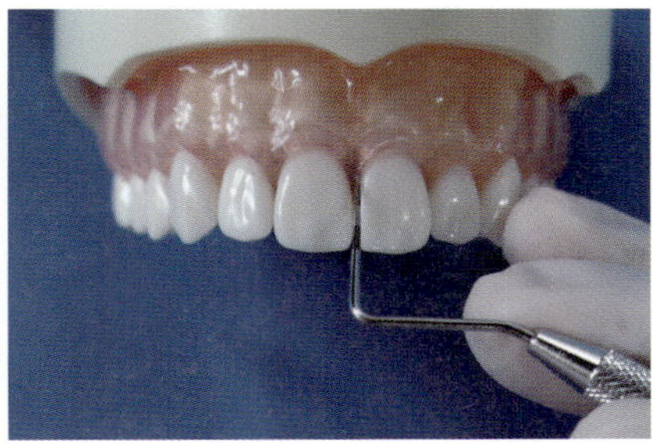

col

■ 술자와 먼 면

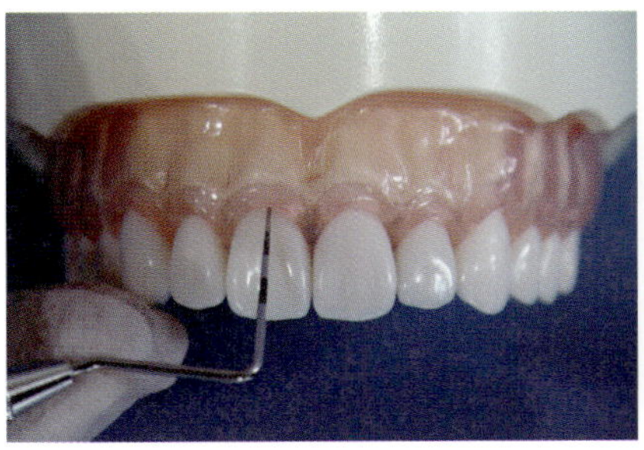

적합

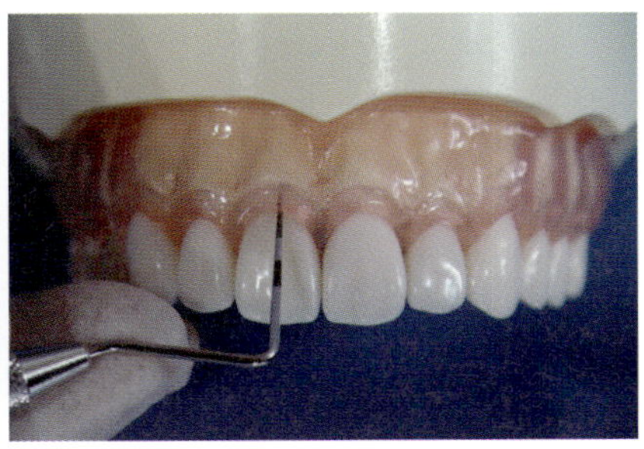

삽입

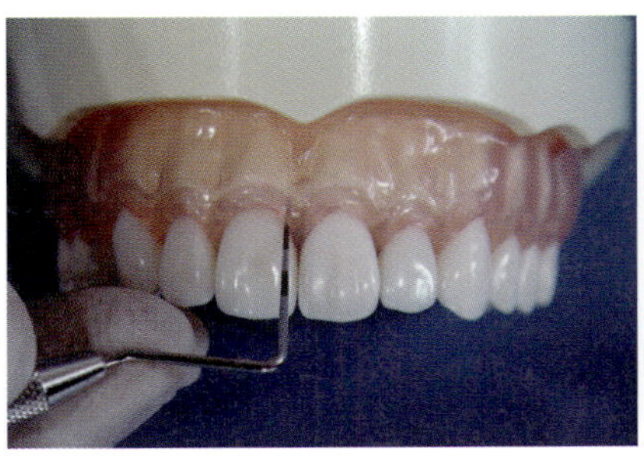

동작

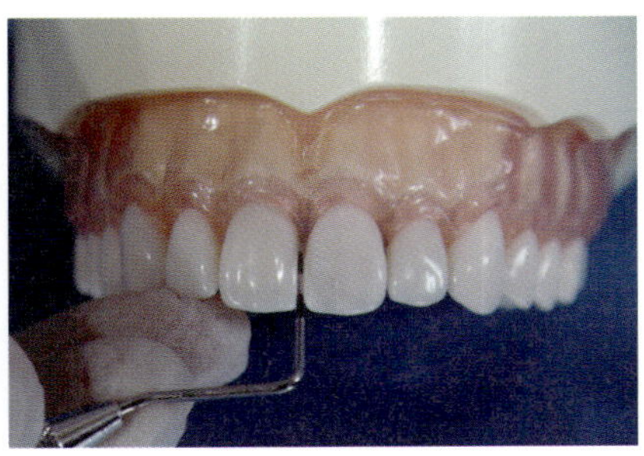

col

그림 5-46 전치의 치주낭 측정

◆ 구치부 치주낭 측정

■ 근심면

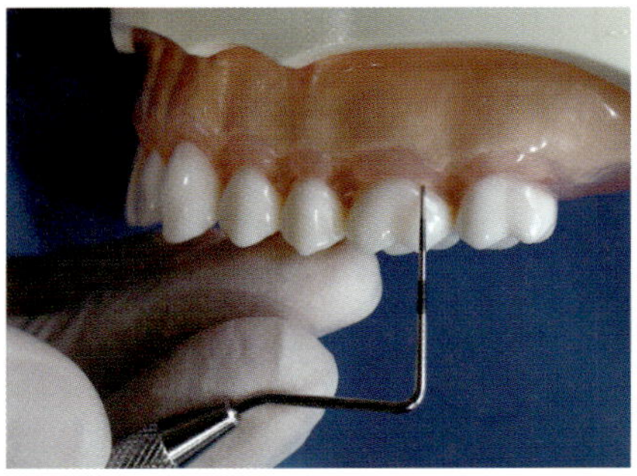

적합

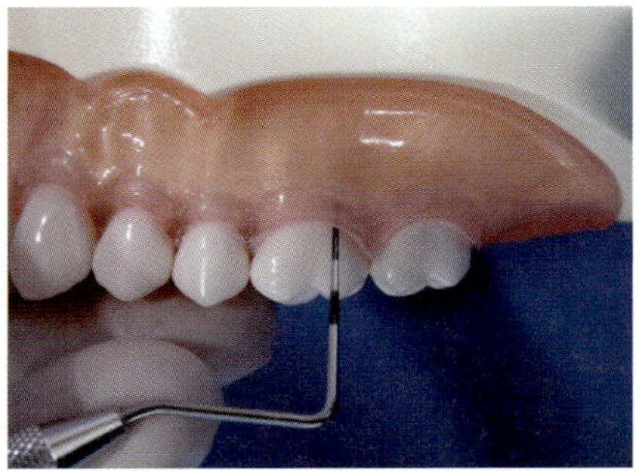

삽입

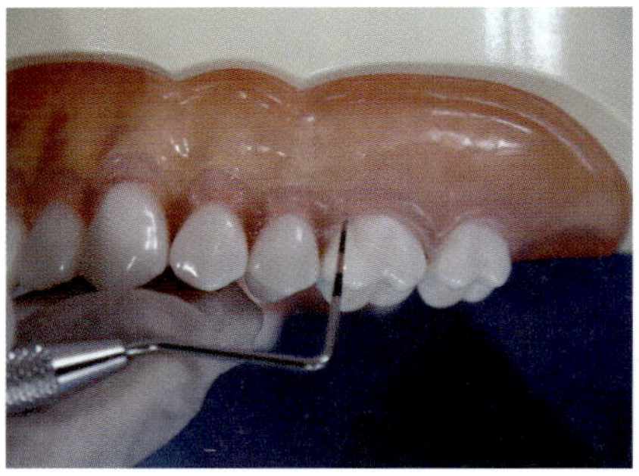

동작

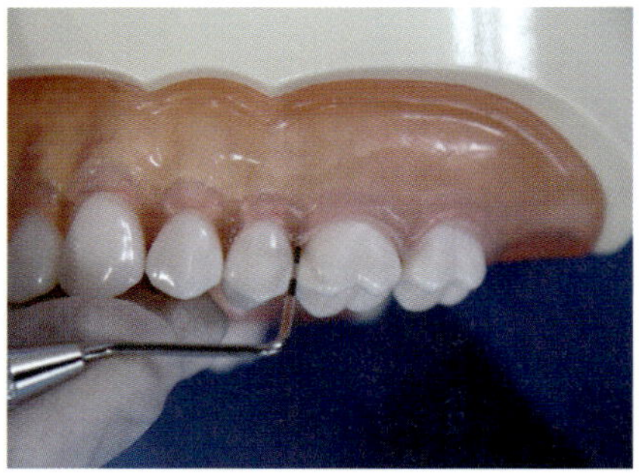

col

■ 원심면

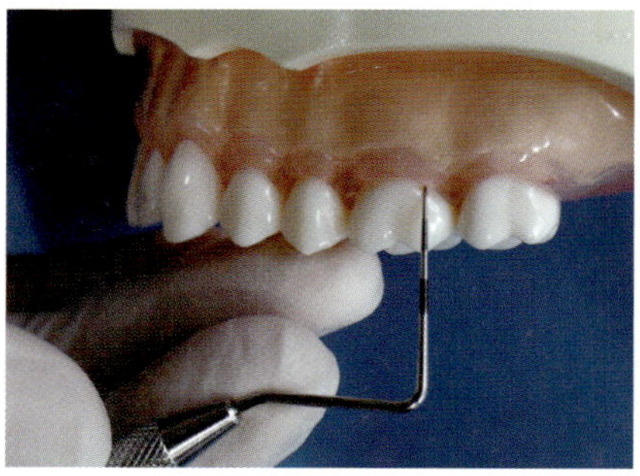

적합

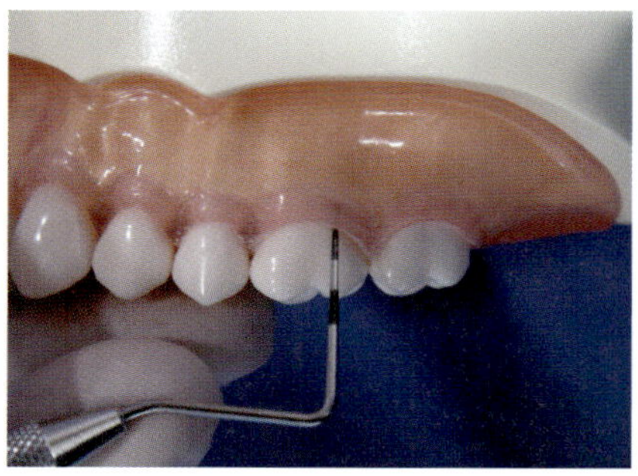

삽입

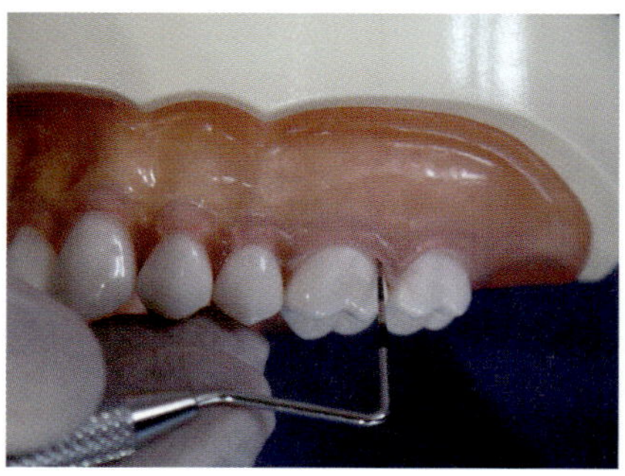

동작

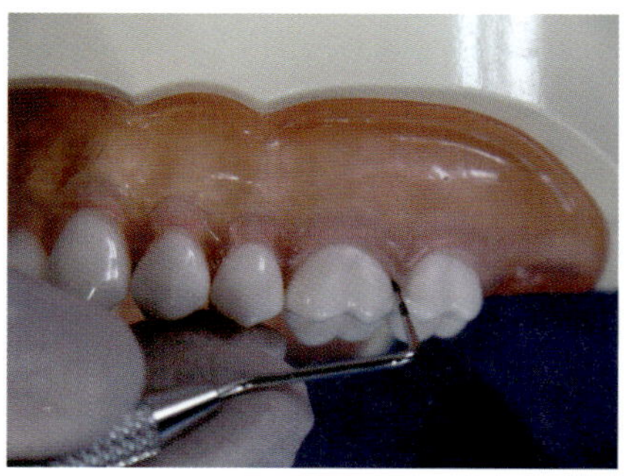

col

그림 5-47 구치부 치주낭 측정

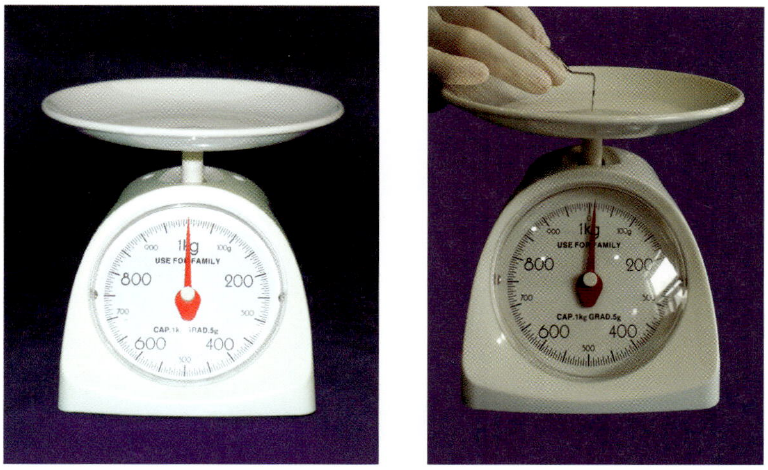

0g　　　　　　　　15~20g의 힘

그림 5-48 측방압 연습

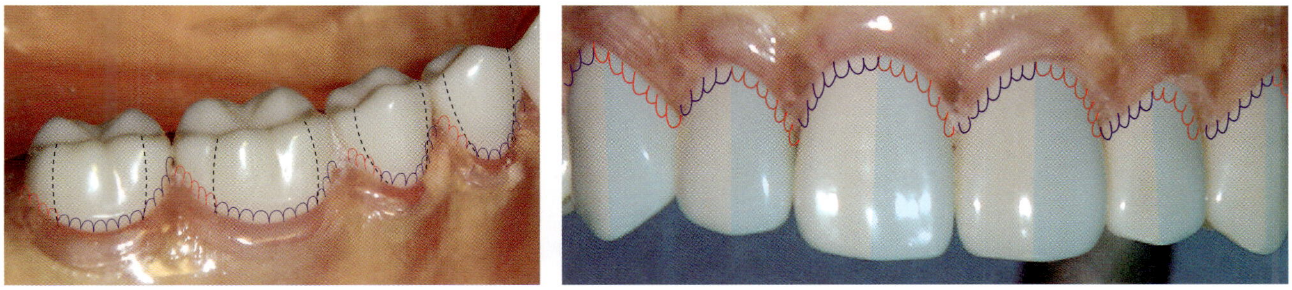

그림 5-49 walking stroke 연습

3) 탐침(Explorer)

(1) 형태

- working end(front, back, side)
- shank(lower shank, middle shank, upper shank)
- handle

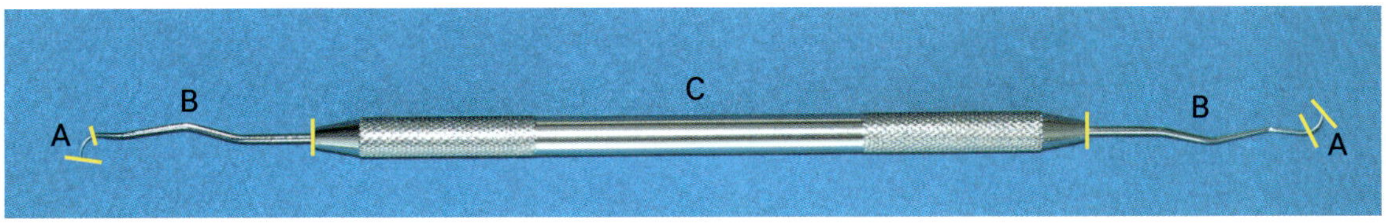

A : working end(tip)　B : shank　C : handle

그림 5-50 탐침 형태

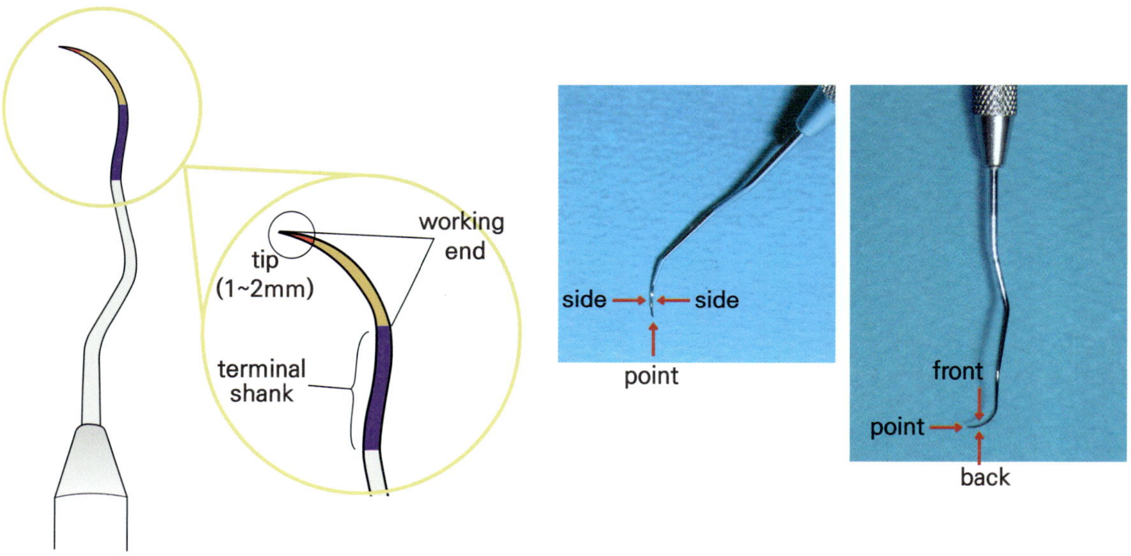

그림 5-51 탐침 작업부

(2) 용도

- 치석탐지 및 치면세균막의 양과 분포상태 검사
- 불규칙한 치면상태 검사
- 치석제거 및 치근활택술 후 치면상태 검사
- 치아우식증 검사
- 수복물 및 보철물의 변연 검사

▶ 올바른 작업부 선택

1. 구강내에서 올바른 작업부 선택을 위한 원칙

1) 시술부위에 적합한 손고정을 한다.
2) 손잡이가 상악에서는 하방으로, 하악에서는 상방으로 향하도록 한다.
3) 작업부의 끝을 구치에서는 제1·2 소구치 사이에 위치시켜서 하방연결부가 치아장축에 평행한 것을 선택하고, 전치는 좌·우측 중절치 사이에 위치시킨다.

2. 올바른 작업부 선택방법

- 전치부: 하방 연결부가 치아장축에 평행 혹은 사선을 이루는 작업부를 선택한다.
- 구치부: 하방 연결부가 치아장축에 평행을 이루는 작업부를 선택한다.
- tip 1~2mm 측면은 항상 치면에 적합되어야 한다.
- explorer는 가볍게 잡고 가볍게 exploratory stroke 한다.
- 능각 접근시 전치나 소구치 및 대구치 원심능각은 시작점에서 바로 손가락 사이에서 handle을 돌린다.

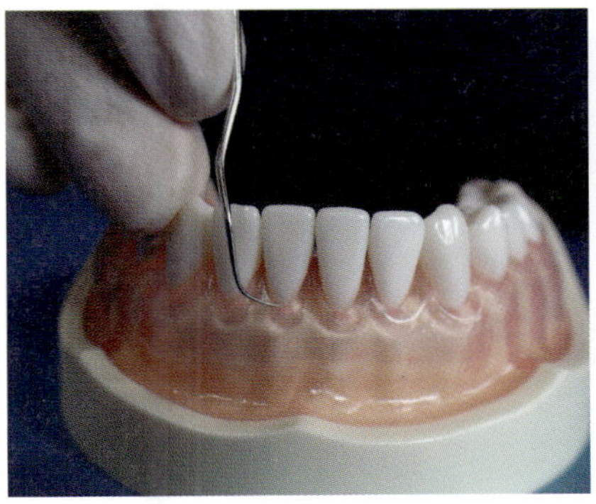
tip 1~2mm 적합 (○)

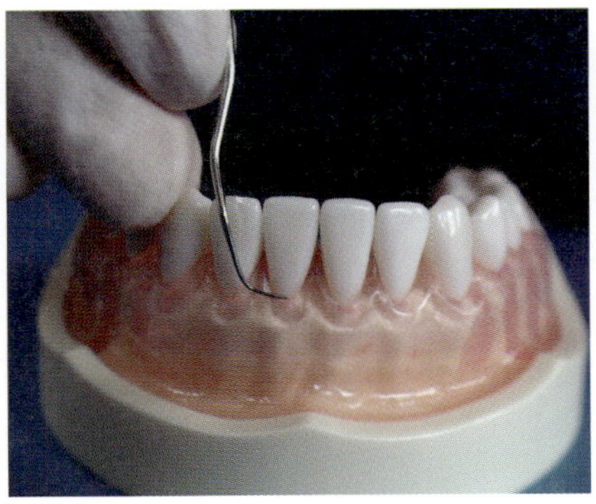
tip 3~4mm 적합 (×)

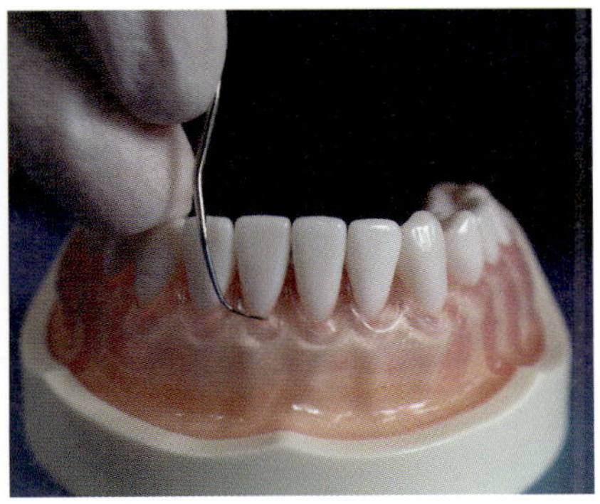
중앙 적합 (×)

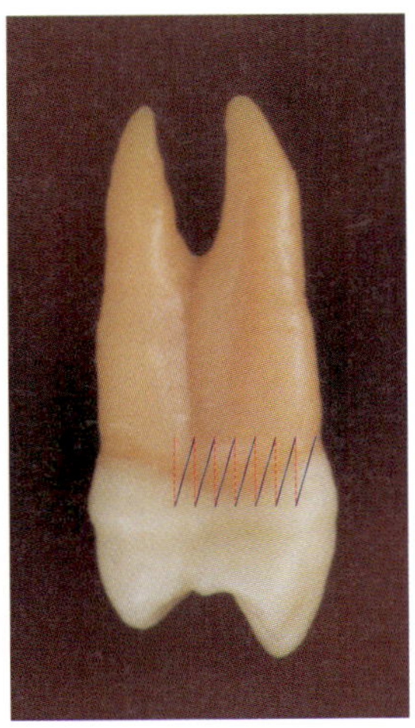
중첩동작 (○)

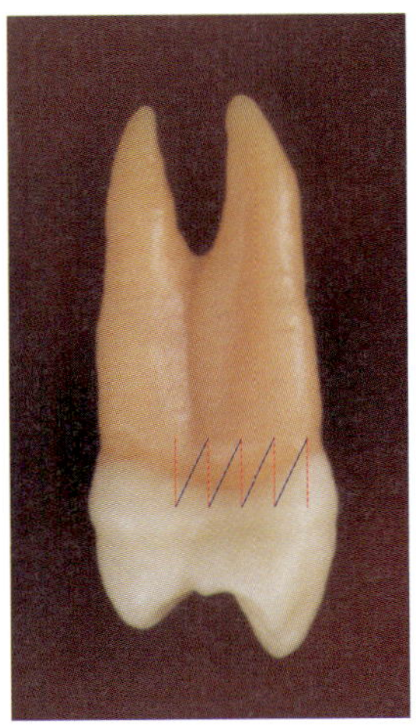
중첩동작 (×)

그림 5-52 탐지 동작

(3) 사용법

- 실습 부위를 확인한다.
- 기구파지: 변형연필잡기법으로 기구를 가볍게 잡는다.
- 손고정: 인접치아에 손고정 한다.
- 올바른 tip을 선택한다.
- 적합: tip 1~2mm 측면을 치은연 바로 위의 치면에 가볍게 적합시킨다.
- 삽입: tip 1~2mm를 적합시킨 상태로 back이 접합상피에 닿을 때까지 가볍게 삽입한다.
- 동작: 탐지동작(exploratory stroke)은 치주낭이나 치은열구 내에서 치면을 따라 밀고 당기는 동작(pull and push stroke)을 한다.
  수직동작: 전치부 순·설면 근·원심면, 구치부 협·설면 및 근·원심면
  사선동작: 구치부 협·설면

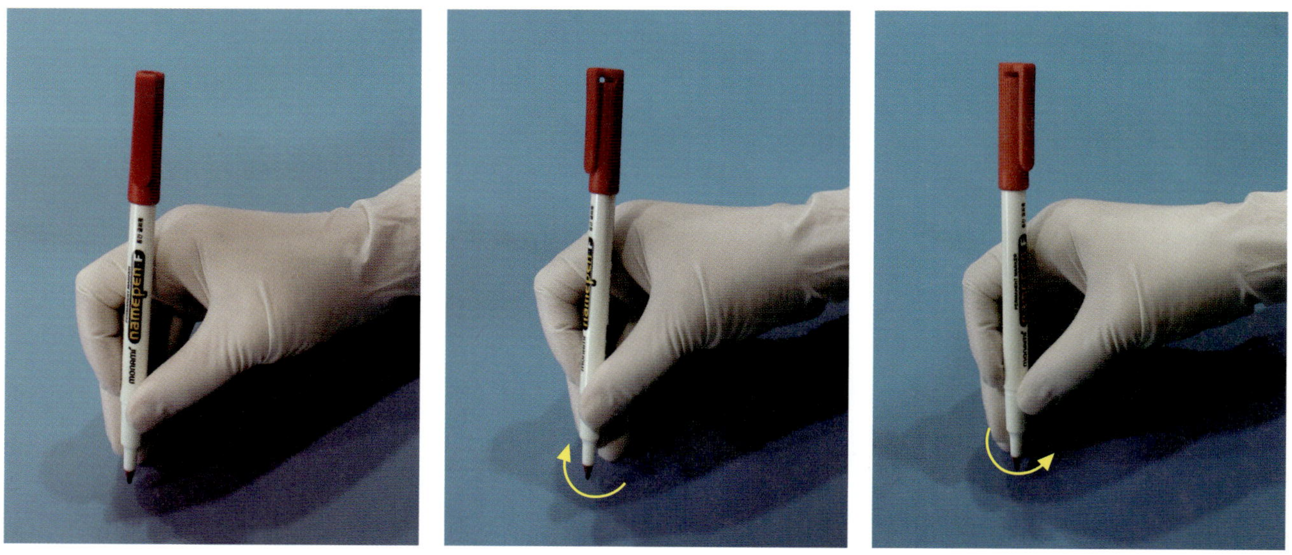

그림 5-53 능각 접근 연습

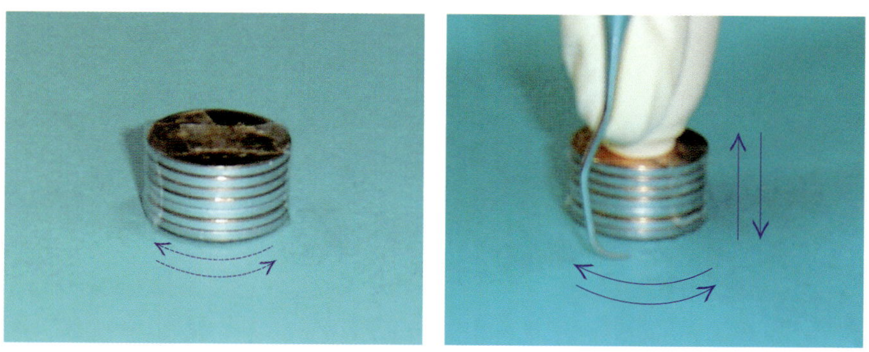

그림 5-54 기구의 적합과 동작

◆ 전치부 치석탐지(#11/12 explorer)

■ 술자와 가까운 면

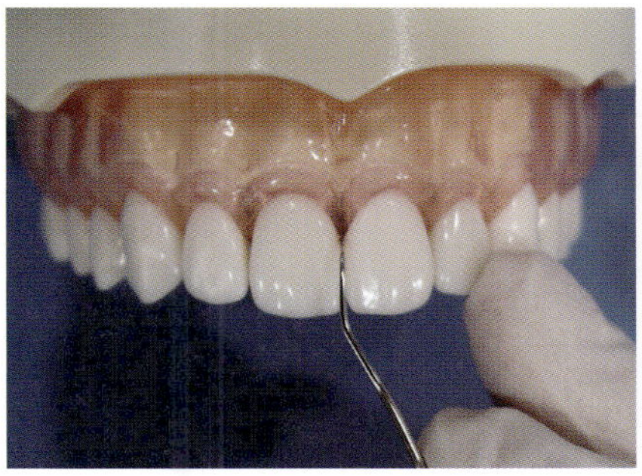
작업부 감별

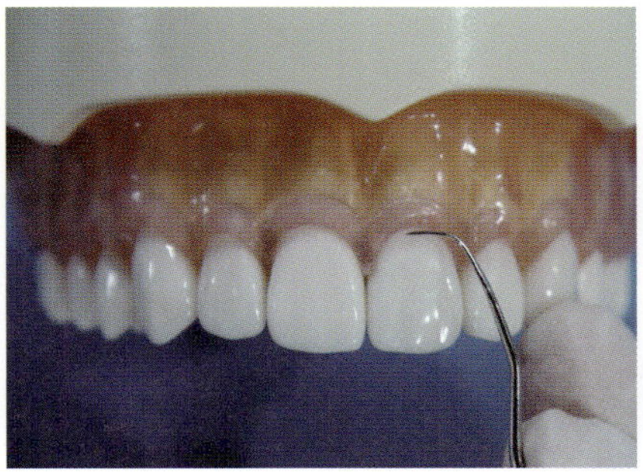
적합

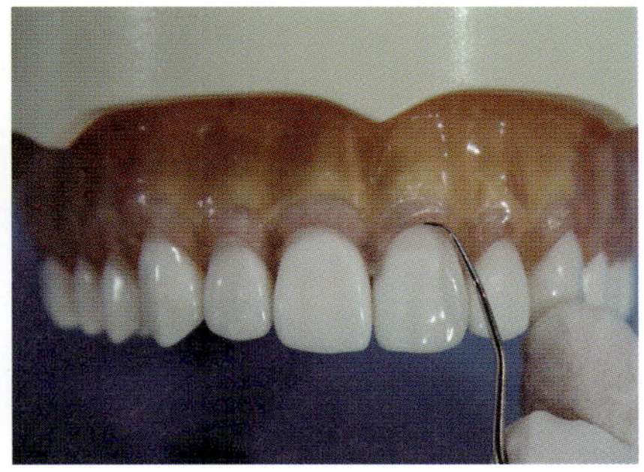
삽입

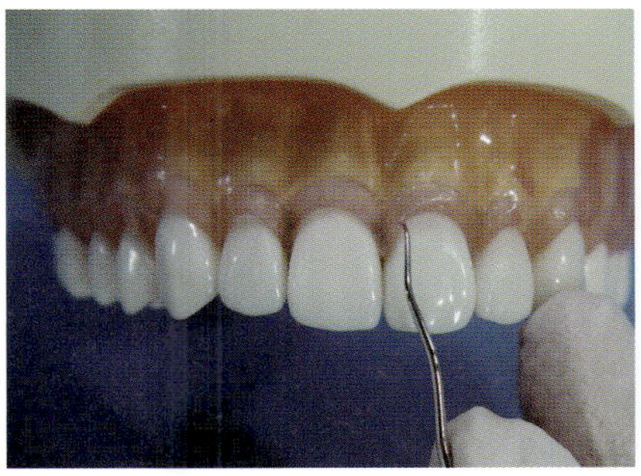
동작

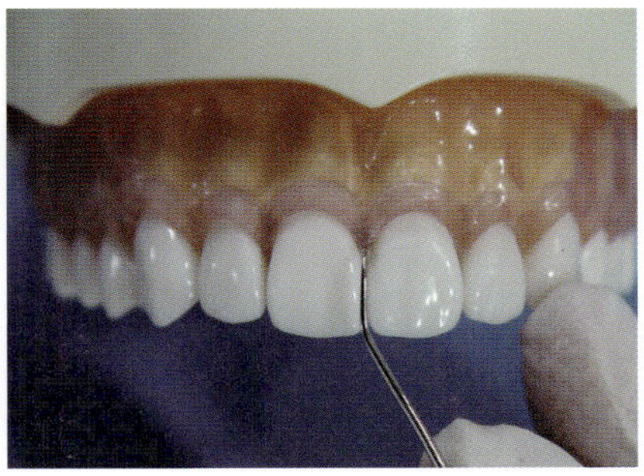
col

■ 술자와 가까운 면

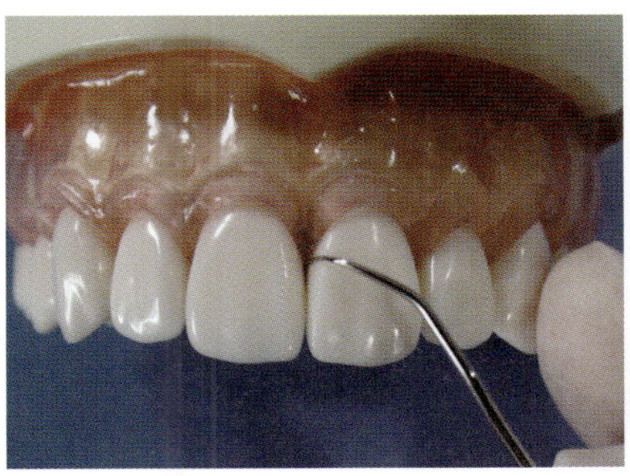
작업부 감별

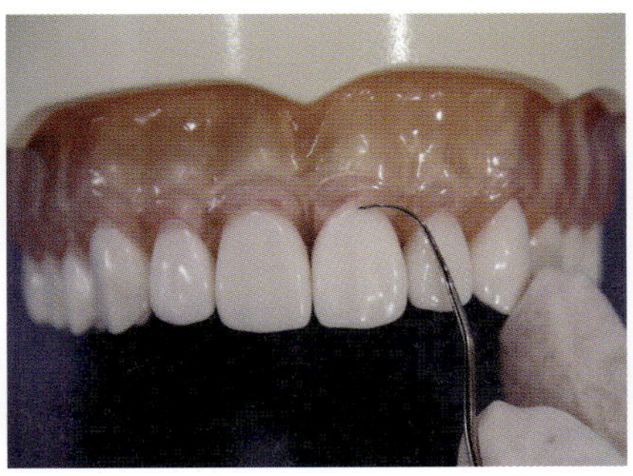
적합

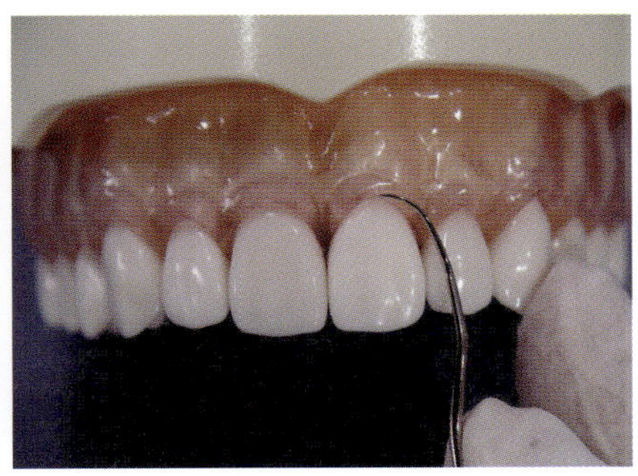
삽입

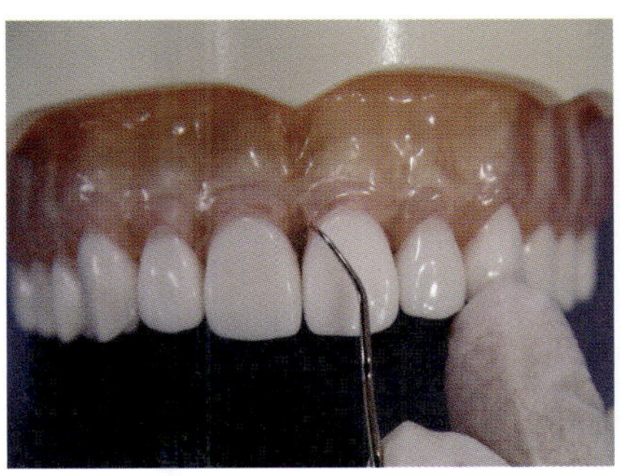
동작

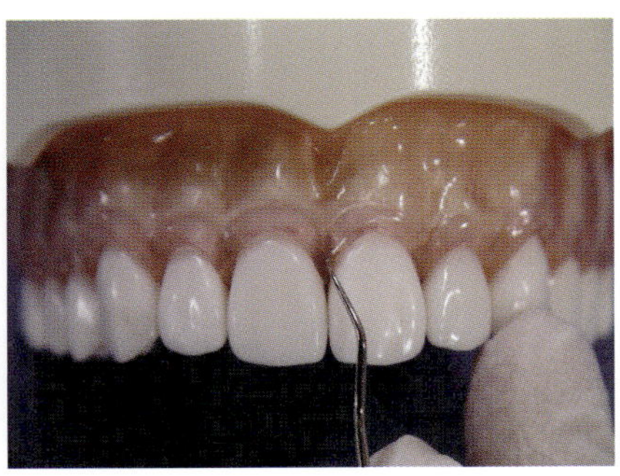
col

그림 5-55 전치의 치석탐지(하방연결부가 치아장축에 평행)

◆ 전치부 치석탐지(#11/12 explorer)

■ 술자와 먼 면

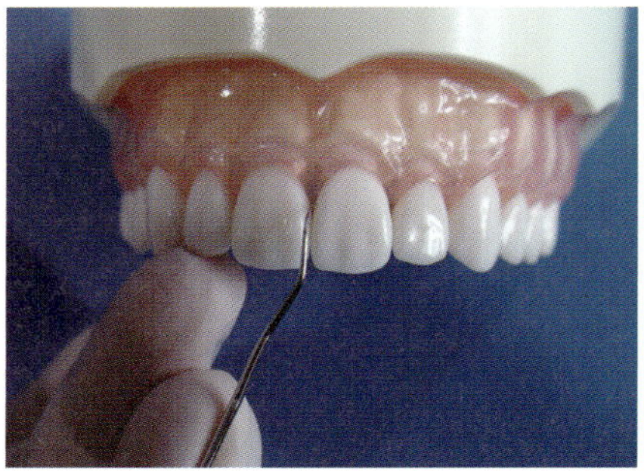
작업부 감별

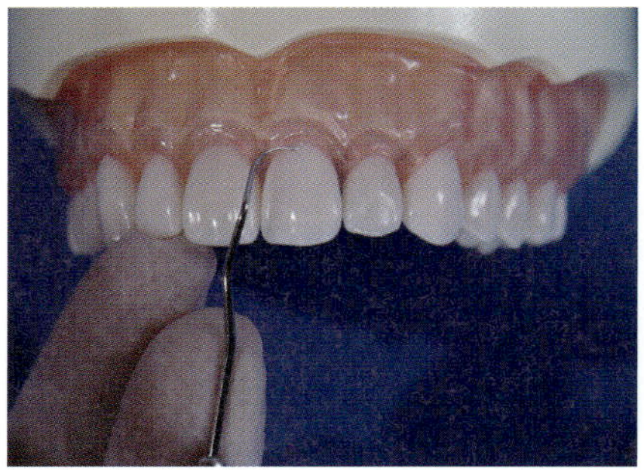
적합

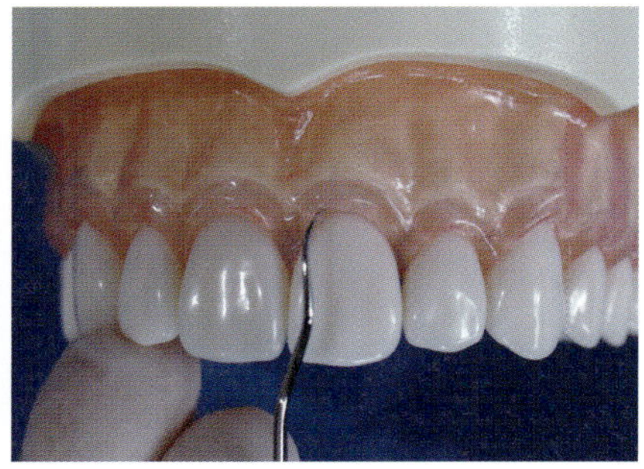
삽입

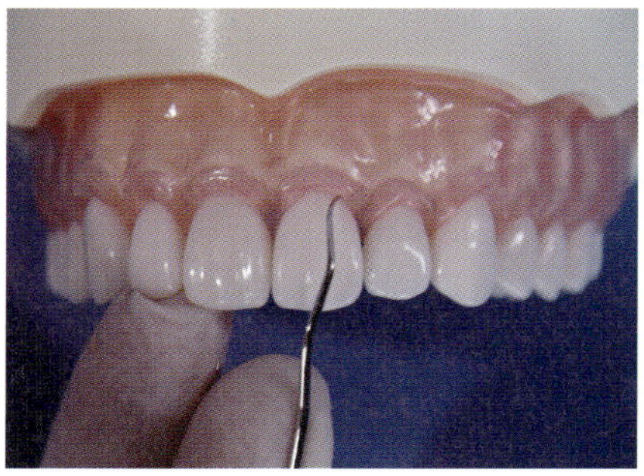
동작

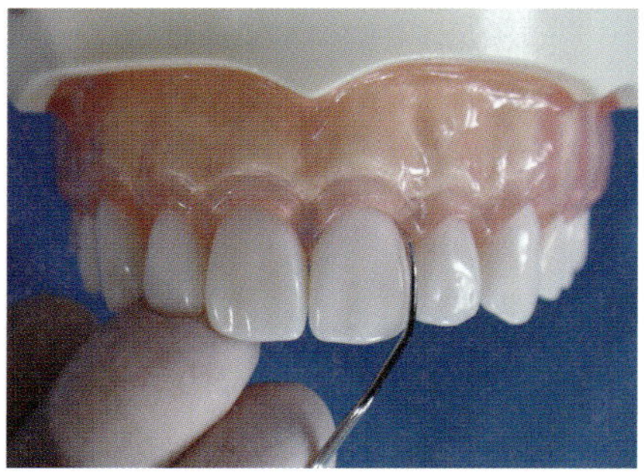
col

■ 술자와 먼 면

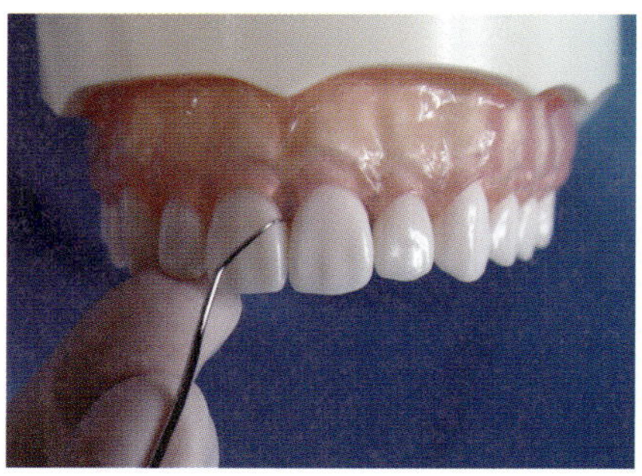
작업부 감별

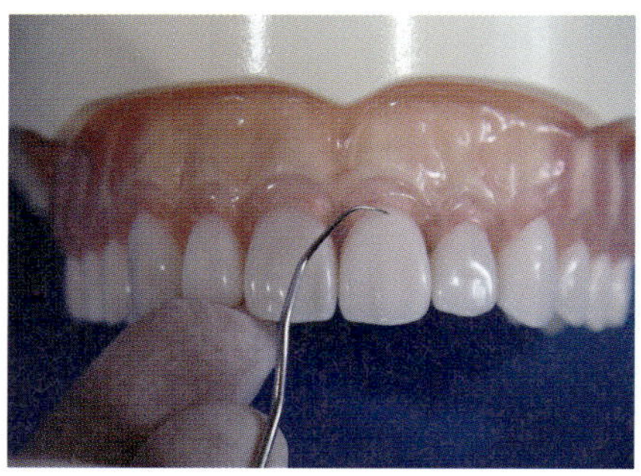
적합

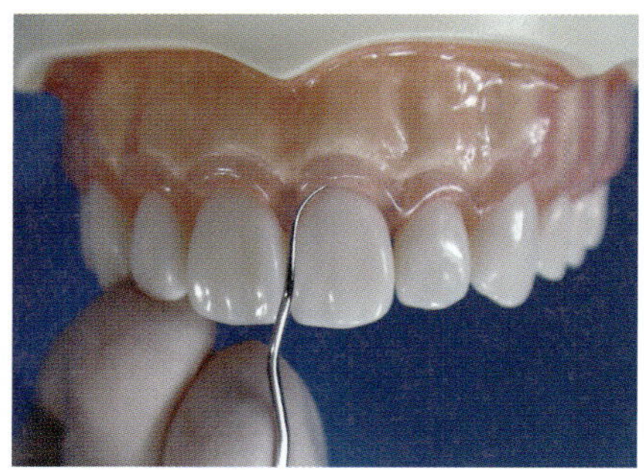
삽입

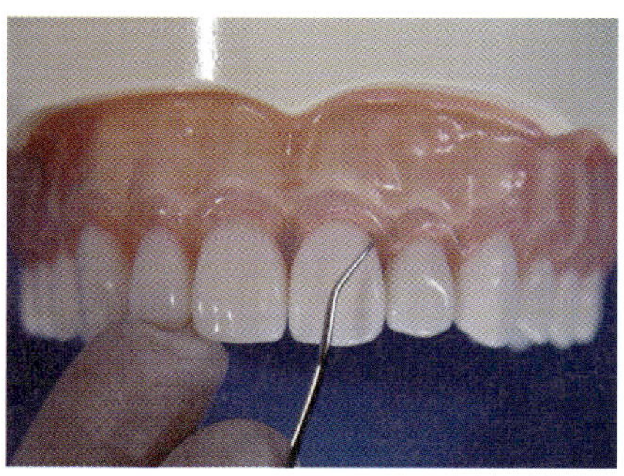
동작

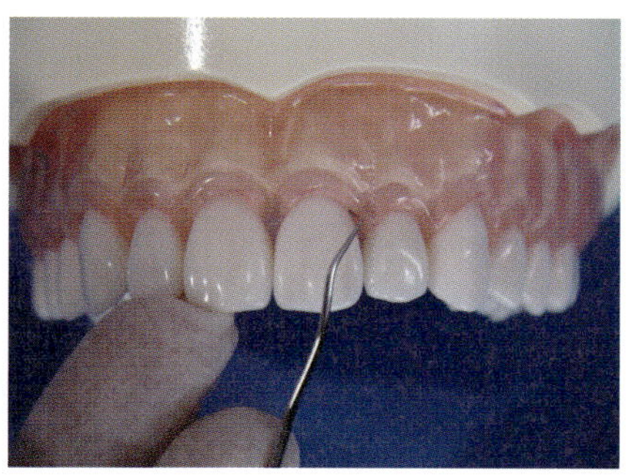
col

그림 5-56 전치의 치석탐지(하방연결부가 치아장축에 사선)

◆ 구치부 치석탐지(#11/12 explorer)

■ 근심면

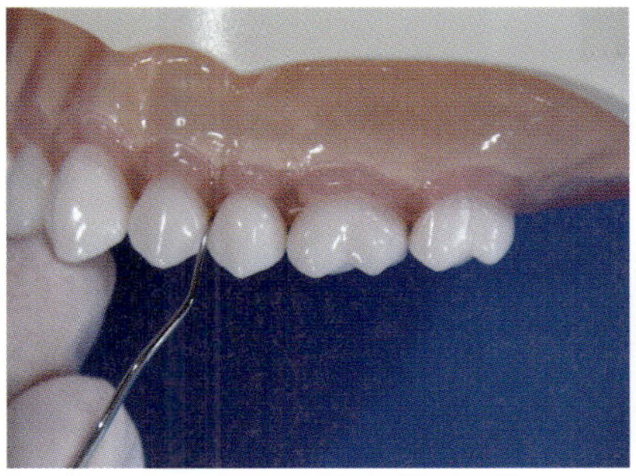
작업부 감별

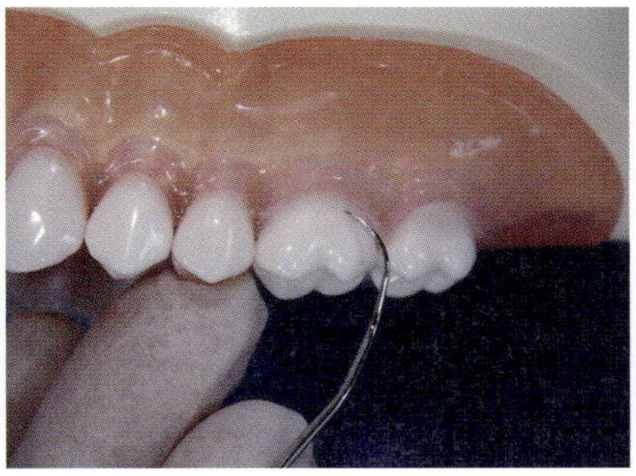
적합

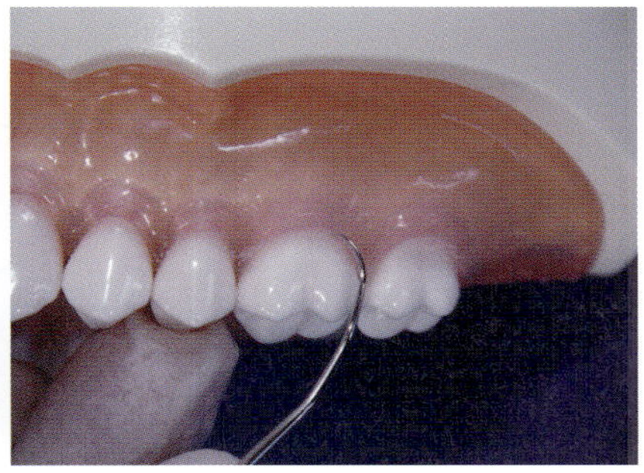
삽입

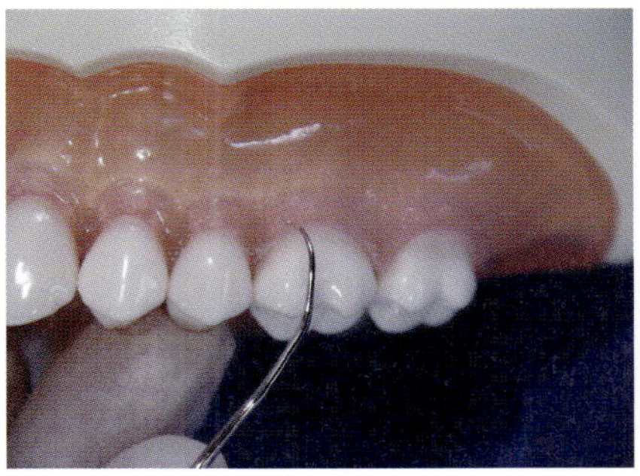
동작

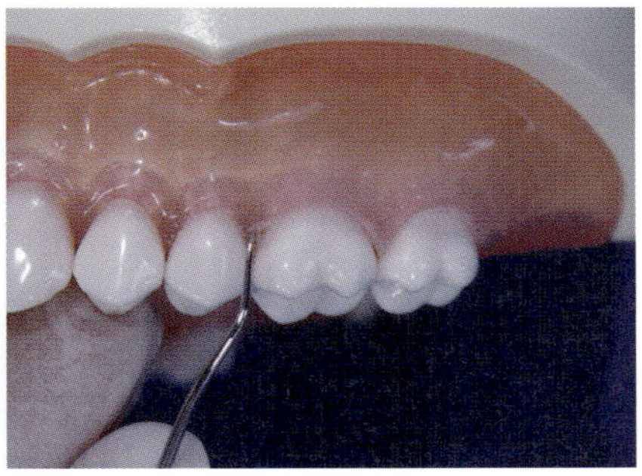
col

■ 원심면

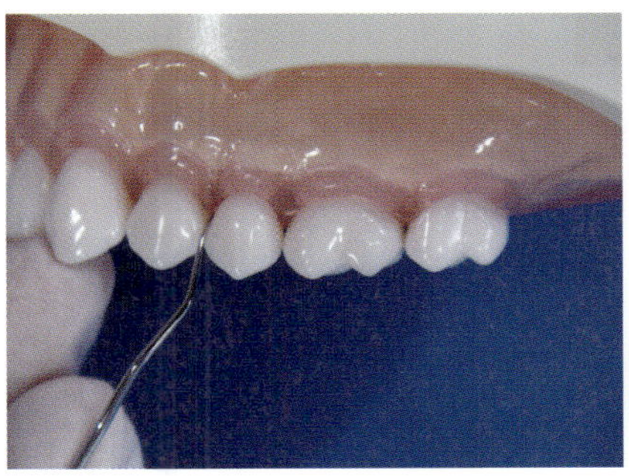
작업부 감별

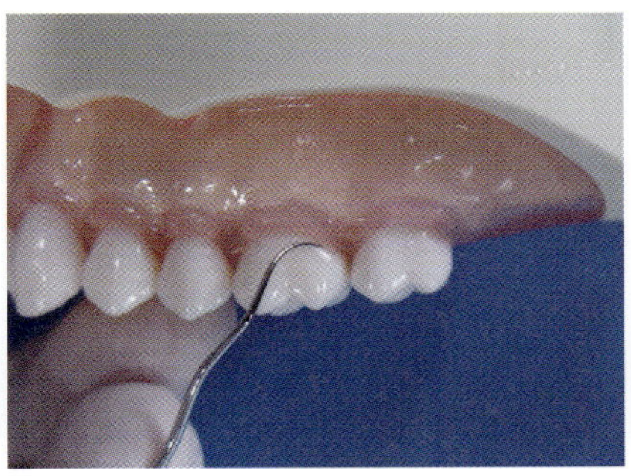
적합

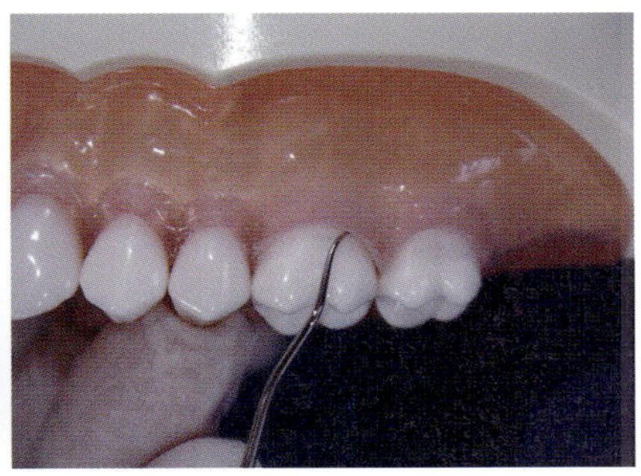
삽입

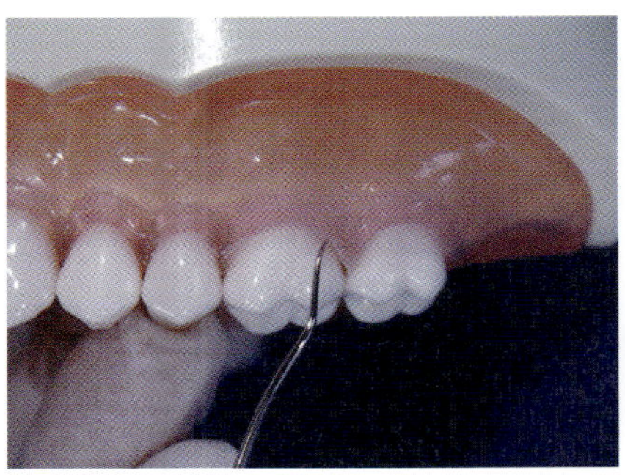
동작

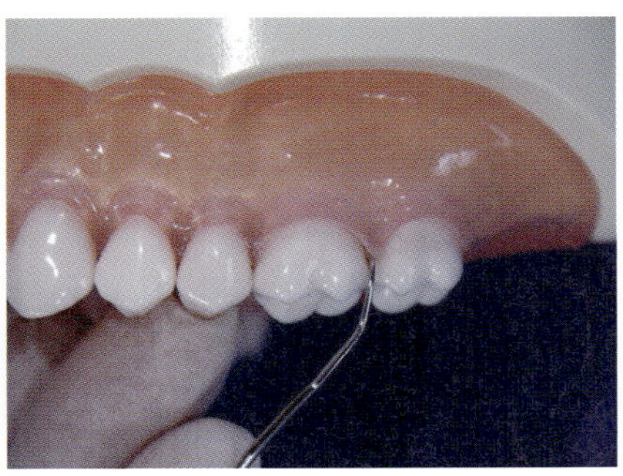
col

그림 5-57 구치의 치석탐지

4) Sickle scaler

(1) 형태

- working end(face, back, lateral surface), shank, handle
- 2개의 측면과 back으로 구성되어 sharp point형성
- face와 lateral surface가 만나서 2개의 cutting edge형성(내각 70~80도)
- 단면도는 삼각형

#H5/33 전치부

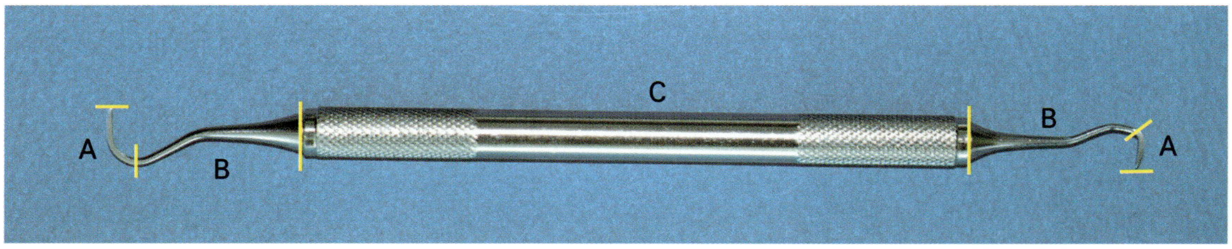

A : working end　B : shank　C : handle

#34/35 구치부

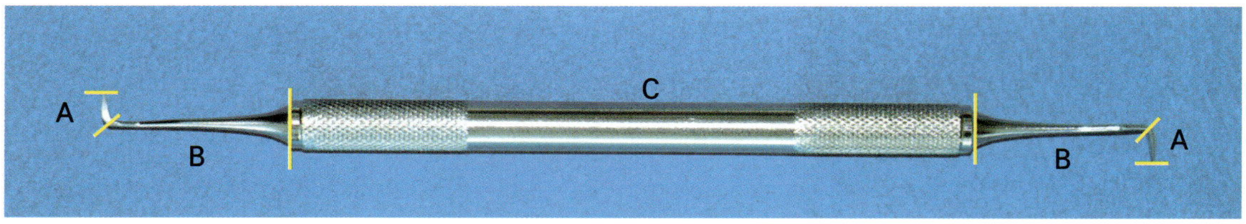

A : working end　B : shank　C : handle

그림 5-58 sickle scaler 형태

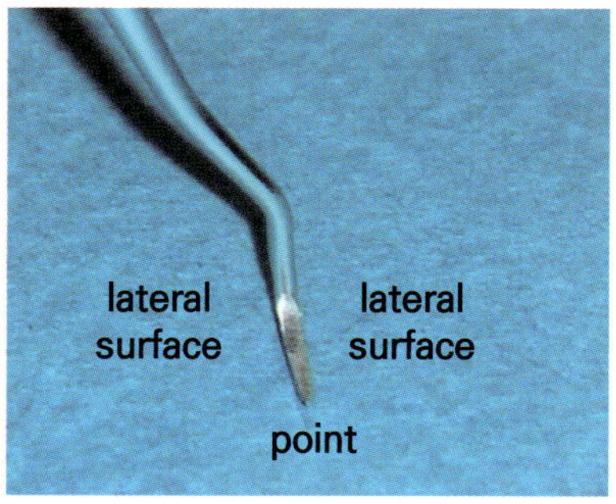

작업부

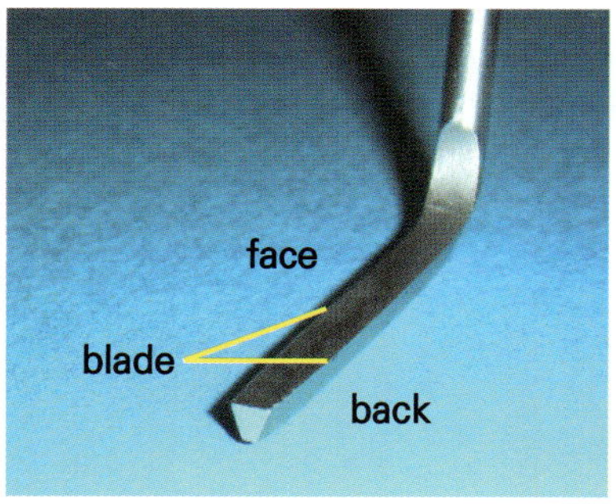

단면도

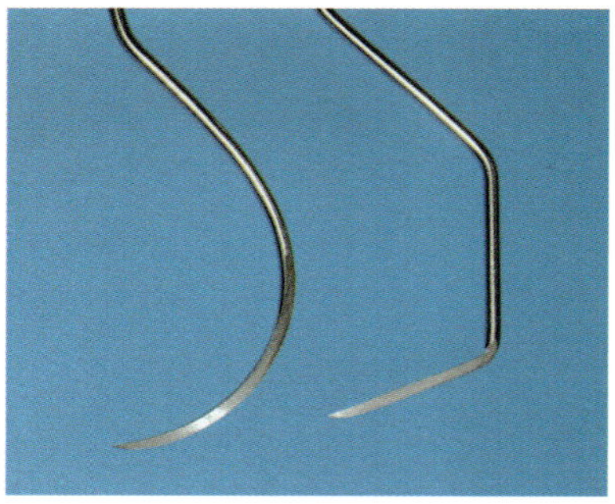

곡선과 직선의 절단연

그림 5-59 sickle scaler의 작업부

(2) 용도

- 치은연상 치석제거 및 착색물 제거 시 사용하며 연조직에 상처를 주기 때문에 치은연하에는 사용할 수 없다.

(3) 부위별 기구사용

#H5/33: 전치부(상·하악 전치부 순·설면 및 인접면)
#34~35: 구치부(상·하악 구치부 협·설면 및 인접면)
#34: 상악우측구치부 구개면과 상악좌측구치부 협면
하악우측구치부 협면과 하악좌측구치부 설면
#35: 상악우측구치부 협면과 상악좌측구치부 구개면
하악우측구치부 설면과 하악좌측구치부 협면

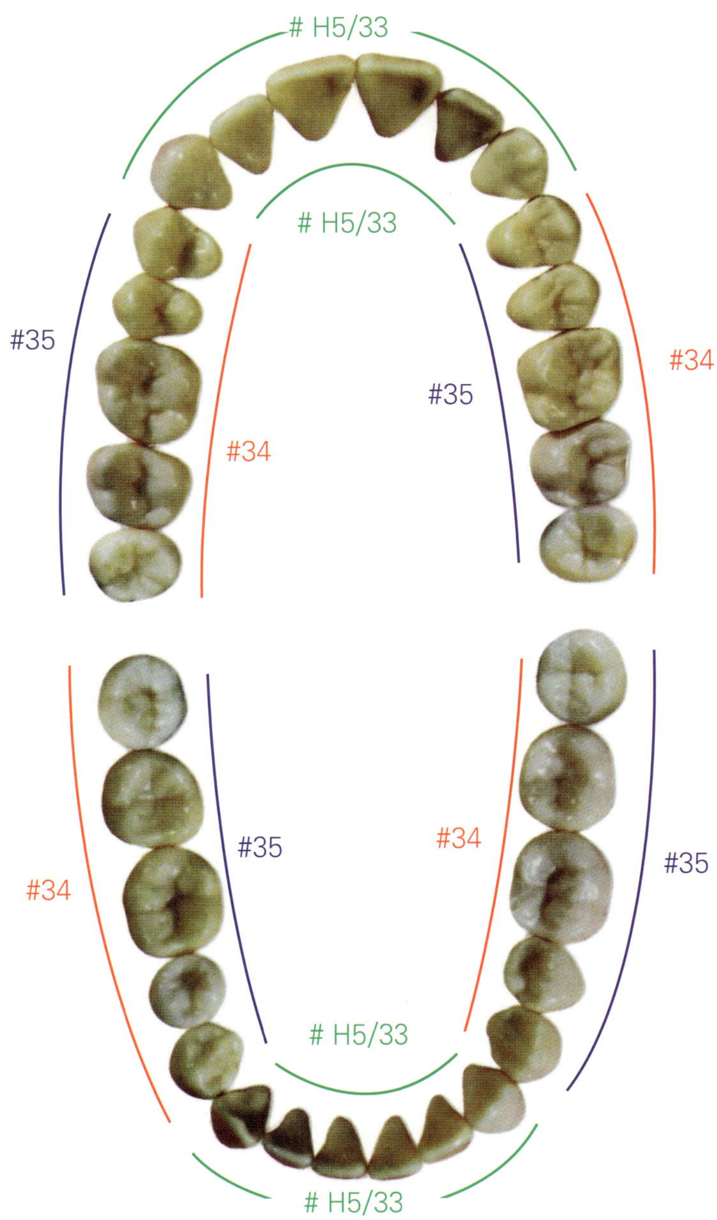

그림 5-60 sickle scaler 사용부위

▶ 올바른 절단연 선택

1. 올바른 절단연 선택을 위한 원칙

1) 시술부위에 적합한 손고정을 한다.
2) 손잡이가 상악에서는 하방으로, 하악에서는 상방으로 향하도록 한다.
3) 작업부의 끝을 구치에서는 제1·2 소구치 사이에 위치시켜서 하방연결부가 치아장축에 평행한 것을 선택하고, 전치는 전치부용 기구인 직선형 연결부를 선택한다.

2. 올바른 절단연 선택방법

[방법 1]

- 전치부: 치면에 적합 시 기구의 끝이 기구동작 진행방향으로 향하는 작업부를 선택한다.
- 구치부: 하방 연결부가 치아장축에 평행을 이루는 작업부를 선택한다.

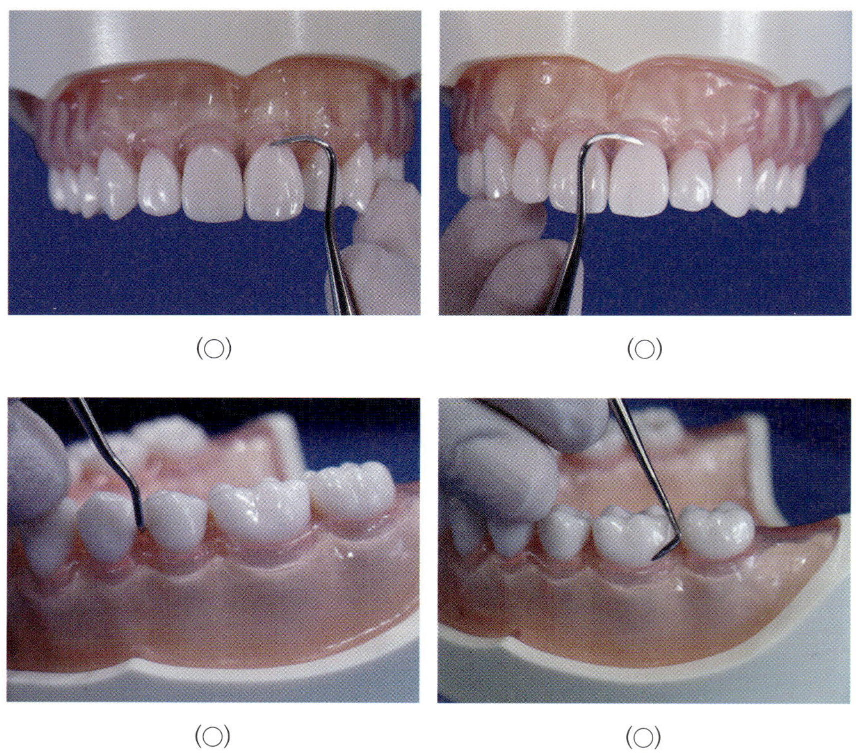

그림 5-61 sickle scaler 올바른 작업부 선택

(4) 사용법

- 실습 부위를 확인한다.
- 기구파지: 변형연필잡기법으로 기구를 가볍게 잡는다.
- 손고정: 인접치아에 손고정한다.
- 올바른 절단을 선택한다.
- 적합: 전치부는 치경부의 중앙에, 구치부는 원심능각에 절단연 하방 1/3을 치은연 위의 치면에 가볍게 적합시킨다.
- 동작: 전치부는 치경부의 중앙에서, 구치부는 원심능각에서 교합면(절단연)을 향하여 전치부와 구치부 인접면은 수직동작, 구치부 협·설면은 수직 혹은 사선동작으로 짧고 중첩되게 중등도 이상의 측방압을 주며 당김 동작으로 치석을 제거한다.

Point

- 치은연하 1~2mm까지만 삽입을 허용한다.

◆ 기구 적합

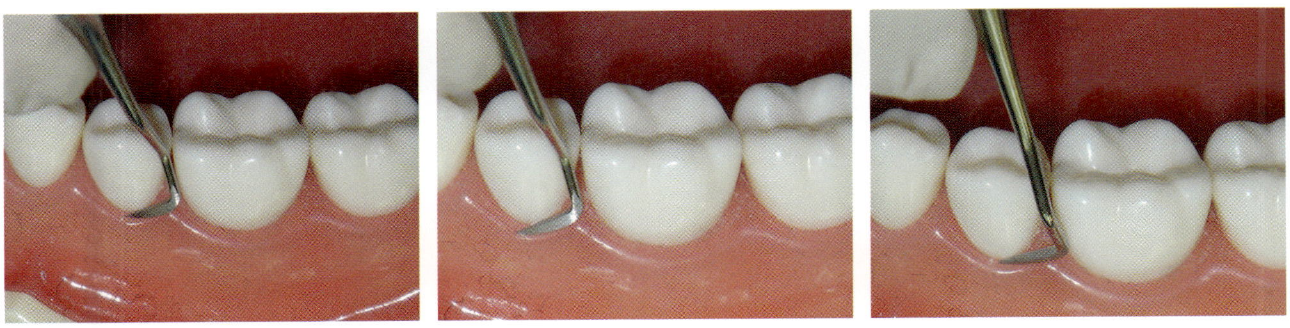

작업부 하방 1/3 적합　　중간 1/3부위 적합　　잘못된 작업부 적합

그림 5-62 sickle scaler의 적합

◆ 전치부 치석제거(#H5/33 sickle scaler)

■ 술자 가까운 면(전방위치)

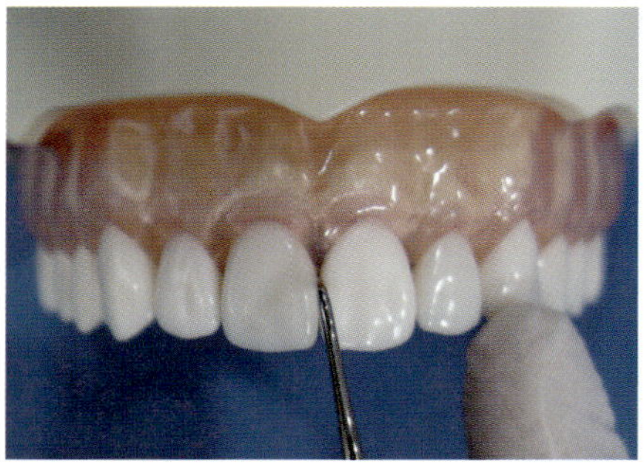

작업부 감별

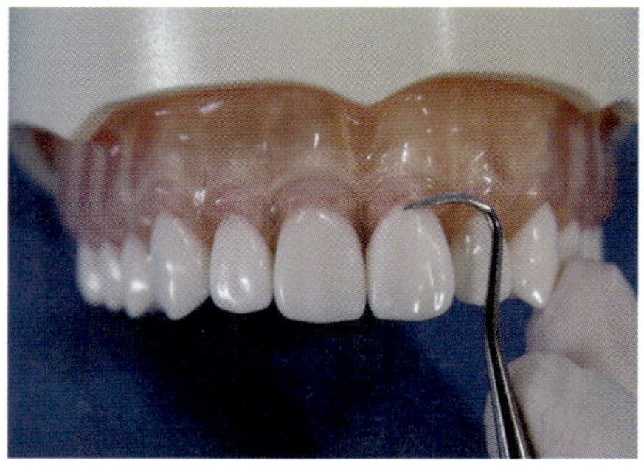

적 합

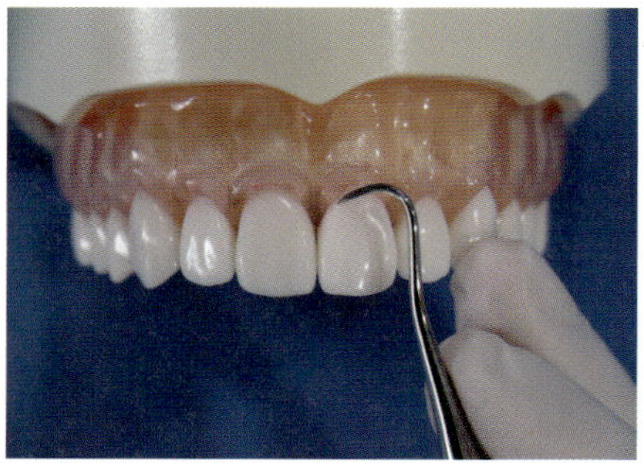

동 작

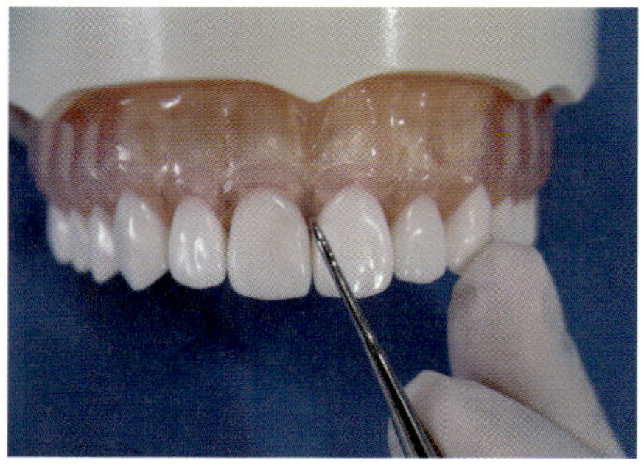

인접면

■ 술자 먼 면(후방위치)

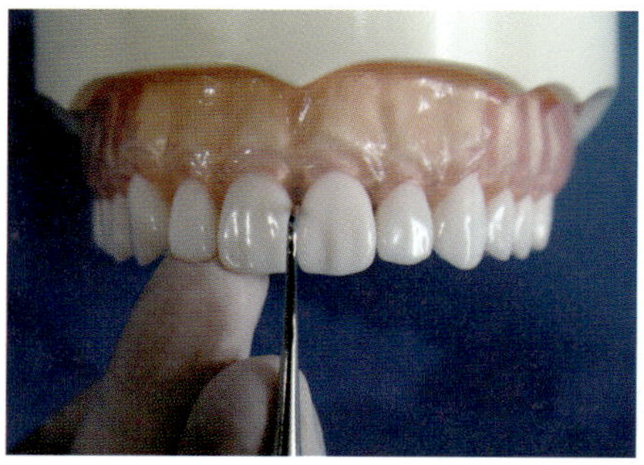

작업부 감별

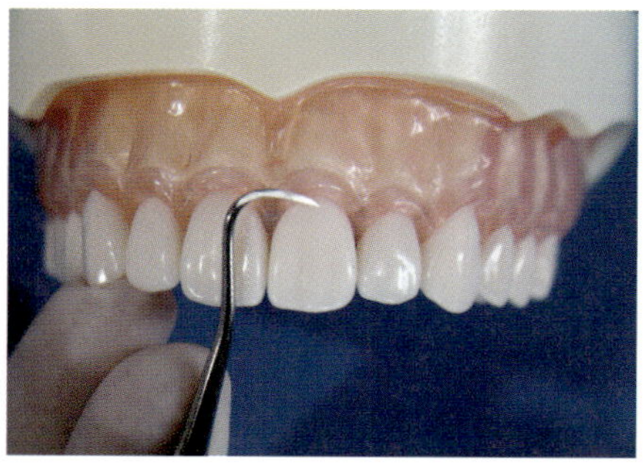

적 합

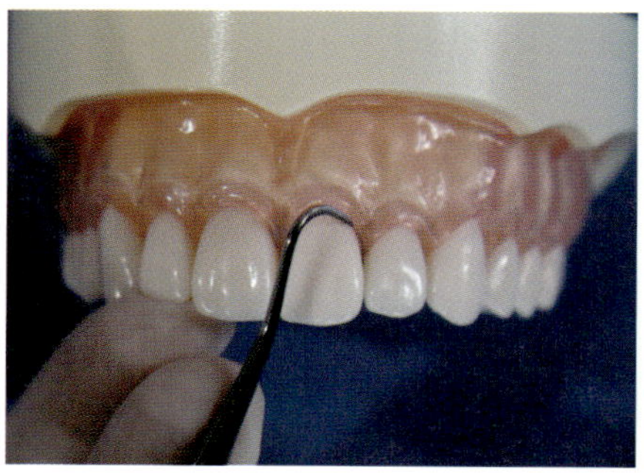

동 작

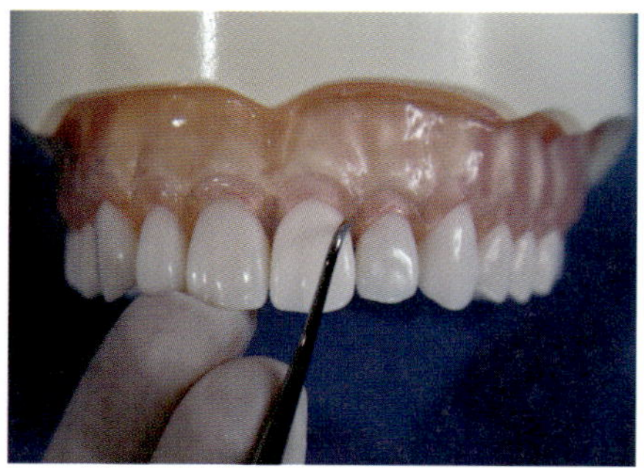

인접면

그림 5-63 전치부 sickle scaler 사용법

◆ 구치부 치석제거(#34/35 sickle scaler)

■ 근심면 동작

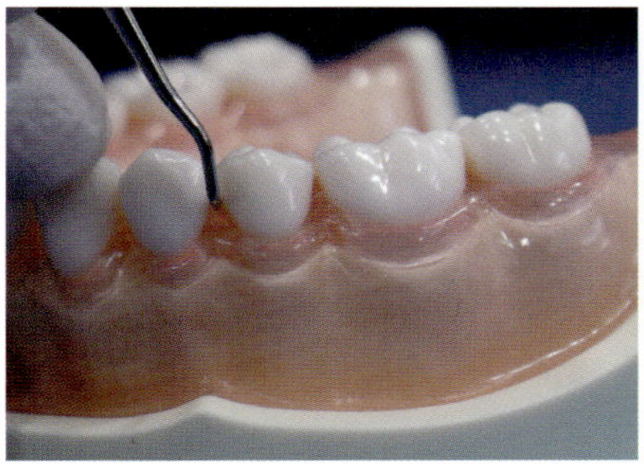

작업부 감별

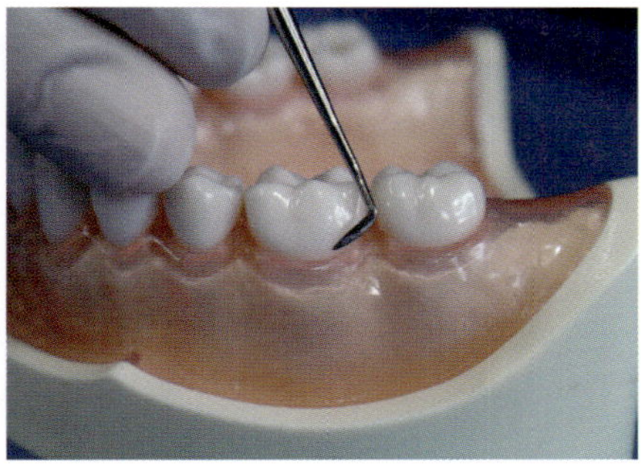

적 합

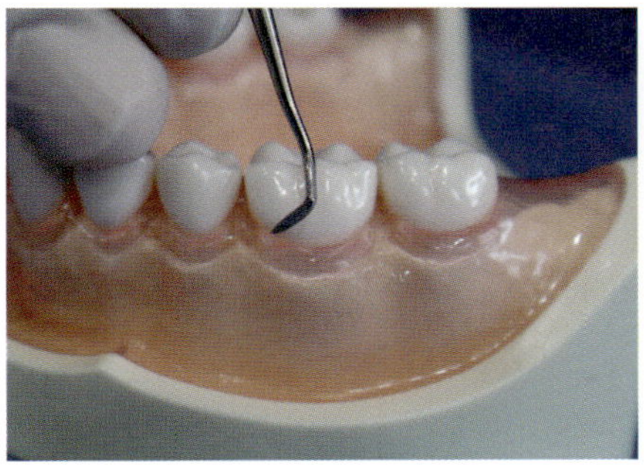

동 작

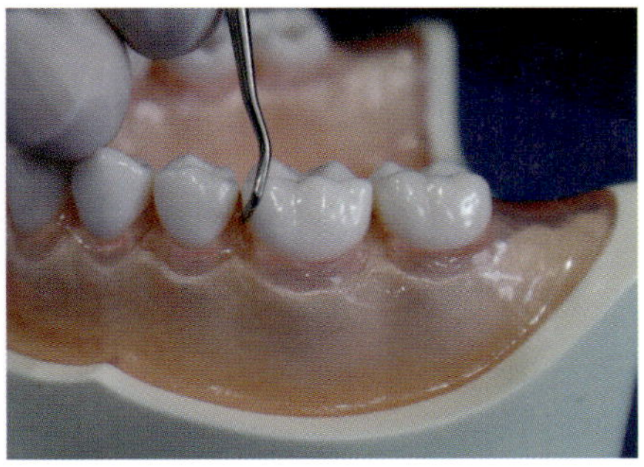

인접면

■ 원심면 동작

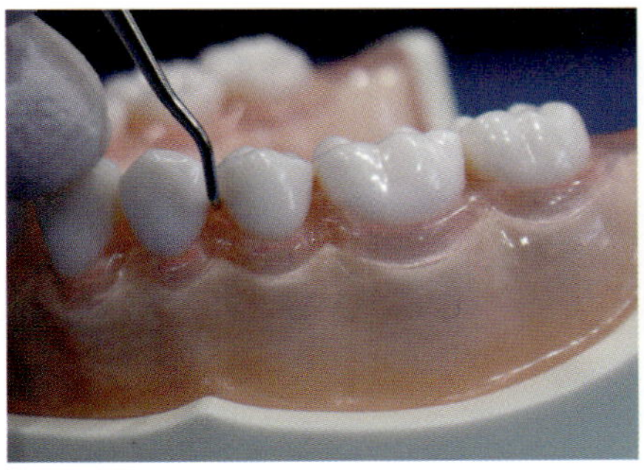

작업부 감별

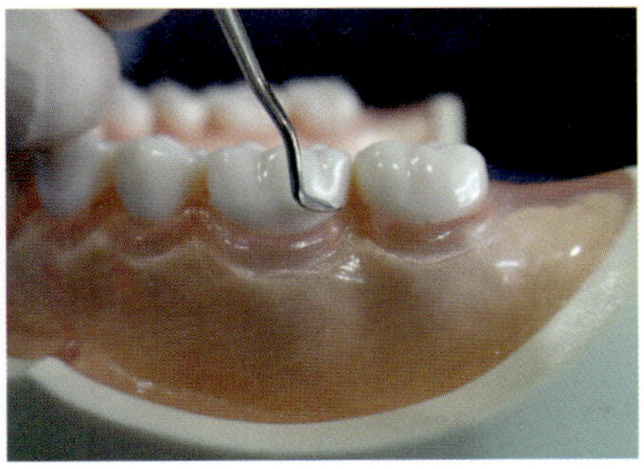

적 합

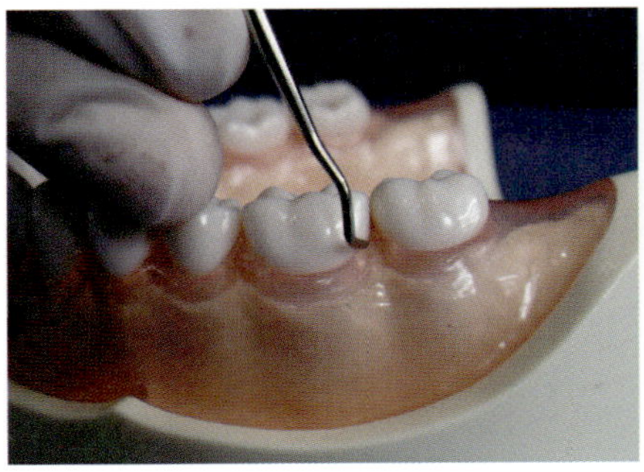

동 작

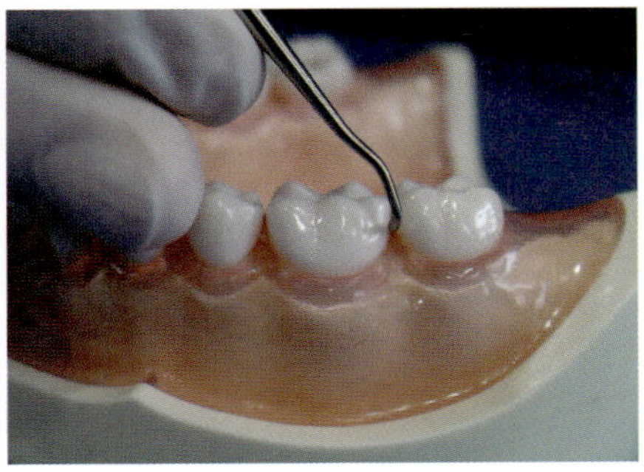

인접면

그림 5-64 구치부 sickle scaler 사용법

5) Curet

(1) 종류

① Universal curet

- 내면과 측면이 만나서 2개의 절단연을 형성
- 전치, 구치의 모든 치면에 접근 가능
- 내각은 90°
- 얕은 치주낭의 치석제거 시 사용
- 상·하악 전치, 구치의 모든 치면에 적용

② Area specific curet(Gracey curet)

- 내면과 측면이 만나서 1개의 절단연을 형성
- 치아마다 지정된 기구 사용
- 내각 60~70°
- 깊은 치주낭의 치석제거 시 사용

(2) 형태

- working end(face, back, lateral surface), shank, handle
- 2개의 둥근 측면과 배면으로 구성되어 둥근 toe를 형성
- 내면과 측면이 만나서 절단연을 형성
- 내각 : universal curet 90° Gracey curet 60~70°
- 단면도 : 반원형

◆ #13/14 universal curet

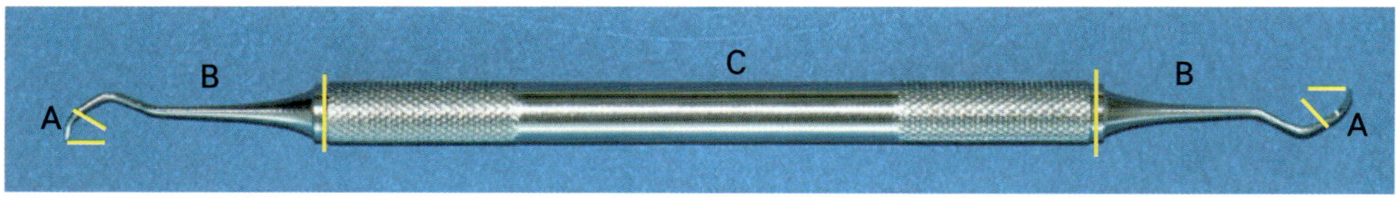

A : working end B : shank C : handle

그림 5-65 #13/14 universal curet 형태

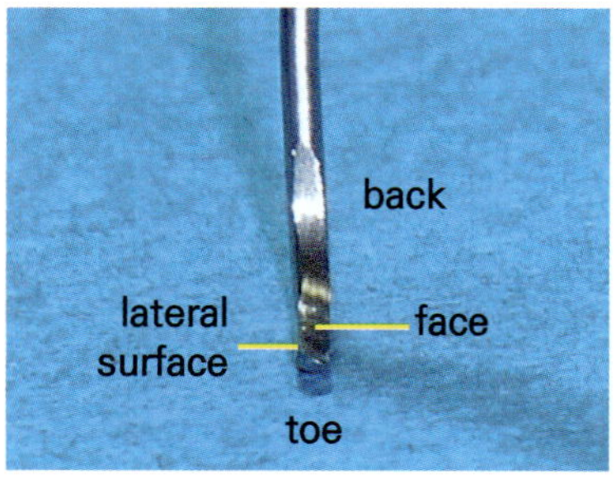

작업부

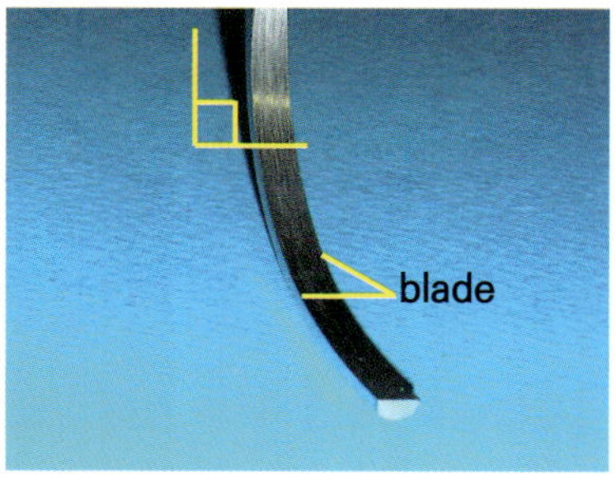

내면과 하방 연결부

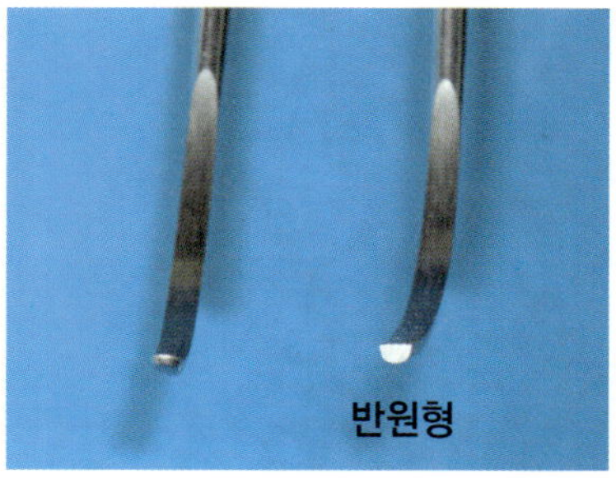

단면

그림 5-66 universal curet의 작업부

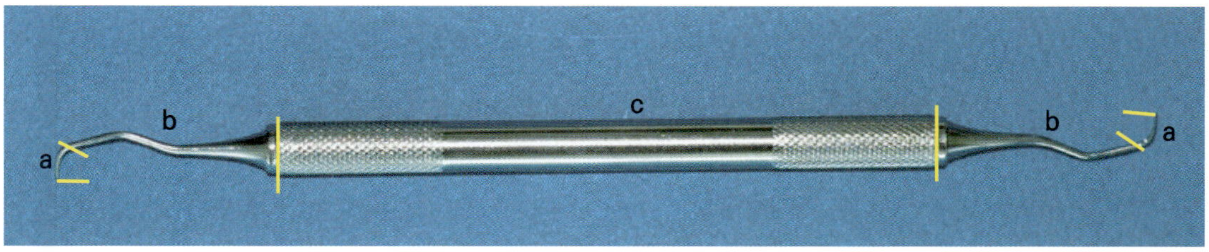

a : working end　b : shank　c : handle

그림 5-67 #1/2 Gracey curet 형태

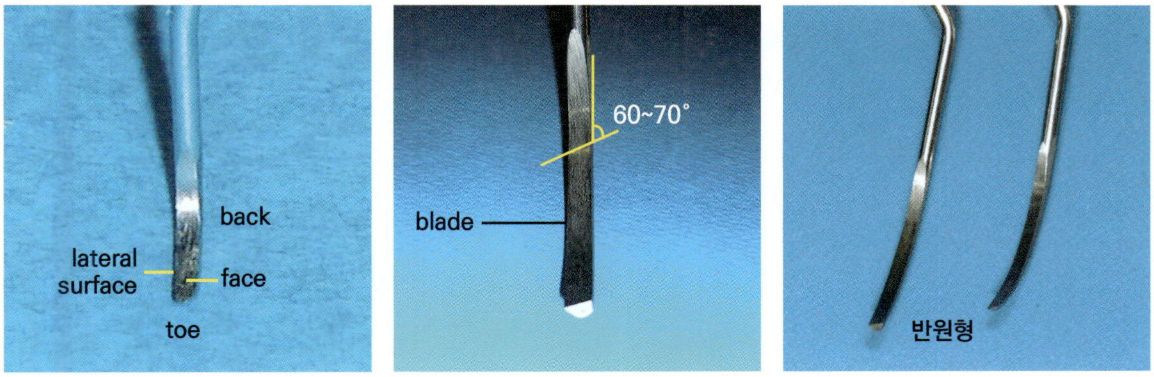

작업부　　내면과 하방 연결부　　단면

그림 5-68 Gracey curet의 작업부

(3) 용도

치은연하 치석제거 및 치근을 활택하게 하며 곡선의 작업부는 치은연하의 치근에 적합이 용이해서 연조직 외상을 줄일 수 있다.

① Universal curet

- 부위별 기구 사용

#13~14: 전치부(상·하악 전치부 순·설면 및 인접면)

#13: 구치부(상악우측구치부 구개면과 상악좌측구치부 협면,
하악우측구치부 협면과 하악좌측구치부 설면)

#14: 구치부(상악우측구치부 협면과 상악좌측구치부 구개면,
하악우측구치부 설면과 하악좌측구치부 협면)

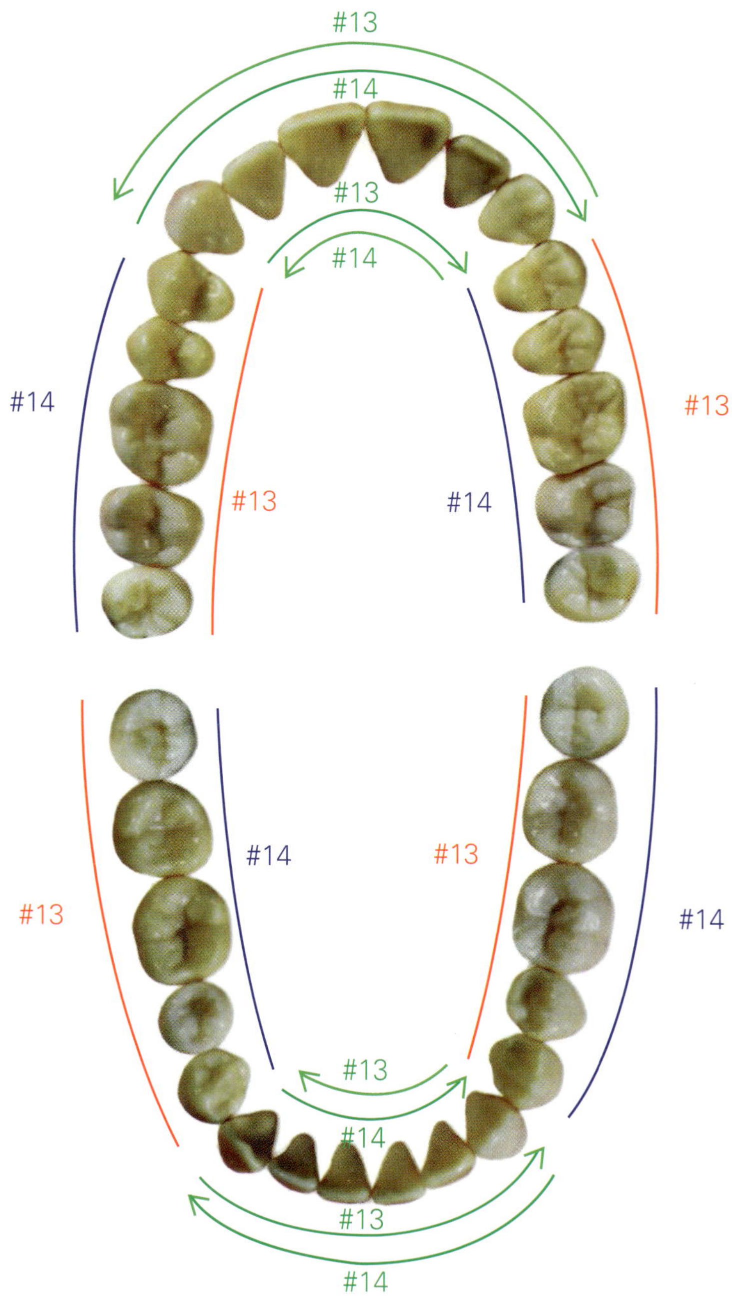

그림 5-69 universal curet 사용부위

② Gracey curet

- 부위별 기구

#1~2: 전치부(상·하악 전치부 순·설면 및 인접면)
#3~4: 전치부(상·하악 전치부 순·설면 및 인접면)
#5~6: 전치부(상·하악 전치부 순·설면)
소구치(상·하악 소구치 협·설면 및 인접면)
#7~8: 구치부(상·하악 구치부 협·설면)
#9~10: 구치부(상·하악 구치부 협·설면)
#11~12(#15~16): 구치부 협·설면, 근심면
#13~14(#17~18): 구치부 협·설면, 원심면

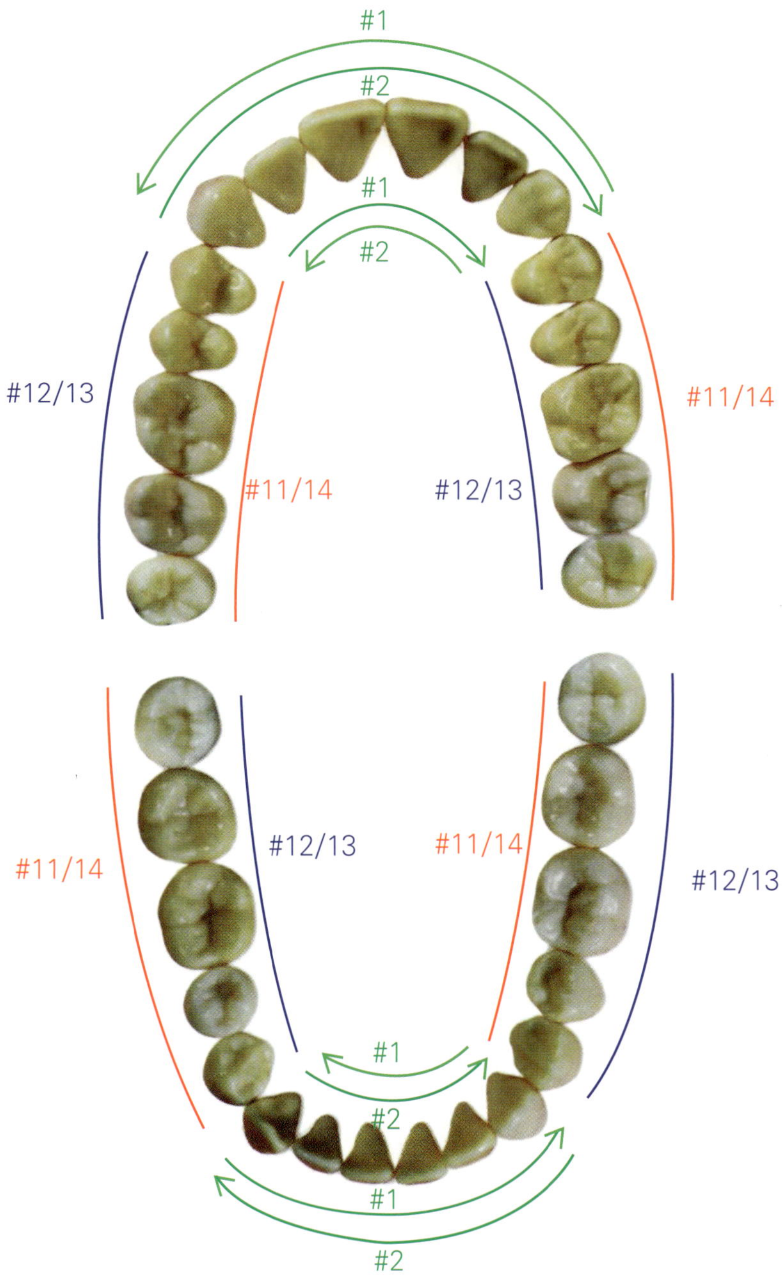

그림 5-70 Gracey curet의 사용부위

(4) 사용법

① Universal curet

ⓐ 실습 부위를 확인한다.
ⓑ 기구파지: 변형연필잡기법으로 기구를 가볍게 잡는다.
ⓒ 손고정: 인접치아에 손고정한다.
ⓓ 올바른 절단연을 선택한다.
ⓔ 적합: 전치부는 치경부 중앙에서, 구치부는 원심능각에서 작업부의 하방 1/3을 치은연 위의 치면에 가볍게 적합한다.
ⓕ 삽입: 치면에 기구 내면이 0°의 삽입각도로 접합상피까지 가볍게 삽입한다.
ⓖ 작업각도: 치석의 크기와 연조직의 상태에 따라 치면과 45~90°의 작업각도를 형성한다.
ⓗ 측방압: 작업각도를 유지하면서 치근면을 향해 중등도 이상의 측방압을 가한다.
ⓘ 동작: 전치부는 치경부의 중앙에서, 구치부는 원심능각에서 교합면(절단연)을 향하여 전치부와 구치부 인접면은 수직동작, 구치부 협·설면은 수직 혹은 사선동작으로 짧고 중첩되게 중등도 이상의 측방압을 주며 치석을 제거한다.

▶ Universal curet 올바른 절단연 선택

1. 올바른 절단연 선택을 위한 원칙

- 시술부위에 적합한 손고정을 한다.
- 손잡이가 상악에서는 하방으로, 하악에서는 상방으로 향하도록 한다.
- 작업부의 끝을 구치에서는 제1·2 소구치 사이에, 전치는 시술해야 할 치면에 적합시킨다.

2. 올바른 절단연 선택방법

[방법 1]

기준: 전치부는 시술해야하는 치면에 적합, 구치부는 제1·2소구치 인접면에 삽입
- 전치부: 절단부의 내면이 치면쪽을 향하는 작업부를 선택한다.
- 구치부: 하방 연결부(terminal shank)가 치아장축에 평행인 작업부를 선택한다.

[방법 2]

기준: 해당치아의 치면에 절단연의 하방 1/3을 적합 시켰을 때 기구의 내면은 치면을 향하고 측면이나 배면의 일부가 보이는 작업부를 선택한다.

■ #13/14 전치부 universal curet

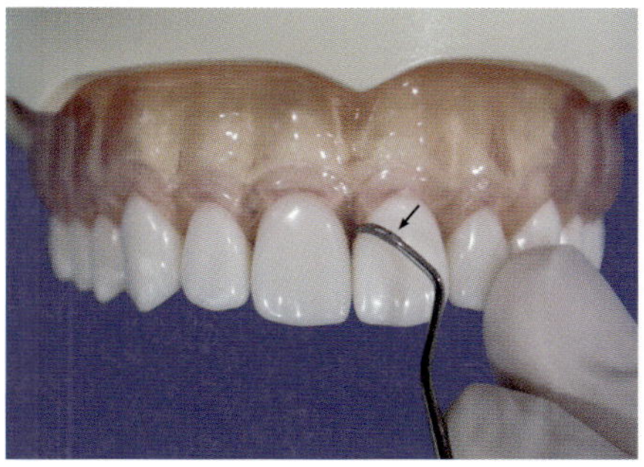

(○)

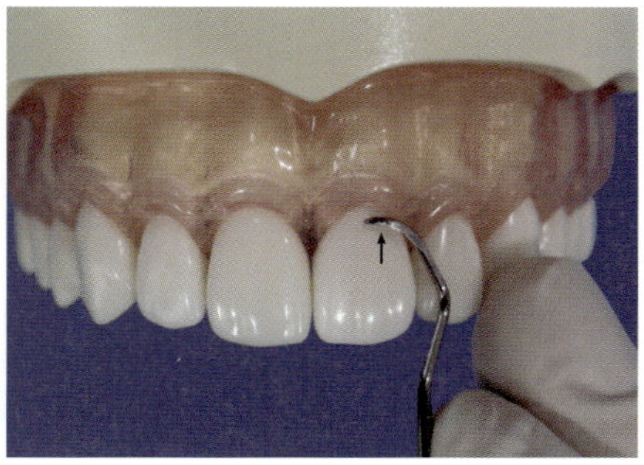

(○)

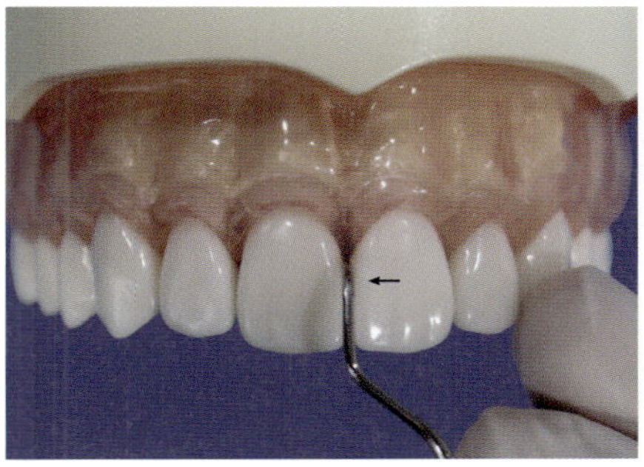

(×)

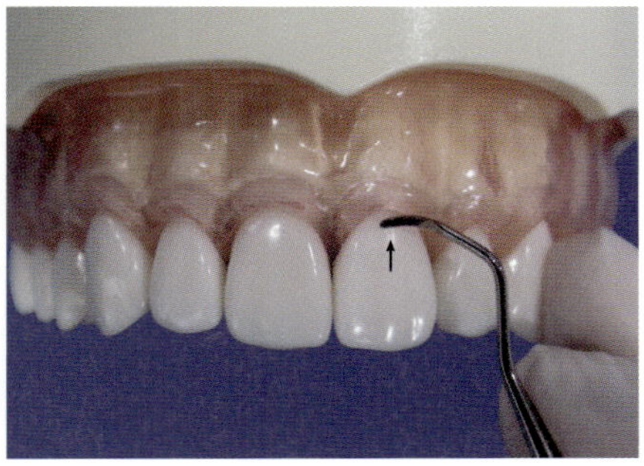

(×)

그림 5-71 전치부 universal curet의 작업부 선택

■ #13/14 구치부 universal curet

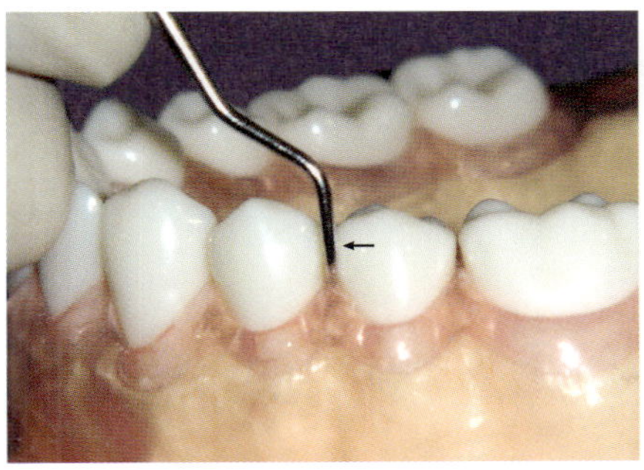

(○)

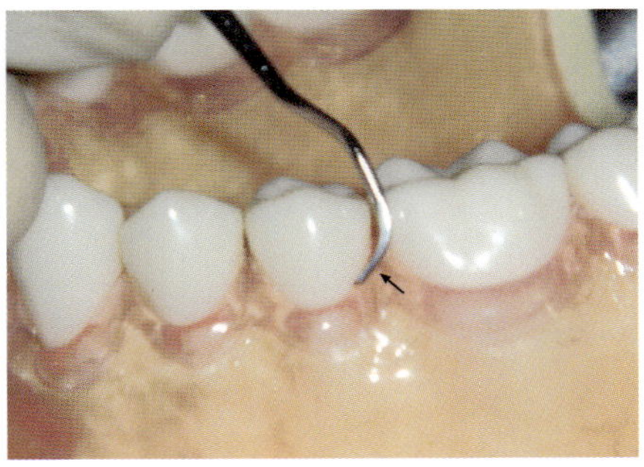

(○)

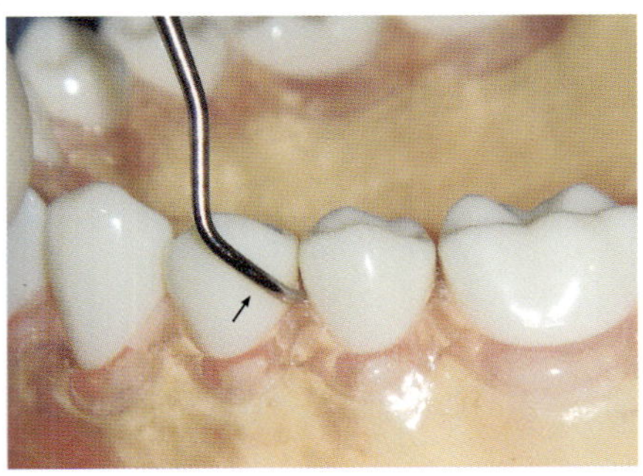

(×)

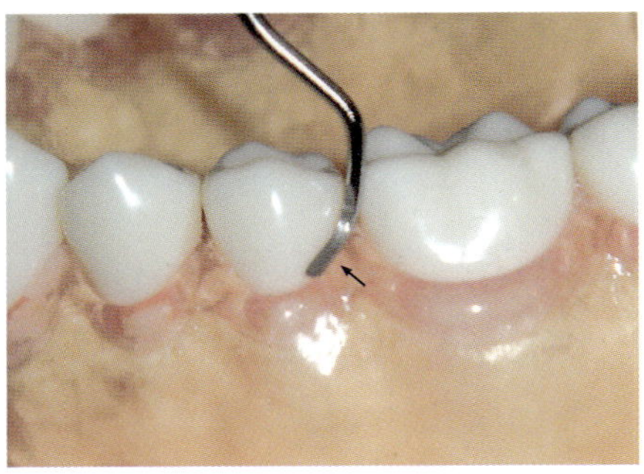

(×)

그림 5-72 구치부 universal curet의 작업부 선택

◆ 전치부 치석제거(#13/14 universal curet)

■ 술자와 가까운 면(전방위치)

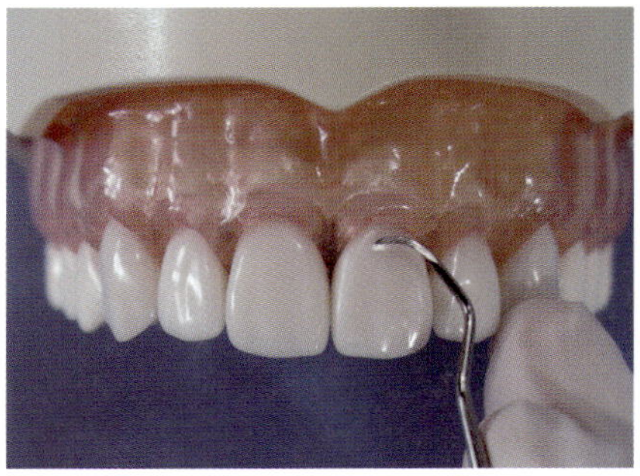
작업부 감별 1

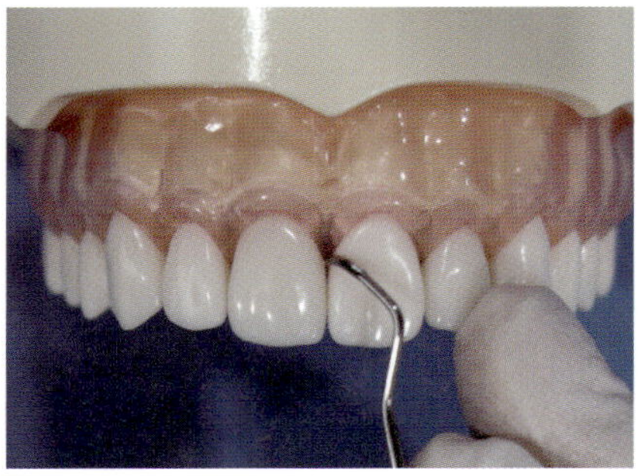
작업부 감별 2

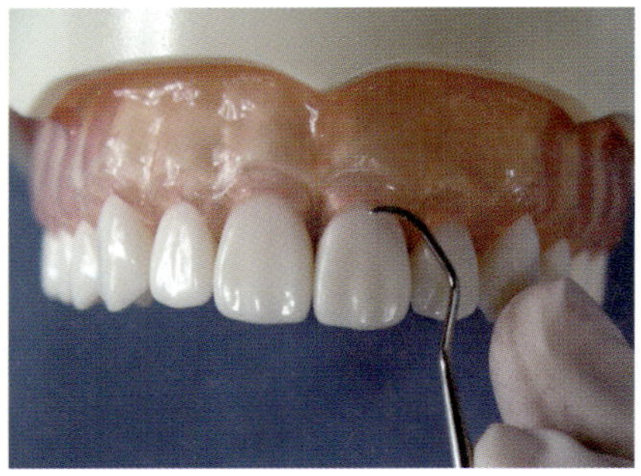
적 합

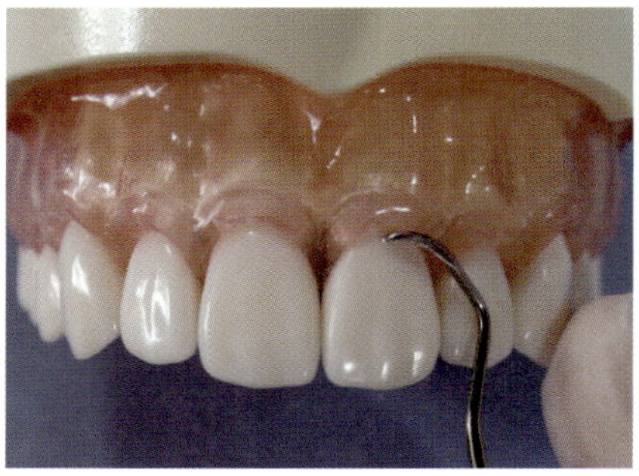
삽입각도

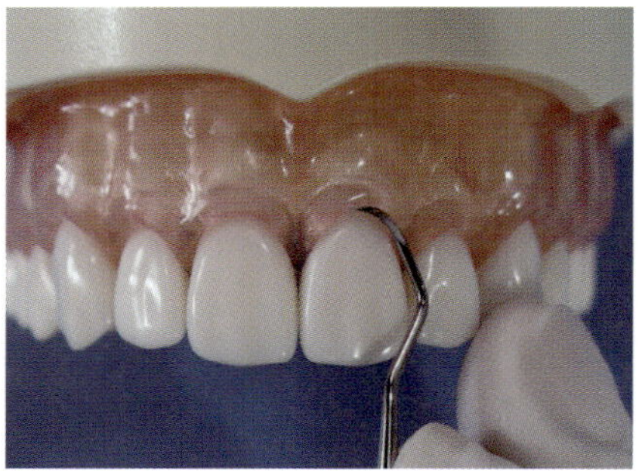
삽입

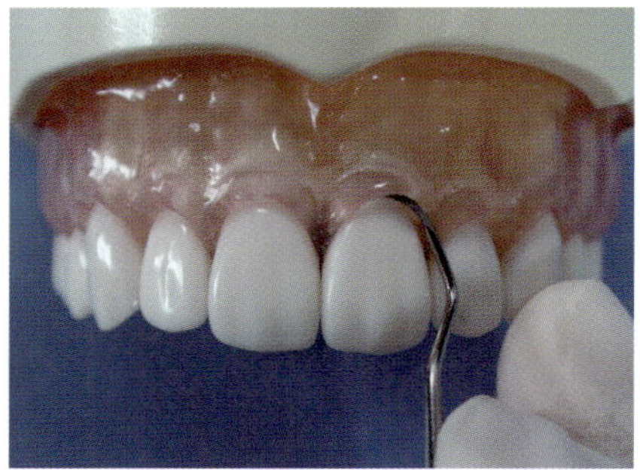
작업각도

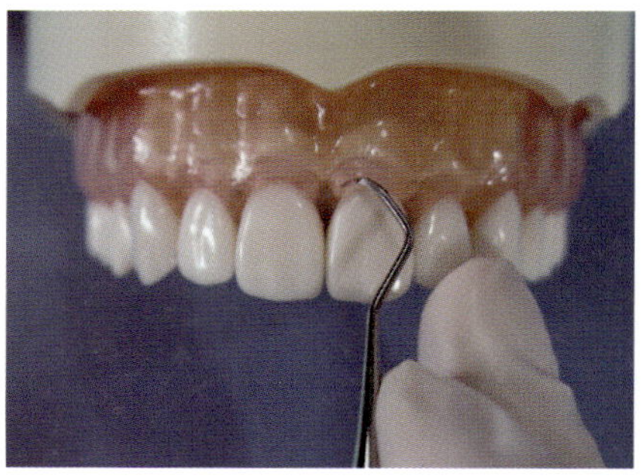
동작

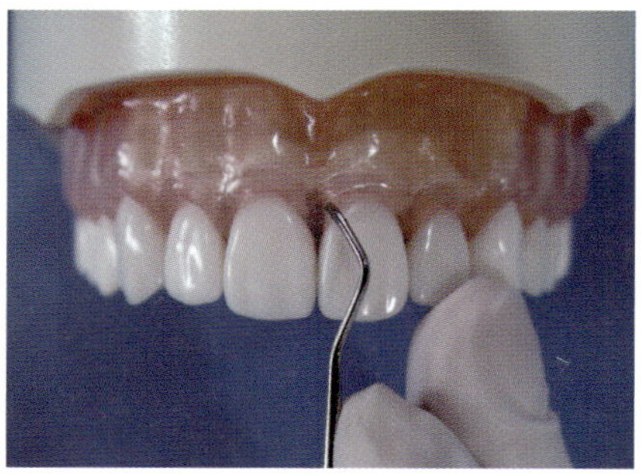
col

■ 술자와 먼 면(후방위치)

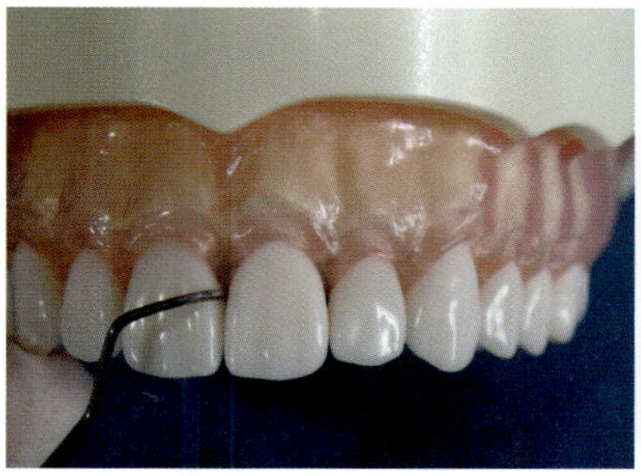

작업부 감별 1

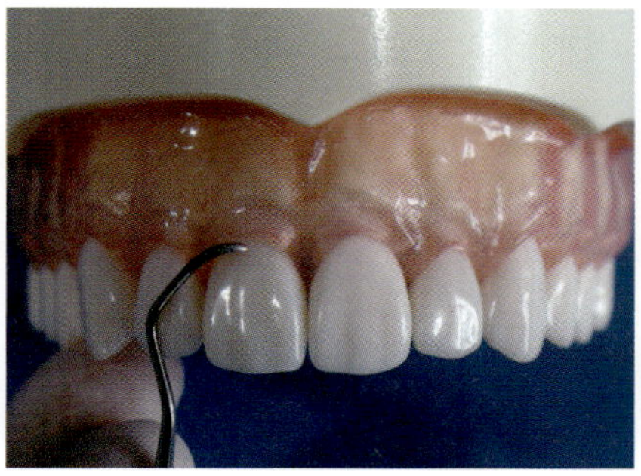

작업부 감별 2

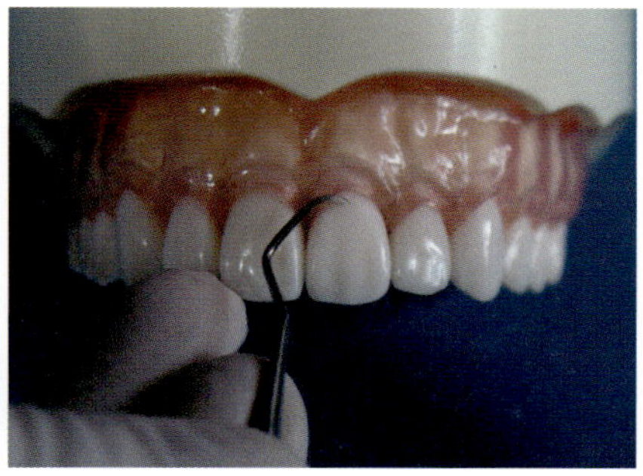

적 합

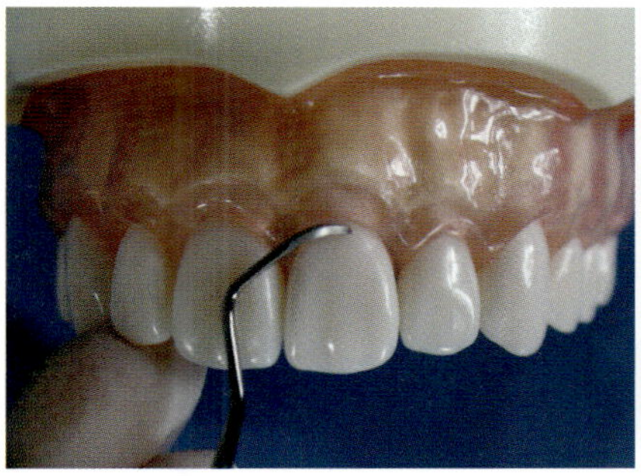

삽입 각도

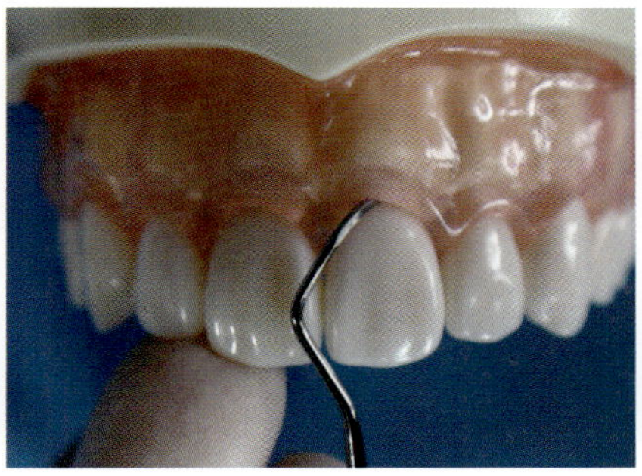

삽입

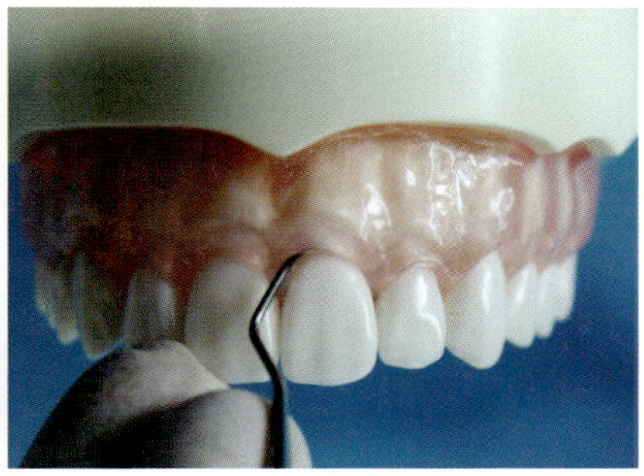

작업 각도

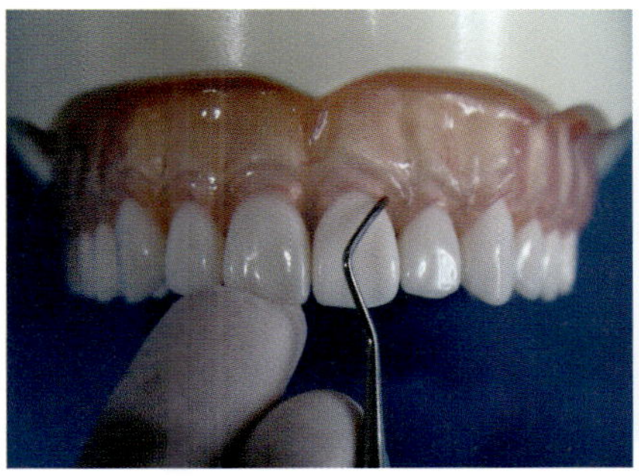

동 작

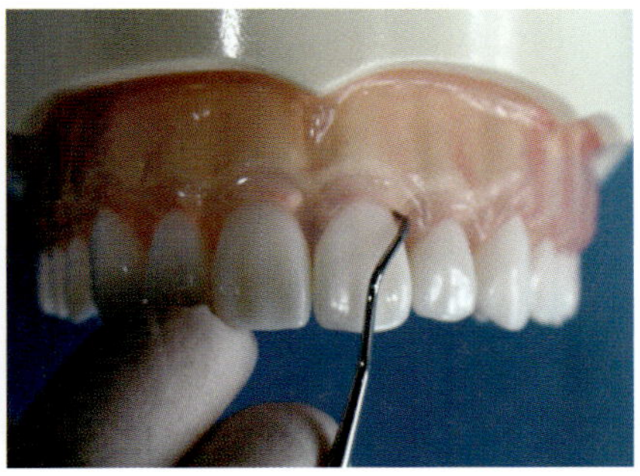

col

그림 5-73 전치부의 universal curet 동작

◆ 구치부 치석제거(#13/14 universal curet)

■ 근심면 동작

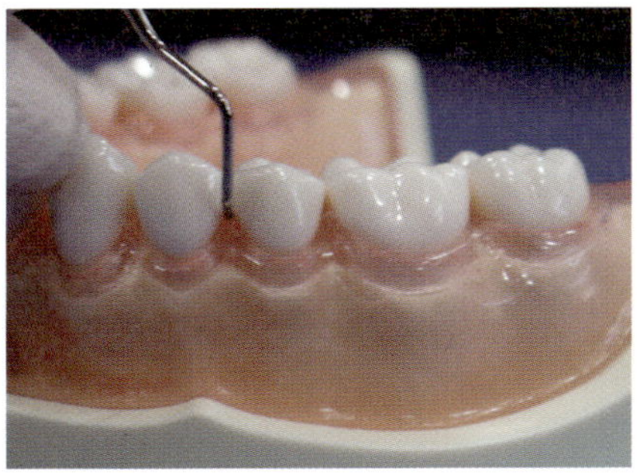

작업부 감별

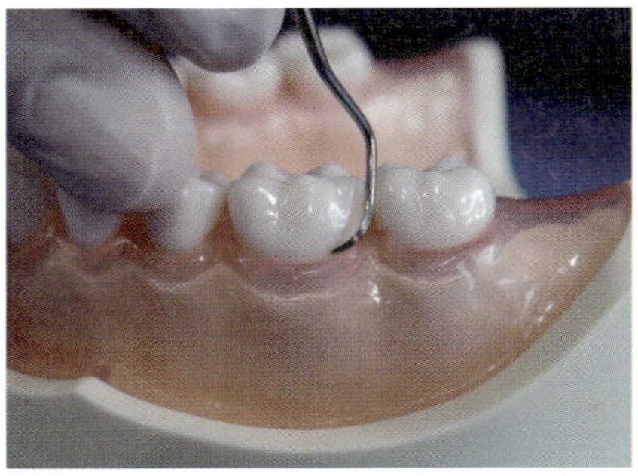

적 합

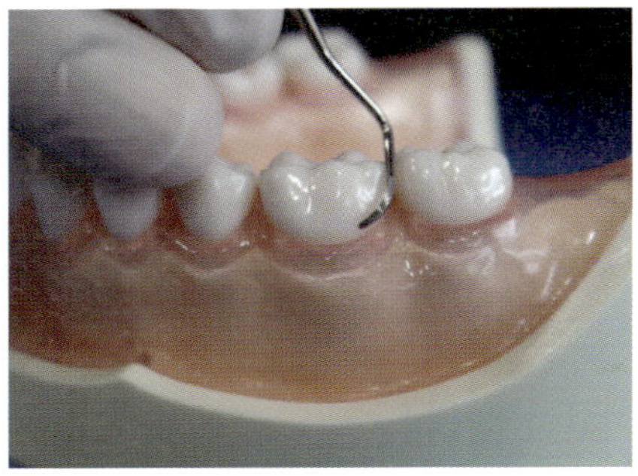

삽입 각도

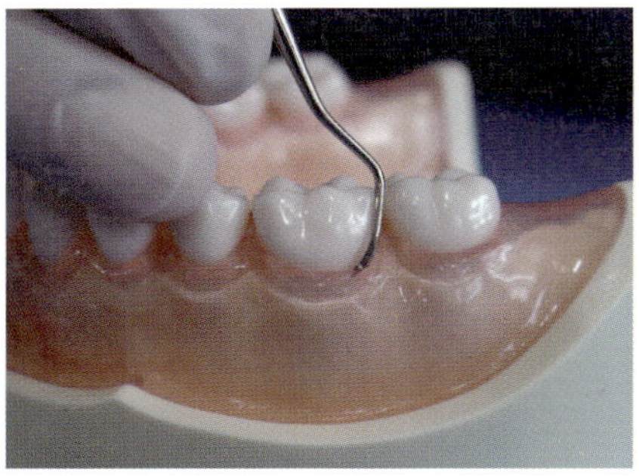

삽 입

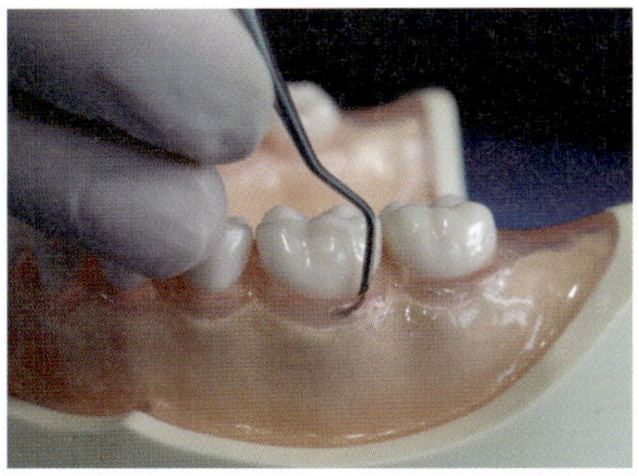

작업 각도

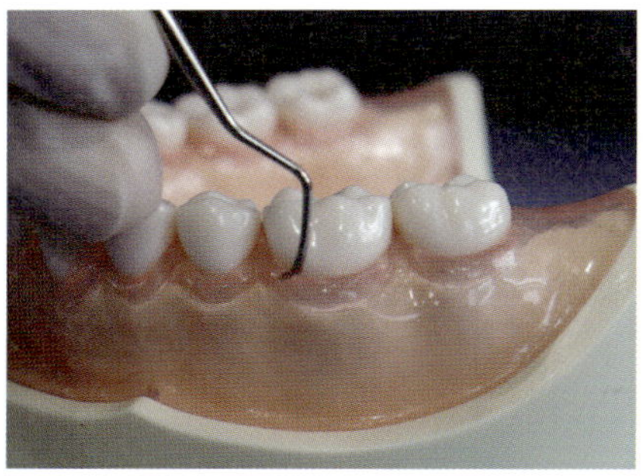

동 작

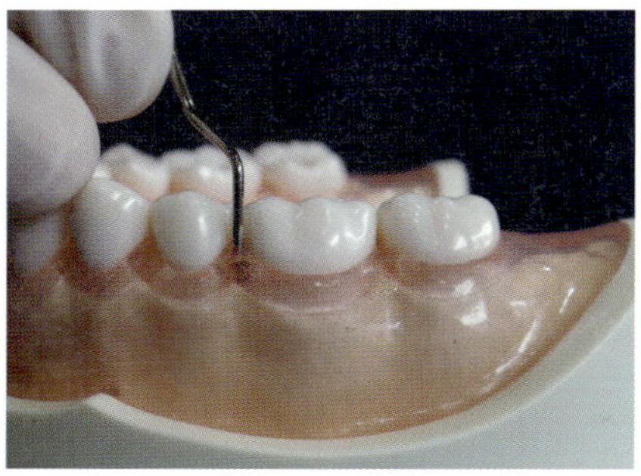

col

■ 원심면 동작

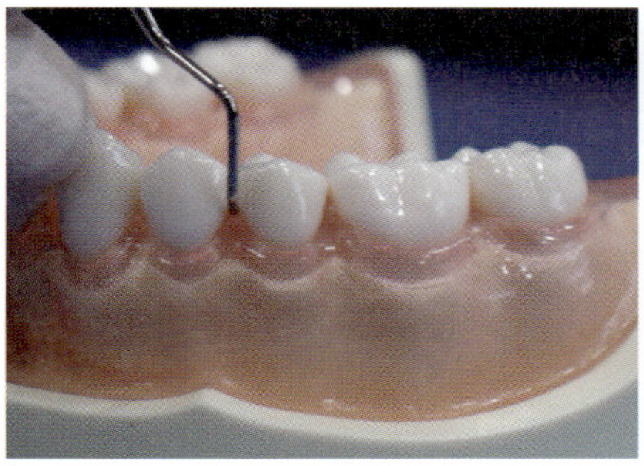

작업부 감별

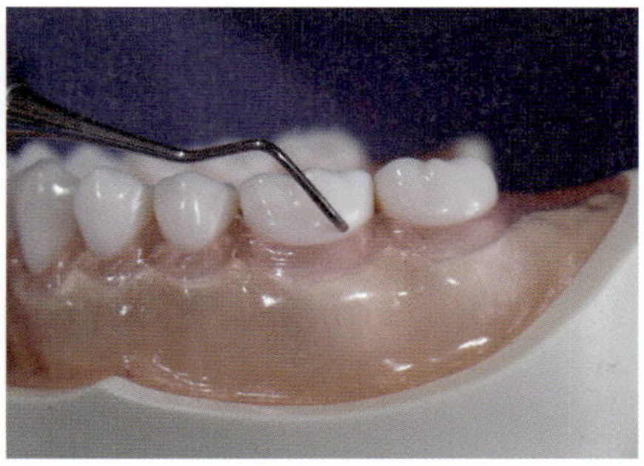

적 합

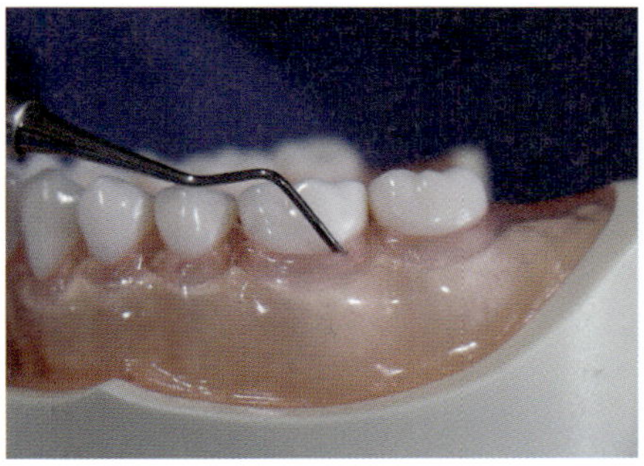

삽 입

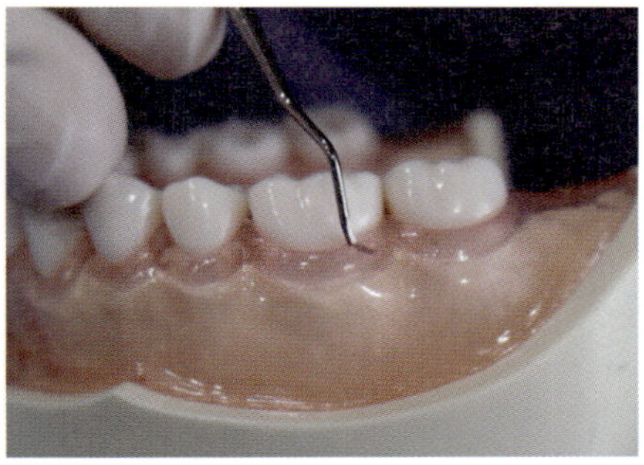

작업 각도

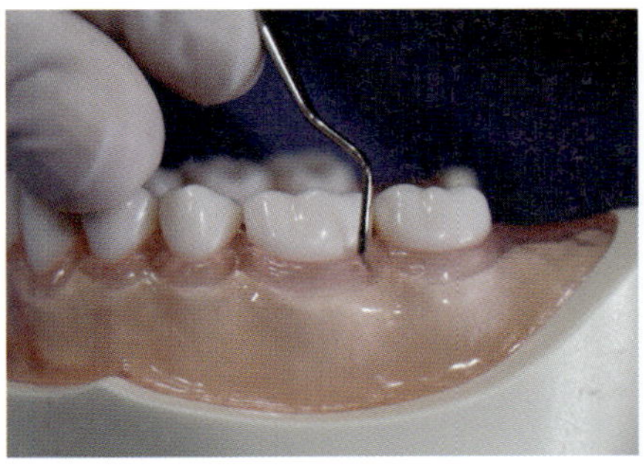

동 작

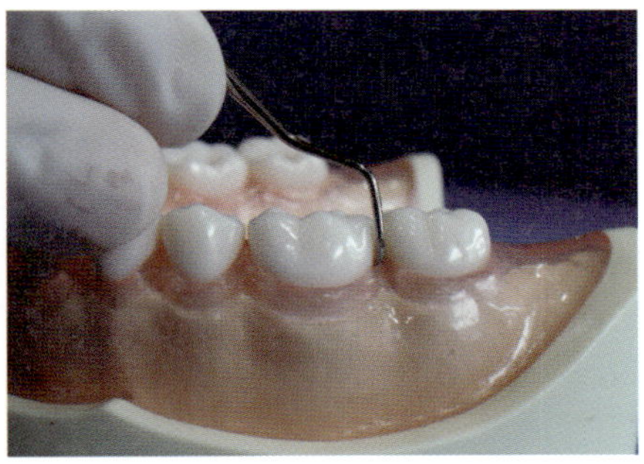

col

그림 5-74 구치부 근·원심면 universal curet 동작

② Gracey curet

ⓐ 시술 부위를 확인한다.

ⓑ 기구파지: 변형연필잡기법으로 기구를 가볍게 잡는다.

ⓒ 손고정: 인접치아에 손고정한다.

ⓓ 올바른 절단연을 선택한다.

ⓔ 적합: 전치부는 치경부 중앙에, 구치부는 원심능각에 절단연의 하방 1/3의 측면을 치은연 위의 치면에 가볍게 적합한다.

ⓕ 삽입: 치면에 기구 내면이 0도의 삽입각도로 접합상피까지 가볍게 삽입한다.

ⓖ 작업각도: 치석의 크기에 따라 치면과 45~90°의 작업각도를 형성한다.

ⓗ 측방압: 작업각도를 유지하면서 치근면을 향해 중등도 이상의 측방압을 가한다.

ⓘ 동작: 전치부는 치경부의 중앙에서, 구치부는 원심능각에서 교합면(절단연)을 향하여 전치부와 구치부 인접면은 수직동작, 구치부 협·설면은 수직 혹은 사선동작으로 짧고 중첩되게 중등도 이상의 측방압을 주며 당김 동작으로 치석을 제거한다.

▶ Gracey curet 올바른 절단연 선택

1. 올바른 절단연 선택을 위한 원칙

- 시술부위에 적합한 손고정을 한다.
- 손잡이가 상악에서는 하방으로, 하악에서는 상방으로 향하도록 한다.
- 작업부의 끝을 구치에서는 제1·2소구치 사이에, 전치에서는 시술해야 하는 치면에 적합시킨다.

2. 올바른 날 선택방법

[방법 1]

기준: 전치부는 내면이 치면쪽을 향하는 것을 선택하고, 구치부는 제1·2소구치 인접면에 작업부 하방 1/3을 삽입하여 하방연결부(terminal shank)가 치아 장축에 평행한 것을 선택한다.

[방법 2]

기준: 해당치아의 치면에 curet의 절단연 하방 1/3을 치면에 적합시켰을 때 기구의 내면은 치면을 향하고 측면이나 배면의 일부가 보여야 한다.

◆ Gracey curet

■ #1/2 전치부 올바른 작업부

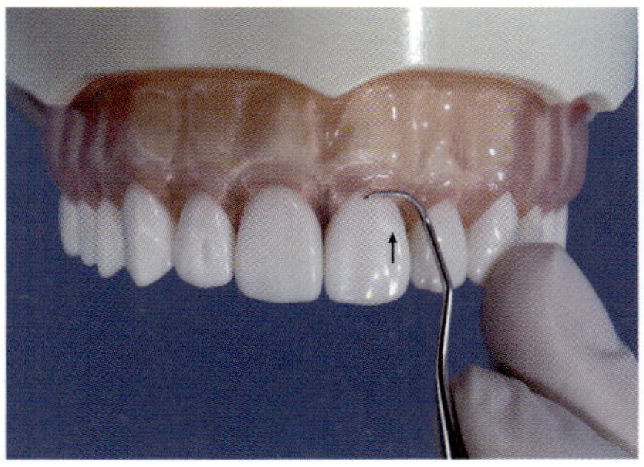

(○)

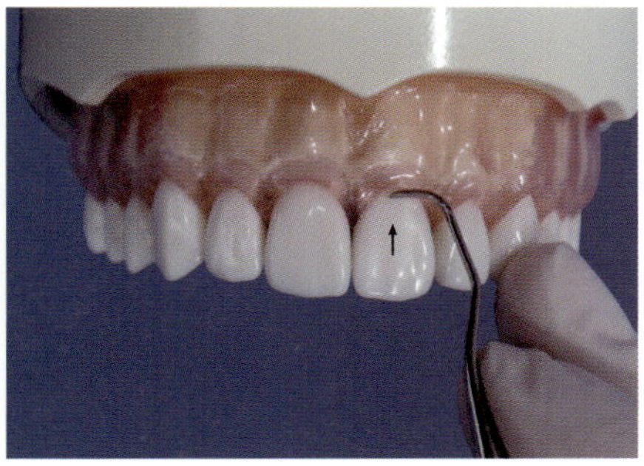

(×)

■ #11/12 구치부 근심면 올바른 작업부

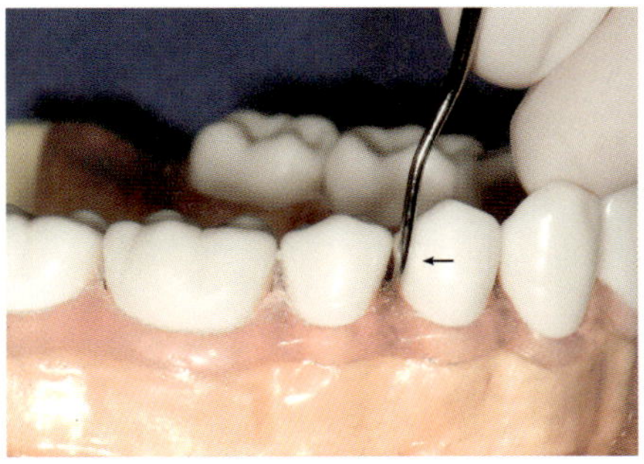

(○)

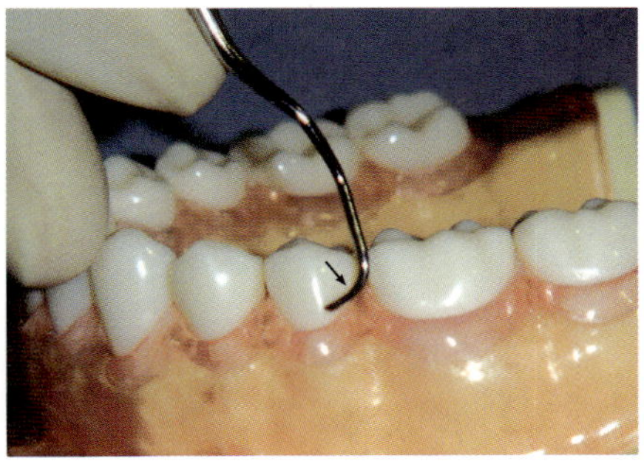

(○)

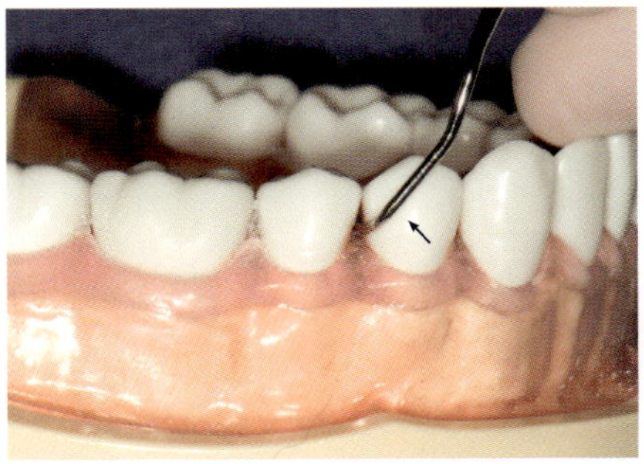

(×)

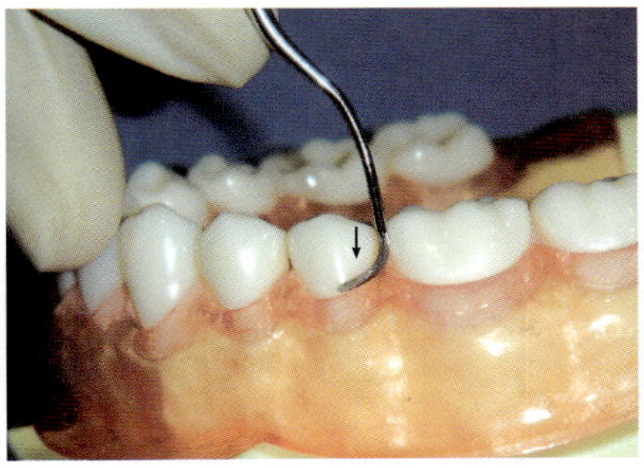

(×)

■ #13/14 구치부 원심면 올바른 작업부

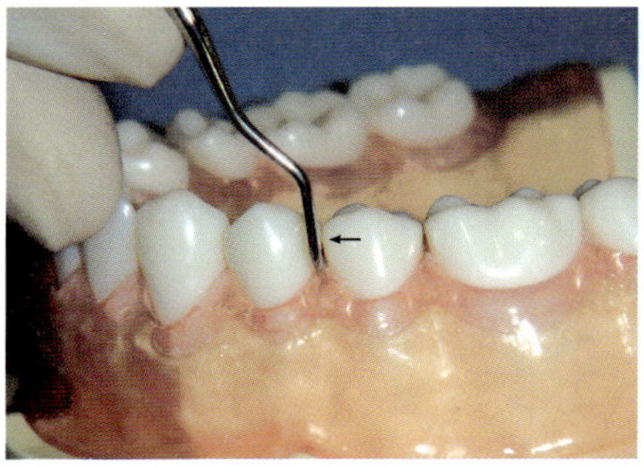

(○)

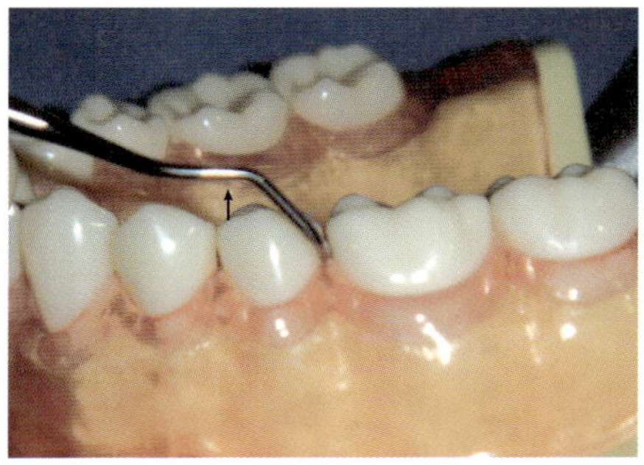

(○)

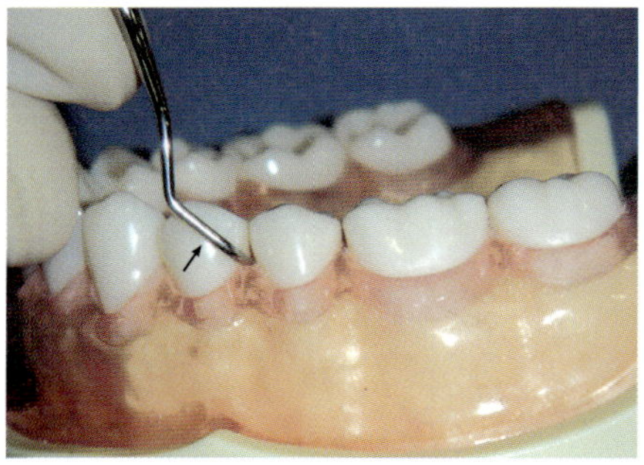

(×)

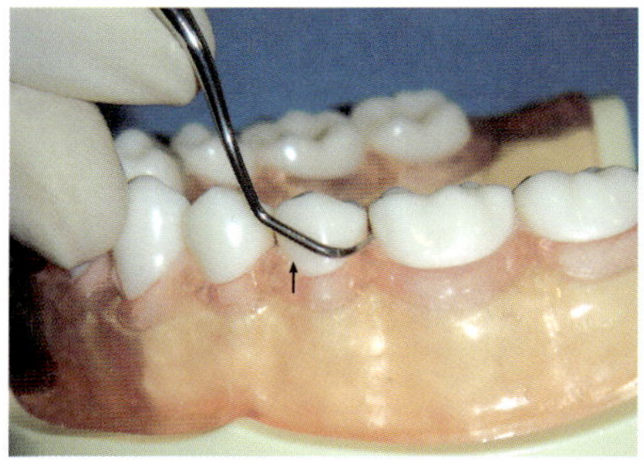

(×)

그림 5-75 구치부의 Gracey curet 작업부 선택

◆ 전치부 치석제거(#1/2 Gracey curet)

■ 술자와 가까운 면(전방위치)

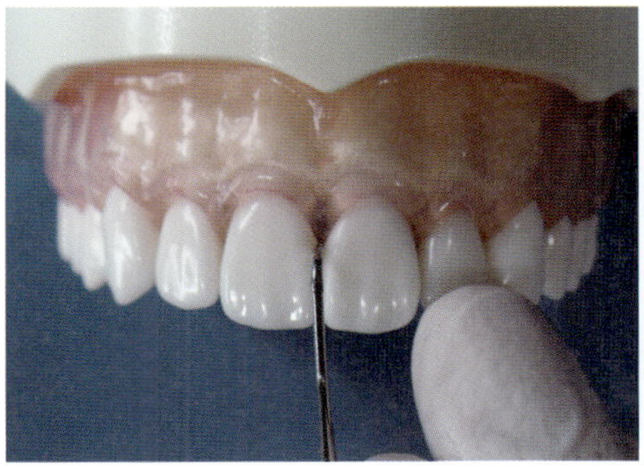
작업부 감별 1

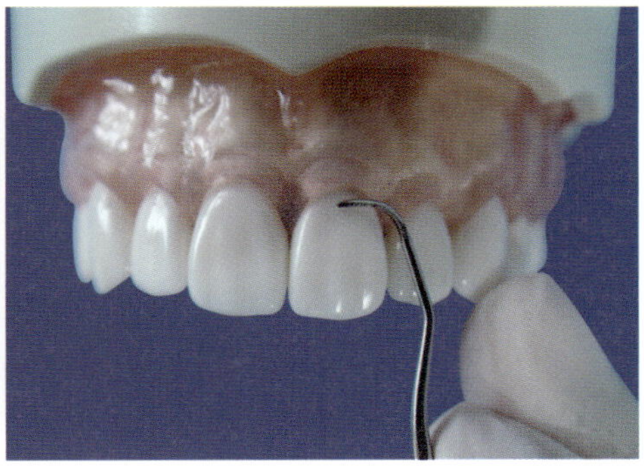
작업부 감별 2

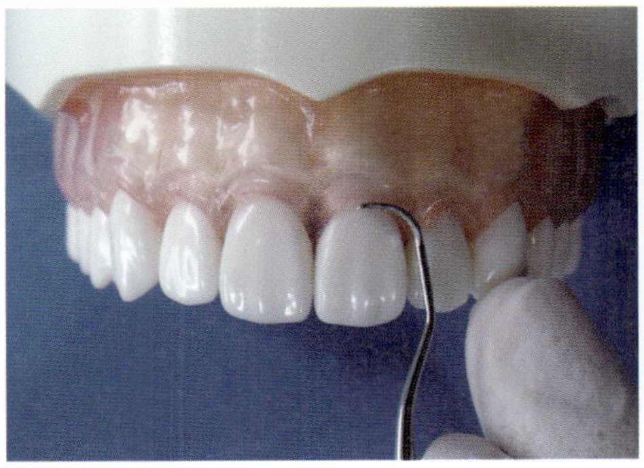
적 합

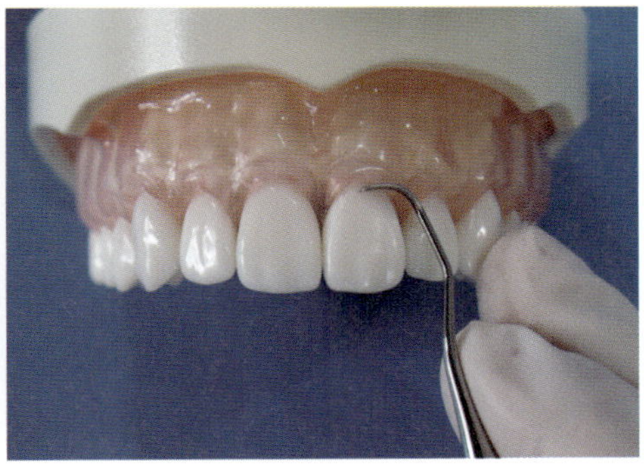
삽입 각도

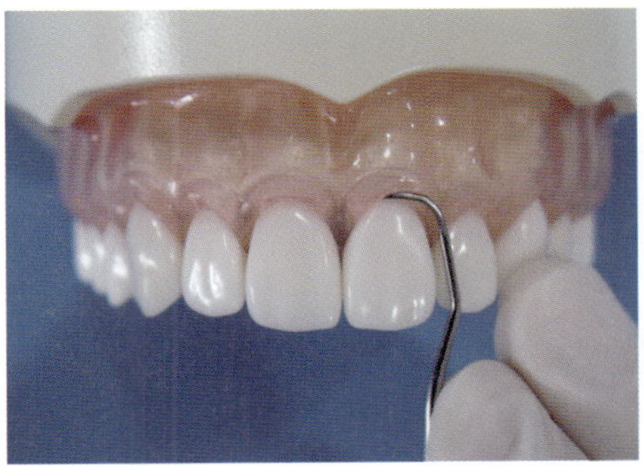
삽입

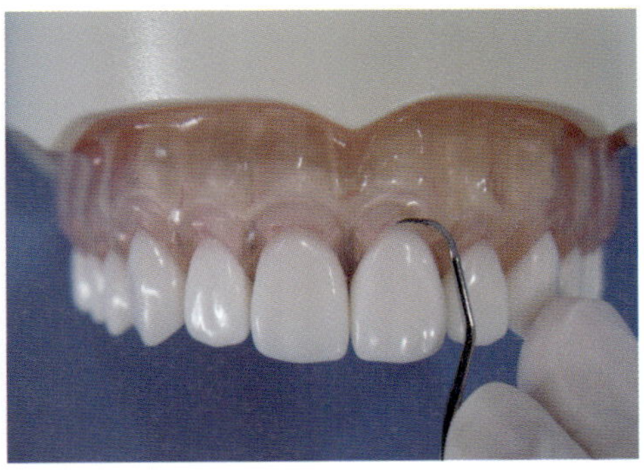
작업 각도

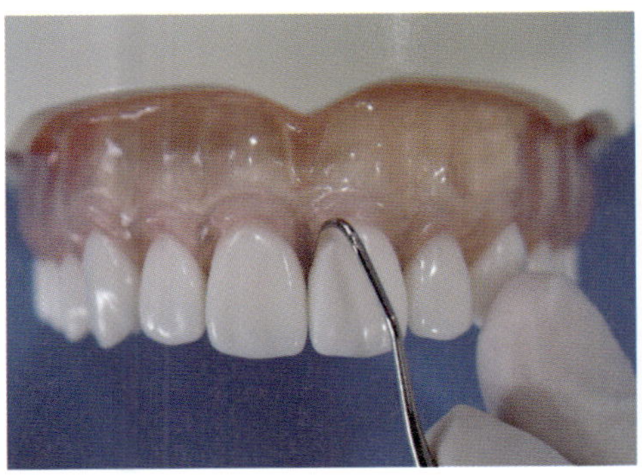
동 작

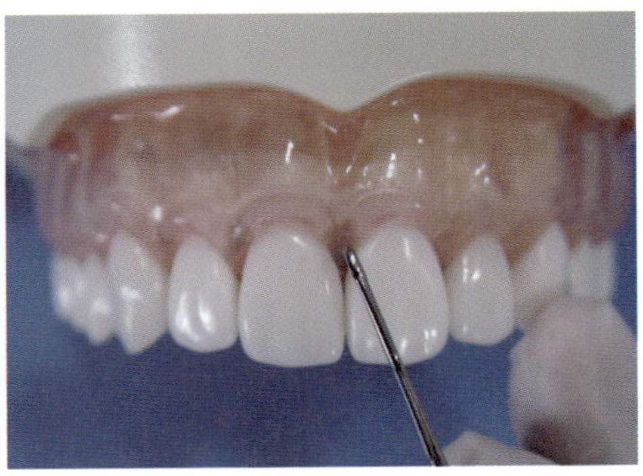
col

■ 술자와 먼 면(후방위치)

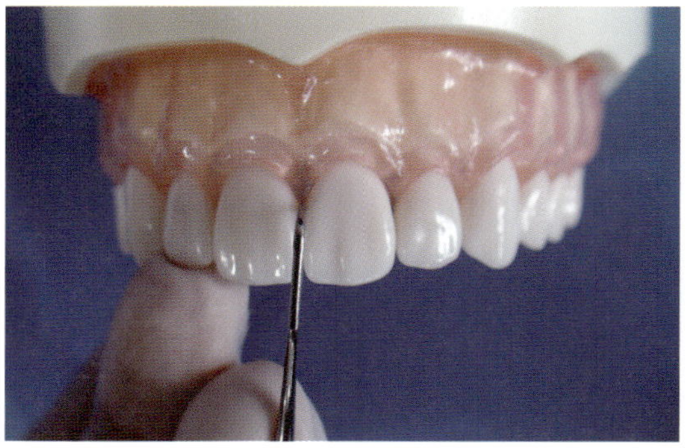

작업부 감별 1

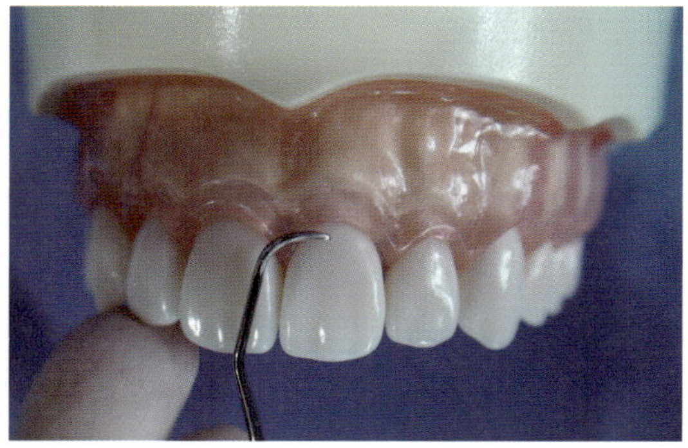

작업부 감별 2

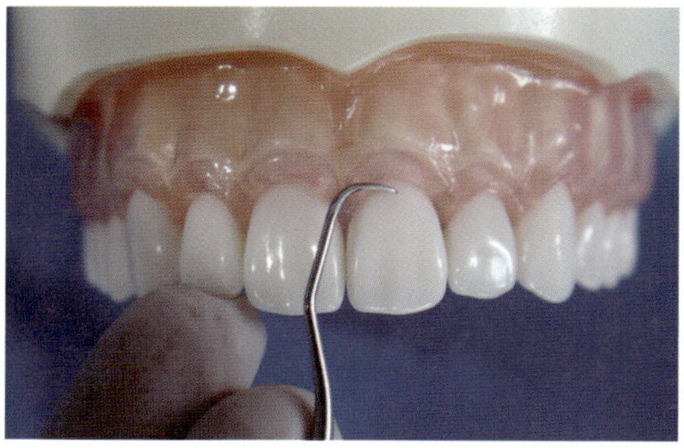

적 합

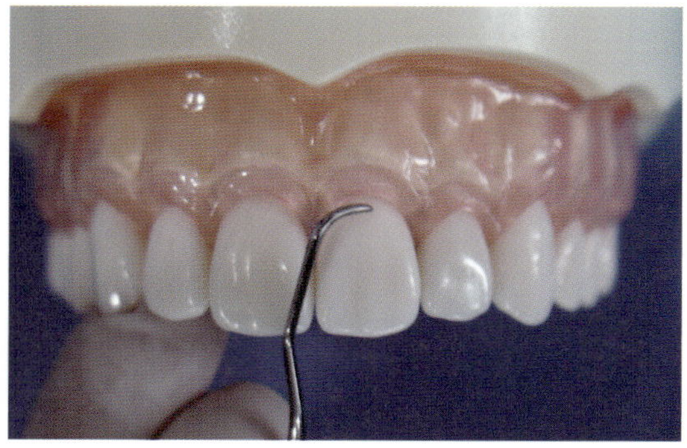

삽입 각도

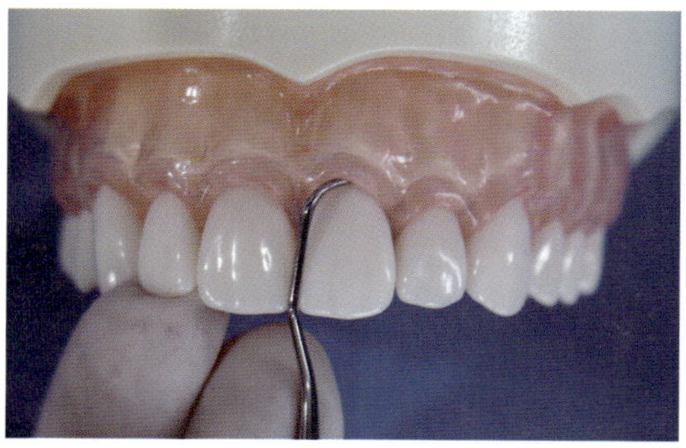

삽입

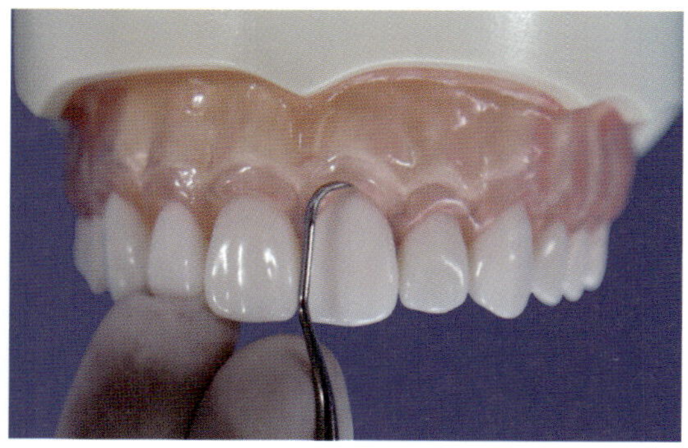

작업 각도

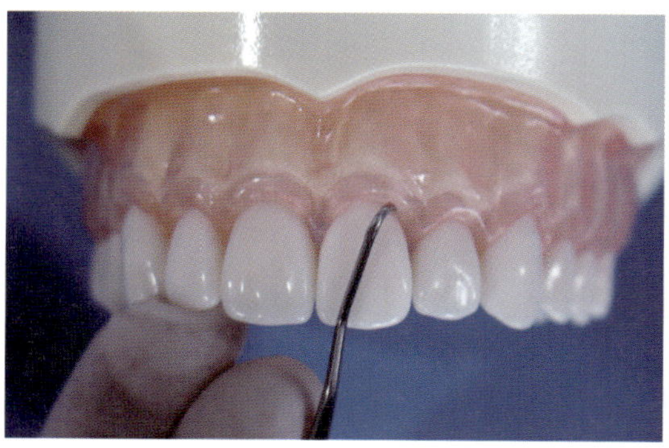

동 작

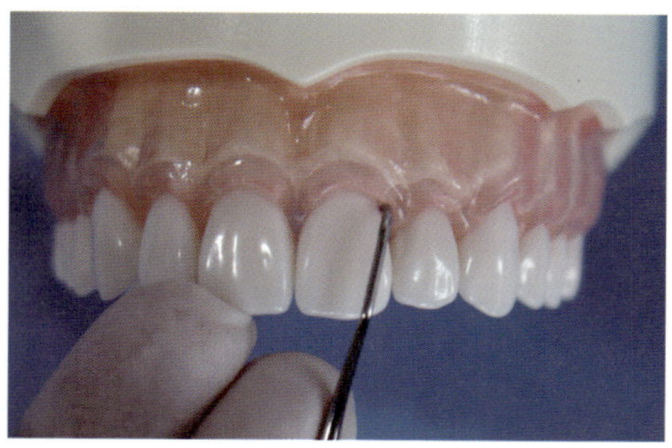

col

그림 5-76 전치 Gracey curet 동작

◆ 구치부 치석제거(#11/12 Gracey curet)

■ 근심면 동작

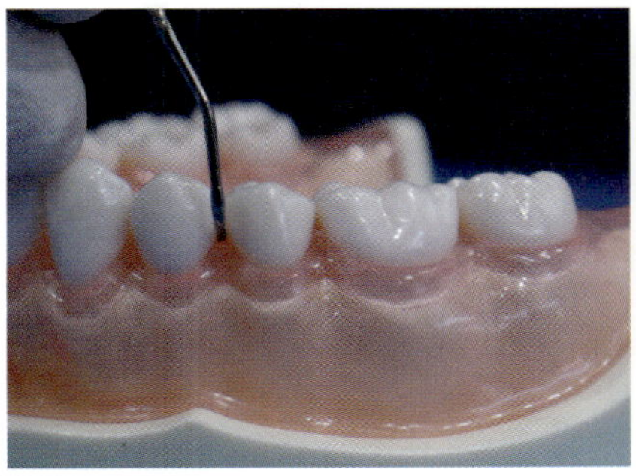

작업부 감별

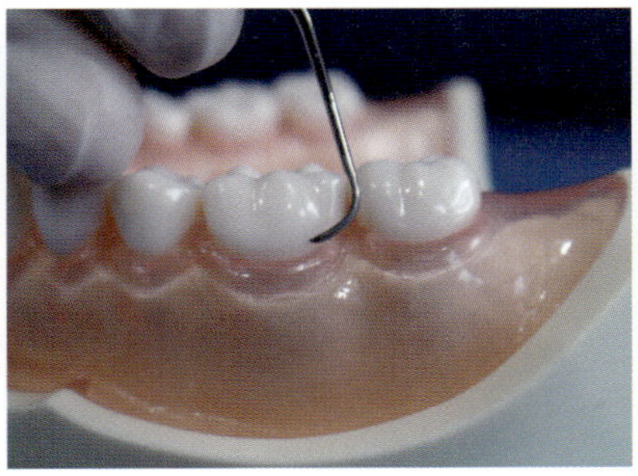

적 합

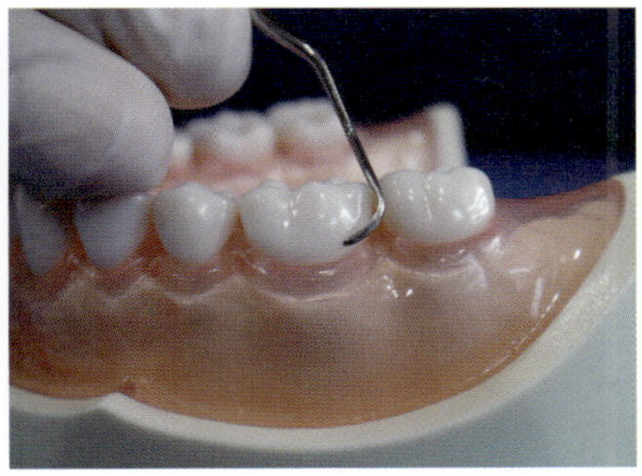

삽입 각도

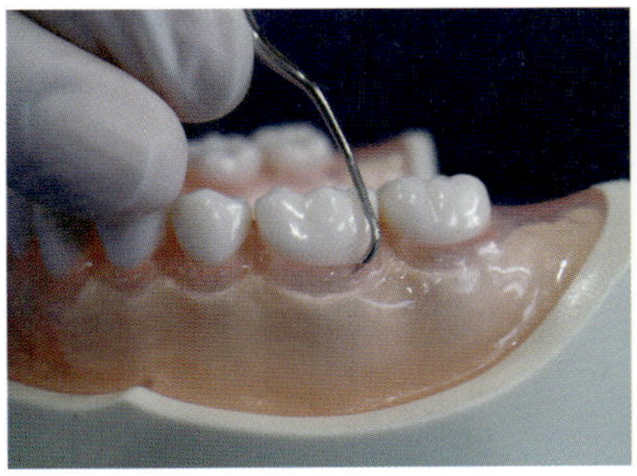

삽 입

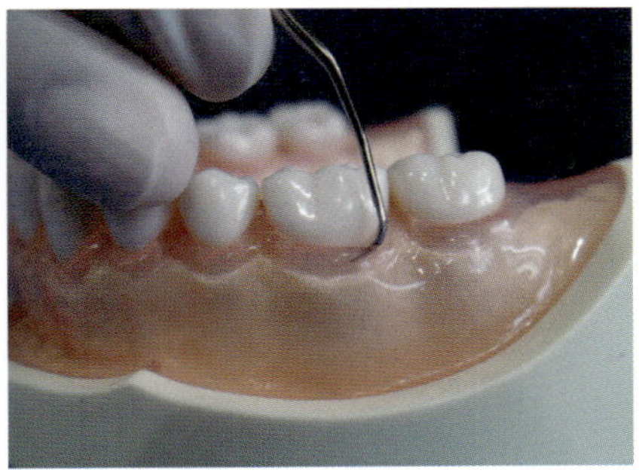

작업 각도

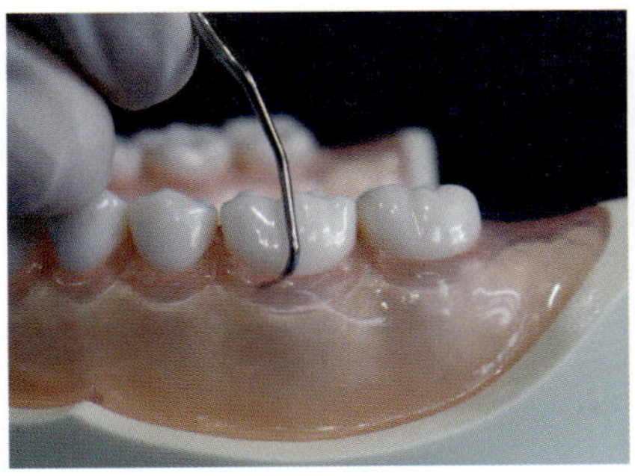

동 작

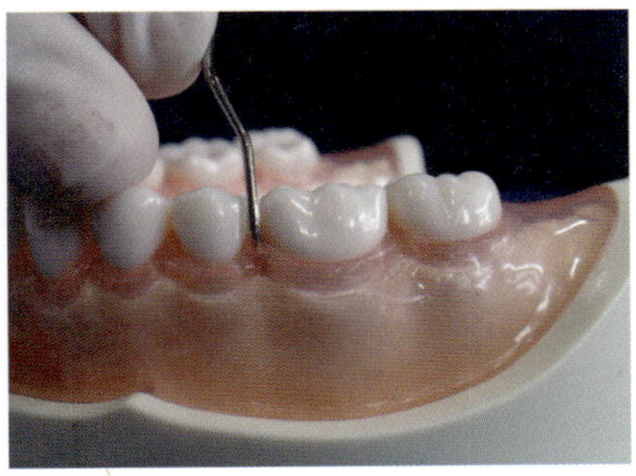

col

■ 원심면 동작

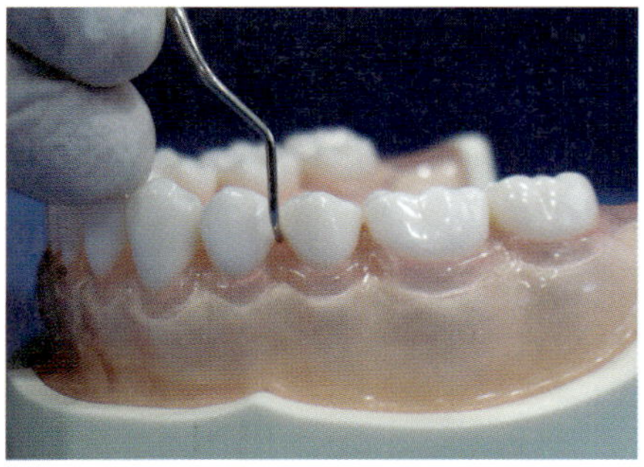

작업부 감별

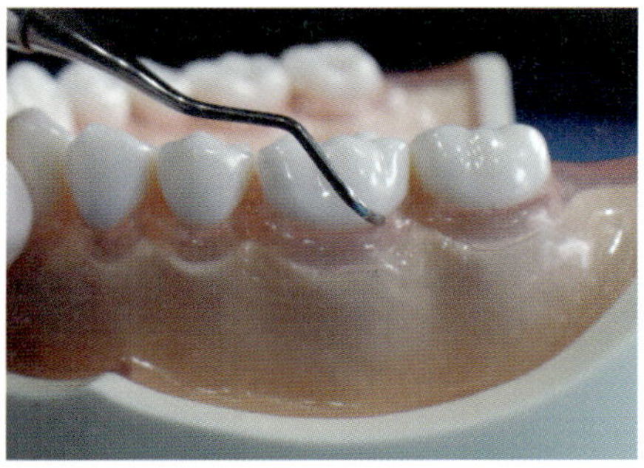

적 합

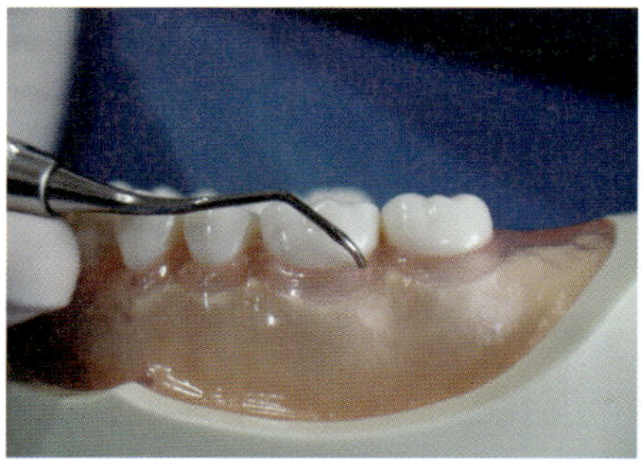

삽 입

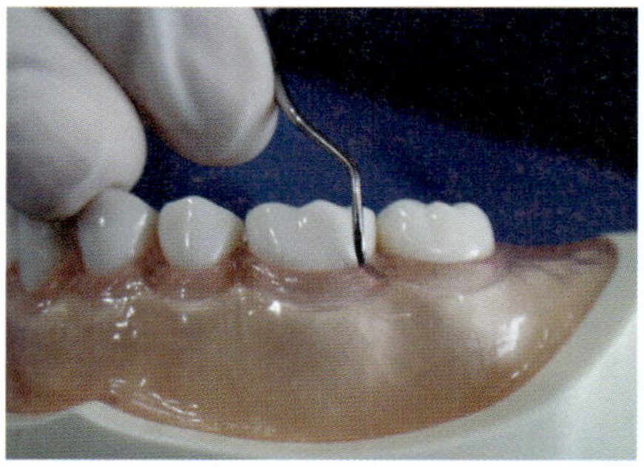

작업 각도

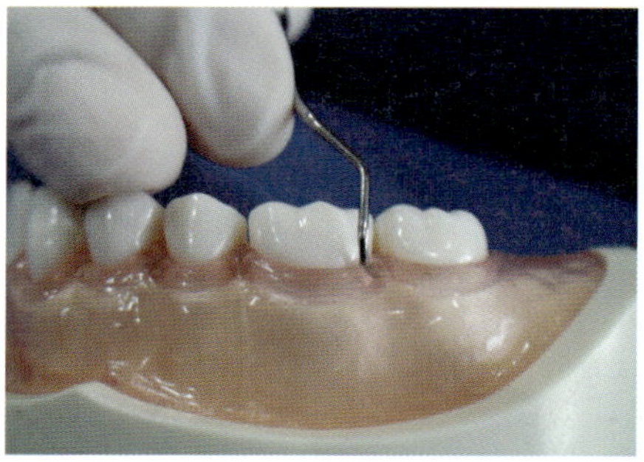

동 작

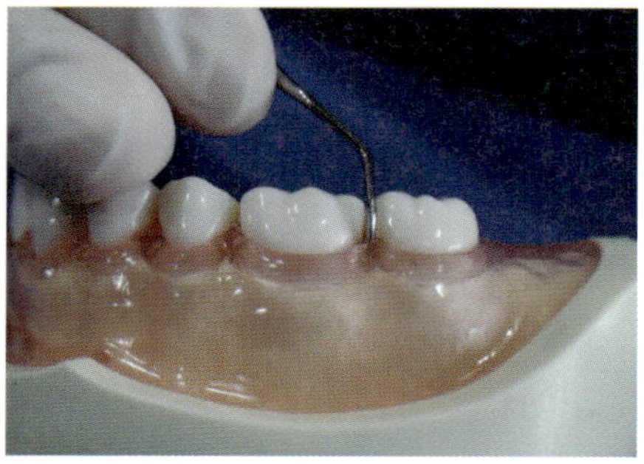

col

그림 5-77 구치 근원심면 Gracey curet 동작

4. 부위별 치석제거술

치석제거술(scaling)은 치아면에 부착된 연성, 경성부착물을 제거하기 위하여 날카로운 기구(scaler)를 사용하여 조작해야 하므로 세심한 배려와 주의가 요구된다. 부위별 치석제거를 잘 수행하기 위해서는 술자의 기구조작 기본원칙을 지키고 치석제거와 관련된 전문적인 지식을 가지고 환자의 구강상태를 정확하게 파악하여야 하며, 시술 부위별 치석제거 시 술자와 환자의 위치, 사용할 기구, 기구파지와 손고정 및 기구동작 등에 필요한 전반적인 내용을 올바르게 숙지해야 한다. 또한 환자에 대한 인간적인 배려와 응급상황 발생에 주의하며, 기구의 멸균과 실내소독 및 청결이 우선되어야 한다.

부위 1 상악 우측 구치부 협면

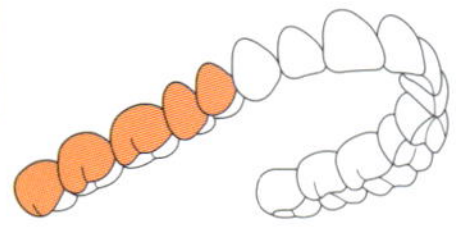

1. 술자위치 7~8시(front position) 방향에 위치

2. 환자자세 Supine position
상악치아의 교합면이 바닥과 수직 상태에서 환자의 머리를 약간 좌측으로 향함

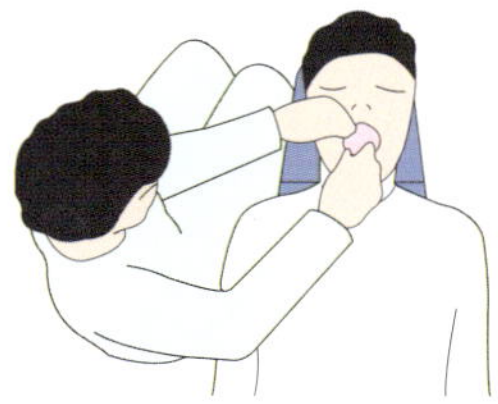

3. 기구잡기

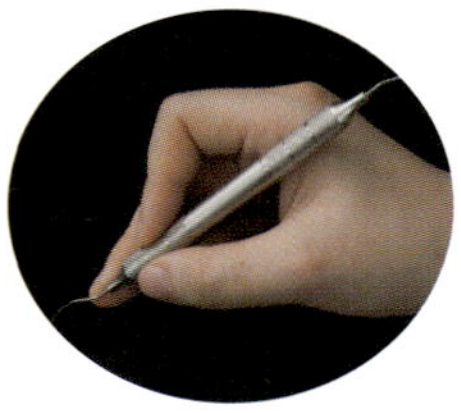

변형연필잡기법
(Modified pen grasp)

4. 손고정

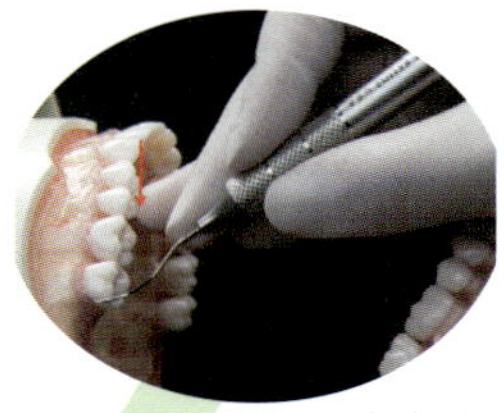

방법 ①
상악 우측 대구치 및 소구치의 설면

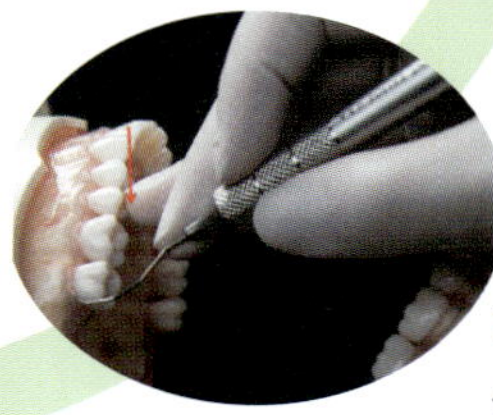

방법 ②
상악 우측 대구치 및 소구치의 교합면 설측교두

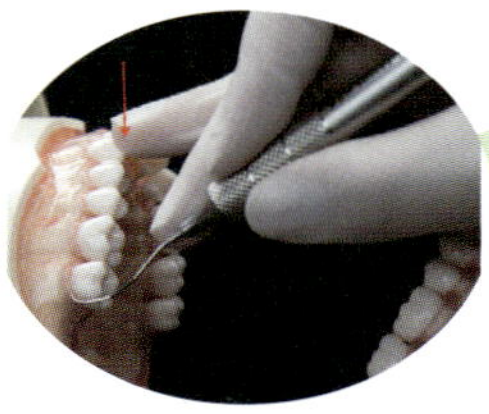

방법 ③
상악 우측 견치 절단1/3 순면

5. 동작

원심협측능각을 기준으로 근・원심면에서는 수직 또는 사선방향으로 동작하고, 인접면의 col 부위에서는 수직방향으로 짧고 중첩되게 반복동작 한다.

Stroke 방향

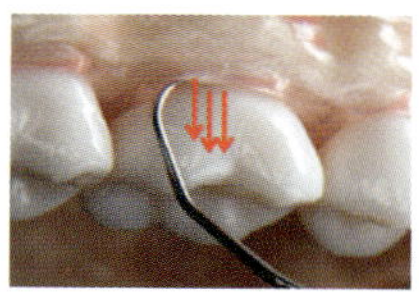

협면 vertical stroke

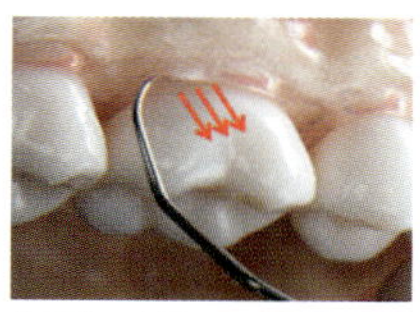

협면 oblique stroke

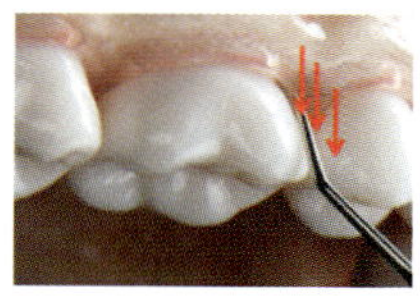

인접면 vertical stroke

원심부위 시작 시

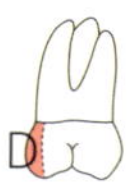

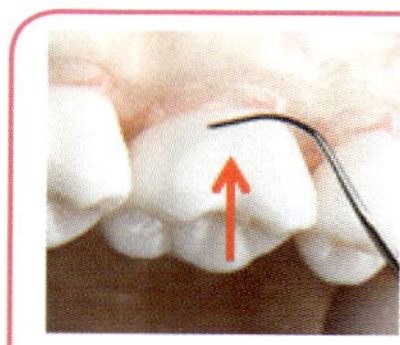

원심능각 적합

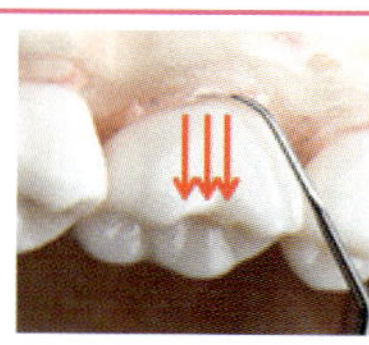

원심능각 삽입

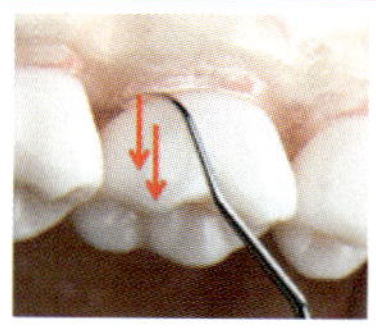

원심능각

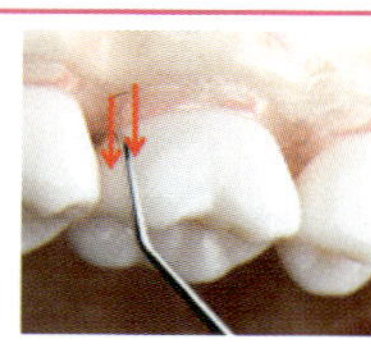

원심면 col

근심부위 시작 시

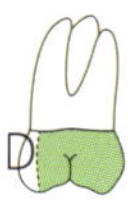

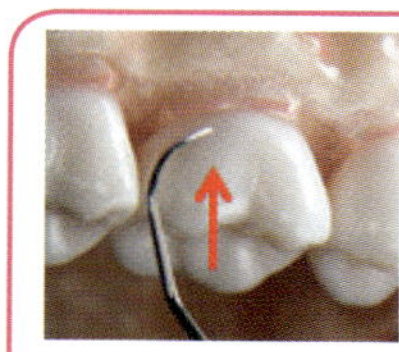

원심능각 적합

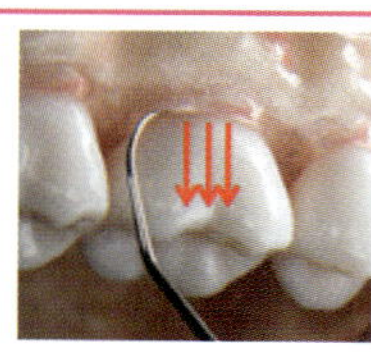

원심능각 삽입

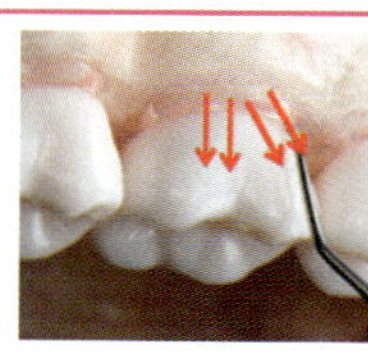

근심능각

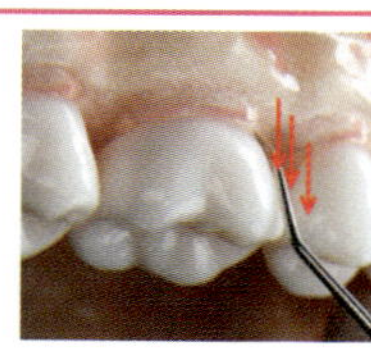

근심면 col

※ 시야확보 근심면은 직접시진을 하며, 원심면은 치경으로 간접시진을 하거나 협점막을 견인(retraction)하여 시야를 확보한다.

※ 주의사항 협점막을 충분히 견인하여 시야를 확보할 수 있도록 환자의 입을 너무 크게 벌리지 않도록 한다.

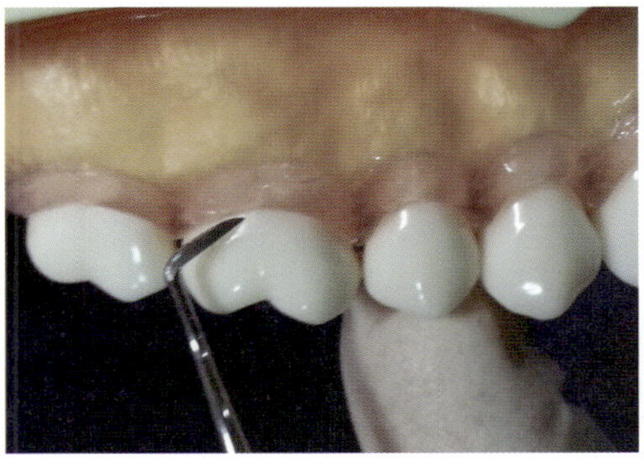

근심면 시작점

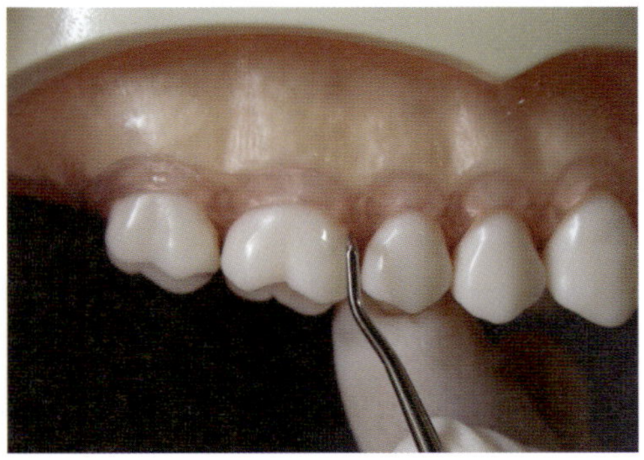

끝점

상악 우측구치부 협면(Sickle scaler)

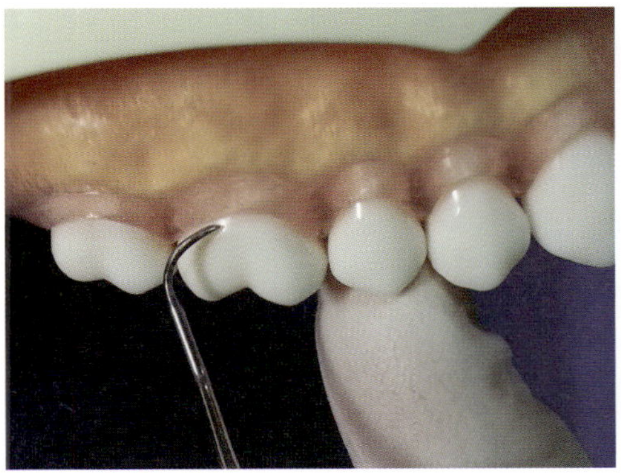

근심면 시작점

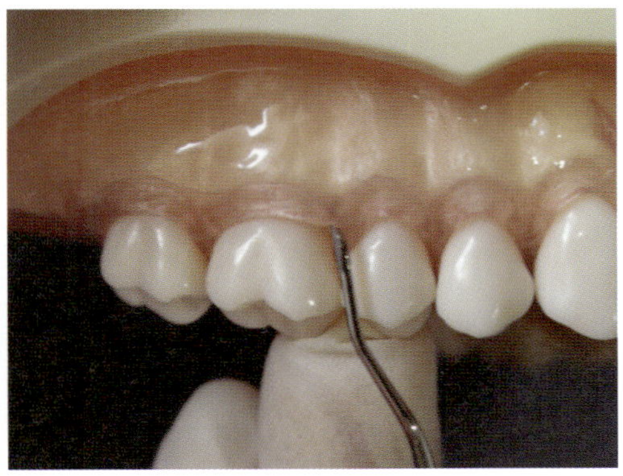

끝점

상악 우측구치부 협면(Gracey curet)

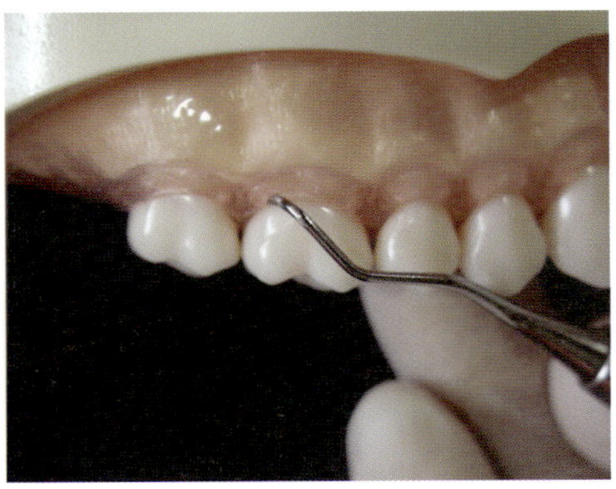

원심면 시작점

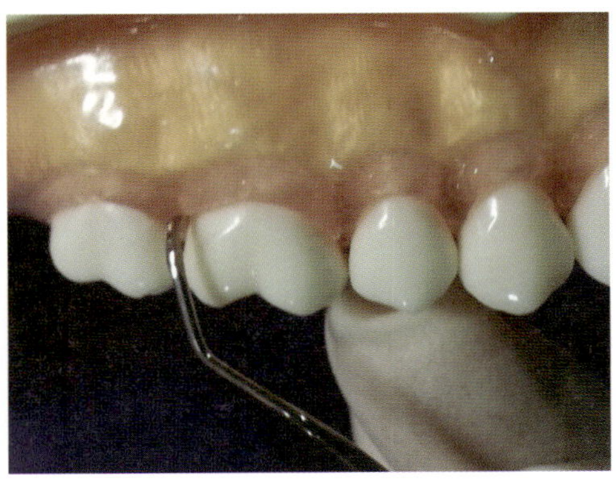

끝점

상악 우측구치부 협면(Gracey curet)

부위 2 상악 좌측 구치부 구개면

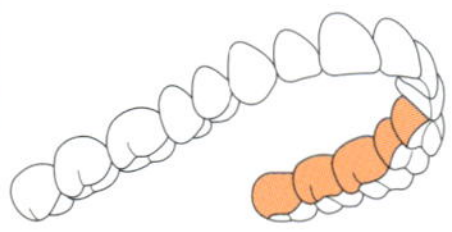

1. 술자위치 7~8시(front position) 방향에 위치

2. 환자자세 Supine position
상악치아의 교합면이 바닥과 수직 상태에서 환자의 머리를 약간 좌측으로 향함

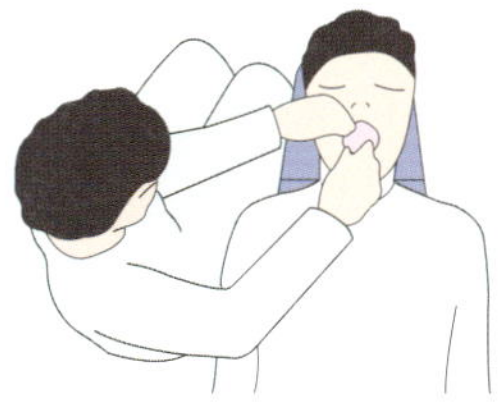

3. 기구잡기

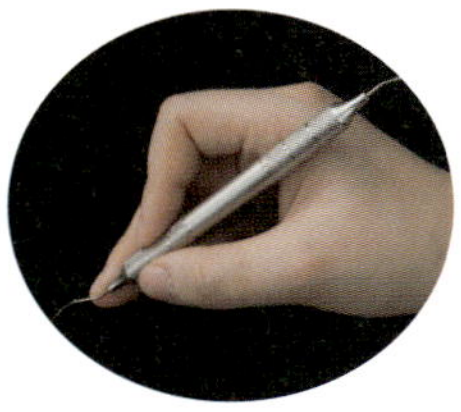

변형연필잡기법
(Modified pen grasp)

4. 손고정

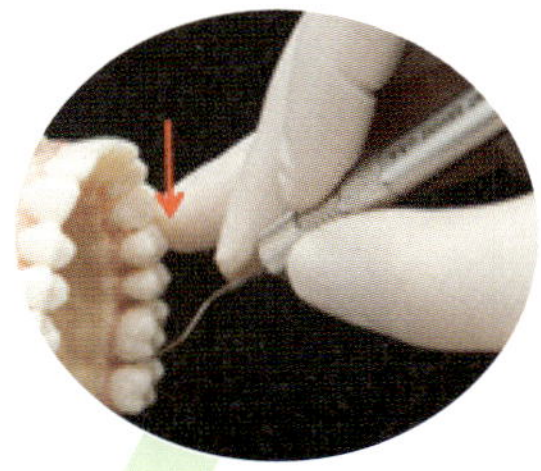

방법 ①
상악 좌측 대구치 및 소구치의 협면1/3

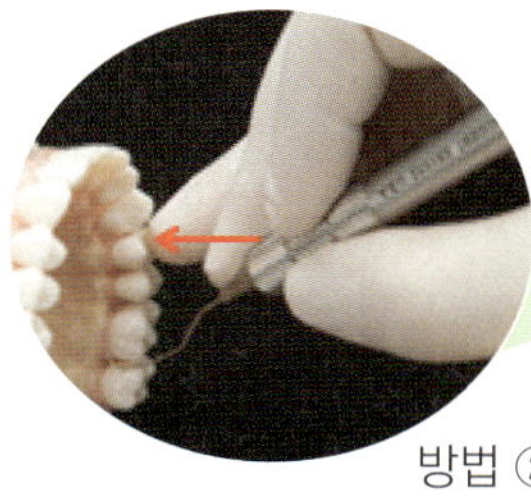

방법 ②
상악 좌측 대구치 및 소구치의 협측교두

5. 동작

원심설측능각을 기준으로 근 · 원심면에서는 수직 또는 사선방향으로 동작하고, 인접면의 col 부위에서는 수직방향으로 짧고 중첩되게 반복동작 한다.

Stroke 방향	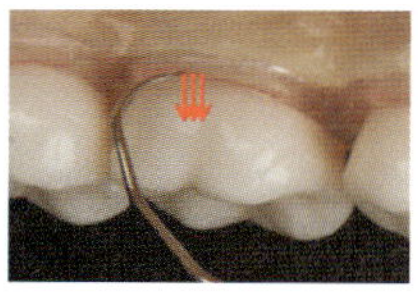 설면 vertical stroke	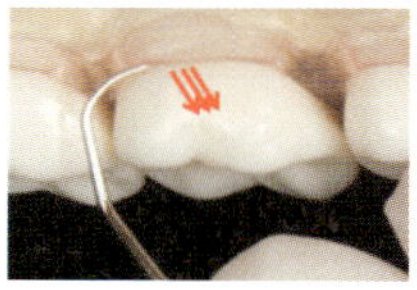 설면 oblique stroke	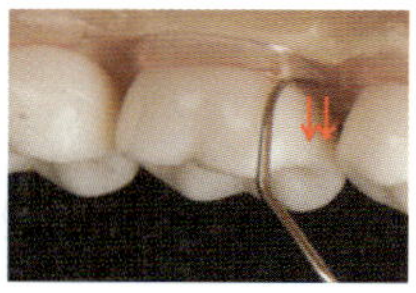 인접면 vertical stroke	
원심부위 시작 시 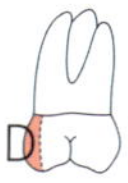 D M	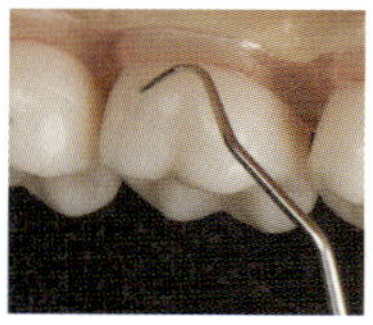 원심능각 적합	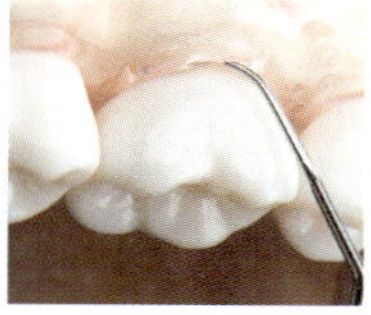 원심능각 삽입	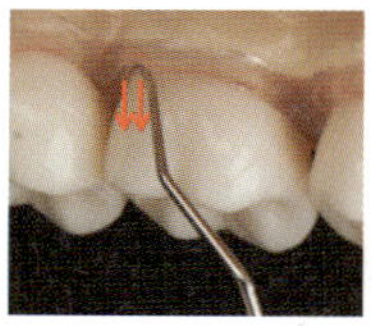 원심능각	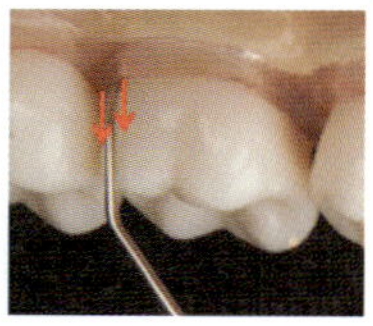 원심면 col
근심부위 시작 시 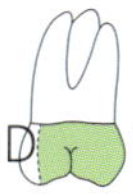 D M	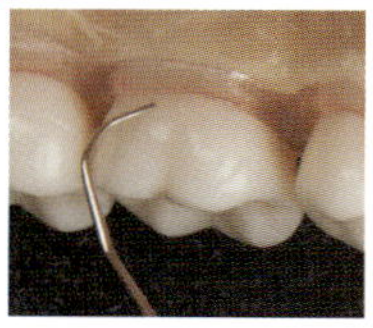 원심능각 적합	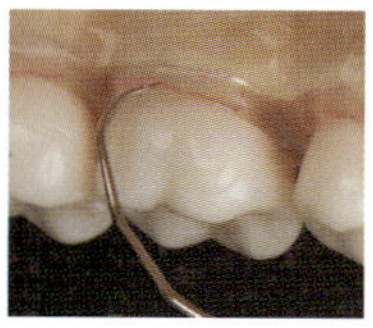 원심능각 삽입	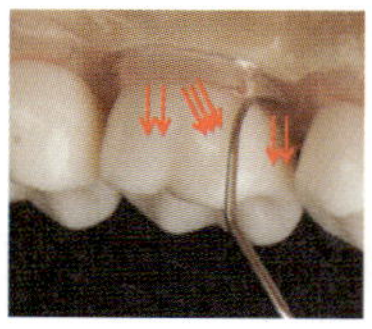 근심능각	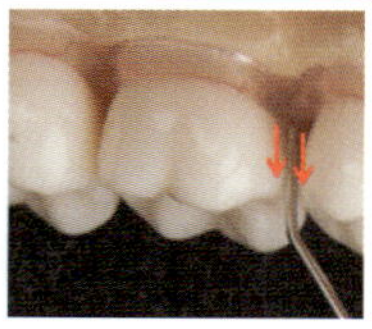 근심면 col

※ 시야확보 치경 내면은 시술하는 부위를 향하게 하여 간접조명으로 시술 부위가 밝게 보이도록 하고 gauze를 좌측 협점막 사이에 끼워 시야를 확보한다.

※ 주의사항 치경을 환자의 구강 안쪽에 너무 깊게 넣어 자극하지 않도록 주의한다.

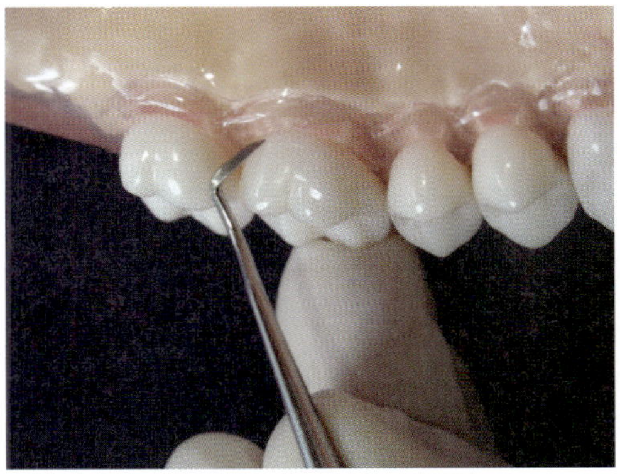
근심면 시작점

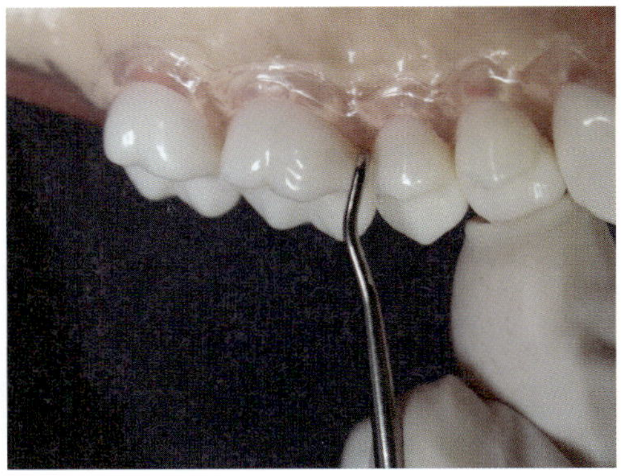
끝점

상악 좌측구치부 구개면(Sickle scaler)

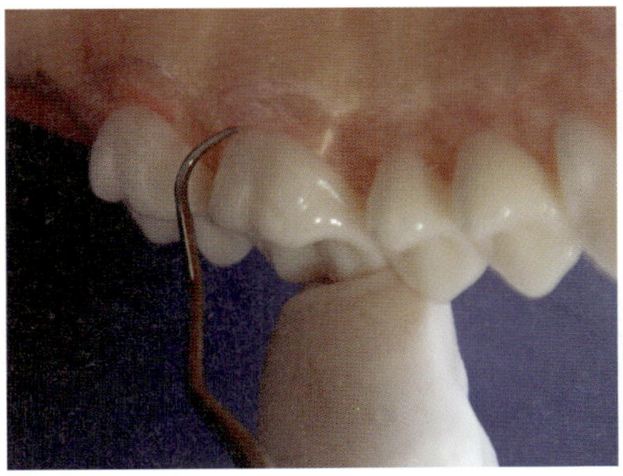
근심면 시작점

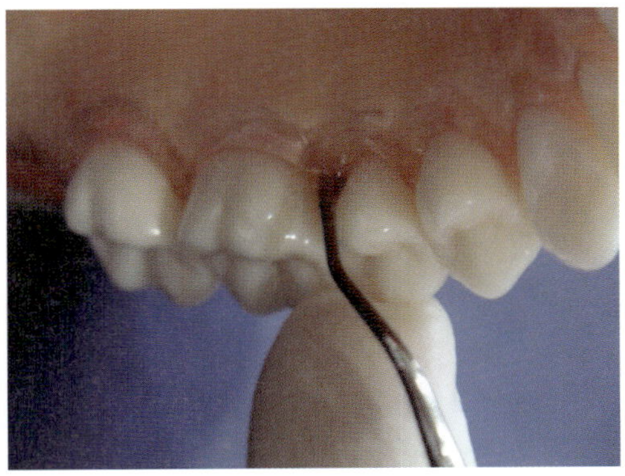
끝점

상악 좌측구치부 구개면(Gracey curet)

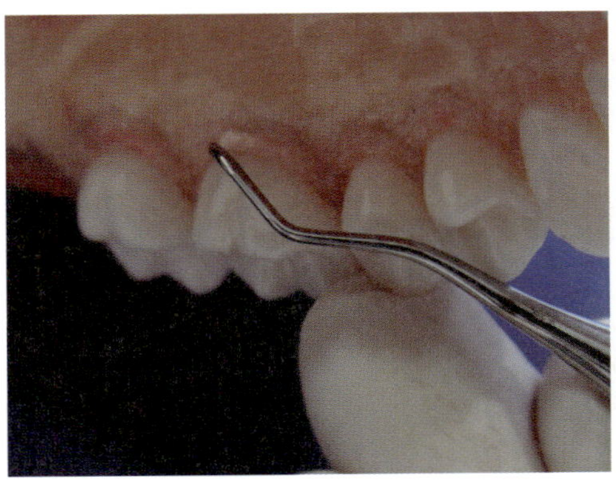
원심면 시작점

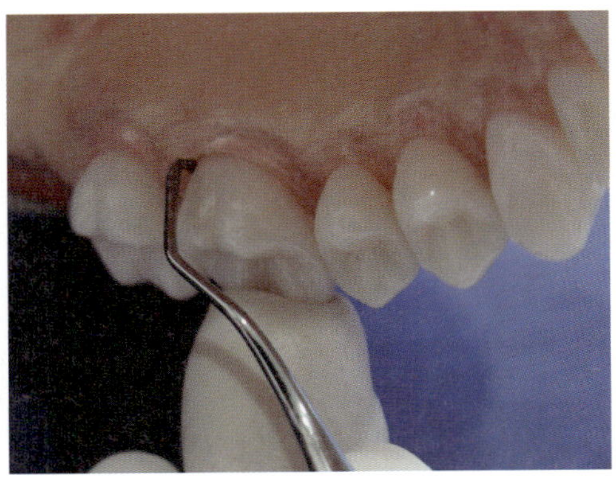
끝점

상악 좌측구치부 구개면(Gracey curet)

부위 3

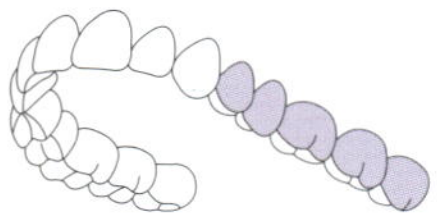

상악 좌측 구치부 협면

1. 술자위치 9~11시(side position) 방향에 위치

2. 환자자세 Supine position
상악치아의 교합면이 바닥과 수직 상태에서 환자의 머리를 약간 우측으로 향함

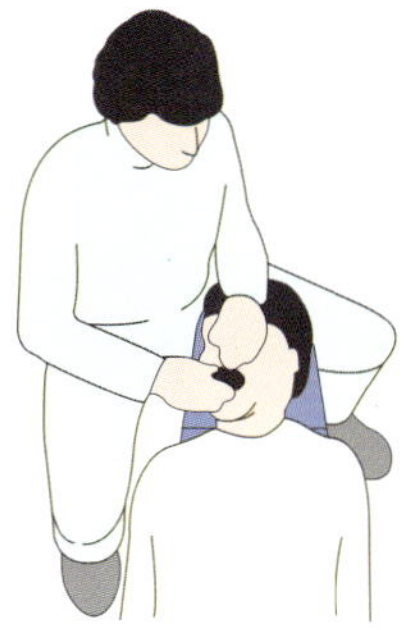

3. 기구잡기

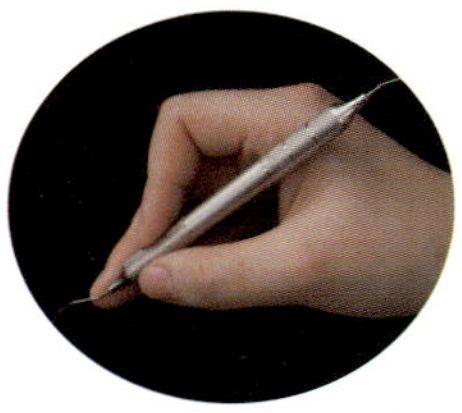

변형연필잡기법
(Modified pen grasp)

4. 손고정

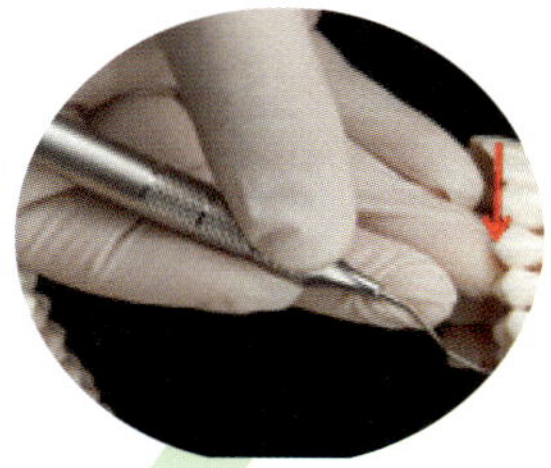

방법 ①
상악 좌측 대구치 및 소구치의 설면1/3

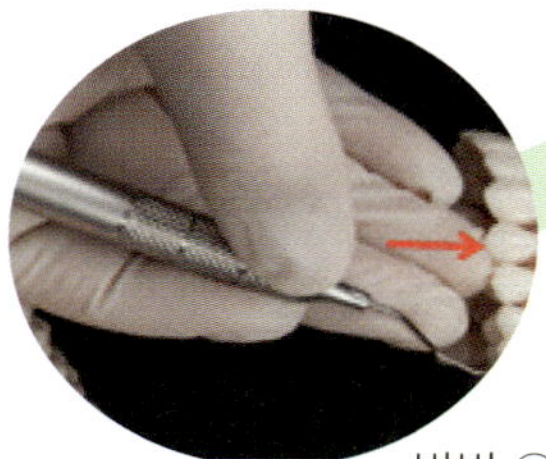

방법 ②
상악 좌측 대구치 및 소구치의 설측교두

5. 동작

원심협측능각을 기준으로 근 · 원심면에서는 수직 또는 사선방향으로 동작하고, 인접면의 col 부위에서는 수직방향으로 짧고 중첩되게 반복동작 한다.

Stroke 방향

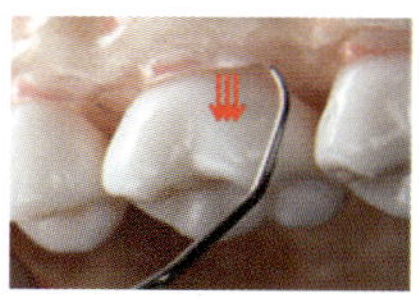

협면 vertical stroke

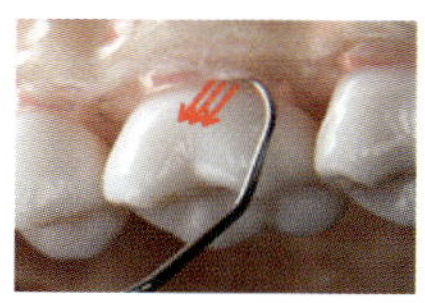

협면 oblique stroke

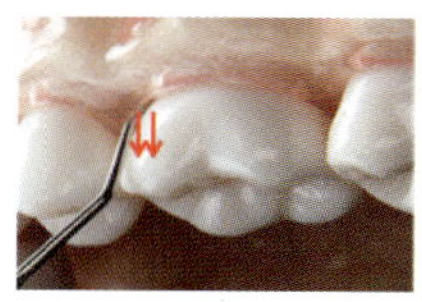

인접면 vertical stroke

원심부위 시작 시

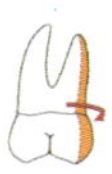

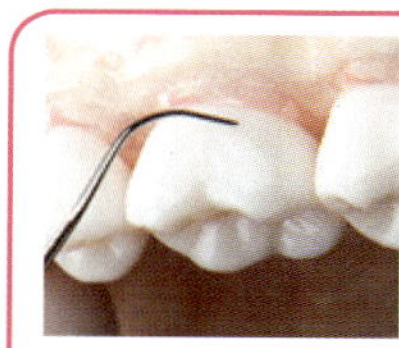

원심능각 적합

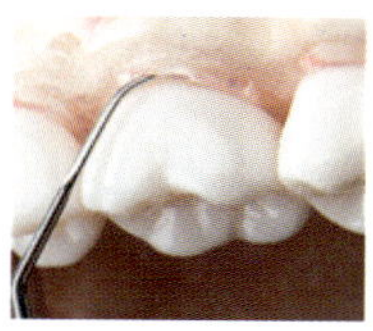

원심능각 삽입

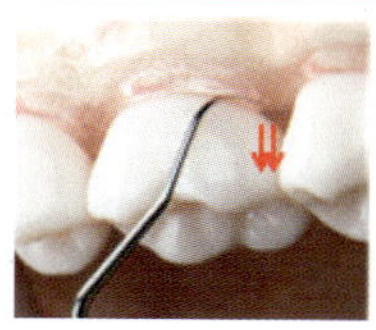

원심능각

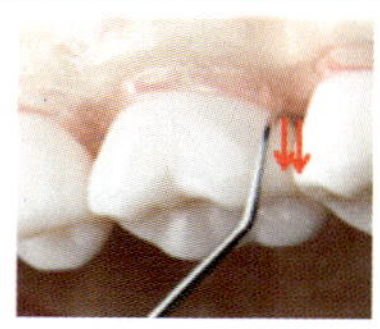

원심면 col

근심부위 시작 시

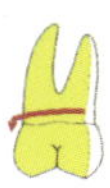

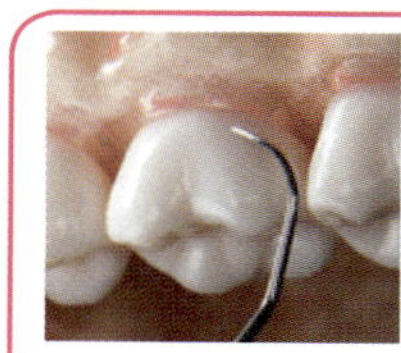

원심능각 적합

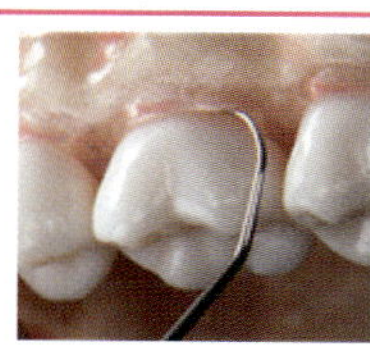

원심능각 삽입

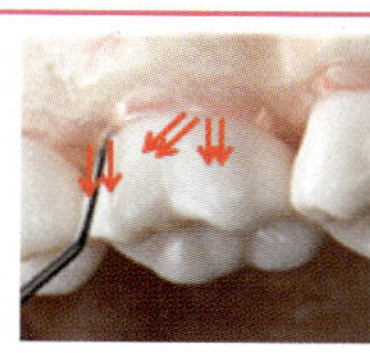

근심능각

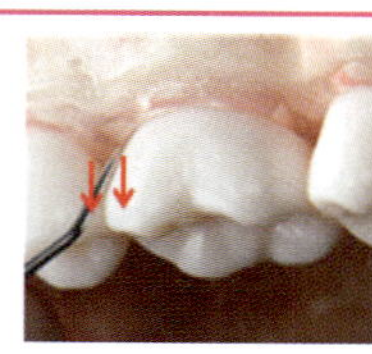

근심면 col

※ 시야확보 치경 내면으로 협점막을 당기거나 사용하지 않는 왼쪽 손가락을 이용하여 협점막을 당겨서 시야를 확보한다.

※ 주의사항 협점막을 충분히 견인하여 시야를 확보할 수 있도록 환자의 입을 너무 크게 벌리지 않도록 한다.

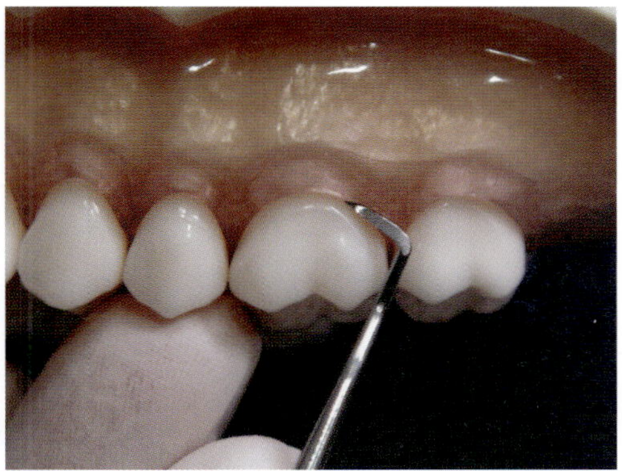

근심면 시작점

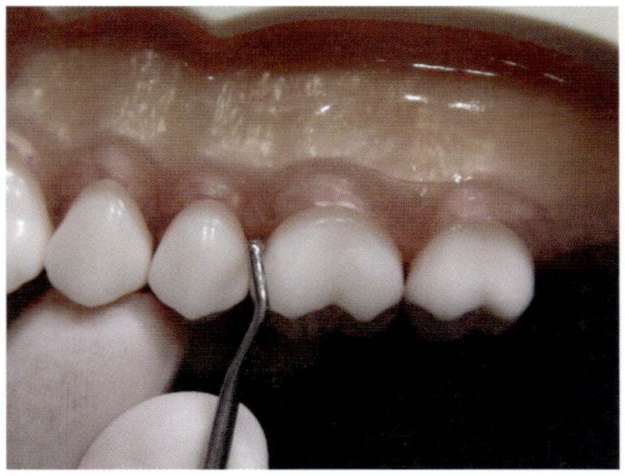

끝점

상악 좌측구치부 협면(Sickle scaler)

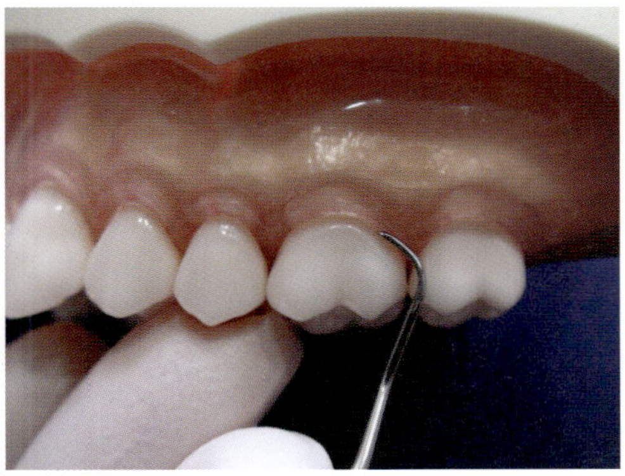

근심면 시작점

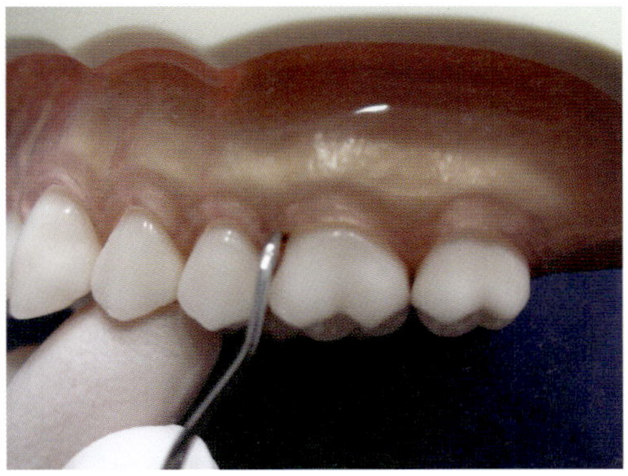

끝점

상악 좌측구치부 협면(Gracey curet)

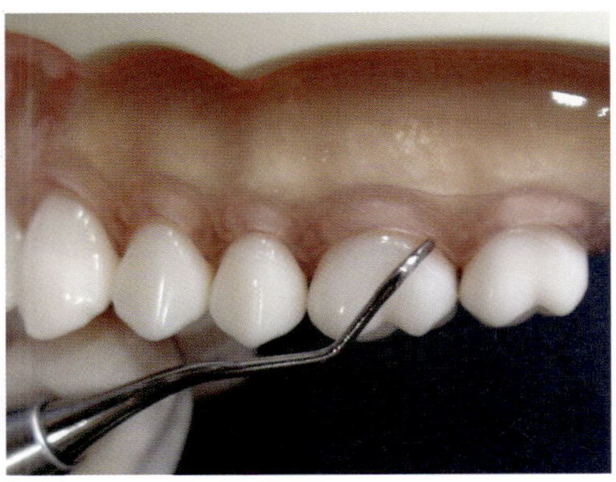

원심면 시작점

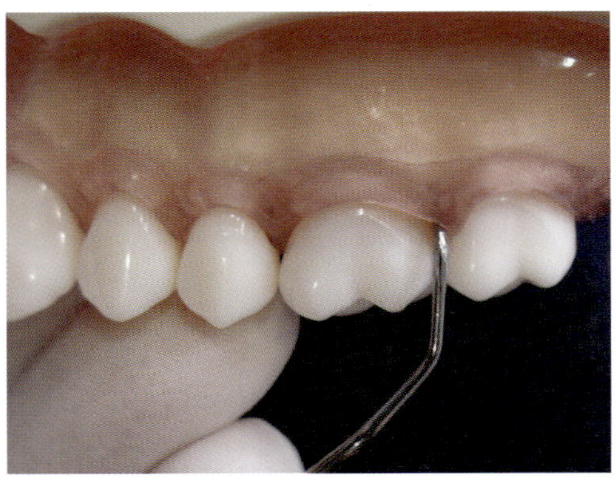

끝점

상악 좌측구치부 협면(Gracey curet)

부위 4 상악 우측 구치부 구개면

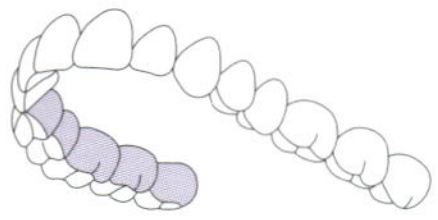

1. 술자위치 9~11시(side position) 방향에 위치

2. 환자자세 Supine position
상악치아의 교합면이 바닥과 수직 상태에서 환자의 머리를 약간 우측으로 향함

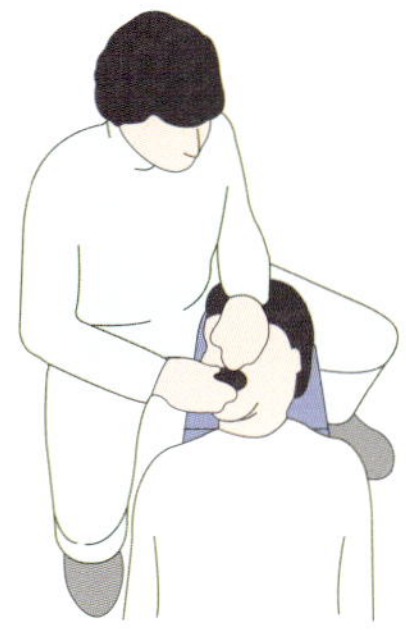

3. 기구잡기

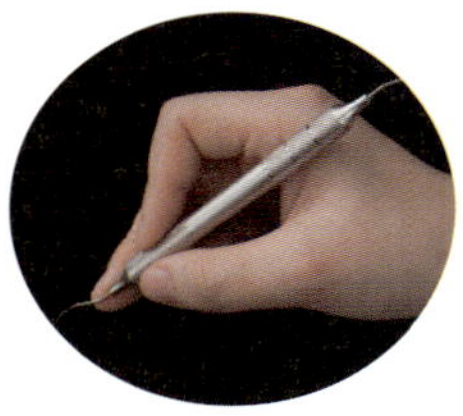

변형연필잡기법
(Modified pen grasp)

4. 손고정

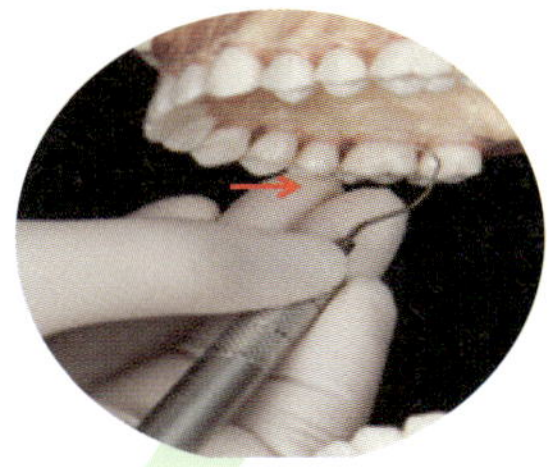

방법 ①
상악 우측 대구치 및 소구치의 협측교두

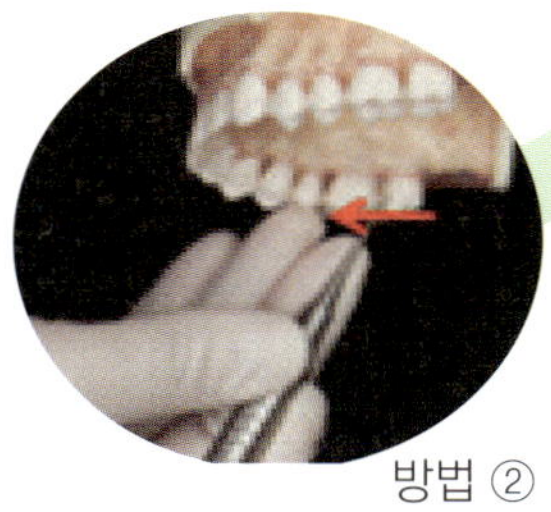

방법 ②
상악 우측 대구치 및 소구치의 협면

5. 동작

원심협측능각을 기준으로 근 · 원심면에서는 수직 또는 사선방향으로 동작하고, 인접면의 col 부위에서는 수직방향으로 짧고 중첩되게 반복동작 한다.

Stroke 방향

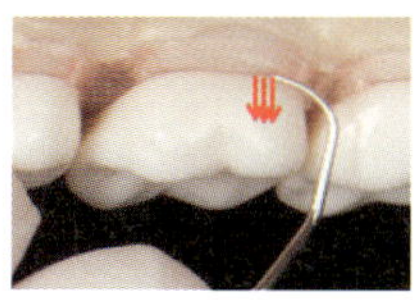

설면 vertical stroke

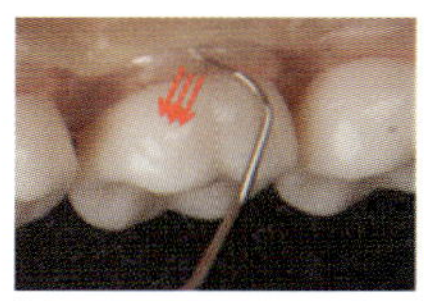

설면 oblique stroke

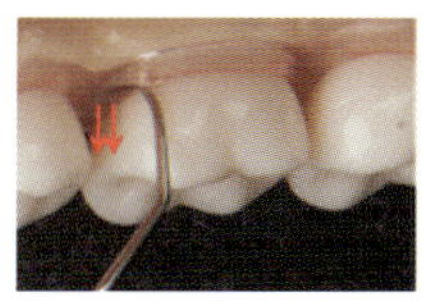

인접면 vertical stroke

원심부위 시작 시

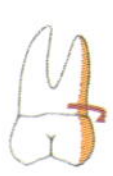

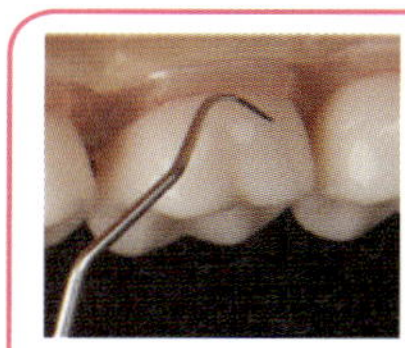

원심능각 적합

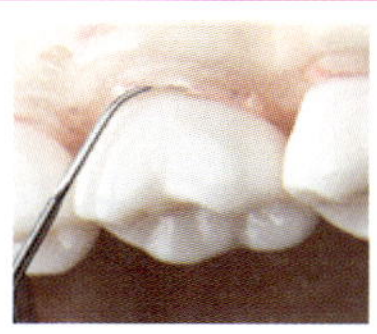

원심능각 삽입

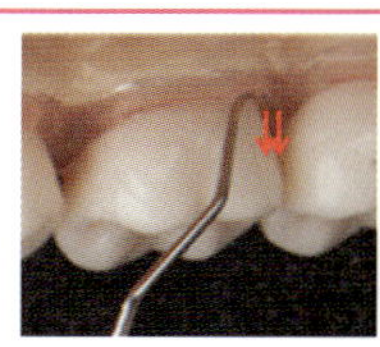

원심능각

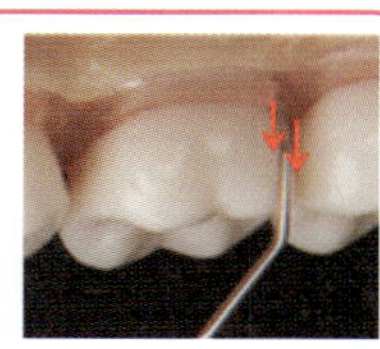

원심면 col

근심부위 시작 시

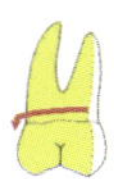

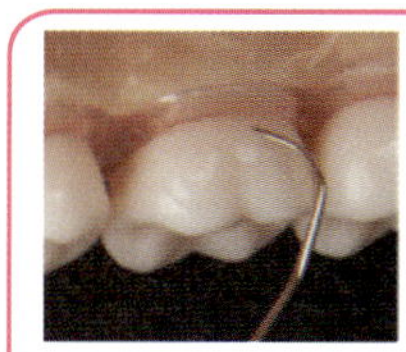

원심능각 적합

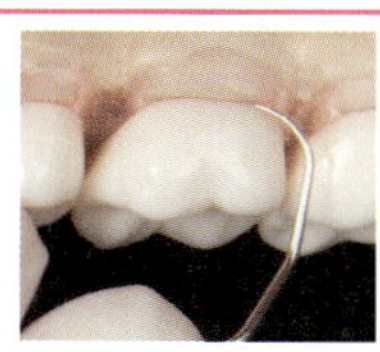

원심능각 삽입

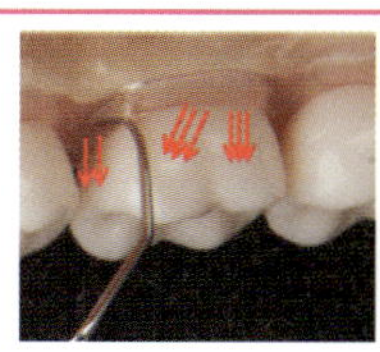

근심능각

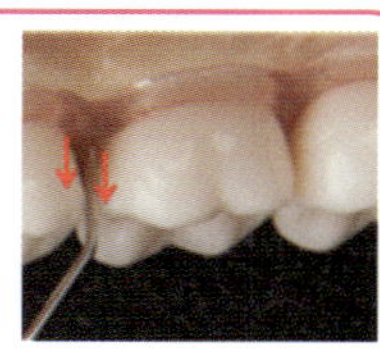

근심면 col

※ 시야확보 직접시진 하거나 원심 인접면은 치경을 통해 시야를 확보한다.

※ 주의사항 치경으로 반사조명 시 치경을 깊게 넣어 자극하지 않도록 주의한다.

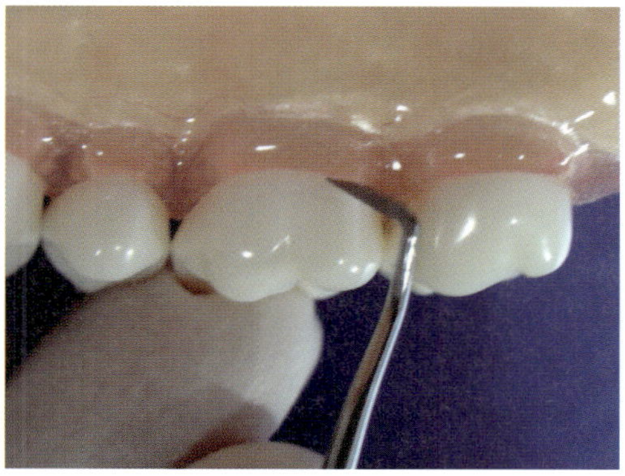

근심면 시작점

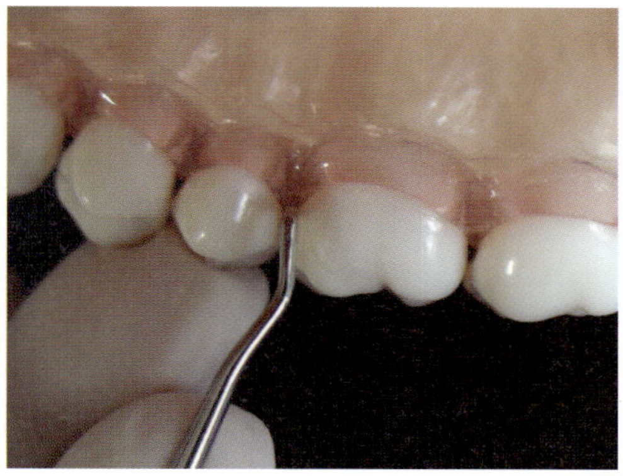

끝점

상악 우측구치부 구개면(Sickle scaler)

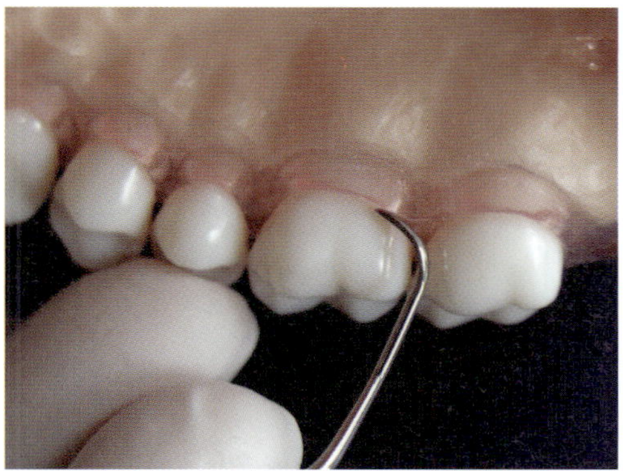

근심면 시작점

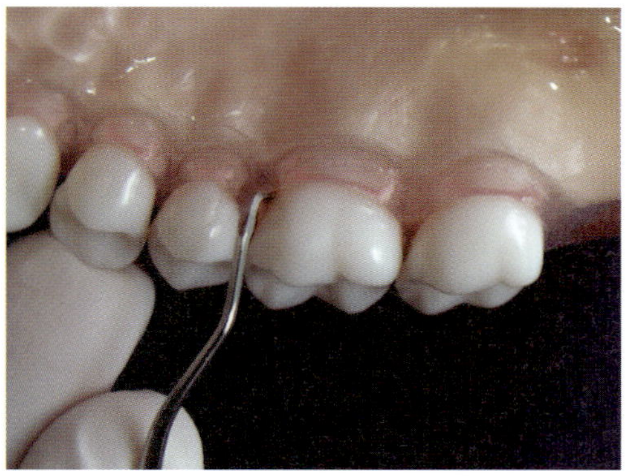

끝점

상악 우측구치부 구개면(Gracey curet)

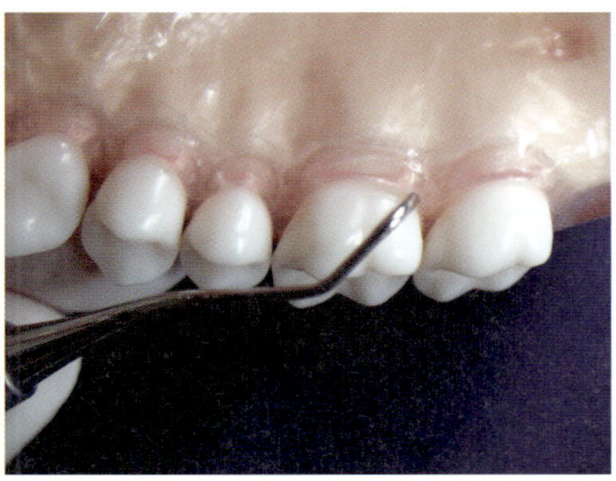

원심면 시작점

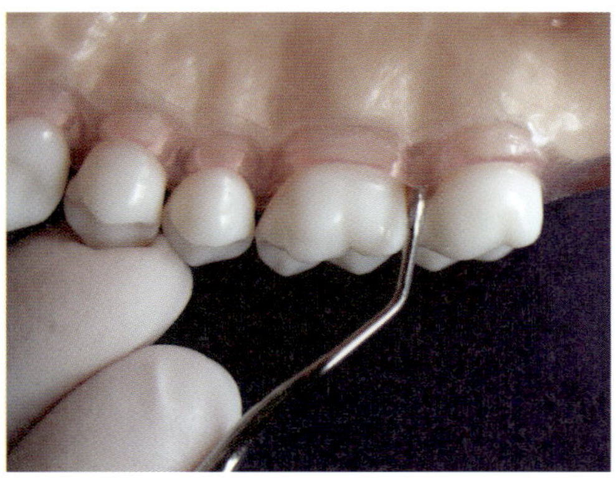

끝점

상악 우측구치부 구개면(Gracey curet)

부위 5 상악 전치부 순면

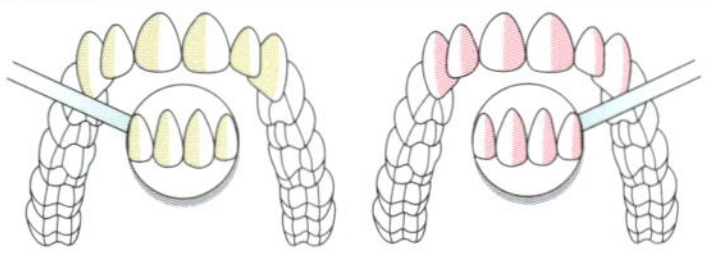

1. 술자위치
- 술자와 가까운 면은 7~8시(front position) 방향에 위치
- 술자와 먼 면은 12시(back position) 방향에 위치

2. 환자자세
Supine position 상악치아의 교합면이 바닥과 수직상태에서 환자의 머리는 정면을 향하거나 약간 좌·우측으로 기울임

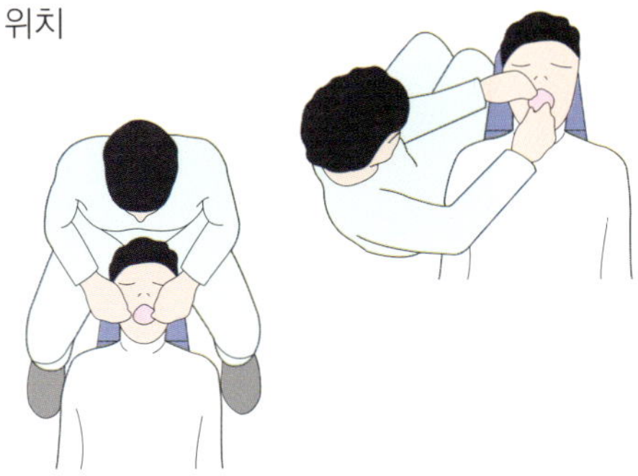

3. 기구잡기

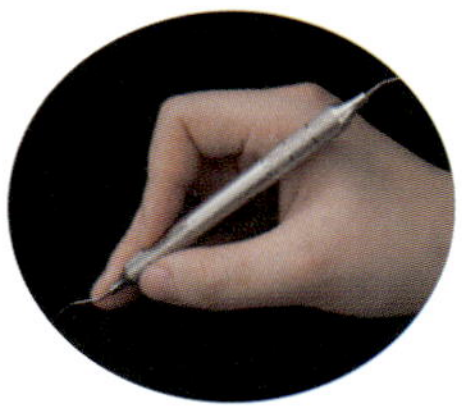

변형연필잡기법
(Modified pen grasp)

4. 손고정

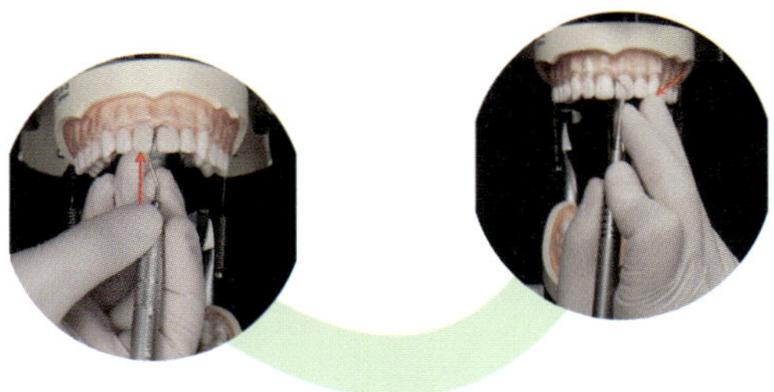

방법 ①
술자와 가까운 면은 절단1/3 순면 (palm-down)

방법 ②
술자와 먼 면은 절단연(palm-up)

5. 동작

치경부의 중앙을 기준으로 가면, 먼면 및 인접면 col까지 수직방향으로 짧고 중첩되게 반복동작 한다.

가까운 면

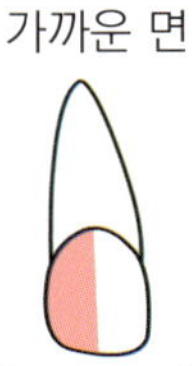

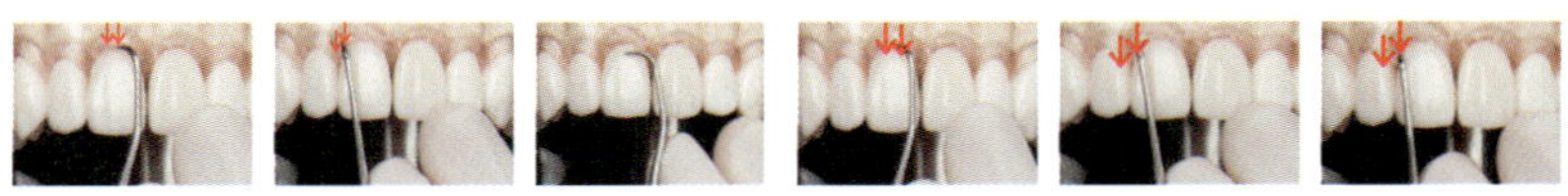

순면 vertical stroke / 인접면 vertical stroke / 중앙선 적합 / 삽입 / 동작 / 인접면 col

먼 면

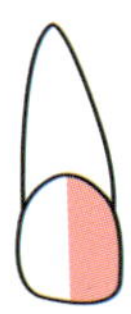

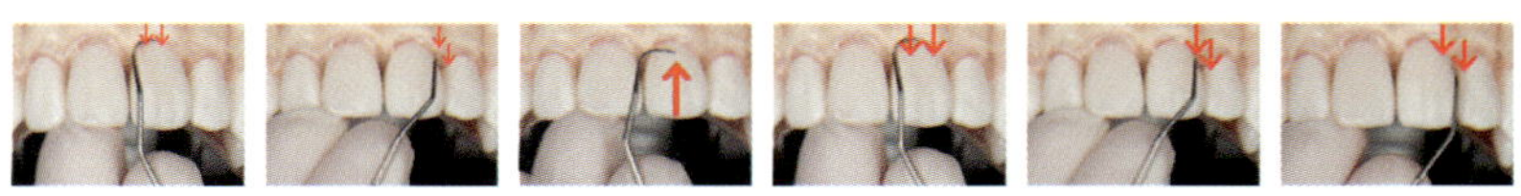

순면 vertical stroke / 인접면 vertical stroke / 중앙선 적합 / 삽입 / 동작 / 인접면 col

※ 시야확보 직접 시진 하거나 왼손의 검지로 입술을 견인하여 시야를 확보한다.

※ 주의사항 입술을 치경보다는 검지를 이용하여 시야를 확보한다.

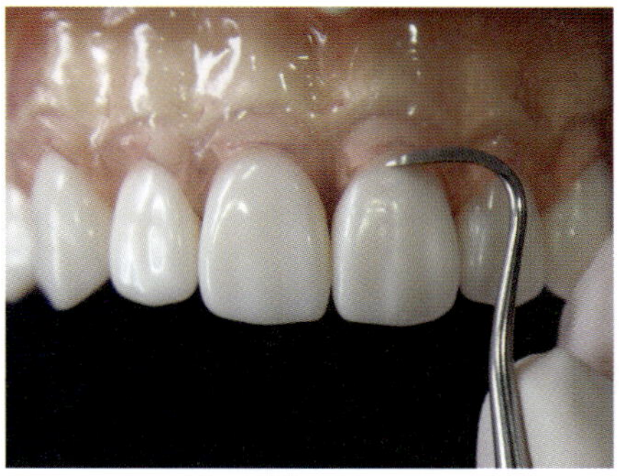

술자와 가까운 면 시작점

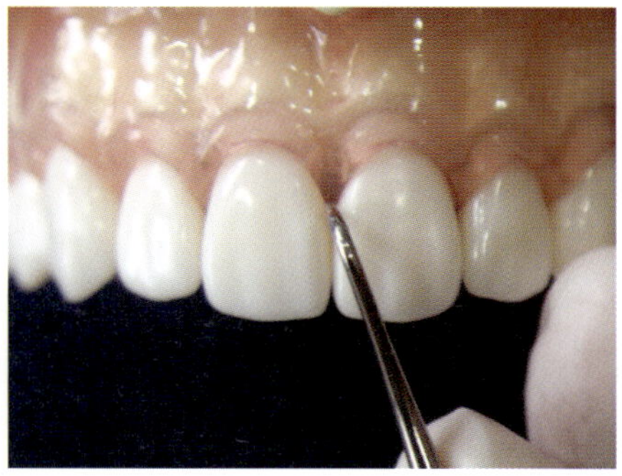

끝점

상악 전치부 순면(Sickle scaler)

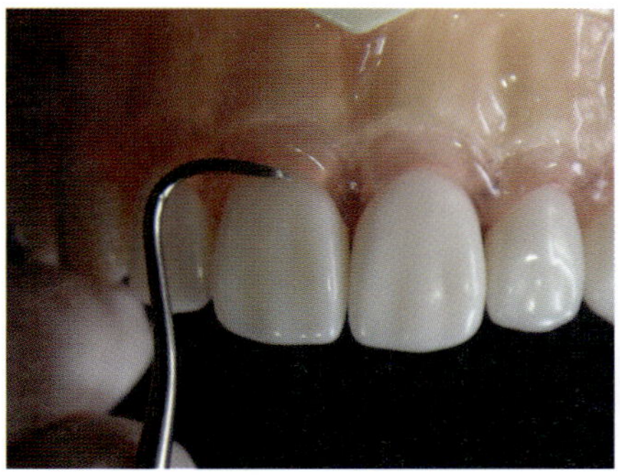

술자와 먼 면 시작점

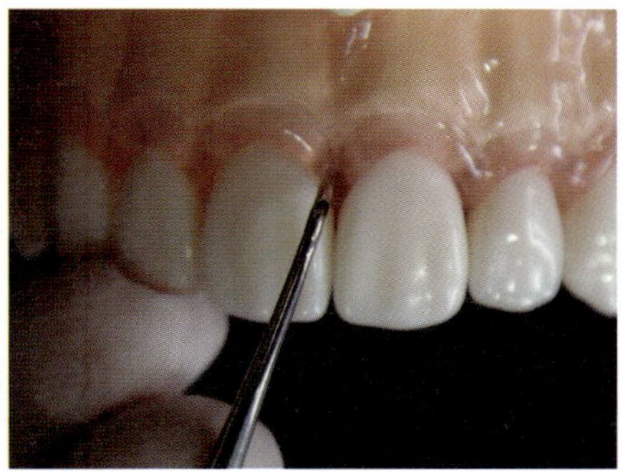

끝점

상악 전치부 순면(Sickle scaler)

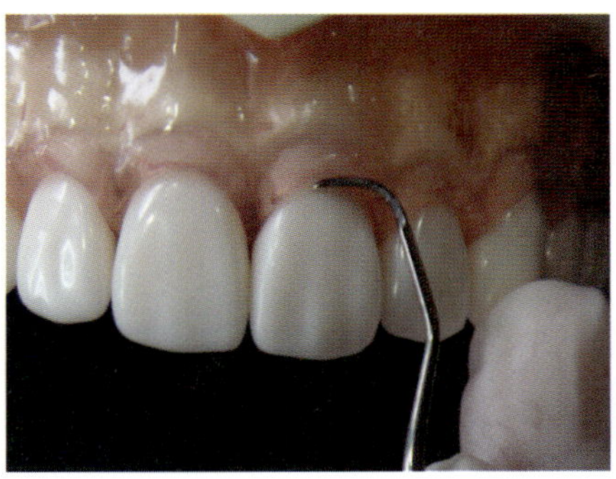

술자와 가까운 면 시작점

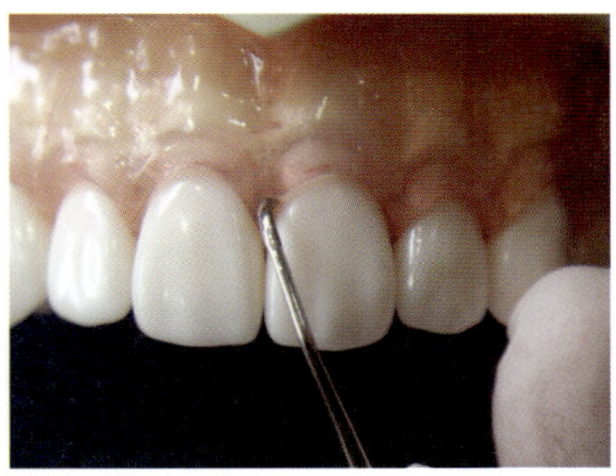

끝점

상악 전치부 순면(Gracey curet)

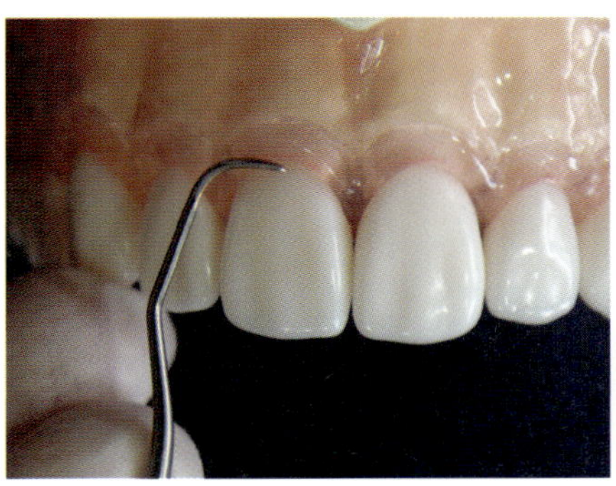

술자와 먼 면 시작점

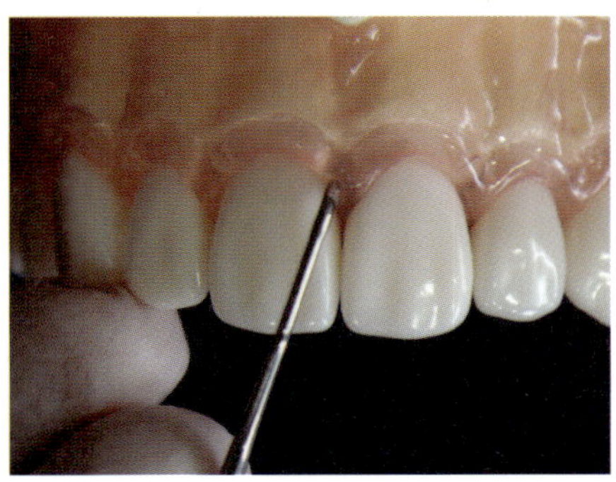

끝점

상악 전치부 순면(Gracey curet)

부위 6 상악 전치부 설면

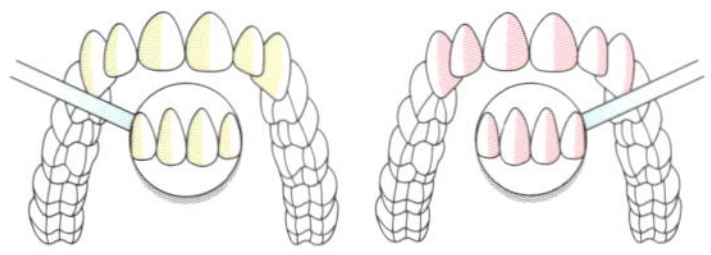

1. 술자위치

- 술자와 가까운 면은 7~8시(front position) 방향에 위치
- 술자와 먼 면은 12시(back position) 방향에 위치

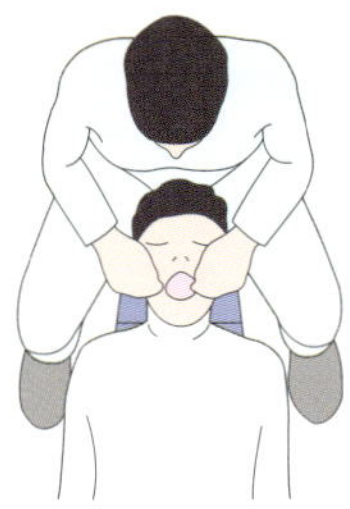

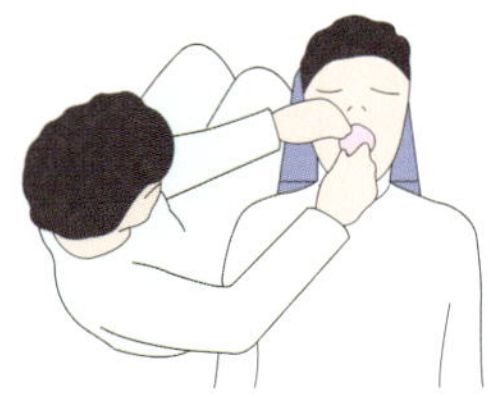

2. 환자자세

Supine position 상악치아의 교합면이 바닥과 수직상태에서 환자의 머리는 정면을 향하거나 약간 좌·우측으로 기울임

3. 기구잡기

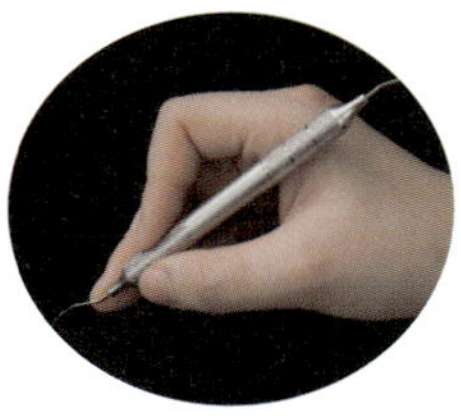

변형연필잡기법
(Modified pen grasp)

4. 손고정

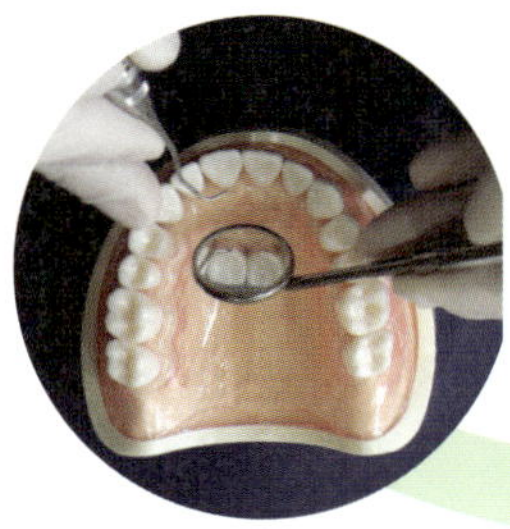

방법 ①
술자와 먼면은 절단연(palm-up)

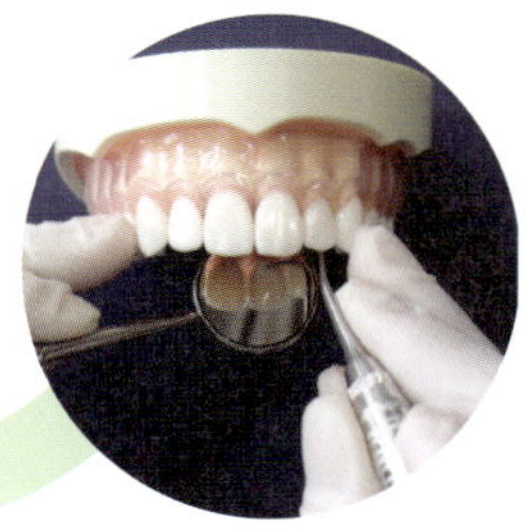

방법 ②
술자와 가까운면은 절단연을 포함한 순면 1/3(palm-down)

5. 동작

치경부의 중앙을 기준으로 가면, 먼면 및 인접면 col까지 수직방향으로 짧고 중첩되게 반복동작 한다.

가까운 면

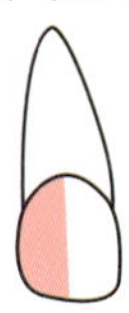

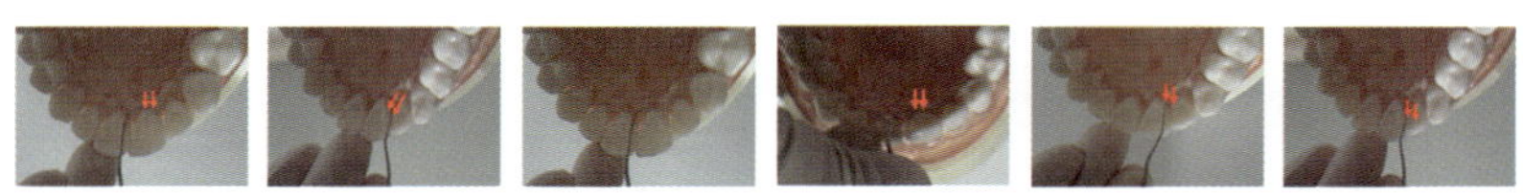

구개면 vertical stroke / 인접면 vertical stroke / 중앙선 적합 / 삽입 / 동작 / 인접면 col

먼 면

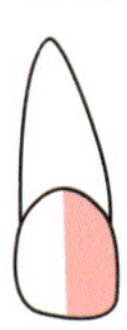

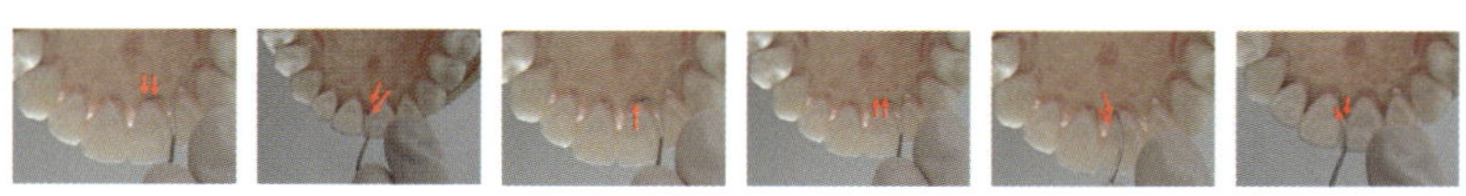

구개면 vertical stroke / 인접면 vertical stroke / 중앙선 적합 / 삽입 / 동작 / 인접면 col

※ 시야확보 반드시 치경을 사용하여 간접 시진하여 시야를 확보한다.

※ 주의사항 간접시진으로 시야 확보 시 치경을 보는 훈련이 많이 필요하며 간접조명을 활용해야 한다.

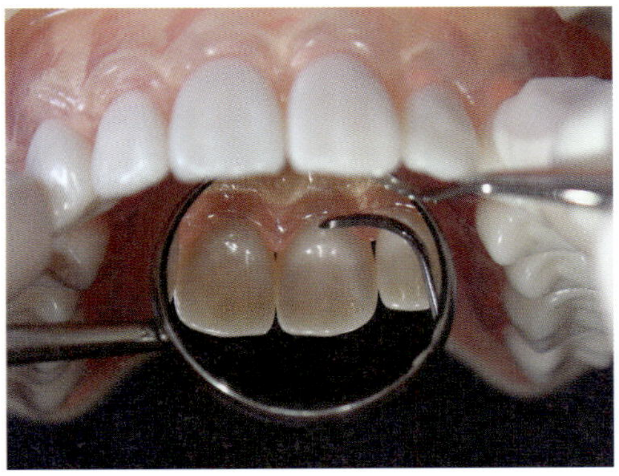

숧자와 가까운 면 시작점

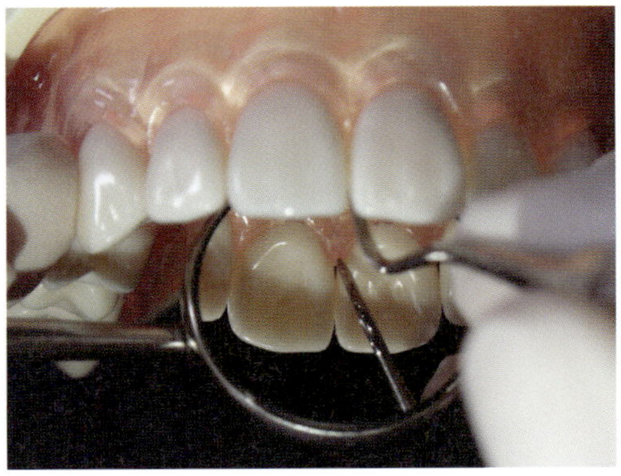

끝점

상악 전치부 구개면(Sickle scaler)

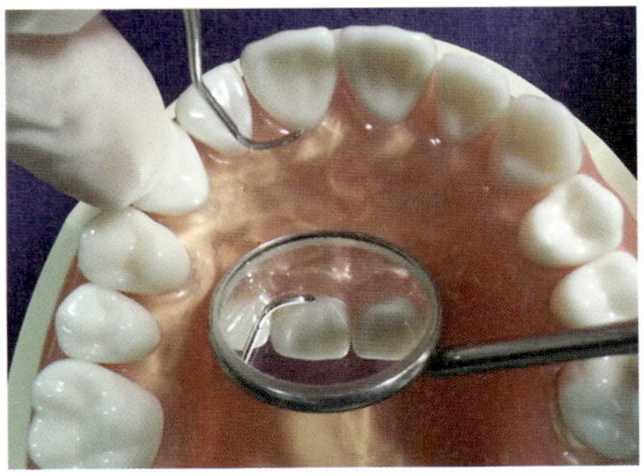

술자와 먼 면 시작점

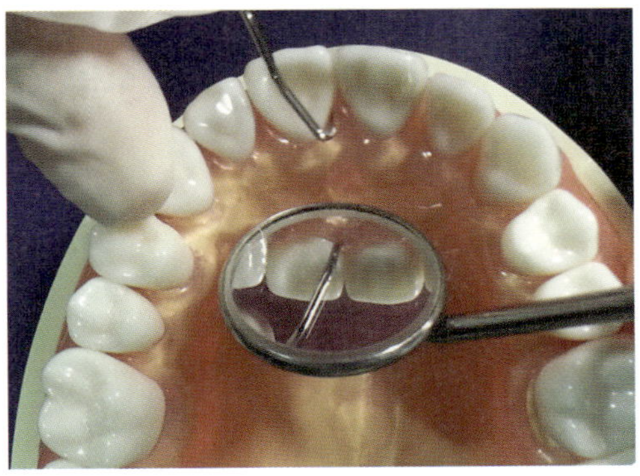

끝점

상악 전치부 구개면(Gracey curet)

부위 7 하악 우측 구치부 협면

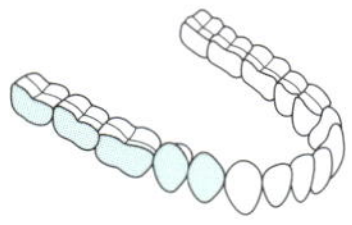

1. 술자위치 7~8시(front position) 방향에 위치

2. 환자자세 Modified-supine position
하악치아의 교합면이 바닥과 평행한 상태에서 환자의 머리는 정면을 향하거나 약간 좌측으로 향함

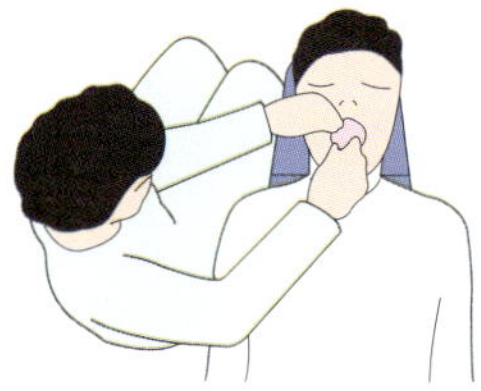

3. 기구잡기

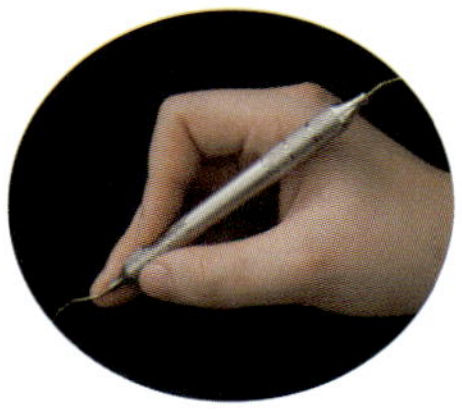

변형연필잡기법
(Modified pen grasp)

4. 손고정

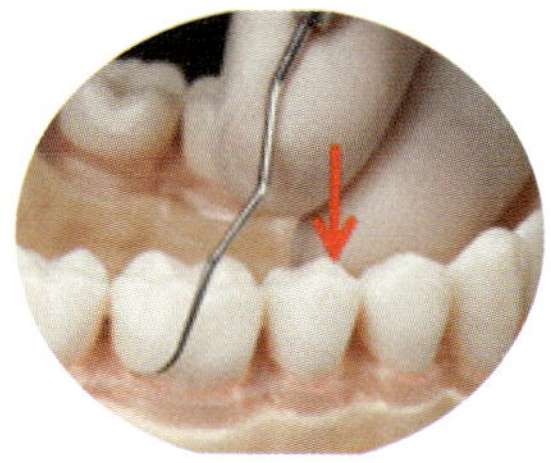

방법
하악 우측 대구치 및 소구치의 설측 교두

5. 동작

원심협측능각을 기준으로 근 · 원심면에서는 수직 또는 사선방향으로 동작하고, 인접면의 col 부위에서는 수직방향으로 짧고 중첩되게 반복동작 한다.

Stroke 방향

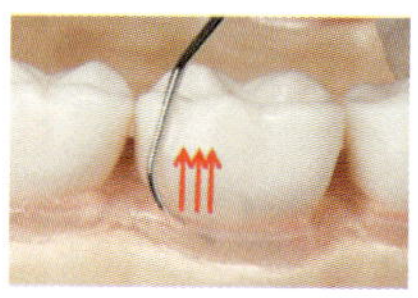

협면 vertical stroke

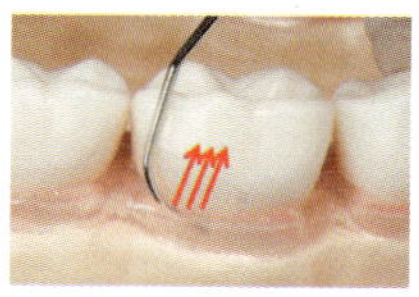

협면 oblique stroke

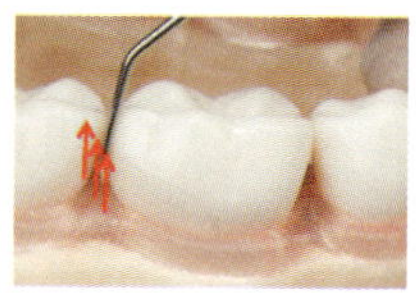

인접면 vertical stroke

원심부위 시작 시

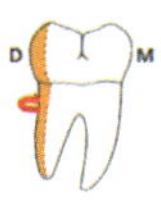

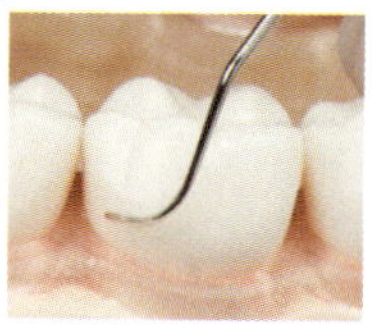

원심능각 적합

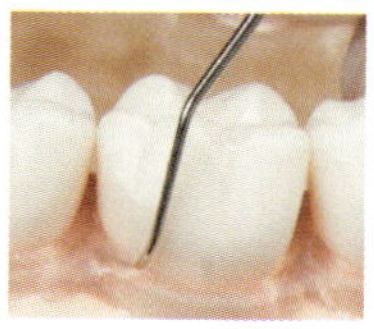

원심능각 삽입

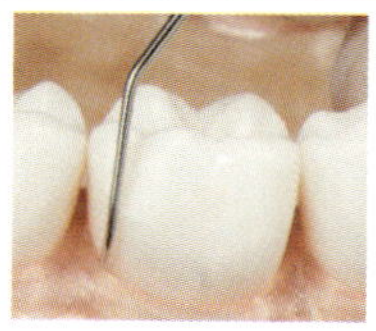

원심능각

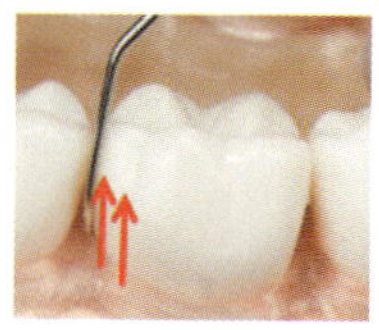

원심면 col

근심부위 시작 시

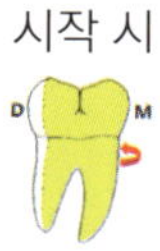

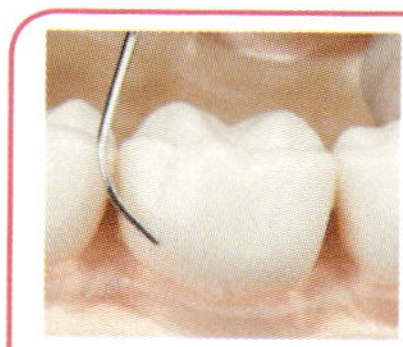

원심능각 적합

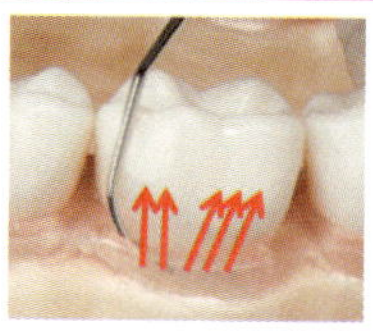

원심능각 삽입

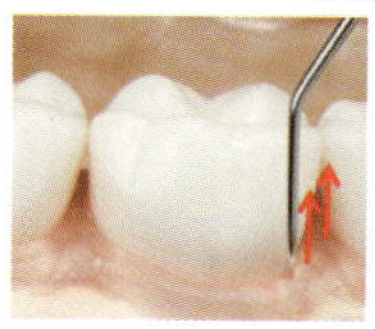

근심능각

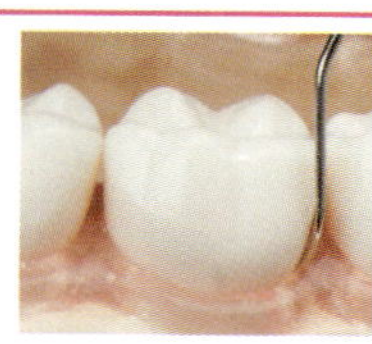

근심면 col

※ 시야확보 직접시진을 하며, 원심면에서는 치경으로 간접시진을 하거나 협점막을 당겨 시야를 확보한다.

※ 주의사항 협점막 견인을 충분히 하기위해 환자의 입을 너무 크게 벌리지 않도록 한다.

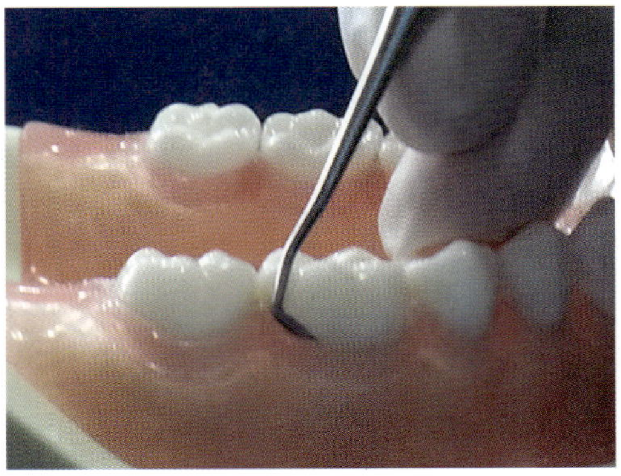

근심면 시작점

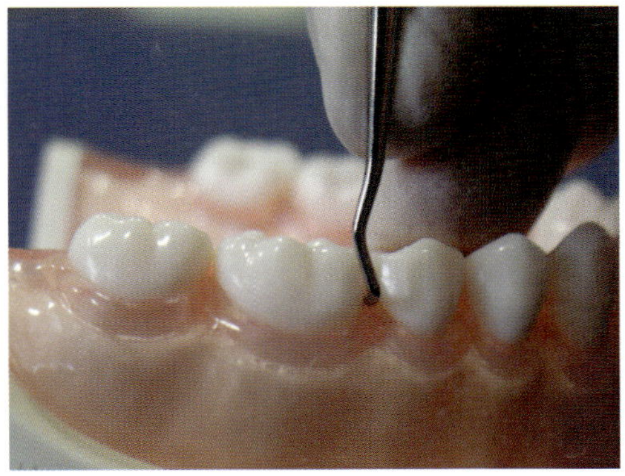

끝점

하악 우측구치부 협면(Sickle scaler)

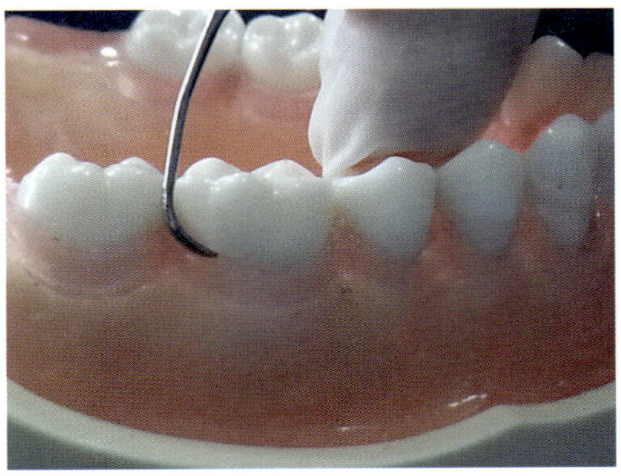

근심면 시작점

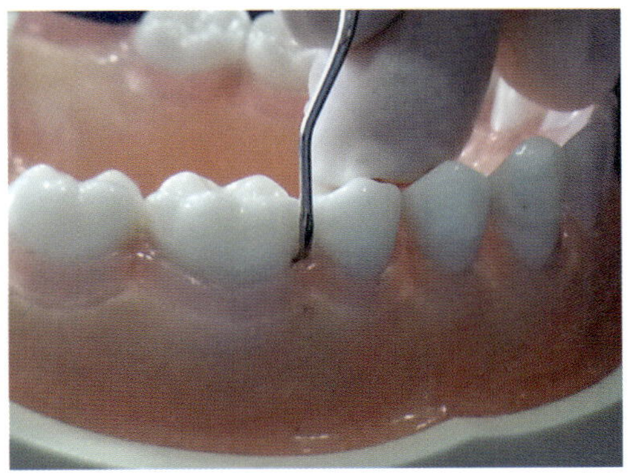

끝점

하악 우측구치부 협면(Gracey curet)

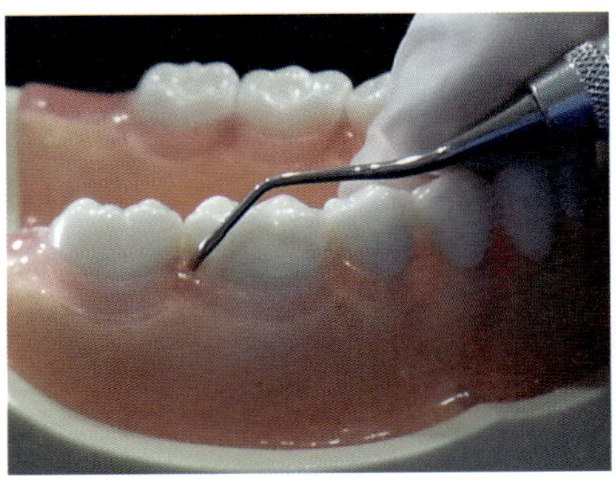

원심면 시작점

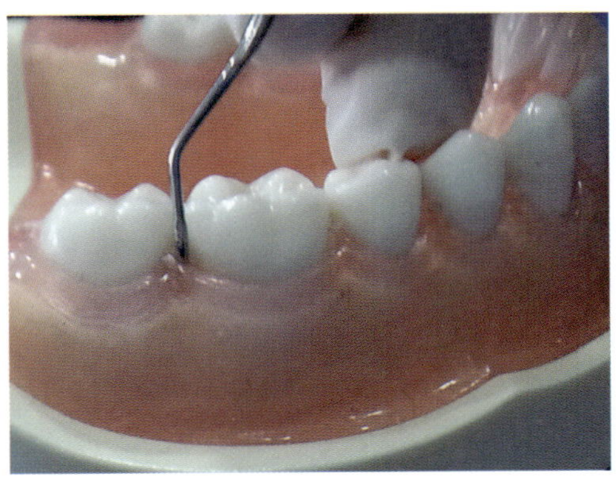

끝점

하악 우측구치부 협면(Gracey curet)

부위 8

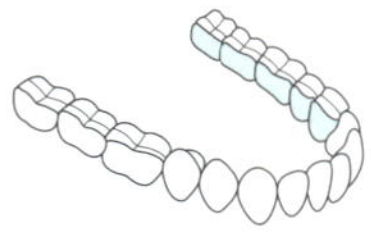

하악 좌측 구치부 설면

1. 술자위치 7~8시(front position) 방향에 위치

2. 환자자세 Modified-supine position
하악치아의 교합면이 바닥과 평행한 상태에서 환자의 머리는 정면을 향하거나 약간 좌측으로 향함

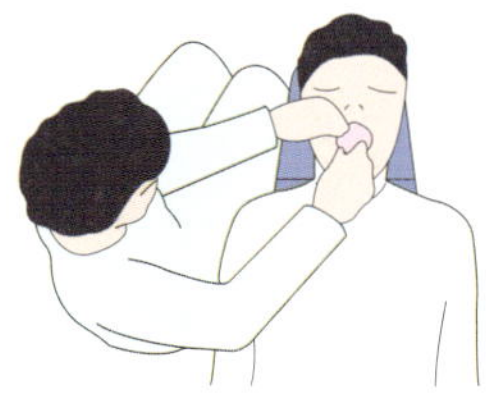

3. 기구잡기

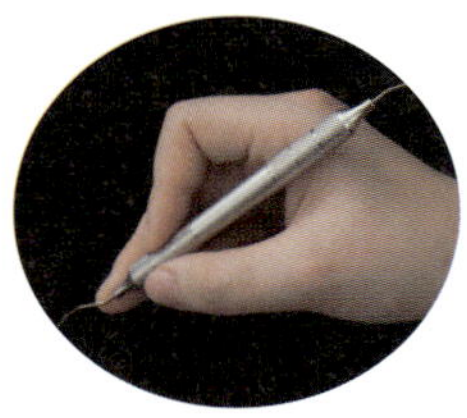

변형연필잡기법
(Modified pen grasp)

4. 손고정

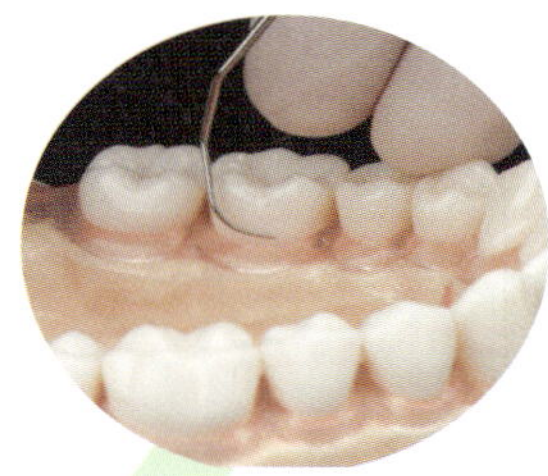

방법 ①
하악 좌측 대구치 및 소구치의 협면1/3

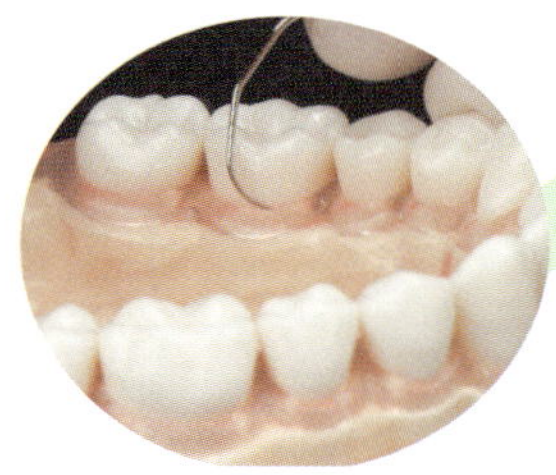

방법 ②
하악 좌측 대구치 및 소구치의 협측교두

5. 동작

원심설측능각을 기준으로 근 · 원심면에서는 수직 또는 사선방향으로 동작하고, 인접면의 col 부위에서는 수직방향으로 짧고 중첩되게 반복동작 한다.

Stroke 방향

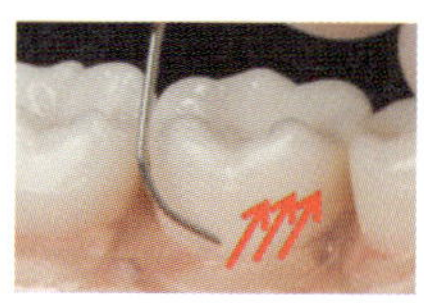

설면 vertical stroke

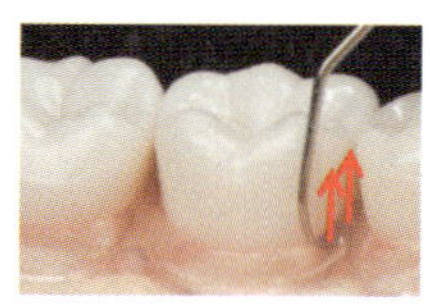

설면 oblique stroke

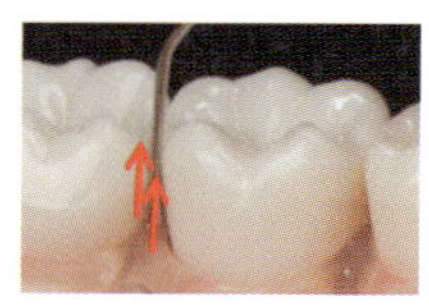

인접면 vertical stroke

원심부위 시작 시

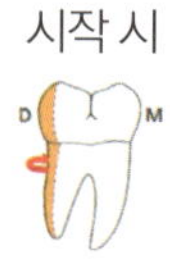

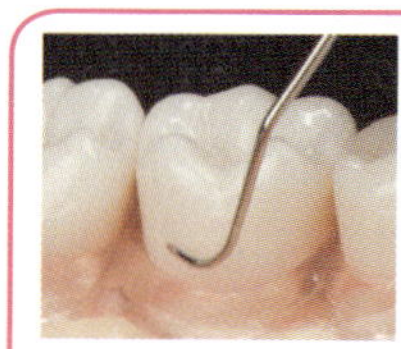

원심능각 적합

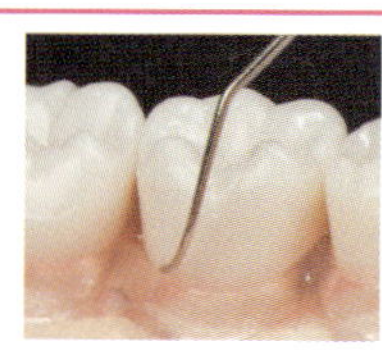

원심능각 삽입

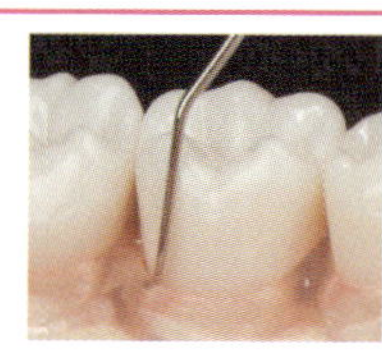

원심능각

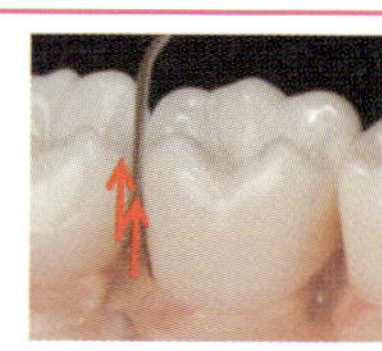

원심면 col

근심부위 시작 시

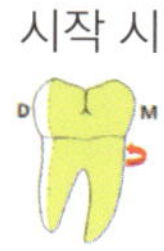

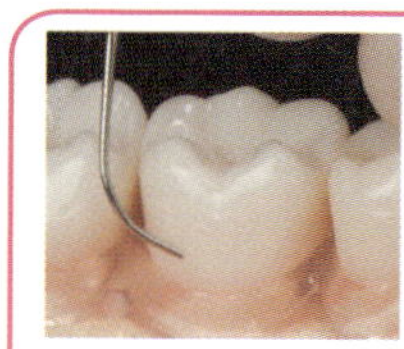

원심능각 적합

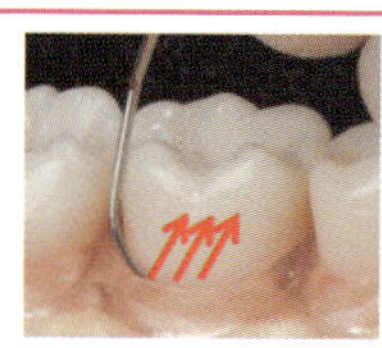

원심능각 삽입

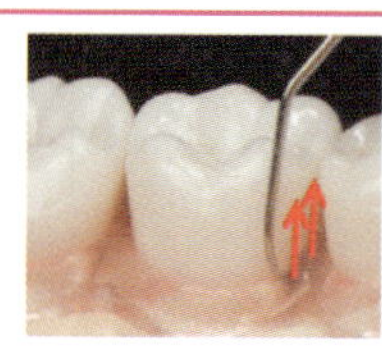

근심능각

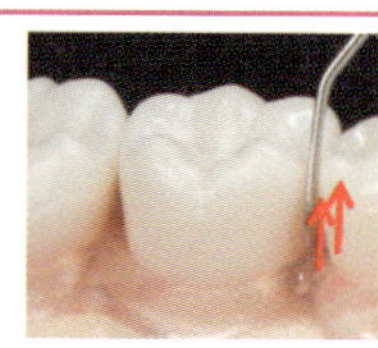

근심면 col

※ 시야확보 직접시진을 하며, 치경의 내면이 구개면을 향하도록 하여 시야를 확보하며, 원심면에서는 치경으로 간접시진을 한다.

※ 주의사항 치경으로 혀를 당길 때 설근에 너무 강한 압력을 주지 않도록 하고 방습에 주의한다.

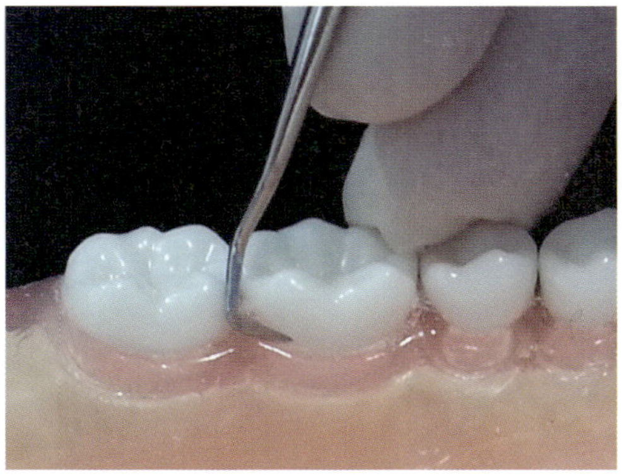

근심면 시작점

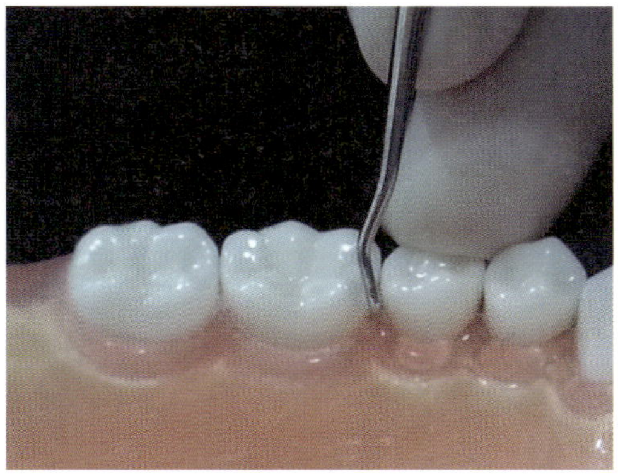

끝점

하악 좌측 구치부 구개면(Sickle scaler)

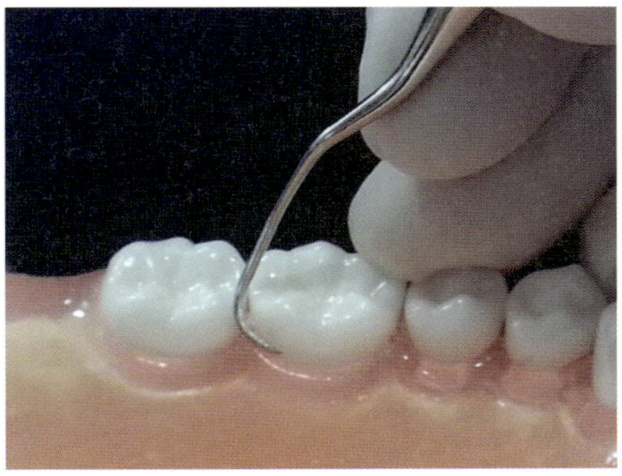

근심면 시작점

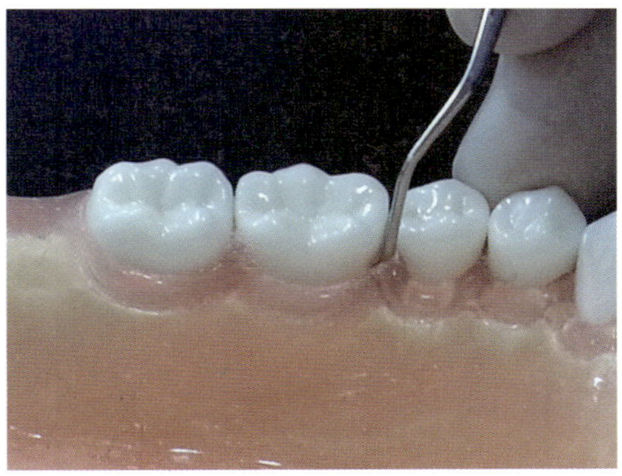

끝점

하악 좌측 구치부 구개면(Gracey curet)

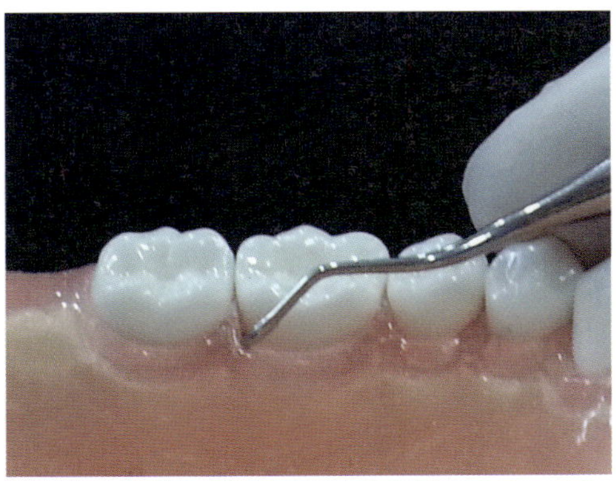

원심면 시작점

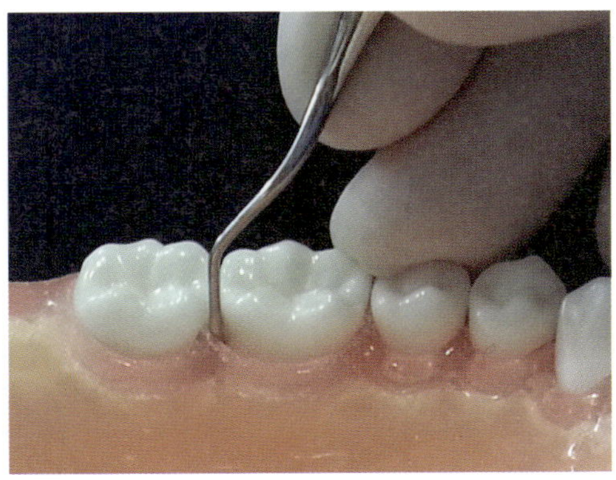

끝점

하악 좌측 구치부 구개면(Gracey curet)

부위 9 하악 좌측 구치부 협면

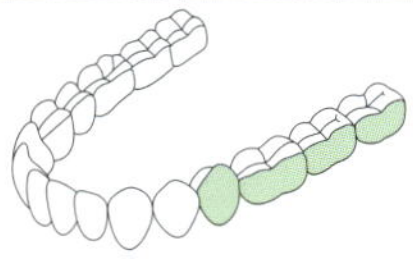

1. 술자위치 9~11시(side position) 방향에 위치

2. 환자자세 Modified-supine position
하악치아의 교합면이 바닥과 평행한 상태에서 환자의 머리는 정면을 향하거나 약간 우측으로 향함

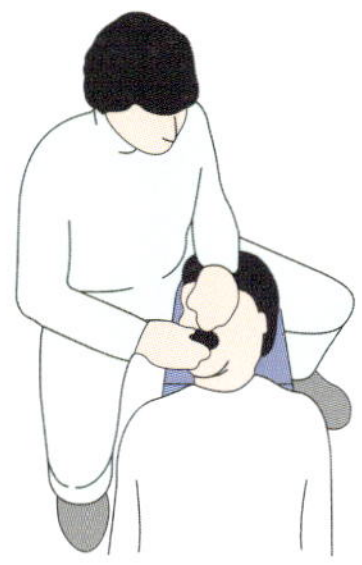

3. 기구잡기

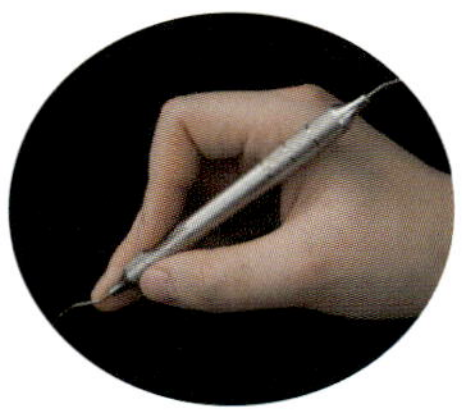

변형연필잡기법
(Modified pen grasp)

4. 손고정

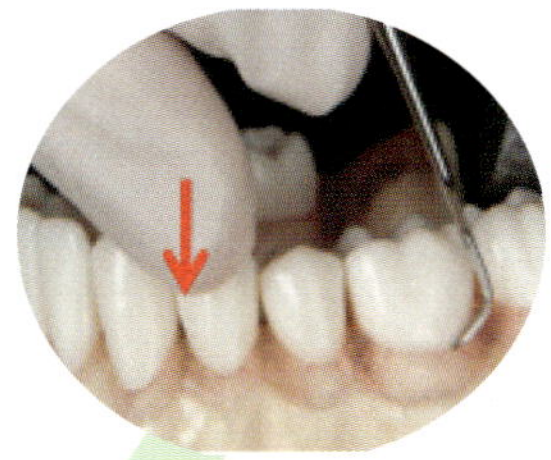

방법 ①
하악 좌측 대구치 및 소구치의 협측교두

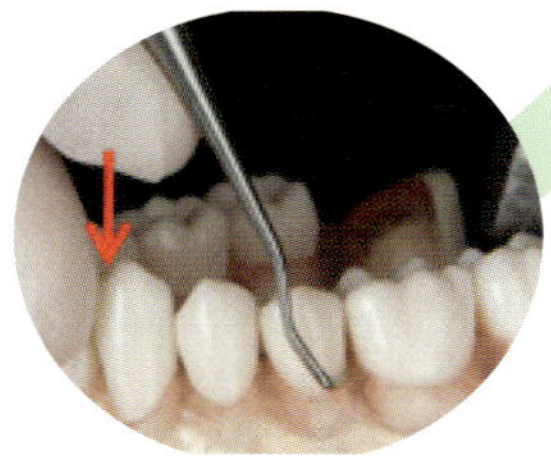

방법 ②
하악 좌측 대구치 및 소구치의 협측교두를 포함한 협면 1/3

5. 동작

원심협측능각을 기준으로 근심면에서는 수직 또는 사선방향으로 동작하고, 원심면과 인접면의 col 부위에서는 수직방향으로 짧고 중첩되게 반복동작 한다.

Stroke 방향

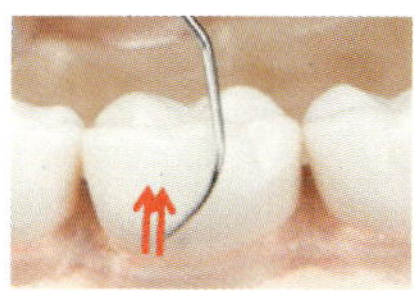

협면 vertical stroke

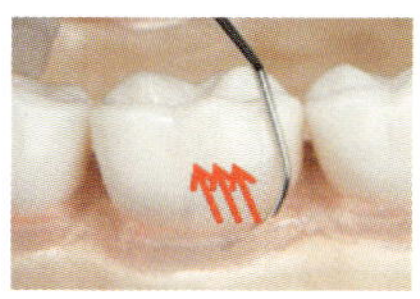

협면 oblique stroke

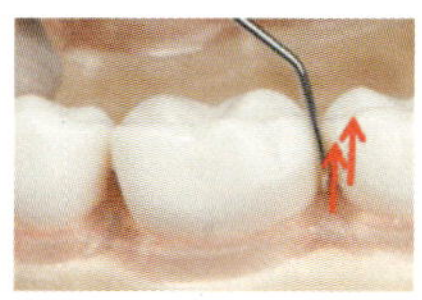

인접면 vertical stroke

원심부위 시작 시

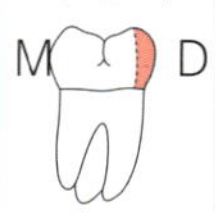

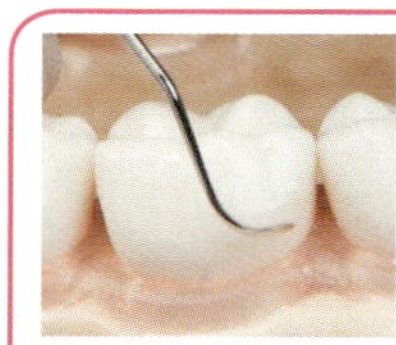

원심능각 적합

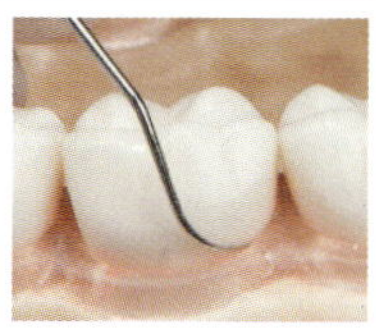

원심능각 삽입

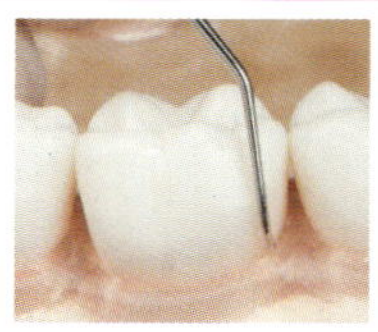

원심능각

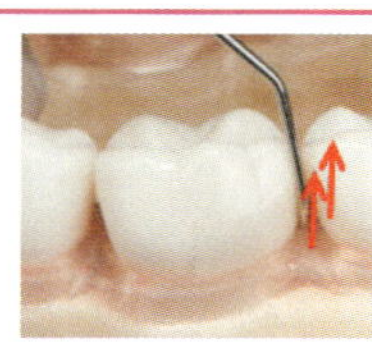

원심면 col

근심부위 시작 시

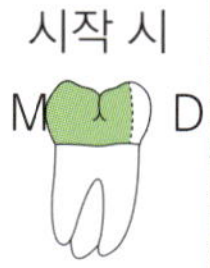

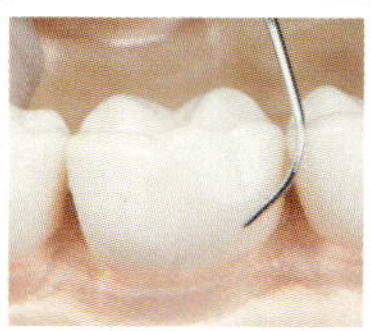

원심능각 적합

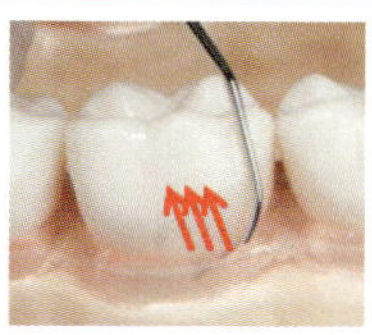

원심능각 삽입

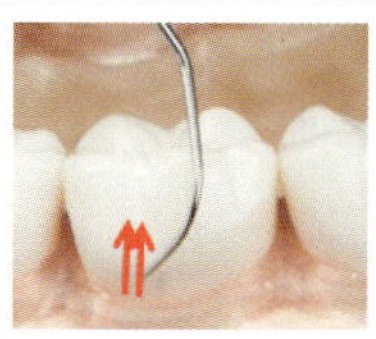

근심능각

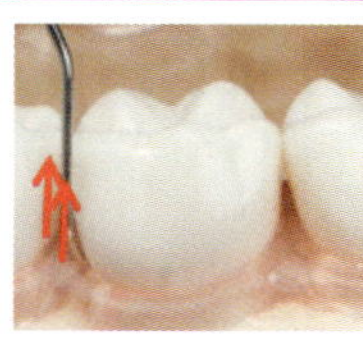

근심면 col

※ 시야확보 치경으로 협점막을 젖혀 직접시진을 하거나 술자의 왼쪽 검지나 gauze를 이용하여 협점막을 당겨 시야를 확보한다.

※ 주의사항 협점막의 충분한 견인을 위해 입을 너무 크게 벌리지 않는다.

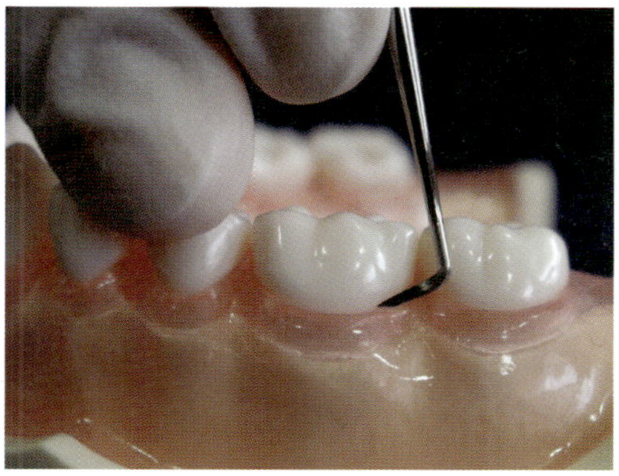

근심면 시작점

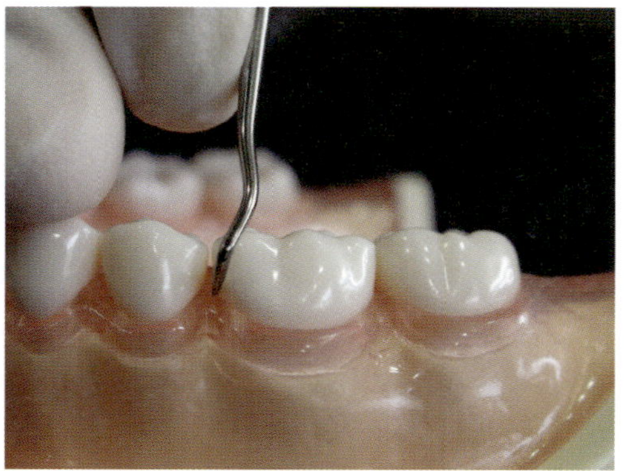

끝점

하악 좌측 구치부 협면(Sickle scaler)

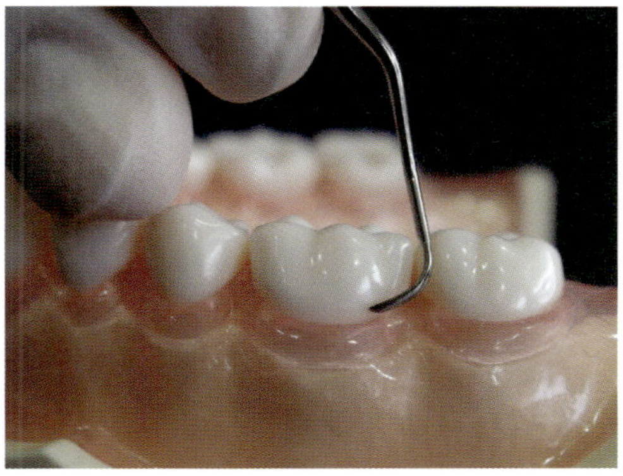

근심면 시작점

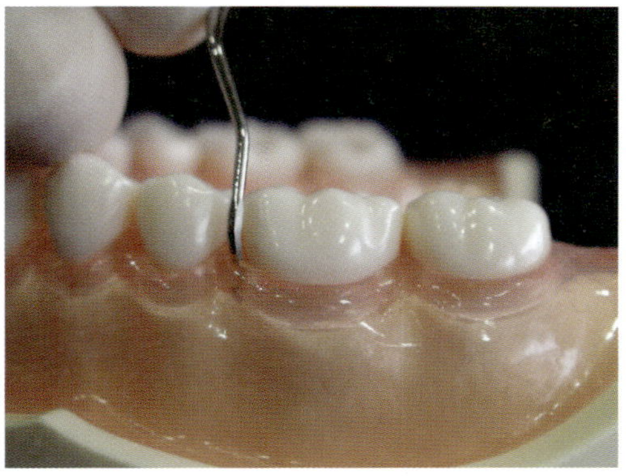

끝점

하악 좌측 구치부 협면(Gracey curet)

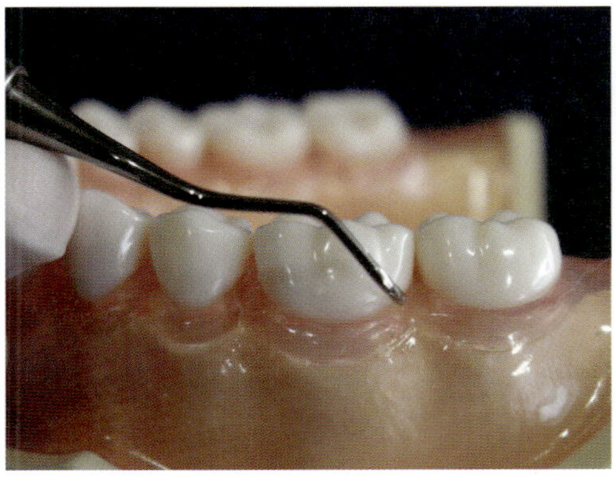

원심면 시작점

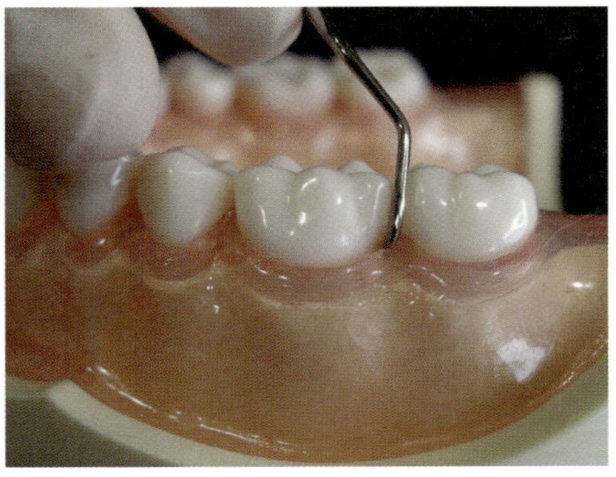

끝점

하악 좌측 구치부 협면(Gracey curet)

부위 10 하악 우측 구치부 구개면

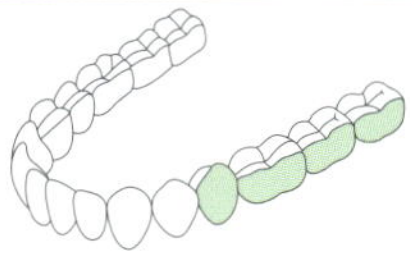

1. 술자위치 9~11시(side position) 방향에 위치

2. 환자자세 Modified-supine position
하악치아의 교합면이 바닥과 평행한 상태에서 환자의 머리는 정면을 향하거나 약간 우측으로 향함

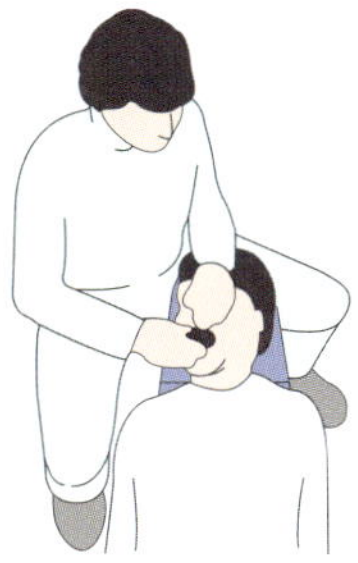

3. 기구잡기

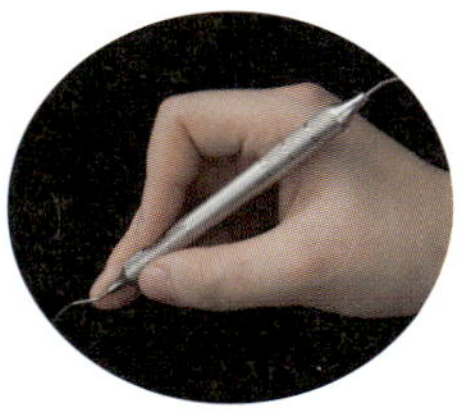

변형연필잡기법
(Modified pen grasp)

4. 손고정

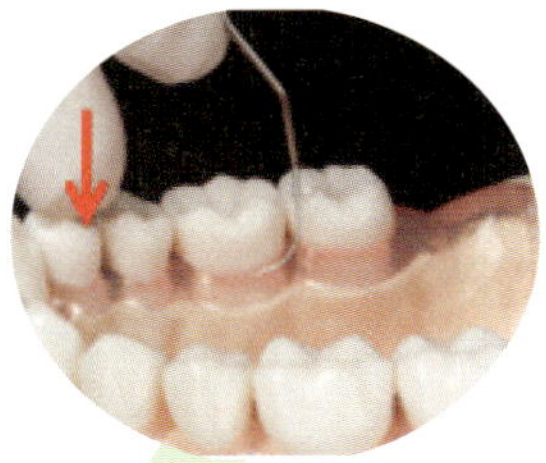

방법 ① 9:00
하악 우측 대구치 설면 1/3
또는 설측교두

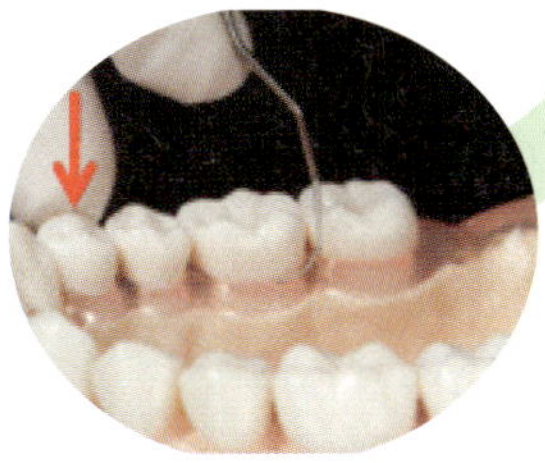

방법 ② 10:30
하악 우측 대구치 및 소구치의 협면 1/3
또는 협측교두

5. 동작

원심설측능각을 기준으로 근심면에서는 수직 또는 사선방향으로 동작하고, 원심면과 인접면의 col 부위에서는 수직방향으로 짧고 중첩되게 반복동작 한다.

Stroke 방향

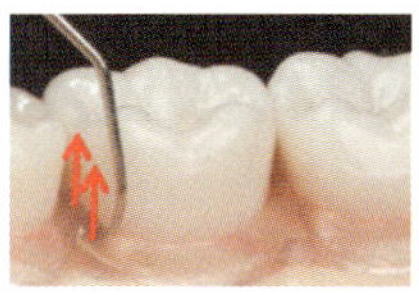

설면 vertical stroke

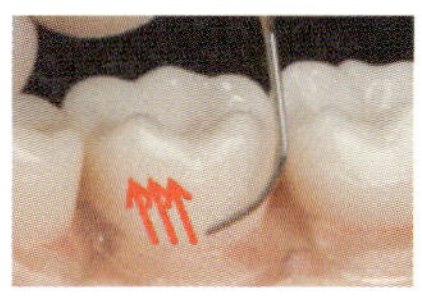

설면 oblique stroke

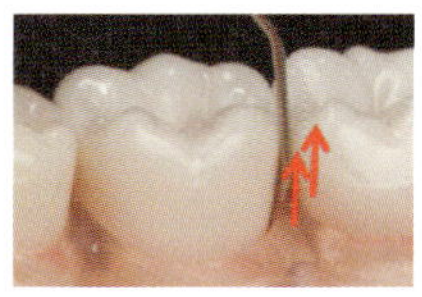

인접면 vertical stroke

원심부위 시작 시

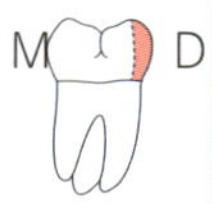

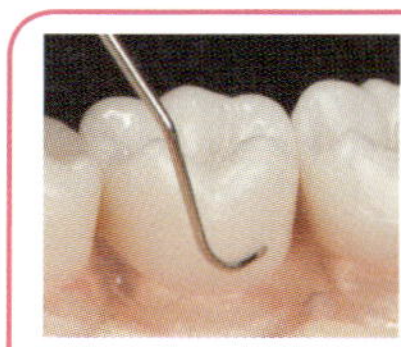

원심능각 적합

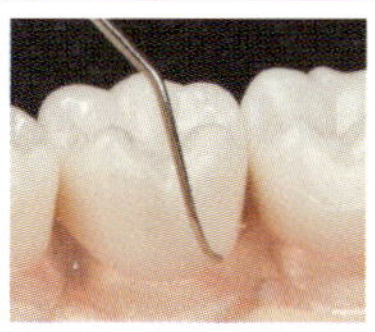

원심능각 삽입

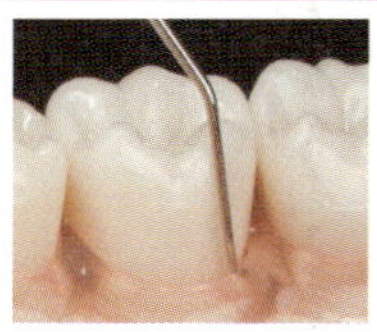

원심능각

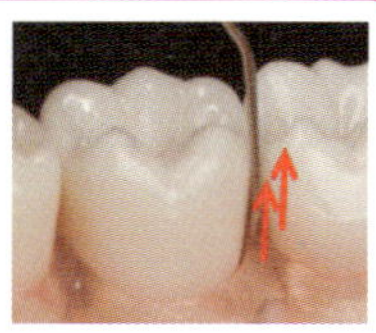

원심면 col

근심부위 시작 시

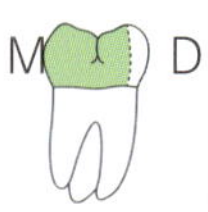

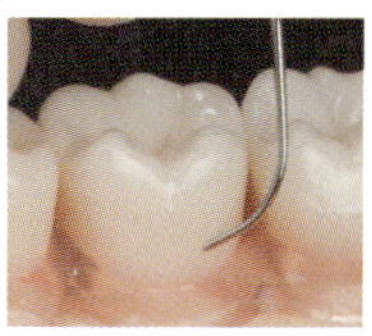

원심능각 적합

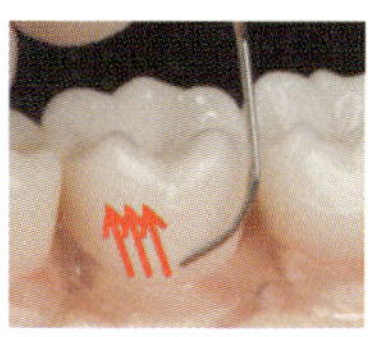

원심능각 삽입

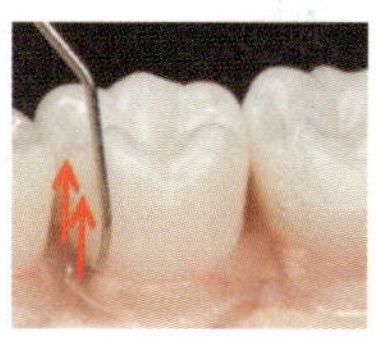

근심능각

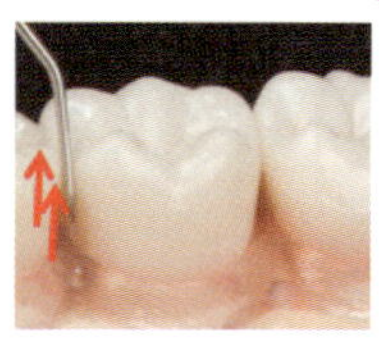

근심면 col

※ 시야확보 치경의 내면이 구개면을 향하게 하여 간접시진으로 치아를 보거나 치경으로 혀를 당겨 직접시진 한다.

※ 주의사항 시술 시 시야확보를 위해 혀를 당기고, gauze를 설측 부위에 끼워 방습에 주의한다.

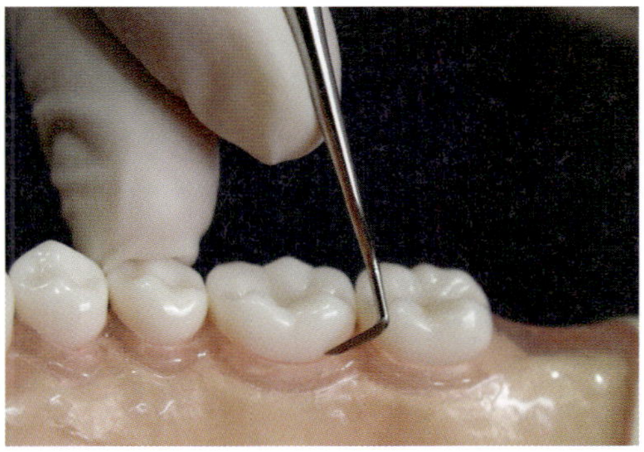
근심면 시작점

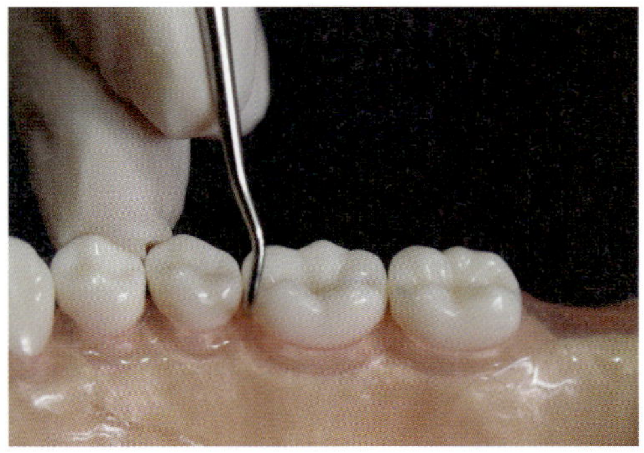
끝점

하악 우측 구치부 설면(Sickle scaler)

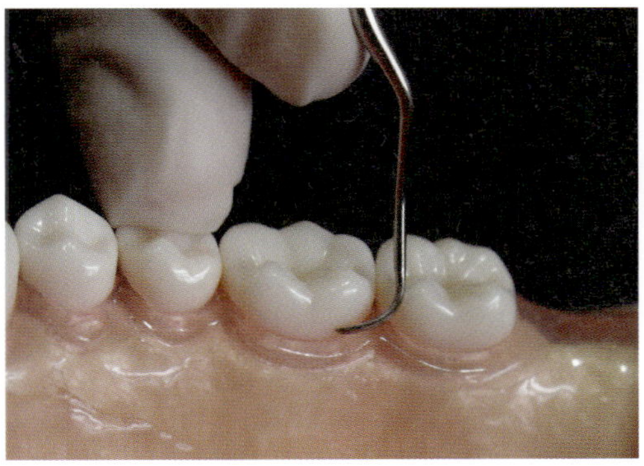
근심면 시작점

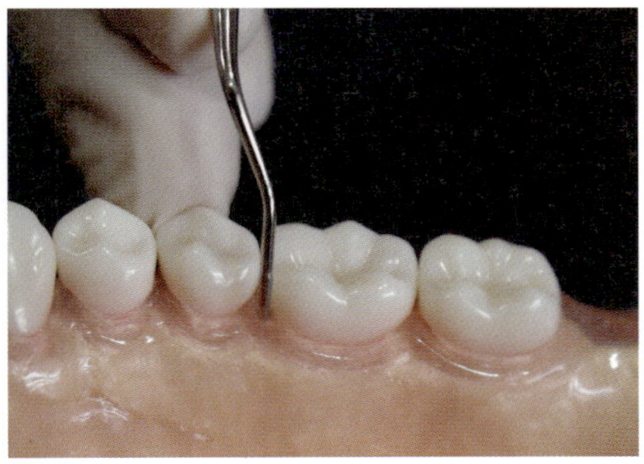
끝점

하악 우측 구치부 설면(Gracey curet)

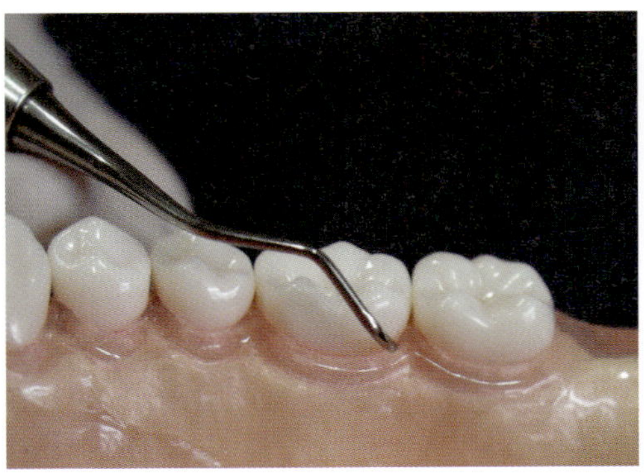
원심면 시작점

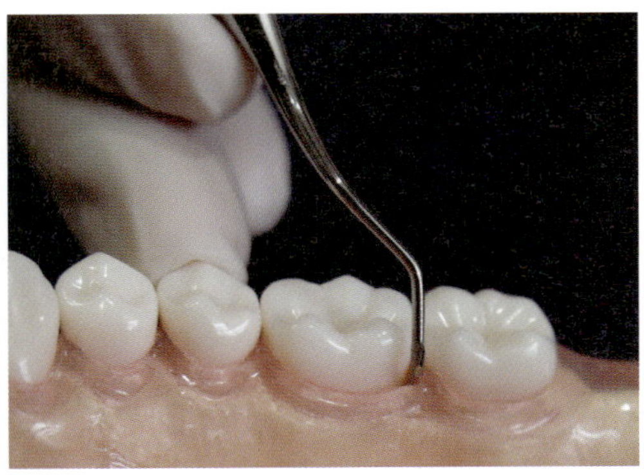
끝점

하악 우측 구치부 설면(Gracey curet)

부위 11 하악 전치부 순면

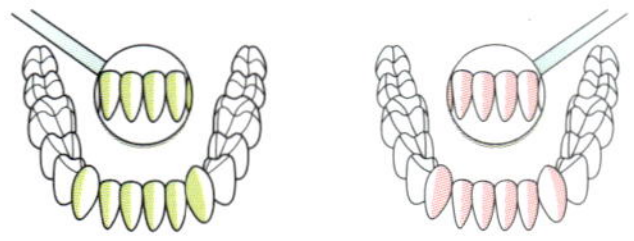

1. 술자위치

- 술자와 가까운 면은 7~8시(front position) 방향에 위치
- 술자와 먼 면은 12시(back position) 방향에 위치

2. 환자자세

Modified-supine position
하악치아의 교합면이 바닥과 평행한 상태에서 환자의 머리는 정면을 향하거나 약간 좌·우측으로 기울임

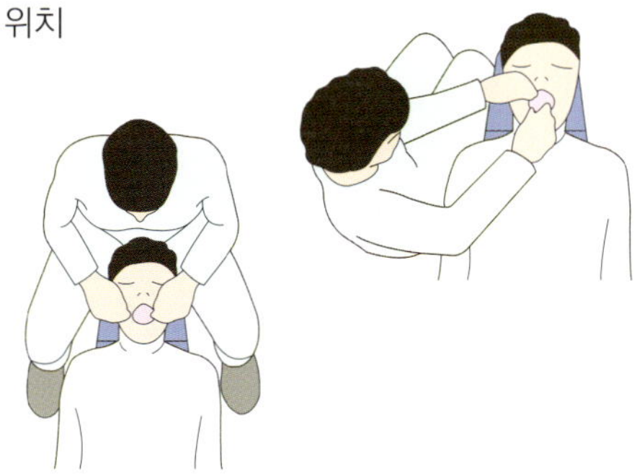

3. 기구잡기

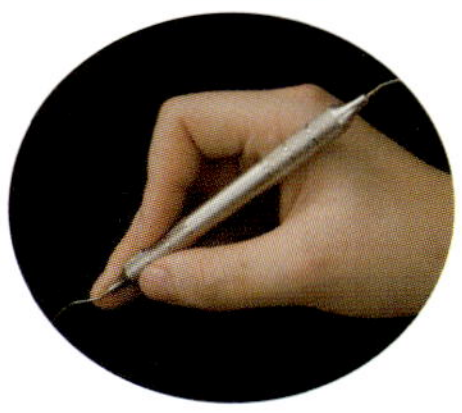

변형연필잡기법
(Modified pen grasp)

4. 손고정

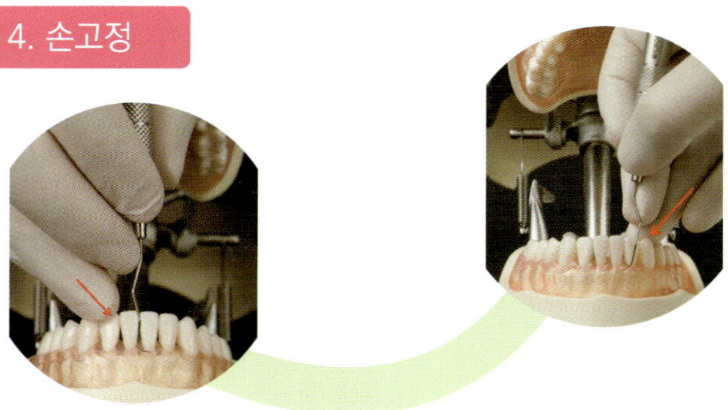

방법 ①
술자와 가까운 면은 절단연

방법 ②
술자와 먼 면은 절단연을 포함한 순면 1/3

5. 동작

치경부의 중앙을 기준으로 가면, 먼면 및 인접면 col까지 수직방향으로 짧고 중첩되게 반복동작 한다.

가까운 면

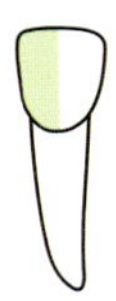

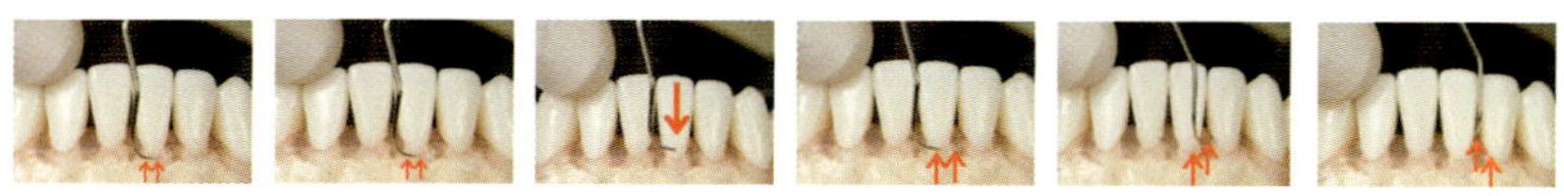

순면 vertical stroke / 인접면 vertical stroke / 중앙선 적합 / 삽입 / 동작 / 인접면 col

먼 면

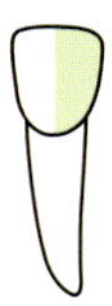

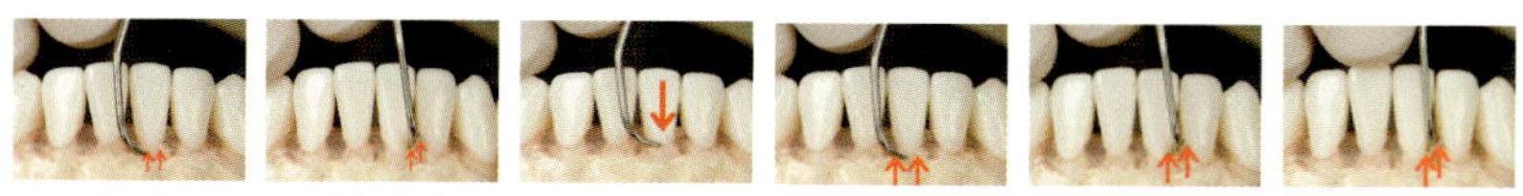

순면 vertical stroke / 인접면 vertical stroke / 중앙선 적합 / 삽입 / 동작 / 인접면 col

※ 시야확보 직접시진 하거나 왼손의 검지 및 gauze를 이용하여 입술을 견인하여 시야를 확보한다.

※ 주의사항 입술을 치경보다는 검지를 이용하여 시야를 확보한다.

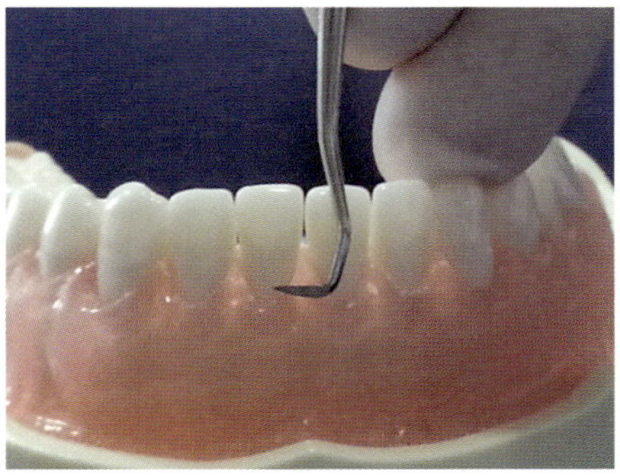

술자와 가까운 면 시작점

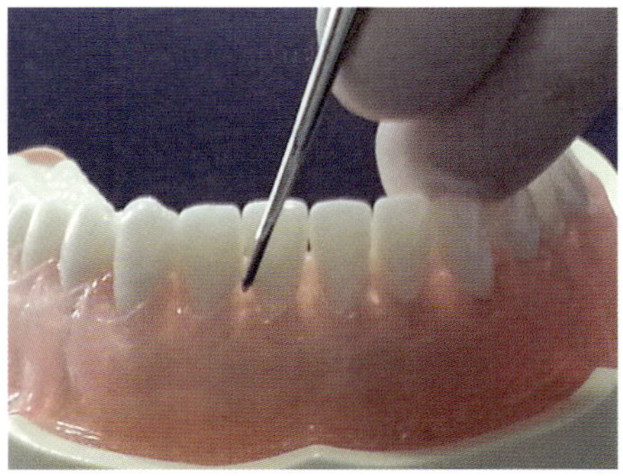

끝점

하악 전치부 순면(Sickle scaler)

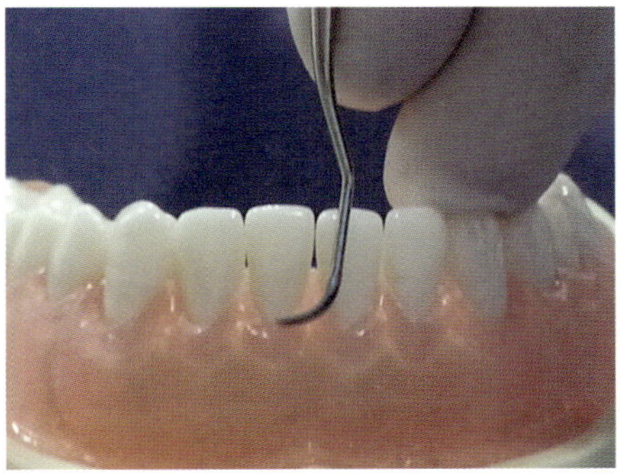

술자와 가까운 면 시작점

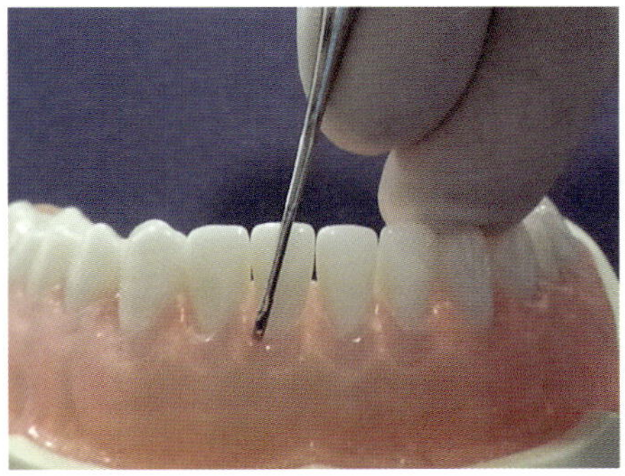

끝점

하악 전치부 순면(Gracey curet)

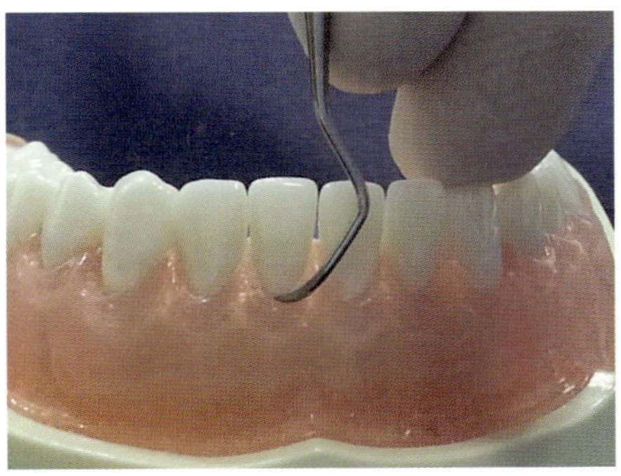

술자와 가까운 면 시작점

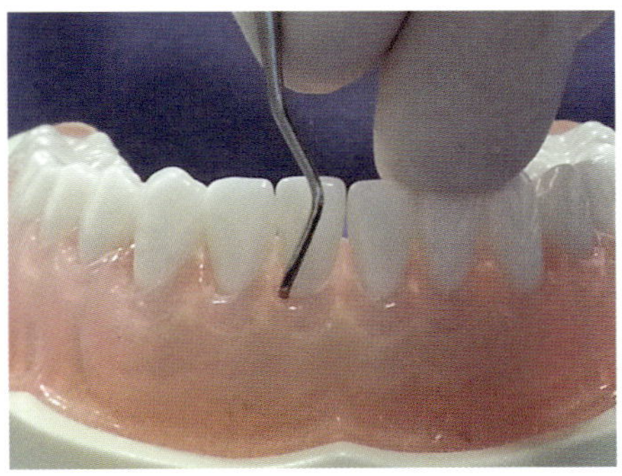

끝점

하악 전치부 순면(Universal curet)

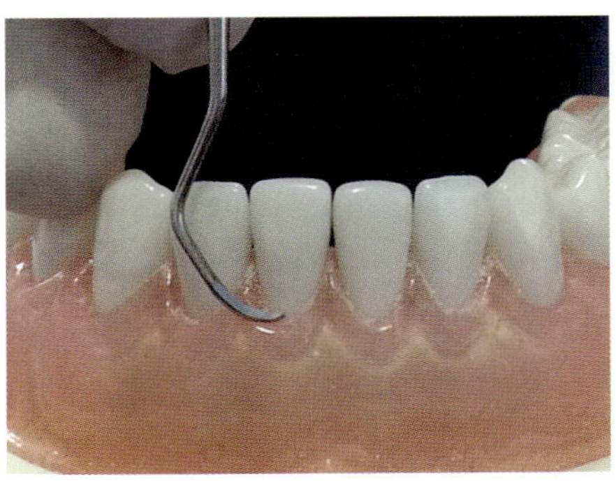

술자와 먼 면 시작점

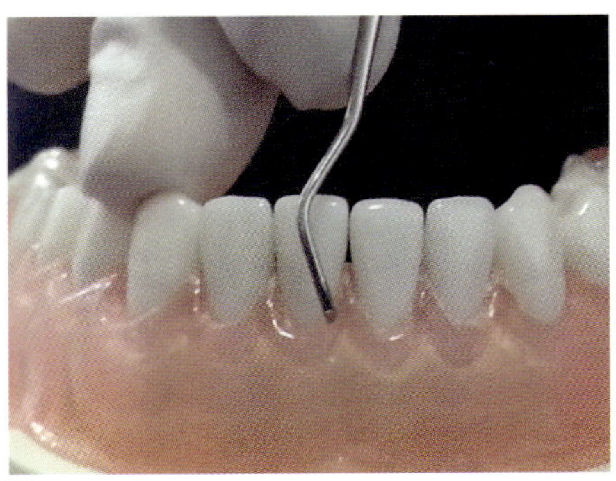

끝점

하악 전치부 순면(Universal curet)

부위 12 하악 전치부 설면

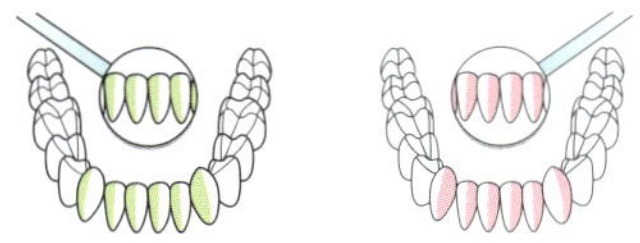

1. 술자위치
- 술자와 가까운 면은 7~8시(front position) 방향에 위치
- 술자와 먼 면은 12시(back position) 방향에 위치

2. 환자자세
Modified-supine position
하악치아의 교합면이 바닥과 평행한 상태에서 환자의 머리는 정면을 향하거나 약간 좌·우측으로 기울임

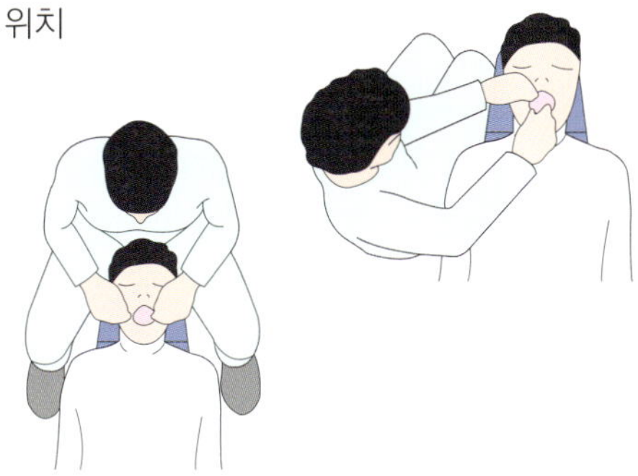

3. 기구잡기

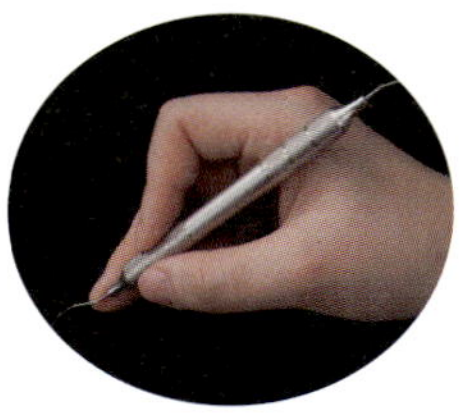

변형연필잡기법
(Modified pen grasp)

4. 손고정

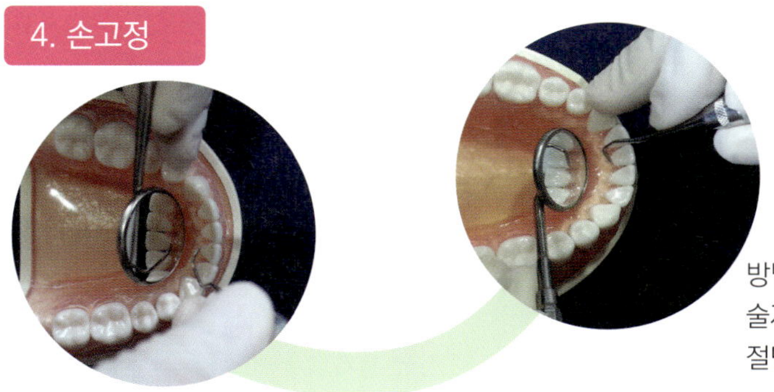

방법 ①
술자와 가까운 면은 절단연

방법 ②
술자와 먼 면은 절단연을 포함한 순면 1/3

5. 동작

치경부의 중앙을 기준으로 가면, 먼면 및 인접면 col까지 수직방향으로 짧고 중첩되게 반복동작 한다.

가까운 면

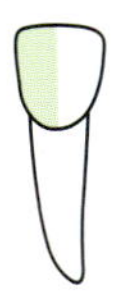

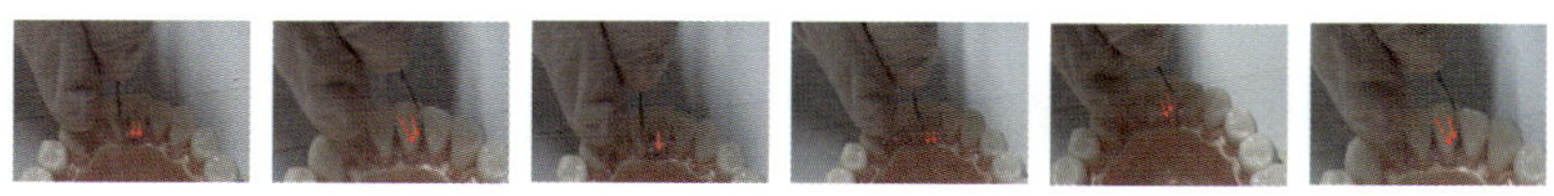

구개면 vertical stroke / 인접면 vertical stroke / 중앙선 적합 / 삽입 / 동작 / 인접면 col

먼 면

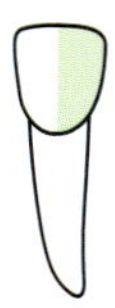

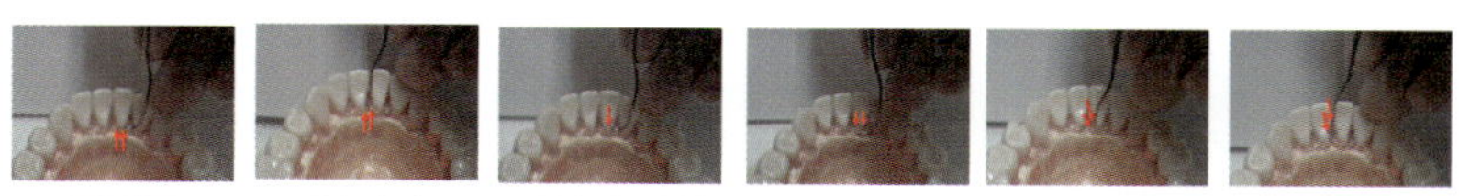

구개면 vertical stroke / 인접면 vertical stroke / 중앙선 적합 / 삽입 / 동작 / 인접면 col

※ 시야확보 전치부 설면에 치경의 내면을 위치시켜 간접 시진하거나 gauze나 cotton을 이용하여 설측부위에 놓고 시야를 확보한다.

※ 주의사항 치경으로 설근을 누르지 않도록 하고 간접시진으로 시야 확보 시 치경을 보는 훈련이 많이 필요하며 간접조명을 활용해야 한다..

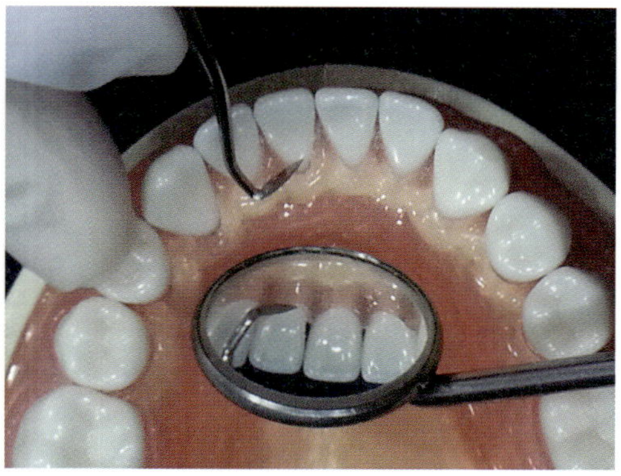

술자와 가까운 면 시작점

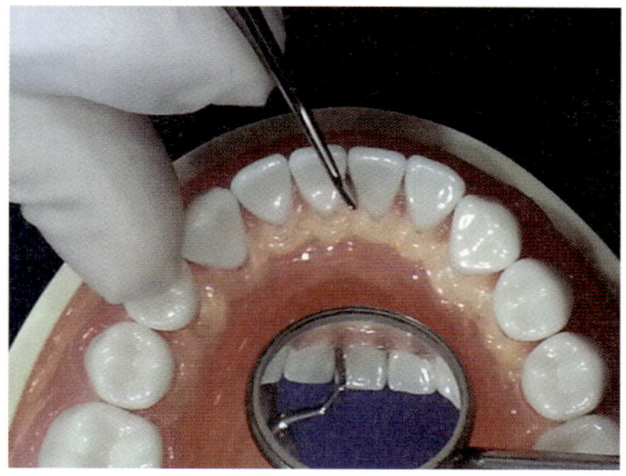

끝점

하악 전치부 설면(Sickle scaler)

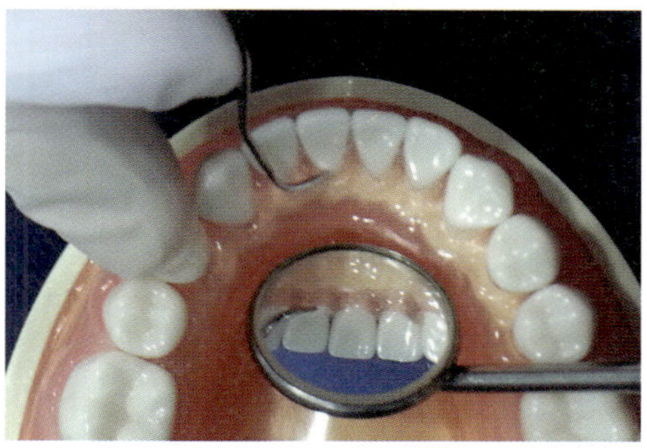

술자와 먼 면 시작점

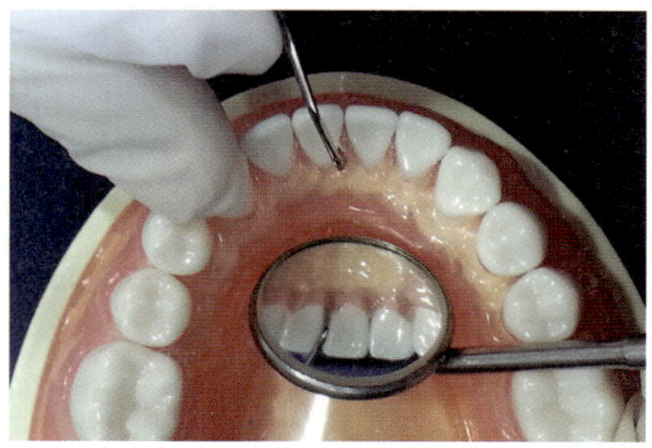

끝점

하악 전치부 설면(Gracey curet)

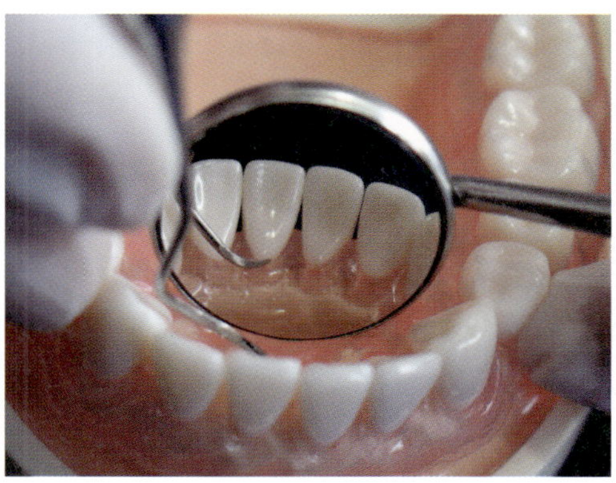

술자와 먼 면 시작점

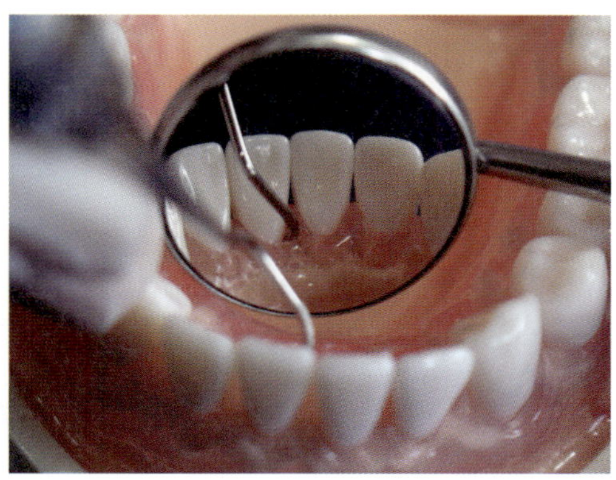

끝점

하악 전치부 설면(Universal curet)

치석제거 순서

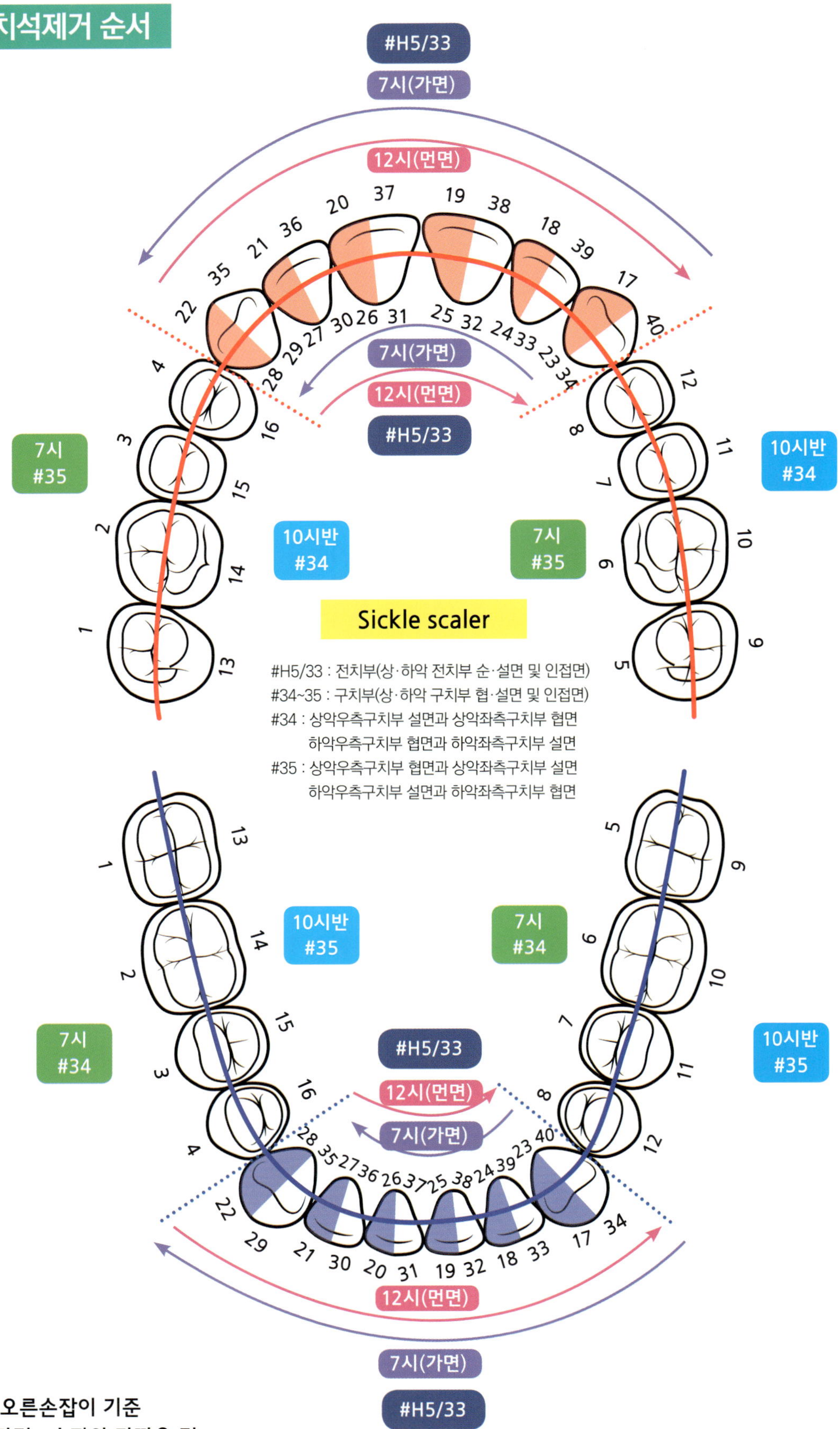

※ 오른손잡이 기준
- 가면 : 술자와 가까운 면
- 먼면 : 술자와 먼 면

상악 부위별 치석 제거술

구분	상악 우측구치부 협면	상악 우측구치부 설면	상악 전치부 순면	상악 전치부 구개면	상악 좌측구치부 협면	상악 좌측구치부 설면
술자위치	front position (7~8시)	side position (9~11시)	front position (가까운 면. 7~8시) back position (먼 면. 12시)	front position (가까운 면. 7~8시) back position (먼 면. 12시)	side position (9~11시)	front position (7~8시)
진료의자	supine position	supine position	supine position	supine position	supine position	supine position
환자자세	환자의 머리는 약간 좌측	환자의 머리는 약간 우측	가까운 면 – 정면 & 약간 좌측 먼 면 – 정면 & 약간 우측	가까운 면 – 정면 & 약간 좌측 먼 면– 정면 & 약간 우측	환자의 머리는 약간 우측	환자의 머리는 약간 좌측
조명	직접조명	직접 or 간접 조명	직접조명	간접 조명	직접조명	직접 or 간접 조명
시야	근심면– 직접시진 원심면– 치경을 이용한 간접시진, 협점막을 견인하여 시야를 확보	근심면– 직접시진 원심면– 치경을 이용한 간접시진	직접시진, 왼손의 검지로 입술 견인	반드시 치경을 사용 한 간접시진	근심면– 직접시진 원심면– 치경을 이용해 간접시진, 협점막을 견인하여 시야를 확보	직접 or 간접 시진
기구잡기	Modified pen grasp	Modified pen grasp	Modified pen grasp	Modified pen grasp	Modified pen grasp	Modified pen grasp
손고정	시술부위 한, 두 개 전방치아 교합면 설측교두 or 설면, 견치절단 ⅓ 순면	시술부위 한, 두 개 전방치아 교합면 협측교두 or 협면 1/3	시술부위 한, 두 개 전방치아 가까운 면– 절단 ⅓ 순면 먼 면– 절단면	시술부위 한, 두 개 전방치아 절단	시술부위 한, 두 개 전방치아 교합면 설측교두	시술부위 한, 두 개 전방치아 교합면 협측교두 or 협면 1/3
동작	tip⅓ 또는 toe 하방 ⅓ 측면으로 원심협측능각→근심면col 원심협측능각→원심면col 근원심– 수직 or 사선 인접면 col– 수직동작	tip⅓ 부위로 원심설측능각→근심면 col 원심설측능각→원심면 col 근원심– 수직 or 사선 인접면 col– 수직동작	tip⅓ 부위로 가까운 면–술자 먼쪽 치아부터 근심면→인접면col. 수직동작 먼 면–술자 가까운 쪽 치아부터 원심면→인접면 col, 수직동작	tip⅓ 부위로 가까운 면–술자 먼쪽 치아부터 근심면→인접면 col, 수직동작 먼 면 술자 가까운 쪽 치아부터 원심면→인접면 col, 수직동작	tip⅓ 부위로 원심협측능각→근심면col 원심협측능각→원심면col 근원심– 수직 or 사선 인접면 col– 수직동작	tip⅓ 부위로 원심설측능각→근심면 col 원심설측능각→원심면 col 근원심– 수직 or 사선 인접면 col– 수직동작
주의사항	환자가 입을 너무 크게 벌리지 않도록 한다. 치경으로 너무 잡아당겨 미끌리거나 치은에 압력을 가하는 일이 없도록 한다.	9시 방향에서 치경으로 반사조명을 이용할 경우 치경을 너무 안쪽으로 넣지 않도록 한다. 반사조명을 이용할 때 치경을 잡는 손의 약지는 22~23번 치아에 손고정한다.	엄지와 검지로 치은 위에 깊숙이 고정하여 입술을 견인한다. 환자의 입을 너무 크게 벌리지 않도록 한다.	특히 11, 21번 치아의 치경부에 환자의 동통이 호소되기 쉬운 부분이므로 세심하고 부드럽게 시술한다. 치경을 통한 기구 조작에는 많은 훈련이 필요하며 숙달되어 있어야 환자가 불안감을 갖지 않는다.	협점막 견인 시 치경으로 너무 많은 힘을 주지 않는다. 치경을 잡은 손의 팔이 환자의 얼굴을 지나거나 하여 환자에게 답답함을 주지 않도록 한다.	치경을 너무 환자의 구강 안쪽에 넣어 구개를 찌르지 않도록 한다. 자세에 특히 유의하여 시술한다.

하악 부위별 치석 제거술

구분	하악 우측구치부 협면	하악 우측구치부 설면	하악 전치부 순면	하악 전치부 설면	하악 좌측구치부 협면	하악 좌측구치부 설면
술자위치	front position (7~8시)	side position (9~11시)	front position (가까운 면. 7~8시) back position (먼 면. 12시)	front position (가까운 면. 7~8시) back position (먼 면. 12시)	side position (9~11시)	front position (7~8시)
진료의자	modified supine position	modified supine position	modified supine position	modified supine position	modified supine position	modified supine position
환자자세	환자의 머리는 약간 좌측	환자의 머리는 약간 우측	가까운 면 - 정면 & 약간 좌측 먼 면 - 정면 & 약간 우측	가까운 면 - 정면 & 약간 좌측 먼 면- 정면 & 약간 우측	환자의 머리는 약간 우측	환자의 머리는 약간 좌측
조명	직접조명	직접 or 간접 조명	직접조명	간접 조명	직접조명	직접 or 간접 조명
시야	근심면- 직접시진 원심면- 치경을 이용한 간접시진, 협점막을 견인하여 시야를 확보	근심면- 직접시진 원심면- 치경을 이용한 간접시진, 혀를 배재하여 시술 부위 확보	직접시진, 왼손의 엄지나 검지로 입술 배재	반드시 치경을 사용 한 간접시진	근심면- 직접시진 원심면- 치경을 이용해 간접시진, 협점막을 견인하여 시야를 확보	근심면- 직접시진 원심면- 치경을 이용해 간접시진, 혀를 저지하여 시야를 확보
기구잡기법	Modified pen grasp	Modified pen grasp	Modified pen grasp	Modified pen grasp	Modified pen grasp	Modified pen grasp
손고정	시술부위 한, 두 개 전방치아 교합면 설측교두 or 설면 1/3	시술부위 한, 두 개 전방치아 교합면 협측교두 or 협면 1/3	시술부위 한, 두 개 전방치아 가까운 면- 절단 먼 면- 절단면 ⅓ 순면	시술부위 한, 두 개 전방치아 절단	시술부위 한, 두 개 전방치아 협면 1/3 또는 협측교두	시술부위 한, 두 개 전방치아 교합면 협측교두 or 협측 1/3
동작	tip⅓ 또는 toe 하방 ⅓ 측면어로 원심협측능각→근심면col 원심협측능각→원심면col 근원심- 수직 or 사선 인접면 col- 수직동작	tip⅓ 부위로 원심설측능각→근심면 col 원심설측능각→원심면 col 근원심- 수직 or 사선 인접면 col- 수직동작	tip⅓ 부위로 가까운 면-술자 먼쪽 치아부터 근심면→인접면col. 수직동작 먼 면-술자 가까운 쪽 치아부터 원심면→인접면 col, 수직동작	tip⅓ 부위로 가까운 면-술자 먼쪽 치아부터 근심면→인접면 col, 수직동작 먼 면 술자 가까운 쪽 치아부터 원심면→인접면 col, 수직동작	tip⅓ 부위로 원심협측능각→근심면col 원심협측능각→원심면col 근원심- 수직 or 사선 인접면 col- 수직동작	tip⅓ 부위로 원심설측능각→근심면 col 원심설측능각→원심면 col 근원심- 수직 or 사선 인접면 col- 수직동작
주의사항	치경으로 치은점막을 누르지 않아야 한다. 최후방치아 원심면 치석 제거에 유의한다.	치경이 혀를 견인할 때 설근을 눌러 압력을 가하지 않도록 한다. 치아가 설측으로 경사되어 있으므로 scaler 가 치면에 올바르게 적용되는지 각도에 유의한다.	scaler를 너무 짧게 잡지 않는다. 고정하는 손가락 끝이 절단면에서 치아장축을 향하도록 세운다.	치경으로 구강저를 누르지 않는다. 인접면 접촉부에서 무리한 동작으로 환자에게 고통을 주지 않는다.	치경을 잡은 왼손은 환자의 왼쪽 눈과 귀 사이를 지나 협점막을 견인하여 최후방 대구치를 직시한다.	기구의 손잡이를 교합면 쪽으로 내리면 기구끝이 접합상피를 향하게되어 연조직에 상처를 주기쉽다.

5. 초음파 치석제거

1) 원리

고주파 전기 에너지나 압축공기를 기계적인 미세한 진동에너지로 전환시켜 기계적 진동이 경성 침착물에 균열을 일으켜서 침착물을 제거한다.

2) 구성

(1) power 밸브
(2) water 밸브
(3) handpiece
(4) insert tip
(5) foot controller

3) 종류

(1) 음파스켈러(Sonic type)

압축공기에 의해 3,000~8,000cycle(20kHz)로 진동을 발생시켜 원형의 회전동작으로 움직이며 고속핸드피스에 연결하여 사용한다. 초음파에 비해 진동수는 적은 반면 진동폭은 상당히 크다.

(2) 초음파스켈러(Ultrasonic type)

■ **자기변형식(Magnetostrictive type)**

Insert tip에 연결된 얇은 금속판의 진동이 tip에 전달되는데 초당 약 25,000~42,000 주파수로 타원형의 동작을 한다. 이때 열이 발생되므로 냉각수를 사용해야 치수손상이 없다. 분사되는 물에 의한 공동화 효과(cavitation effect)와 음향난류로 치면세균막을 파괴하는 부과적인 잇점이 있다.

■ **압전식(Piezoelectric type)**

압전방식을 이용해서 열 발생이 거의 없으나 tip이 초당 25,000~45,000 주파수로 진동하며 치면과의 마찰에 의한 열이 발생되므로 냉각수가 필요하다. 기구동작은 직선방향이므로 tip의 측면을 사용해야 하며, 심장박동 보조장치 환자에게도 사용 가능하다.

4) 초음파 기기 사용의 제한 대상

(1) 전염성 질환자(간염, AIDS, 결핵, 감기 등)

(2) 면역력이 저하된 사람(만성질병, 당뇨병)
(3) 호흡기계 질환
(4) 심장박동 보조장치 장착한 환자
(5) porcelain & titanium implant 수복치아
(6) sensitive teeth

5) 사용법

(1) 장치 준비

- 수관을 본체에 연결한다.
- 핸드피스를 본체에 연결한다.
- 매 환자 마다 약 30초~2분 정도 수관에서 고인 물을 뺀다.
- handpiece에 insert tip을 끼운다.
- power & water의 양을 조절한다.

(2) 대상자

- 대상자 병력과 금기증 유무를 확인한다.
- 시술 전에 칫솔질 및 항세균제로 구강 내 세균수를 최소화 한다.
- 비닐 에이프런을 하고 얼굴에 물이 튀지 않도록 소공포로 덮는다.

(3) 술자

- 마스크, 보안경, 안면보호대, 장갑, 소매가 긴 가운을 착용한다.
- 에어로졸에 오염된 마스크는 수시로 교체한다.
- cavitation효과 때문에 미생물이 정상에 비해 30배 정도 증가하므로 환자 및 술자 방호가 필수적이다.

(4) Insert tip 선택

팁은 침착물의 종류와 위치, 크기에 따라 선택되어야 한다.

표준직경의 팁은 치은 연상치석 제거나 깊이가 얕은 치주낭 내의 중간 또는 큰 치석제거에 사용된다.

가는 직경의 팁은 큐렛이나 치주낭측정기 모양으로 치은연하에 사용되며, 가는 직경의 곧은 팁은 백악법랑경계의 아래 4mm이내의 전치부나 구치부 치근면의 작은 또는 중간 크기의 치석을 제거하고, 가는 직경의 굽은 팁은 백악법랑경계의 아래 4mm 이상의 구치부 치근면의 작은 또는 중간 크기의 치석을 제거할 때 사용한다.

팁은 정기적으로 관찰하여 마모되었을 경우 기구사용 효율이 떨어지게 되므로 교체하여야 하는데 1mm 마모되면 팁 사용 효율이 25% 감소하고 2mm 마모되면 팁 사용 효율이 50% 감소하게 되므로 팁을 교체해야한다.

(5) 사용법

① 초음파 핸드피스 준비하기

- 멸균된 핸드피스와 팁을 준비한 후 핸드피스 관에 연결한다.

② 초음파 핸드피스에 스케일러 팁 끼우기

- 멸균된 스케일러 팁을 핸드피스 insert 홈에 맞춰 끼운 후 콤비토크를 분리한다.
- 매 환자마다 수관의 물을 20~30초 정도 뺀 후 사용한다.

③ 초음파 스케일러 동력과 물 조절하기

- 치석 침착물의 크기와 팁의 직경을 고려하여 효과적인 범위 내에서 동력의 세기는 가능한 낮게 설정한다.
- 물의 세기는 물의 흐름이 적은 경우 핸드피스가 과열되어 치수에 열 손상을 줄 수 있으므로 효과적인 치석제거를 위해 물이 안개처럼 둥근 모양으로 팁에서 분사되도록 한다.

④ 잡기

- 변형 연필잡기법으로 핸드피스를 가볍게 잡는다.

⑤ 손고정 하기

- 구내 또는 구외로 한다.

⑥ 스케일러 팁 치면적합하기

- insert tip의 측면과 배면이 치아장축에 평행 또는 치면에 15° 이내의 범위(0~15°)로 유지해야 한다.
- insert tip의 point로부터 나오는 높은 진동에너지가 치아에 손상을 줌으로 tip의 point가 치면과 수직이 되지 않도록 한다.

⑦ 치석 제거하기

- 팁을 고정시키면 경조직 손상을 초래하므로 계속 움직이면서 한부위에 너무 오래 머무르지 않도록 주의한다.
- 기구 동작은 수평, 수직, 사선으로 중첩되게 비질하는 동작이나 두드리는 동작을 한다.
- 강한 압력은 기구의 효율을 크게 떨어뜨리므로 연속적으로 가볍게 동작한다.

⑧ 사용 후 관리

- 핸드피스와 팁은 사용하는 동안 오염되므로 핸드피스와 hose를 표면소독액으로 닦은 후 분리한다. 스케일러 팁은 알코올로 닦는다.
- 분리된 핸드피스는 용액에 담그거나 초음파세척기 안에서 세척하면 안되므로 거즈로 닦아준다.
- 스케일러 팁은 사용 후 매번 세척하고 가압증기멸균기로 멸균한다.

⑨ 마모된 초음파 스케일러 교체

- 사용 후 마모되었을 경우 기구사용 효율이 떨어지게 되므로 교체한다.

기초 치위생실습 평가서

학년	반 학번 :	성명 :	평가자 :	평가일 :	월	일

No	평가 항목	상세 항목	평가	
			P	F
1	술자 용모(operator's features)	머리, 신발, 손톱, 복장		
2	실습 태도(attitude)	환자맞이, 실습준비, 성실한 실습태도		
3	시술부위 선택 능력(area)	예 : 하악우측구치부 협면을 선택할 수 있는 능력		
4	기구 선택 능력(instrument)	probe, explorer, sickle scaler, universal & Gracey curet		
5	환자 자세(patient position)	dental chair position 조절 능력		
6	시야 확보 능력(retraction)	환자 얼굴 및 턱의 위치		
7	술자 위치(operator position)	front, side, back position 선택 능력		
8	술자 자세(operator posture)	바른 자세로 앉아 몸은 15° 이내로 숙임		
9	치과조명등(dental light)	상·하악 치석제거 시 조명 각도		
10	치경사용법(mouth mirror)	최대 시야확보 및 올바른 사용법		
11	기구 잡는 법(grasp)	modified pen grasp의 정확한 파지 능력		
12	손고정(finger rest)	치석제거할 인접치아에서 1~2개 치아이내(예외규정)		
13	기구 적합(adaptation)	각 기구별 정확한 적합 능력		
14	기구 삽입(insertion)	접합상피까지 가볍게 삽입		
15	치주기구조작법(instrumentation)	치주낭 측정, 치석탐지, 치석제거술의 조작 능력		
16	dental chair 관리	dental chair의 점검 및 실습정리		

Probing 평가서

학년 반 학번 :	성명 :	평가자 :	평가일 : 월 일

No	평가 항목	상세 항목
1	태도(attitude)	□ 환자맞이하기, 대화능력 □ 실습준비, 성실한 실습태도
2	시술부위	□ # 10 Bu. Li. La. Li. □ # 20 Bu. Li. La. Li. □ # 40 Bu. Li. La. Li. □ # 30 Bu. Li. La. Li.
3	환자자세(patient position)	□ 상악 시술 시(supine position) □ 하악 시술 시(modified supine position)
4	환자 얼굴 및 턱의 위치	□ 상악(chin up), 하악(chin down) □ 시야확보를 위해 머리를 좌, 우측으로 돌림
5	술자위치(operator position)	□ 7시~8시 □ 9시~11시 □ 11시~12시 □ 부위별 적절한 술자위치 확보
6	술자자세(operator posture)	□ 술자 등은 일직선으로 고개만 약간 숙인상태 □ 상박은 몸체에서 20° 이내, 하박은 상박과 90° 정도 □ 손목은 일직선에 가깝도록
7	치과 조명등(dental light)	□ 상악은 바닥과 45°로 조절 □ 하악은 바닥과 90°로 조절 □ 시술부위에 초점 고정
8	치경사용법(mouth mirror)	□ 최대 시야 확보 및 올바른 치경사용법 □ retraction 시 치아주위조직 주의
9	기구 잡는법(grasp)	□ modified pen grasp의 정확한 파지(엄지, 검지, 중지 위치) □ 가볍게 기구 파지
10	손고정(fulcrum)	□ 시술한 치아 또는 인접치아 1~2개 이내 손고정
11	기구 적합(adaptation)	□ 기구의 tip side가 치아 장축에 평행하도록 적합 □ 협·설면 : tip side □ 근심 : back □ 원심 : face
12	기구 삽입(insertion)	□ 삽입은 가볍게 접합상피까지 삽입(20~30g 정도)
13	치주탐침동작(stroke)	□ 치아장축에 평행하도록 1~2mm의 vertical stroke □ 가볍게 walking stroke □ 인접면 col부위
14	기구오염(instrument contamination)	□ 기구 오염 및 교차 감염
15	dental unit chair 관리	□ 마지막 정리

Exploring 평가서

학년	반	학번 :	성명 :	평가자 :	평가일 :	월	일

No	평가 항목	상세 항목
1	태도(attitude)	□ 환자맞이하기, 대화능력 □ 실습준비, 성실한 실습태도
2	시술부위	□ # 10 Bu. Li. La. Li. □ # 20 Bu. Li. La. Li. □ # 30 Bu. Li. La. Li. □ # 40 Bu. Li. La. Li.
3	환자자세(patient position)	□ 상악 시술 시(supine position) □ 하악 시술 시(modified supine position)
4	환자 얼굴 및 턱의 위치(patient chin)	□ 상악(chin up), 하악(chin down) □ 시야확보를 위해 머리를 좌, 우측으로 돌림
5	술자위치(operator position)	□ 7시~8시 □ 9시~11시 □ 11시~12시
6	술자자세(operator posture)	□ 술자 등은 일직선으로 고개만 약간 숙인상태 □ 상박은 몸체에서 20° 이내, 하박은 상박과 90° 정도 □ 손목은 일직선에 가깝도록
7	치과 조명등(dental light)	□ 상악은 바닥과 45°로 조절 □ 하악은 바닥과 90°로 조절 □ 시술부위에 초점 고정
8	치경사용법(mouth mirror)	□ 최대 시야 확보 및 올바른 치경사용법 □ retraction 시 치아주위조직 주의
9	기구 잡는 법(grasp)	□ modified pen grasp의 정확한 파지(엄지, 검지, 중지 위치) □ 가볍게 기구 파지
10	올바른 작업부(working end)	□ 올바른 날 선택(전치 : □ 가면 □ 먼면 구치 : □ 근심 □ 원심)
11	손고정(fulcrum)	□ 시술할 치아 또는 인접치아 1~2개 이내 손고정(예외규정)
12	시작부위(전치 & 구치)	□ 전치부(□ 가면 □ 먼면) □ 구치부(□ 근심 □ 원심)
13	기구적합(adaptation)	□ tip측면 1~2mm 측면이 유리치은연 위에 가볍게 적합 □ 하방연결부가 치아장축에 평행하게 위치(back이 접합상피를 향함)
14	기구삽입(insertion)	□ 접합상피까지 삽입 □ 경도이하의 힘으로 가볍게 삽입
15	기구동작(stroke)	□ tip측면 1~2mm가 적합된 상태 □ 경도의 힘으로 up and down 동작 □ 수직 & 사선동작(순·협설면) □ exploratory stroke □ overlapping stroke □ 능각 접근법(기구 손잡이를 돌리면서 접근) □ 근심 □ 원심 □ 인접면 col 부위에서 수직 동작(□ 근심 □ 원심)
16	기구오염(instrument contamination)	□ 기구 오염 및 교차 감염
17	숙련도(technique)	□ VG □ G □ M □ P □ VP
18	평가	

Sickle scaler 평가서

학년	반	학번 :	성명 :	평가자 :	평가일 :	월	일

No	평가 항목	상세 항목
1	태도(attitude)	☐ 환자맞이하기, 대화능력 ☐ 실습준비, 성실한 실습태도
2	시술부위	☐ # 10 Bu. Li. La. Li. ☐ # 20 Bu. Li. La. Li. ☐ # 30 Bu. Li. La. Li. ☐ # 40 Bu. Li. La. Li.
3	환자자세(patient position)	☐ 상악 시술 시(supine position) ☐ 하악 시술 시(modified supine position)
4	환자 얼굴 및 턱의 위치(patient chin)	☐ 상악(chin up), 하악(chin down) ☐ 시야확보를 위해 머리를 좌, 우측으로 돌림
5	술자위치(operator position)	☐ 7시~8시 ☐ 9시~11시 ☐ 11시~12시
6	술자자세(operator posture)	☐ 술자 등은 일직선으로 고개만 약간 숙인상태 ☐ 상박은 몸체에서 20° 이내, 하박은 상박과 90° 정도 ☐ 손목은 일직선에 가깝도록
7	치과 조명등(dental light)	☐ 상악은 바닥과 45°로 조절 ☐ 하악은 바닥과 90°로 조절 ☐ 시술부위에 초점 고정
8	치경사용법(mouth mirror)	☐ 최대 시야 확보 및 올바른 치경사용법 ☐ retraction 시 치아주위조직 주의
9	기구 잡는 법(grasp)	☐ modified pen grasp의 정확한 파지(엄지, 검지, 중지 위치) ☐ 가볍게 기구 파지
10	올바른 작업부(working end)	☐ 올바른 날 선택(전치 : ☐ 가면 ☐ 면면 구치 : ☐ 근심 ☐ 원심)
11	손고정(fulcrum)	☐ 시술할 치아 또는 인접치아 1~2개 이내 손고정(예외규정)
12	시작부위(전치 & 구치)	전치부(치경선 중앙) ☐ 가면 ☐ 면면 구치부(원심능각) ☐ 근심 ☐ 원심
13	기구적합(adaptation)	☐ blade 하방 1/3 측면부위가 유리치은연 위에 적합 ☐ 하방연결부가 치아장축에 평행하게 위치 ☐ 유리치은연 1~2mm 치은열구까지 인정
14	기구동작(stroke)	☐ blade 하방 1/3 측면부위가 적합된 상태 ☐ 수직 & 사선동작(순·협설면) ☐ short & overlapping pull stroke ☐ wrist stroke ☐ 중등도 이상의 측방압 ☐ 근심 능각 접근법(기구 손잡이를 돌리면서 접근) ☐ 원심 능각 접근법(기구 손잡이를 돌리면서 접근) ☐ 인접면 수직동작(☐ 근심 ☐ 원심)
15	기구오염(instrument contamination)	☐ 기구 오염 및 교차 감염
16	숙련도(technique)	☐ VG ☐ G ☐ M ☐ P ☐ VP
17	평가	

Universal & Gracey curet 평가서

학년	반 학번 :	성명 :	평가자 :	평가일 : 월 일

No	평가 항목	상세 항목
1	태도(attitude)	☐ 환자맞이하기, 대화능력 ☐ 실습준비, 성실한 실습태도
2	시술부위	☐ # 10 Bu. Li. La. Li. ☐ # 20 Bu. Li. La. Li. ☐ # 30 Bu. Li. La. Li. ☐ # 40 Bu. Li. La. Li.
3	환자자세(patient position)	☐ 상악 시술 시(supine position) ☐ 하악 시술 시(modified supine position)
4	환자 얼굴 및 턱의 위치(patient chin)	☐ 상악(chin up), 하악(chin down) ☐ 시야확보를 위해 머리를 좌, 우측으로 돌림
5	술자위치(operator position)	☐ 7시~8시 ☐ 9시~11시 ☐ 11시~12시
6	술자자세(operator posture)	☐ 술자 등은 일직선으로 고개만 약간 숙인상태 ☐ 상박은 몸체에서 20° 이내, 하박은 상박과 90° 정도 ☐ 손목은 일직선에 가깝도록
7	치과 조명등(dental light)	☐ 상악은 바닥과 45°로 조절 ☐ 하악은 바닥과 90°로 조절 ☐ 시술부위에 초점 고정
8	치경사용법(mouth mirror)	☐ 최대 시야 확보 및 올바른 치경사용법 ☐ retraction 시 치아주위조직 주의
9	기구 잡는 법(grasp)	☐ modified pen grasp의 정확한 파지(엄지, 검지, 중지 위치) ☐ 가볍게 기구 파지
10	올바른 작업부(working end)	☐ 올바른 날 선택(전치 : ☐ 가면 ☐ 먼면 구치 : ☐ 근심 ☐ 원심)
11	손고정(fulcrum)	☐ 시술할 치아 또는 인접치아 1~2개 이내 손고정(예외규정)
12	시작부위(전치 & 구치)	전치부 : ☐ 가면 ☐ 먼면 구치부 : ☐ 근심 ☐ 원심
13	기구적합(adaptation)	☐ blade 하방 1/3 측면부위가 치면에 적합 ☐ 하방연결부 위치(전치: ☐ 가면 ☐ 먼면 구치: ☐ 근심 ☐ 원심)
14	기구삽입(insertion)	☐ 0°의 각도로 열구 내 삽입 ☐ 경도 이하의 힘으로 가볍게 삽입
15	작업각도(angulation)	작업각도 확립(전치부 : ☐ 가면 ☐ 먼면 구치부 : ☐ 근심 ☐ 원심)
16	기구동작(stroke)	수직 & 사선동작(☐ 전치 순설면 ☐ 구치 협설면) ☐ blade 하방 1/3부위가 치면에 적합된 상태 ☐ short & overlapping pull stroke ☐ 중등도 이상의 측방압 ☐ wrist stroke ☐ 근심 능각 접근법(기구 손잡이를 돌리면서 접근) ☐ 원심 능각 접근법(기구 손잡이를 돌리면서 접근) ☐ 인접면에서 blade의 하방 1/3부위가 col부위 도달 ☐ 인접면 col에서 반복 수직 동작(☐ 근심 ☐ 원심)
17	기구오염(instrument contamination)	☐ 기구 오염 및 교차 감염
18	숙련도(technique)	☐ VG ☐ G ☐ M ☐ P ☐ VP
19	평가	

실습일지

일 자	년 월 일 (요일)	학년 반 번	성명 :
실습시간 :	시부터 시까지		
실습제목 :			
실습기구 및 재료 :			
실습내용			

평가자 확인	

6. 치면연마

1) 실습기구 및 재료

(1) 저속 핸드피스(low speed handpiece)
(2) 콘트라 앵글(contra angle) - mandrel type rubber cup & bristle brush
(3) 치면연마제(prophylaxis paste)
(4) 치실(dental floss)
(5) 소공포(hole towel)
(6) 보안경(protective eyewear)

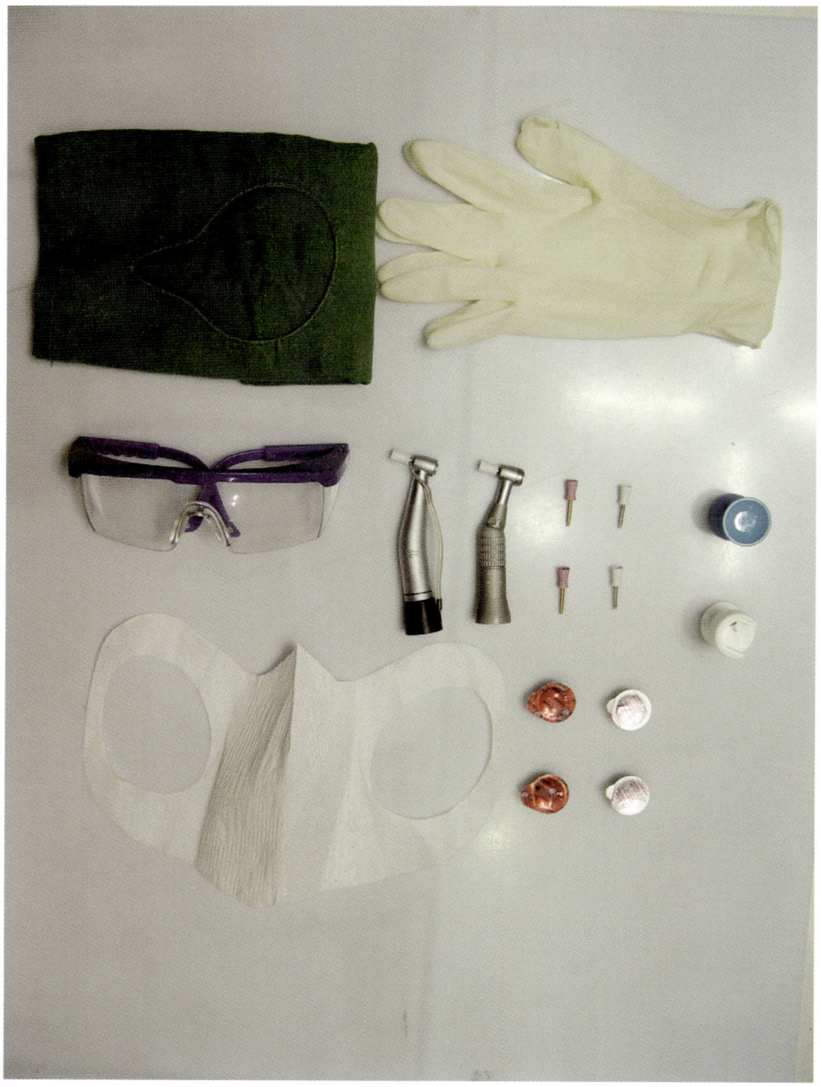

그림 5-78 치면연마 시 기구 및 재료

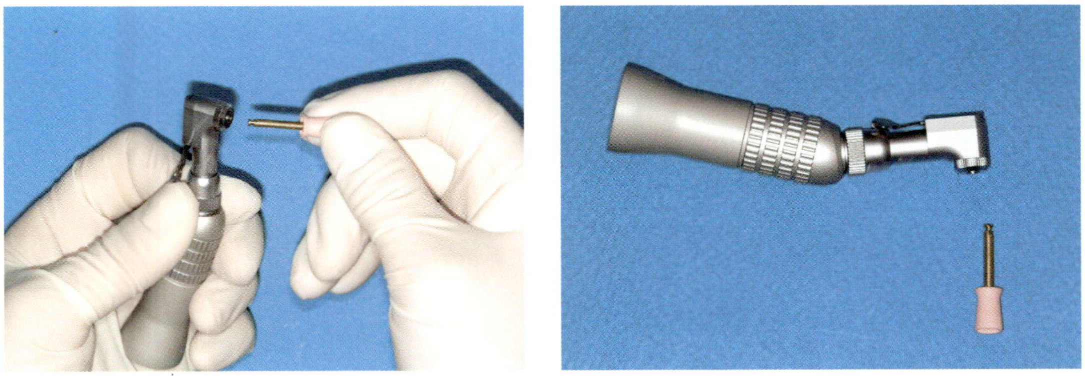

mandrel type

그림 5-79 치면 연마용 앵글

2) 치면연마 방법

(1) On-off method(Lifting or patting)

연마컵(rubber cup)의 끝을 사용하며 적당한 속도와 압력을 가하여 치아표면을 6등분(전치부 4등분)하여 연마컵을 치아에 대었다 떼었다 하면서 치아표면 전체를 닦는 방법이다.

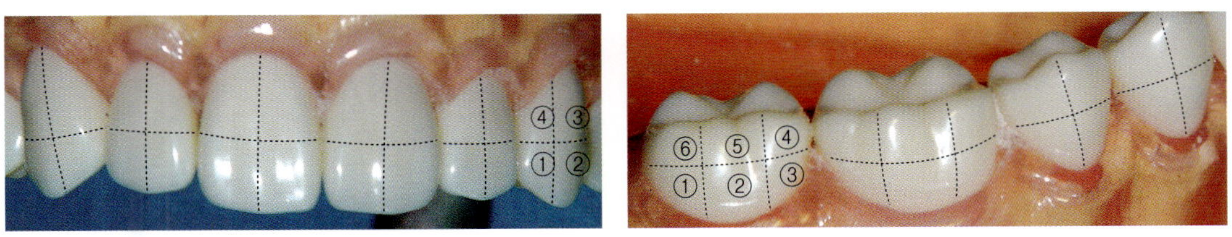

전치 on-off method　　구치 on-off method

그림 5-80 on-off method

(2) Painting method(Sliding)

치아표면을 3등분(원심 1/3, 중심 1/3, 근심 1/3)하여 적당한 속도와 압력을 가지고 치은연에서부터 절단연(교합면)까지 쓸어내듯이 하는 방법이다.

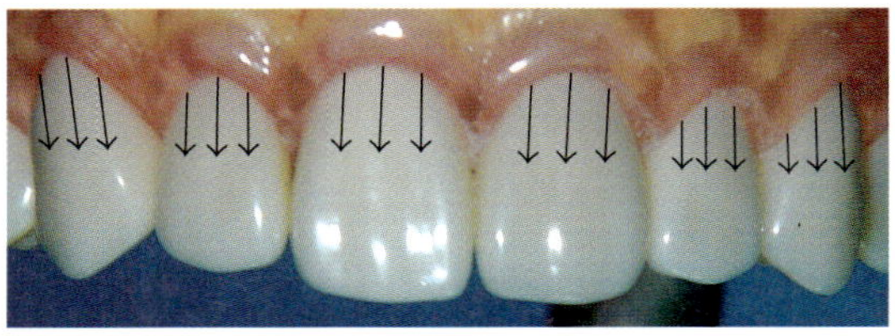

전치

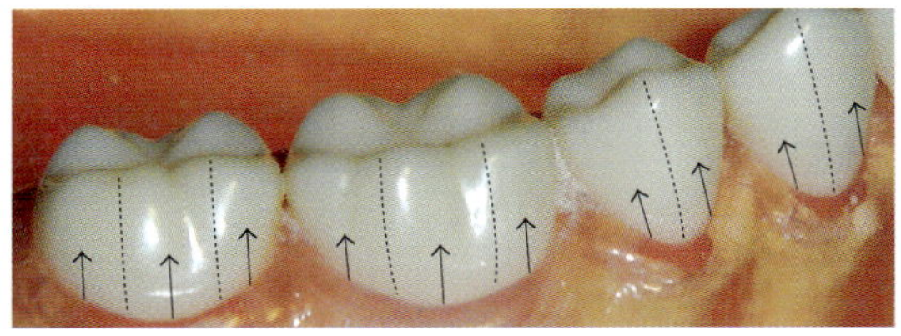

구치

그림 5-81 painting method

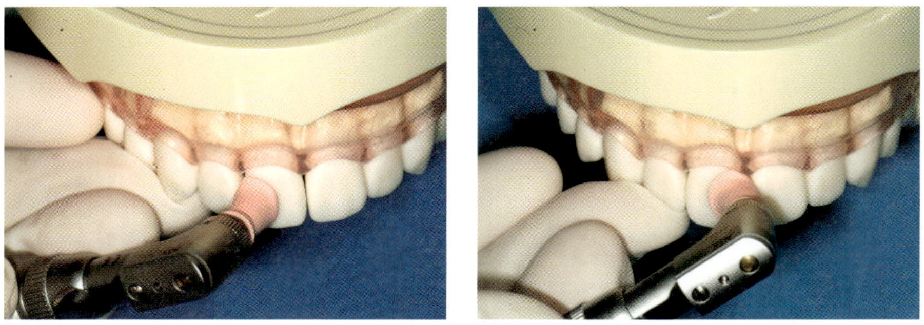

전치부 순면 연마

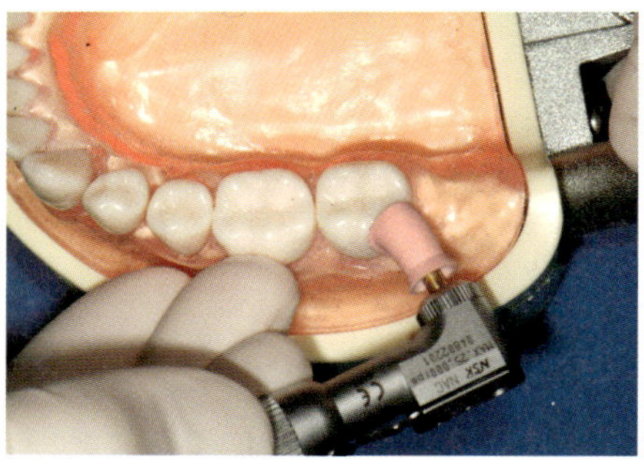

구치부 원심면 연마

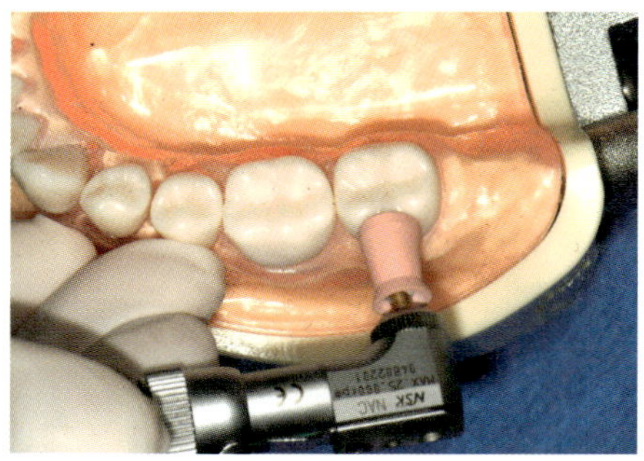

구치부 협면 중앙 연마

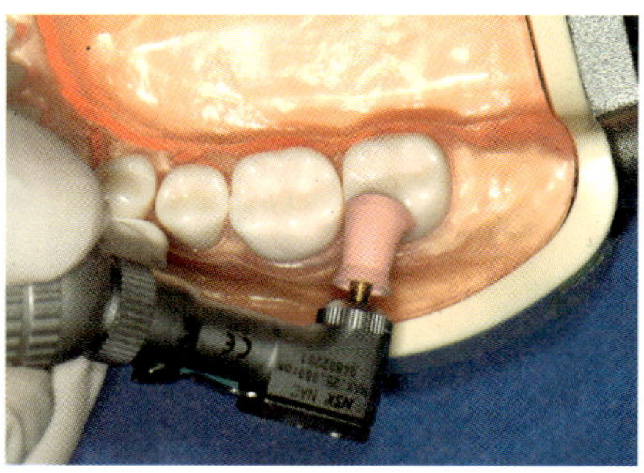

구치부 근심면 연마

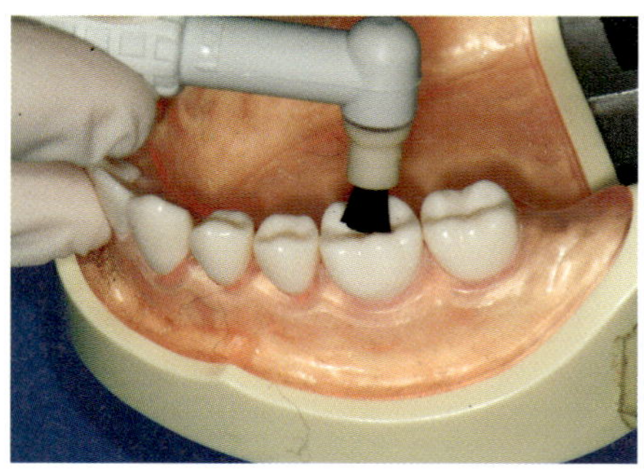

구치부 교합면(bristle brush) 연마

그림 5-82 부위별 연마방법

3) 치면연마 순서

① 시술전 대상자의 의과병력과 치과병력을 확인한다.
② 핸드피스에 치면연마용 앵글을 삽입 후 rubber cup이나 bristle brush를 끼운다.
③ 술자는 보안경, 대상자는 방수된 에이프런을 착용한다.
④ 변형연필잡기법으로 잡고, 적당한 속도를 유지하도록 foot controller를 조절한다.
⑤ 마찰열 발생을 최소화하기 위해 젖은 연마제를 사용하며 인접치아에 손고정한다.
⑥ 치은열구 1mm 정도에 rubber cup이 닿도록 하여 치경부에서 절단, 교합면을 향하여 쓸어내리는 동작으로 약간의 압력을 주면서 근·원심을 연마한다.
⑦ 치면에서 rubber cup이 직각이 되도록 중첩하여 연마한다.
⑧ 교합면은 bristle brush를 이용하여 연마한다.
⑨ 치면연마 후 치실을 이용하여 인접면에 있는 치면세균막과 연마제를 제거한다.

4) 치면연마 금기증 및 시술 시 주의사항

(1) 금기증

① 광질이탈 된 치아, 광질화가 덜된 치아 등
② 최근에 맹출된 치아, 특히 유치
③ 감염에 민감한 대상자(폐질환자, 면역억제가 필요한 경우, 쇠약한 경우, 오염된 에어로졸이 퍼질수 있는 전염성 질환자 등)
④ 퇴축되어 백악질이나 상아질이 노출된 부위, 급성 치은염증, 급성 치주염증 부위
⑤ 복합레진, GI, porceline, gold, titanium 등으로 수복된 부위
⑥ 착색이 많지 않은 치면

(2) 주의사항

① 연마제가 환자의 얼굴에 튀게 되므로 보안경이나 소공포를 씌운다.
② rubber cup은 치면에 직각으로 적합하고 일정한 압력으로 페달을 밟는다.
③ bristle brush는 치은 손상을 줄 수 있으므로 교합면에만 적용해야 한다.
④ 치면손상을 예방하기 위해 연마제는 입자가 고운 연마제를 선택한다.
⑤ 마찰열이 발생하면 치수에 자극을 줄 수 있으므로 러버컵에 연마제를 자주 채워야 한다.
⑥ 선택적 치면연마의 필요성에 대해 환자에게 설명하고 치면연마 후에는 불소도포를 시행하는 것이 좋다.
⑦ 여러 개의 치아를 연마할 때는 러버컵에 연마제를 담은 후 치은연 부위 치면에 연마제를 미리 도포하는 것이 효율적이다.
⑧ 엔진 마찰열로 인해 동통유발 및 치수손상을 초래할 수 있으므로 러버컵이 멈추지 않는 범위 내에서 최대한 느리게 저속으로 한 부위에 1~2초정도만 적용한다.

⑨ 균혈증에 취약한 환자(심장판막에 손상이나 기형이 있는 환자, 선천성 심장질환자, 인공심장판막을 가진 환자 등과 같이 심장질환이 있는 환자, 인공관절환자 등)에게는 미리 항생제를 투여한다.

⑩ 반복적인 치면연마로 치아표면이 거칠어지며 치아가 손상될 수 있고, 치주낭이 깊은 경우 연마제 입자가 치주낭 속으로 들어가게 되어 염증이 심해지거나 연마과정에서 연조직을 손상시킬 수 있으므로 선택적인 연마를 실시한다.

5) 엔진연마 후 앵글관리법

매 사용 후 앵글은 거즈나 알콜스펀지로 깨끗이 닦은 후 기계를 이용하여 oiling하고 일회용 멸균봉투에 넣어 제조회사의 지시에 따라 가압멸균한다. 그리고 공회전을 시킨 후 사용한다.

평가서

학번	성명	평가점수	P / F
날짜	년 월 일	평가자 서명	

순 서	평 가 내 용	평 가	
1	치면연마를 위한 기구 준비	P	F
2	환자·대상자 자세	P	F
3	변형연필잡기	P	F
4	올바른 손고정	P	F
5	foot controler	P	F
6	올바른 연마방법	P	F
7	치실 사용	P	F

평가자 의견

실습일지

일　자	년　　월　　일 (　　요일)	학년　　반　　번	성명 :
실습시간 : 　　　시부터 　　　시까지			
실습제목 :			
실습기구 및 재료 :			
실습내용			

평가자 확인	

7. 치주기구연마

1) 치주기구 연마의 목적

(1) 절단날을 예리하게 하기 위해
(2) 기구 본래의 외형과 각도를 보존하기 위해
(3) 치아표면의 긁힘과 거칠어지는 것을 방지하기 위해
(4) 시술시간 단축과 치주조직 손상을 방지하기 위해

2) 연마석의 종류

(1) 자연석(natural abrasive stone): Arkansas stone
(2) 인공석(synthetic stone): carborundum stone, ruby stone, ceramic stone

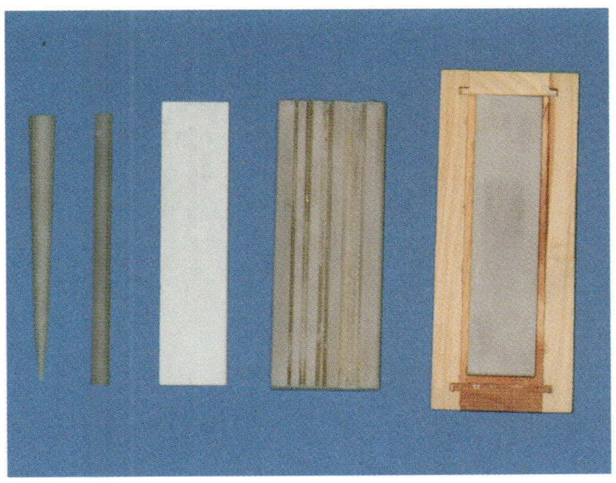

A. 자연석(natural abrasive stone)

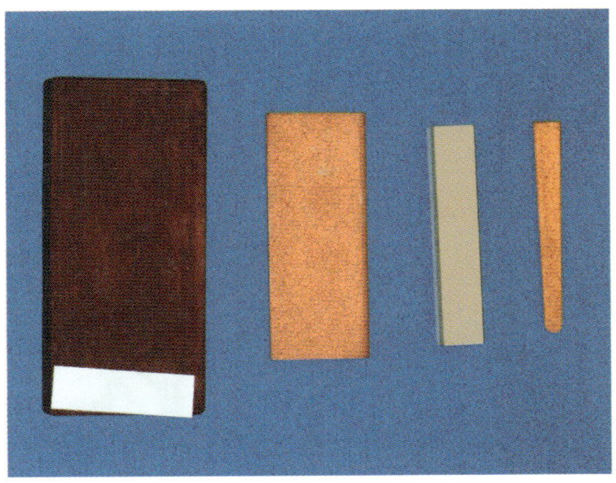

B. 인공석(synthetic stone)

그림 5-83 연마석의 종류

3) 연마석의 형태

(1) 비회전 연마석(unmounted sharpening stone): manual type 비회전 연마석은 크기와 모양이 다양한 직사각형, 원통형, 원추형 등이 있으며, 연마석을 고정시키고 연마하는 방법과 연마석을 움직이고 연마하는 방법이 있다.
(2) 회전 연마석(mandrel mounted sharpening stone): motor type 회전연마석은 모터에 의해 저속으로 회전되는 연마석에 기구를 연마하는 방법이다.

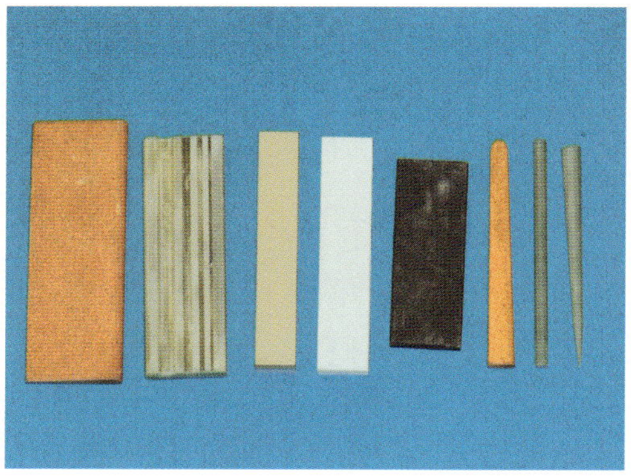

비회전 연마석(unmounted sharpening stone)

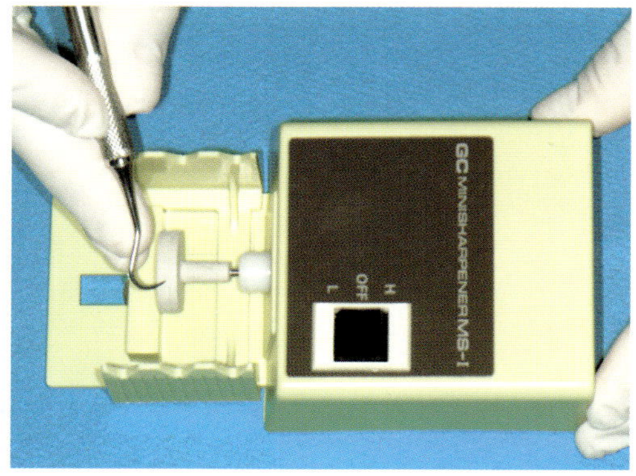

회전 연마석(mandrel mounted)

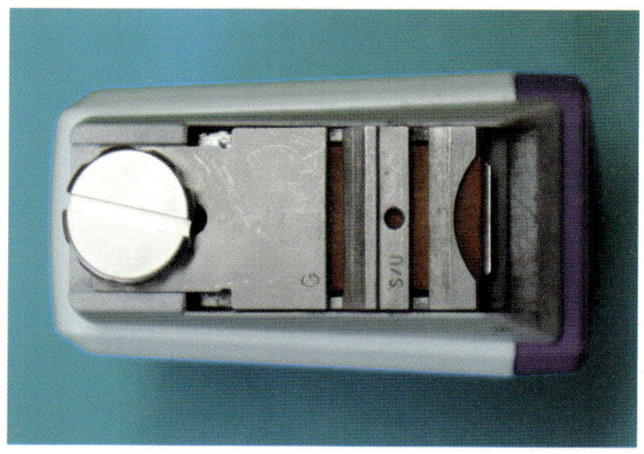

전동연마기

그림 5-84 연마석의 분류

4) 치주기구 연마시의 준비물

(1) 연마석
  : flat type, conical or cylindrical type
(2) 윤활제: oil 또는 물
(3) 플라스틱 막대(plastic testing stick)
(4) 확대경(magnifying glass)
(5) 거즈(2×2) 또는 면봉
(6) 개인보호 용구: 보안경, 장갑, 마스크

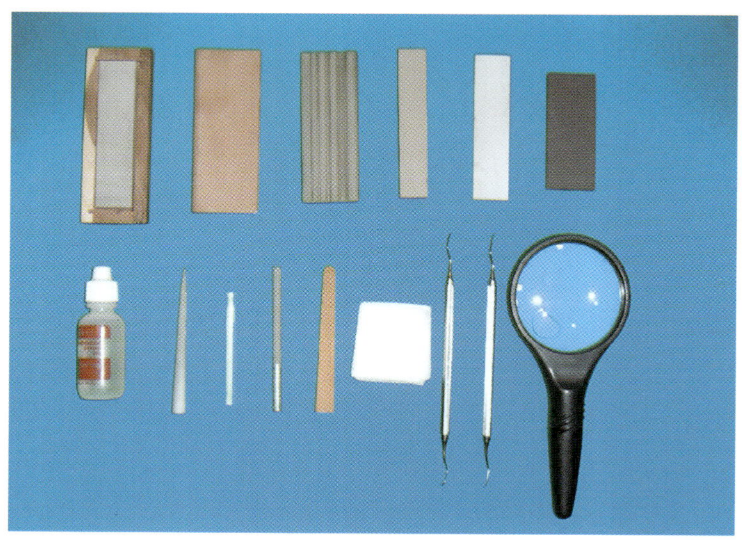

그림 5-85 연마기구 및 재료

5) 기구의 날 평가

(1) 육안검사

① 육안으로 치과조명등 아래에서 기구의 절단연을 빛에 반사시켜 날의 상태를 검사하는 방법을 말한다.
② 빛 반사로는 기구의 내면이 불빛에 수직이 되도록 기구를 든 다음 술자에게 내면과 측면의 경계가 보이도록 절단연을 서서히 회전시켜 빛의 상태를 관찰한다.
③ 기구날의 내면과 측면사이 경계부위가 예리한 기구는 선을 형성하여 빛 반사가 없으나 둔한 기구는 면을 형성하여 빛을 반사시킨다.

(2) 촉각검사

① 플라스틱으로 만들어진 검사용 막대를 사용해서 절단연(cutting edge)을 막대의 측면에 압력을 가하여 검사하는 방법을 말한다.
② 예리한 경우에는 검사용 막대에 찔려 움직이지 않고 표면에 흠집이 생긴다. 기구가 무딘 경우에는 막대에서 미끄러진다.

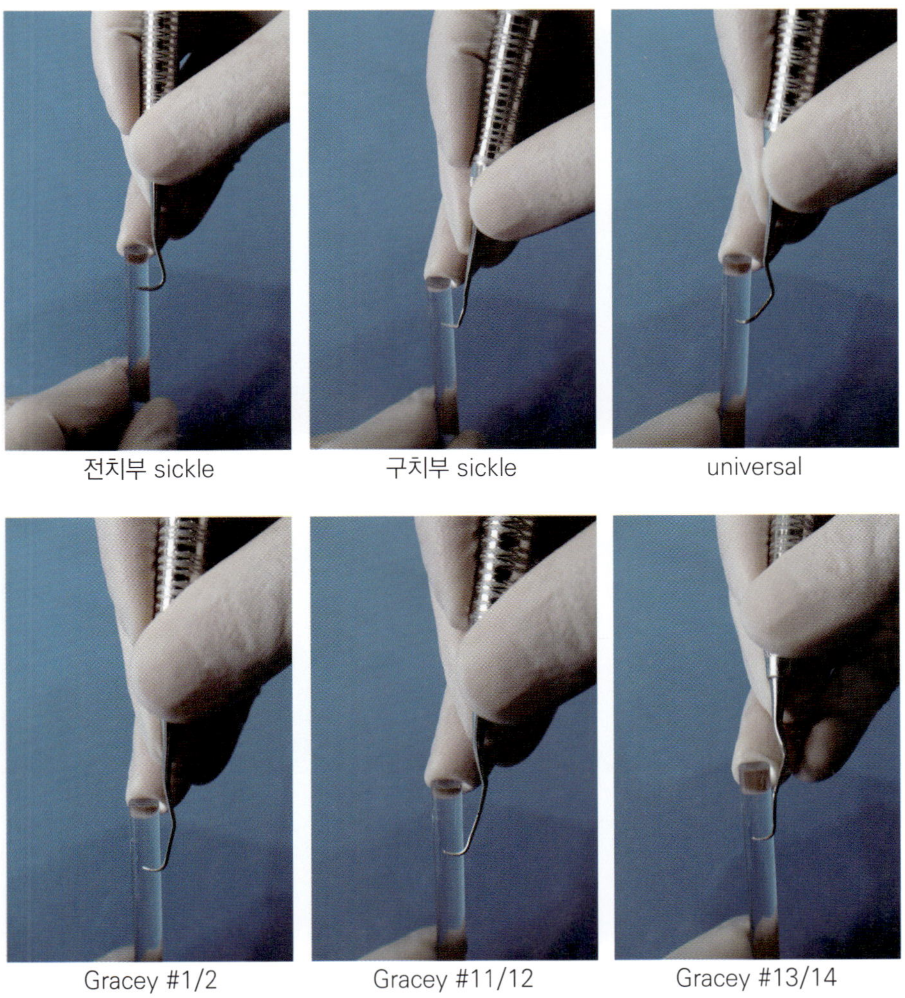

그림 5-86 기구날 평가

6) 기구연마과정

(1) 연마석을 고정시키고 기구를 움직이는 방법

① Sickle scaler 연마

ⓐ 1~2방울의 oil을 stone에 떨어뜨리고 면봉으로 고르게 펴 바른다.
ⓑ 연마석을 왼손으로 고정시킨다.
ⓒ 오른손으로 기구를 변형연필잡기법으로 잡고 약지의 내면을 연마석 측면에 손고정한다.
ⓓ 연마각도를 용이하게 하기 위하여 stone을 약 20° 경사지게 한다.
ⓔ 기구날의 내면과 연마석의 면이 90°가 되도록 위치시킨다.
ⓕ sickle scaler를 조절하여 기구날의 내면과 연마석의 면이 100~110°가 되도록 한다.
ⓖ 기구날을 3등분(shank 1/3, middle 1/3, tip 1/3)하여 shank 1/3 부분면을 stone에 100~110°로 유지하면서 여러 번 짧은(2~3cm) 동작으로 반복한 후 middle 1/3 부위, tip 1/3 부위를 동일한 방법으로 반복한다. 이때 중등도의 압력으로 균일하게 stroke하고 반대날도 동일한 과정으로 연마한다.
ⓗ 연마시 각 1/3부분마다 wire edge의 형성을 최소로 하기 위하여 마지막 stroke은 pull stroke을 한다.
ⓘ sharpening이 잘 되었는지 light나 testing stick을 사용하여 평가한다.
ⓙ 기구의 내면은 필요시에 conical or cylindrical stone을 이용해서 shank에서 tip까지 1~2회 정도 가볍게 돌리면서 연마한다.

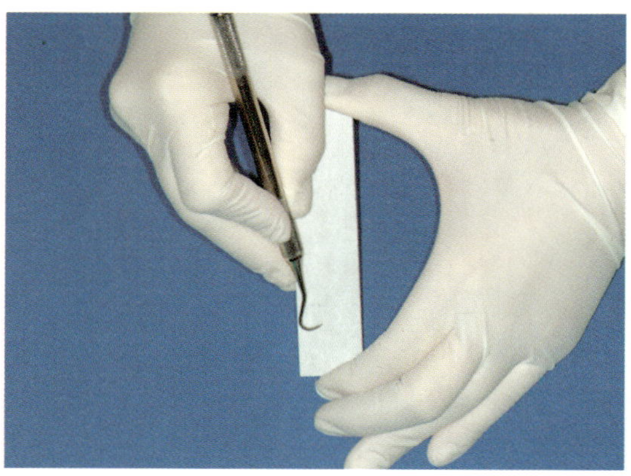

그림 5-87 연마석 고정법(sickle scaler)

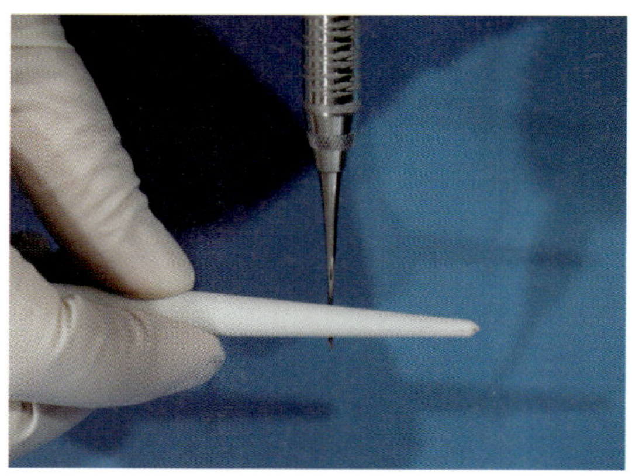

그림 5-88 face 연마법

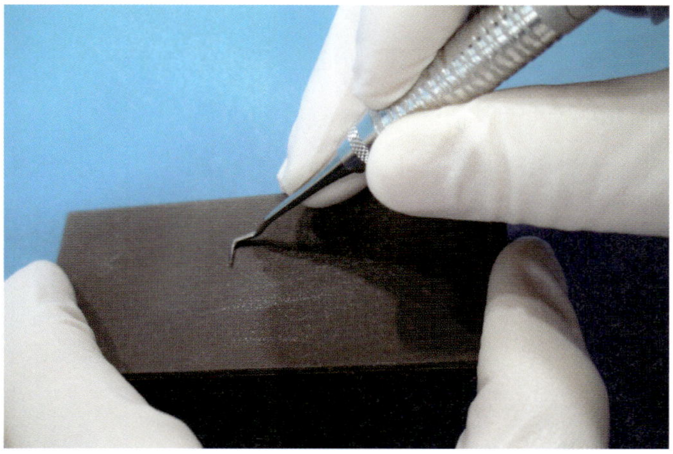

적합 : 기구내면과 연마석 90°

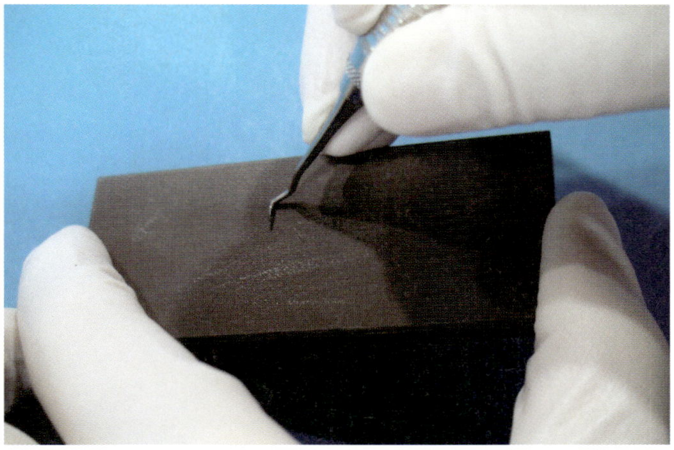

연마각도 : 기구 내면과 연마석 100~110°

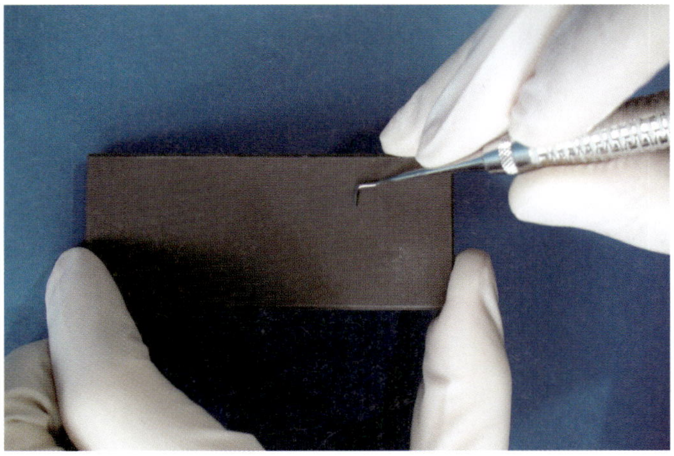

연마하기 : 작업부 상방 1/3에서 하방 1/3까지 밀고 당기는 동작

그림 5-89 sickle scaler 연마법

(2) 기구를 고정시키고 연마석을 움직이는 방법

① Universal curet 연마

ⓐ 1~2방울의 oil을 연마석에 떨어뜨리고 면봉으로 고르게 펴 바른다.

ⓑ 왼손으로 기구를 palm grasp로 잡고 탁자 위나 술자의 상박(upper arm)에 몸을 고정시켜 지지를 하고 기구의 내면이 바닥과 평행하도록 위치시킨다(기구의 terminal shank가 12시 방향).

ⓒ 기구의 내면과 연마석면이 90°가 되도록 위치시킨다(연마석이 12시 방향).

ⓓ 기구의 내면과 연마석의 각도(100~110°)를 조절한다(연마석이 1시 방향).

ⓔ 기구의 절단연을 3등분(heel 1/3, middle 1/3, toe 1/3)하여 먼저 heel 1/3 부위만을 닿게 하여 중등도의 균일한 압력과 짧은(2~3cm) 동작으로 연마각도를 유지하면서 heel에서 toe까지 up and down stroke으로 연결하여 실시한다.

ⓕ 연마 시 각 1/3부분마다 wire edge의 형성을 최소로 하기 위하여 마지막 stroke은 down stroke을 한다.

ⓖ sharpening이 잘 되었는지 light나 testing stick을 사용하여 평가한다(cutting edge가 sharp하게 될 때까지 위의 과정을 반복해서 한다).

ⓗ universal curet은 양측 2개의 절단연이 있으므로 반대쪽 절단연도 동일한 과정으로 연마한다.

ⓘ 기구의 내면은 필요시에 conical or cylindrical stone을 이용해서 heel에서 toe까지 1~2회 정도 가볍게 돌리면서 연마한다.

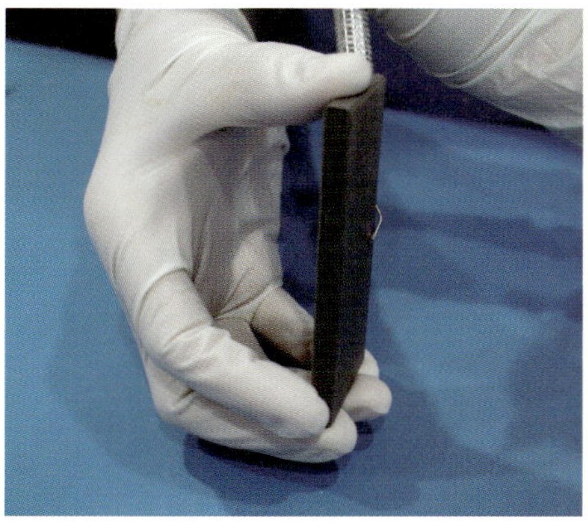
적합 90°

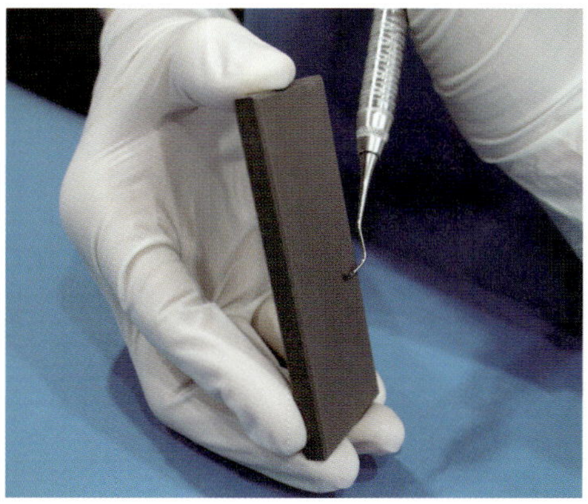
연마각도 : 100~110°

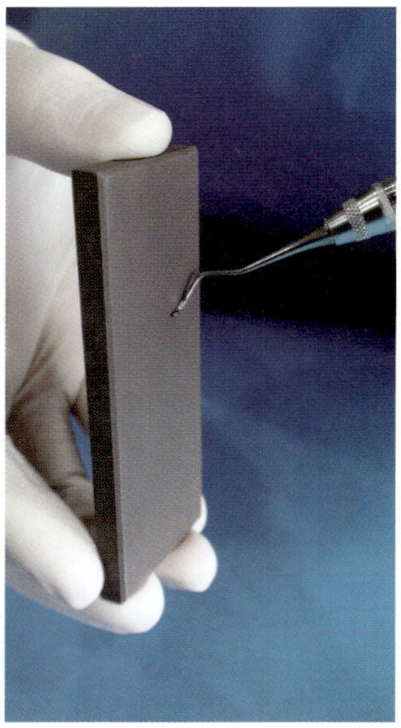
연마 : 상·하동작

그림 5-90 universal curet 연마법

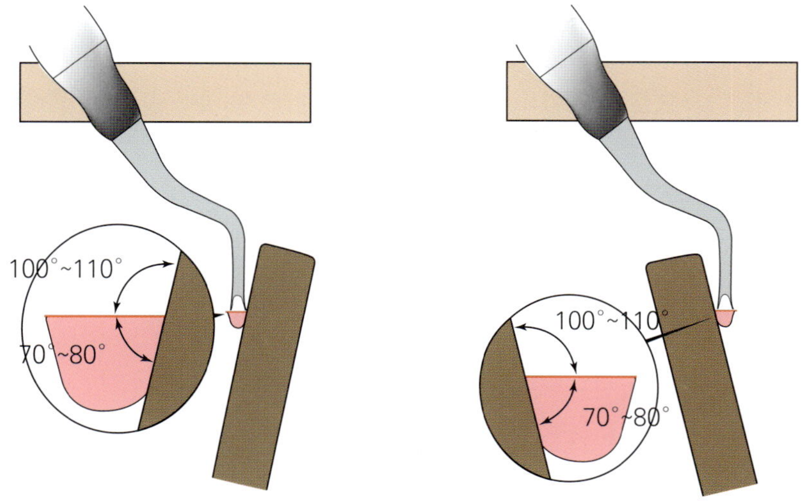

그림 5-91 기구의 내면과 연마석의 각도

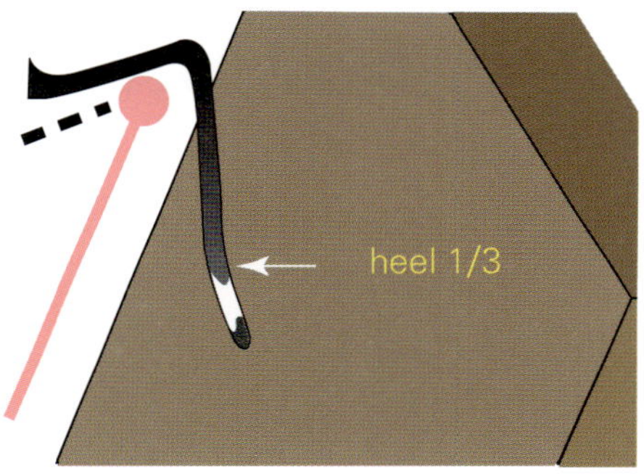

그림 5-92 연마석을 절단연의 1/3(heel) 적합

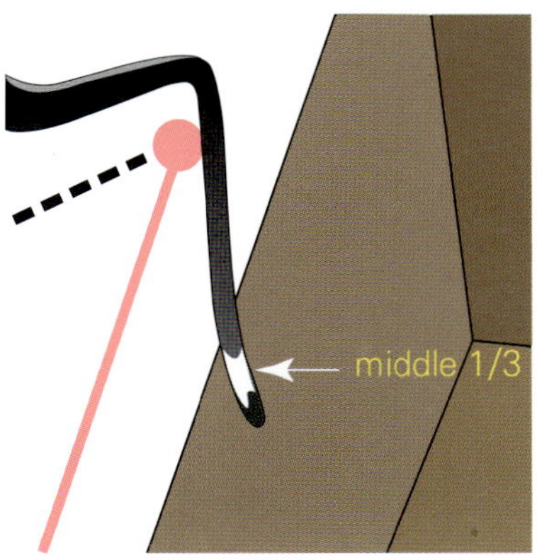

그림 5-93 연마석을 절단연의 1/3(middle) 적합

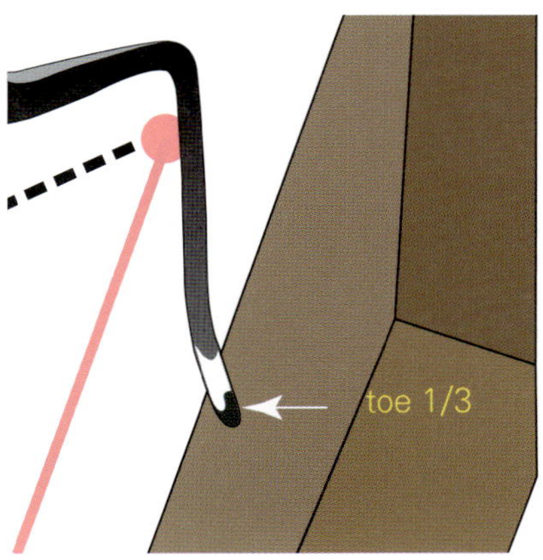

그림 5-94 연마석을 절단연의 1/3(toe) 적합

② Gracey curet 연마

ⓐ 1~2방울의 oil을 연마석에 떨어뜨리고 면봉으로 고르게 펴 바른다.

ⓑ 왼손으로 기구를 palm grasp로 잡고 탁자 위나 술자의 상박(upper arm)에 몸을 고정시켜 지지를 하고 기구의 내면이 바닥과 평행하도록 위치시킨다(기구의 terminal shank가 11시 방향).

· 기구의 홀수 번호: 날 끝이 술자를 향하도록 위치시킨다.

· 기구의 짝수 번호: 날 끝이 술자의 반대쪽을 향하도록 위치시킨다.

ⓒ 연마석을 올바르게 잡은 후 기구 날의 우측에 기구의 내면과 연마석의 면이 90°가 되도록 위치시킨다(연마석이 12시 방향).

ⓓ 기구의 내면과 연마석의 각도(100~110°)를 조절한다(연마석이 1시 미만 방향).

ⓔ 기구의 절단연을 3등분(heel 1/3, middle 1/3, toe 1/3)하여 먼저 heel 1/3 부위만을 닿게 하여 중등도의 균일한 압력과 짧은(2~3cm) 동작으로 연마각도를 유지하면서 heel에서 toe까지 up and down stroke으로 연결하여 실시한다.

ⓕ 연마시 각 1/3부분마다 wire edge의 형성을 최소로 하기 위하여 마지막 stroke은 down stroke을 한다.

ⓖ sharpening이 잘 되었는지 light나 testing stick을 사용하여 평가한다(cutting edge가 sharp하게 될 때까지 위의 과정을 반복해서 한다).

ⓗ 연마석을 반원형 동작(arc motion)으로 해서 toe부분이 둥글게 되도록 연마한다.

ⓘ 기구의 내면은 필요시 conical or cylindrical stone을 이용해서 heel에서 toe까지 1~2회 정도 가볍게 돌리면서 연마하고 back부위도 heel에서 toe쪽으로 한 번에 연결시켜 1~2회 정도 연마한다.

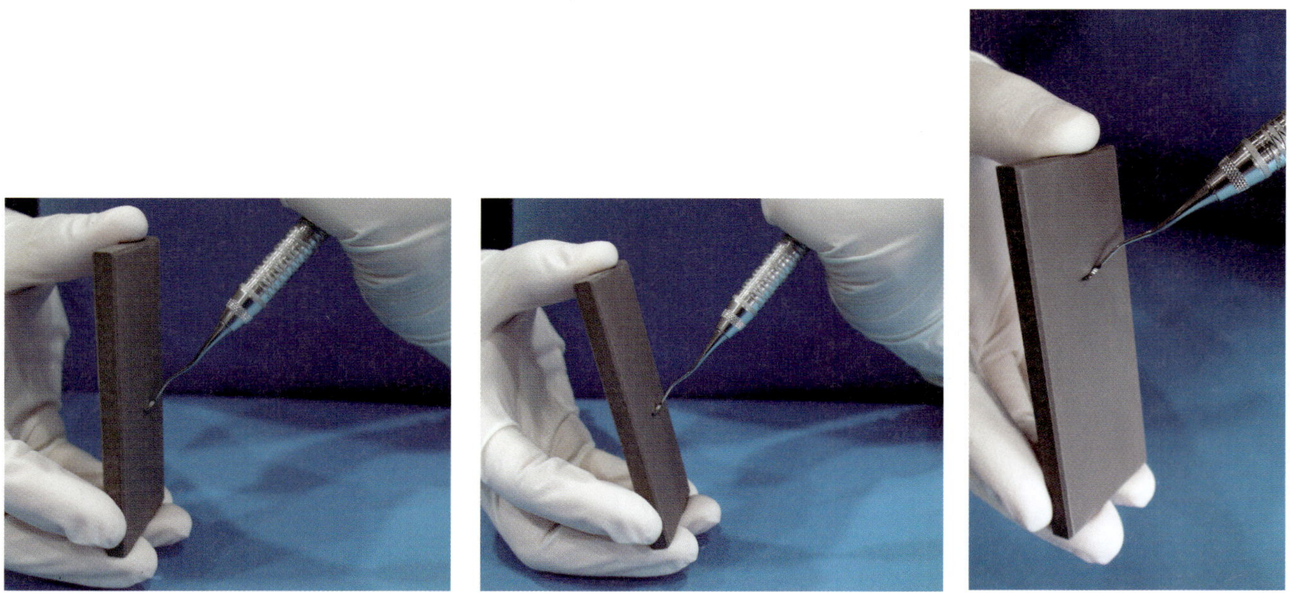

적합 90°　　연마각도 : 100~110°　　연마 : 상·하동작

그림 5-95 Gracey curet 연마법

7) 기구연마 시 주의사항

(1) 임상치위생 실습시 항상 멸균된 sharpening stone을 bracket tray 위에 준비해야 한다.
(2) 기구가 무디어진 것을 발견한 즉시 연마해야 한다.
(3) blade의 측면을 연마해야 한다(curet and sickle scalers).
(4) face를 매번 연마하면 working end가 얇아져서 약해지므로 필요한 경우에만 연마한다.
(5) 항상 shank or heel쪽에서 연마를 시작하여 tip 또는 toe에서 마친다.

8) 연마석의 관리

(1) 사용한 연마석의 oil을 깨끗이 닦는다.
(2) ammonia, gasoline 등으로 얼룩이 지지 않도록 연마석을 세척한다.
(3) 가압증기법으로 멸균한다.
(4) 멸균 후 보관한다.

9) 자동 연마석 방법(Side Kick)

(1) Side Kick을 이용한 연마법

① 기계를 똑바로 돌려 위치한다.
② 날의 뒷면(배면)을 수직의 backstop에 sickle scaler, universal curet, Gracey curet을 각각 위치한다.
③ terminal shank guide에 sickle scaler, universal curet, Gracey curet을 각각 위치한다.
④ 기구를 backstop과 guide에 접촉을 유지하며 날은 stone에 약한 압력을 주고 위치하여 좌우로 움직인다.
⑤ 2~3회 반복하거나 작업부가 날카로워질 때까지 반복한다.
⑥ 작업부의 반대편도 반복한다(sickle, universal curet).
⑦ toe를 toe guide안에 위치한다(Gracey curet, universal curet).
⑧ toe guide의 뒷부분에 접촉을 유지하고 blade를 좌우로 2~3회 돌려준다.

(2) 전동기구 연마기의 구조

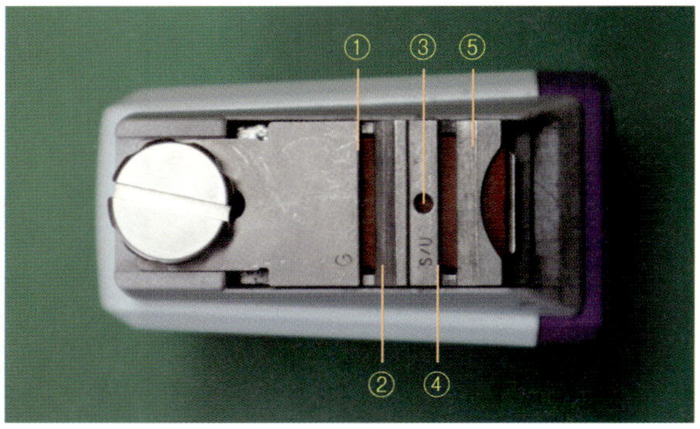

① G vertical backstop
② G terminal shank guids
③ Toe guide
④ S/U vertical backstop
⑤ S/U terminal shank guide

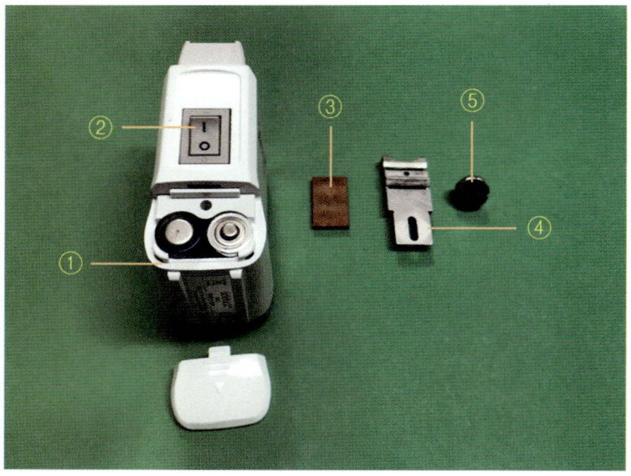

① battery compartment
② on/off switch
③ sharpening stone
④ guideplate
⑤ guideplate screw

(3) Guideplate와 Guide Channels

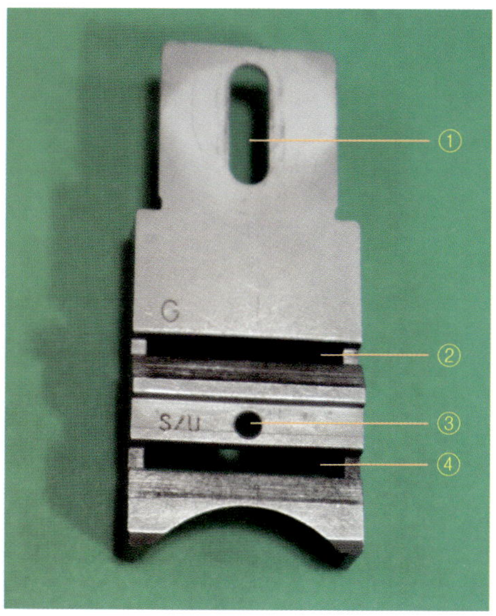

① Gideplate screw slot
② Gracey curette guide channel
③ Toe guide
④ Sickle/Universal curette guide channel

(4) 기구 별 연마방법

1.

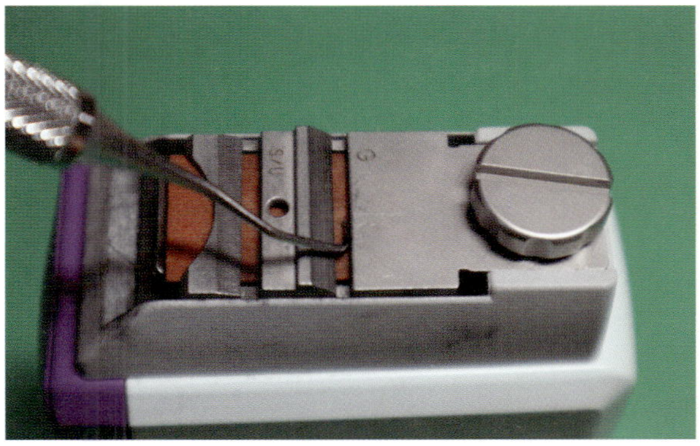

G-#1 시작 절단연

2.

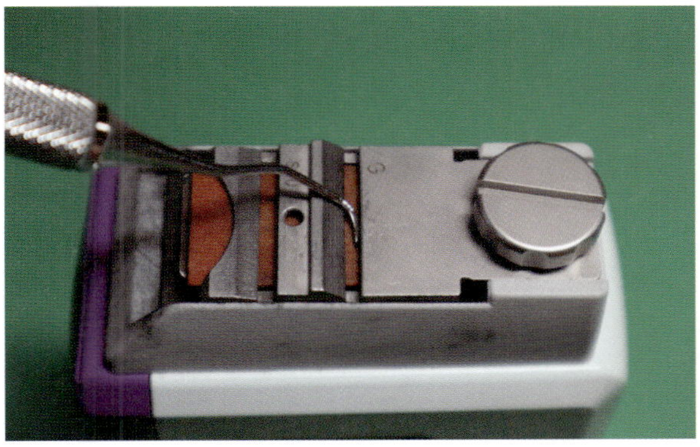

G-#2 시작 절단연

3.

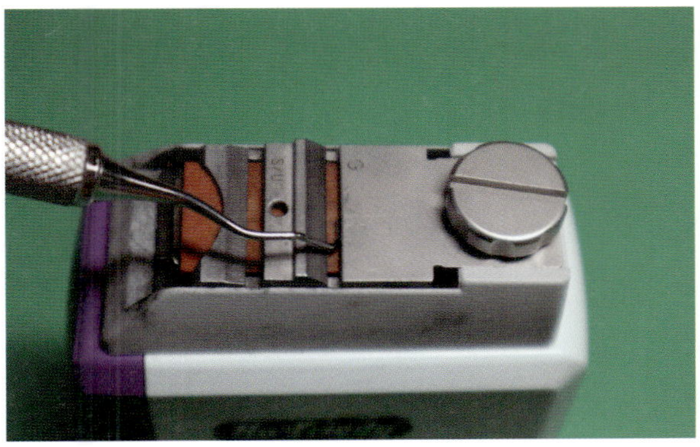

G-#11 시작 절단연

4.

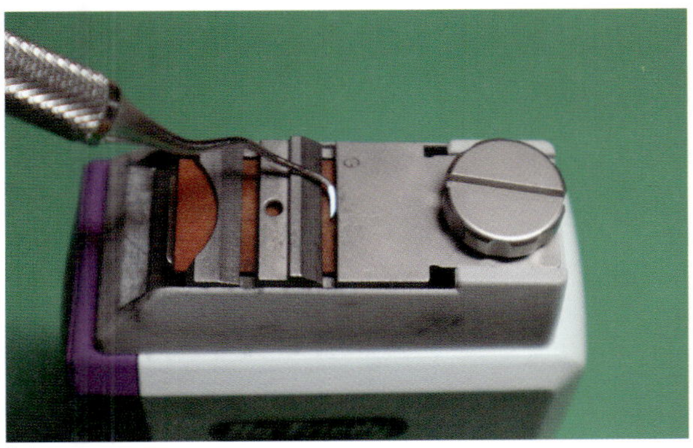

G-#12 시작 절단연

5.

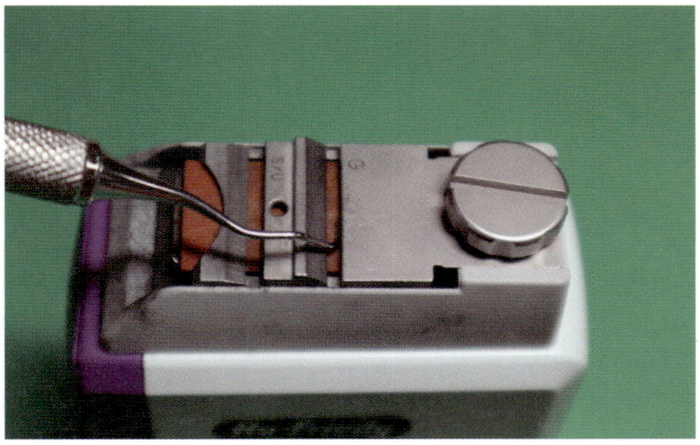

G-#13 시작 절단연

6.

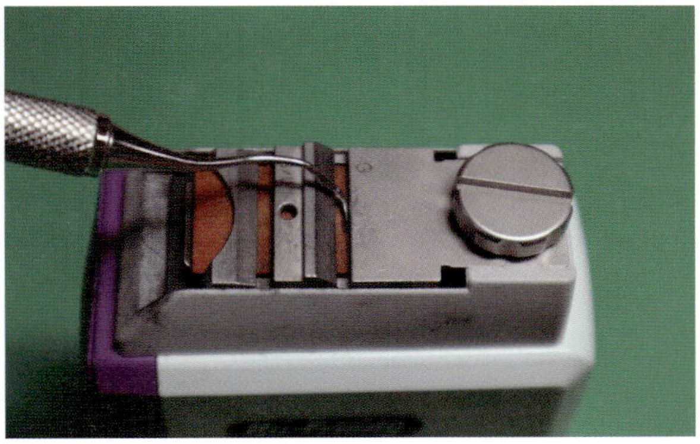

G-#14 시작 절단연

7.

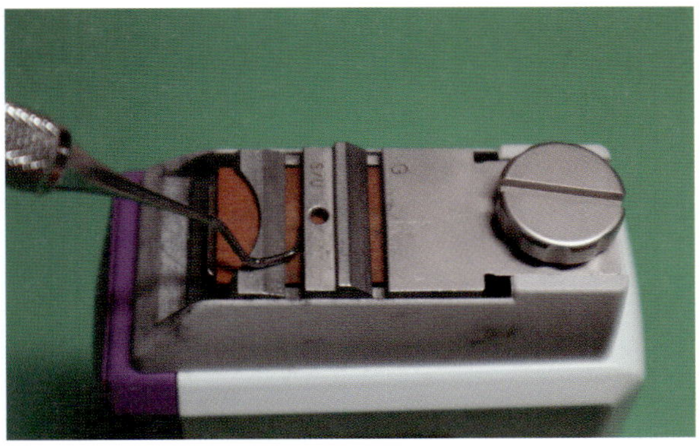

U-#13 시작 절단연

8.

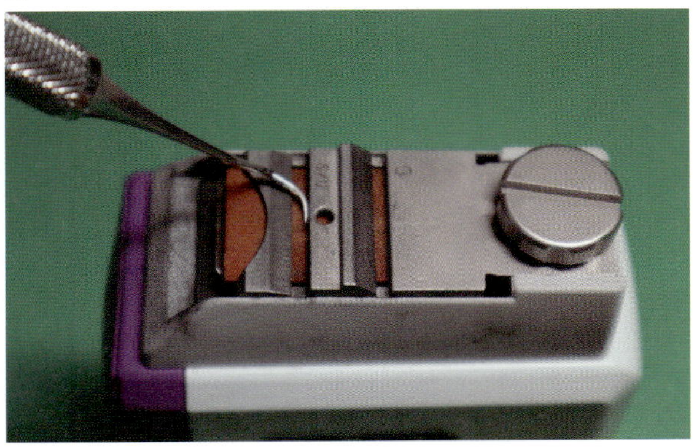

U-#14 시작 절단연

9.

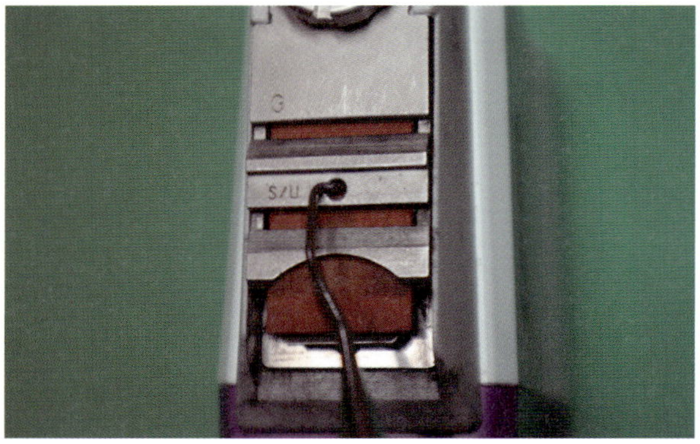

Toe G-#14

10.

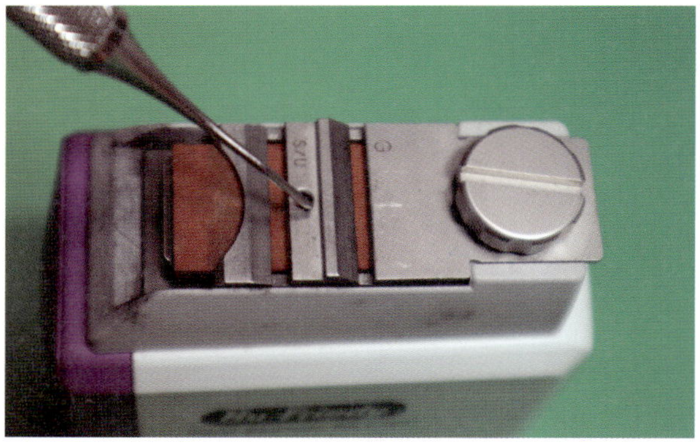

Toe U-#13

11.

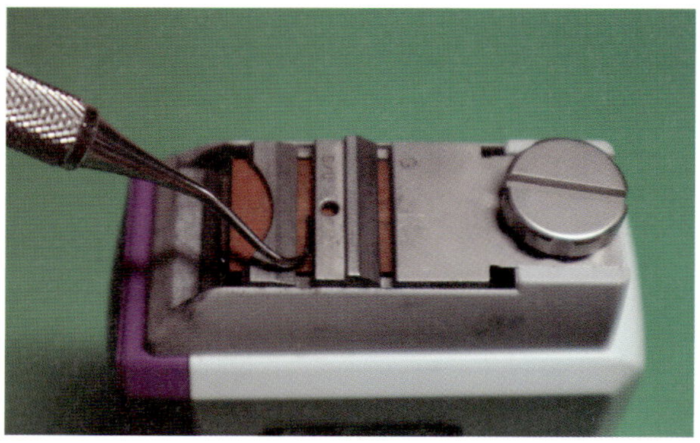

SH-#5 시작 절단연

12.

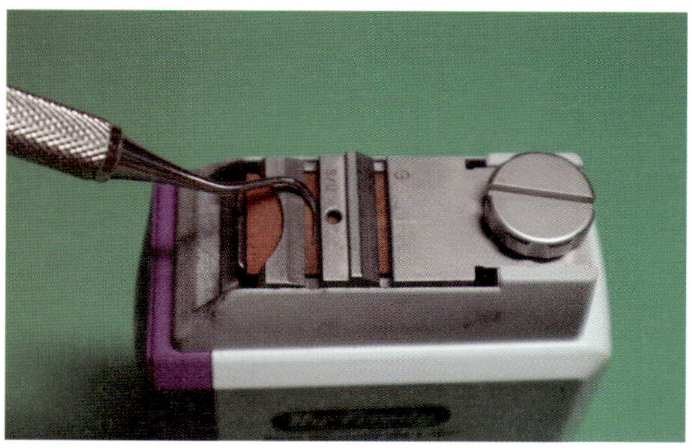

SH-#5 반대편 절단연

13.

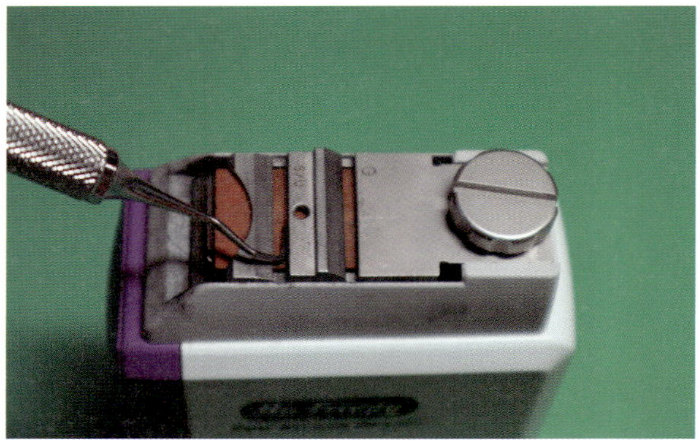

SH-#33 시작 절단연

14.

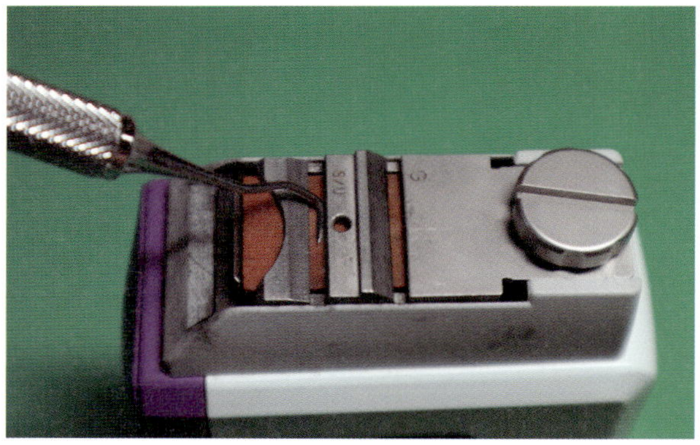

SH-#33 반대편 절단연

15.

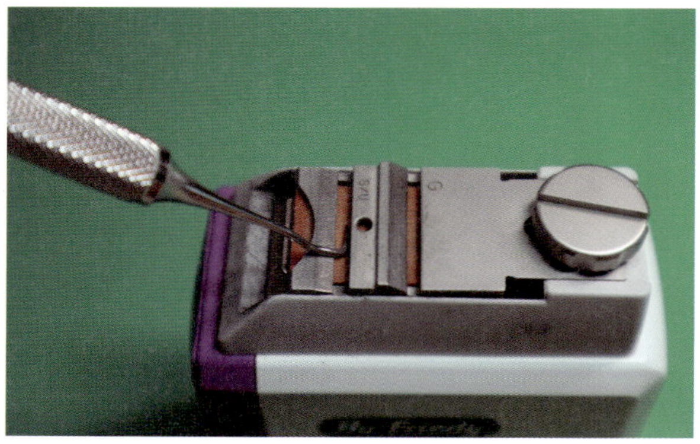

S-#34 시작 절단연

16.

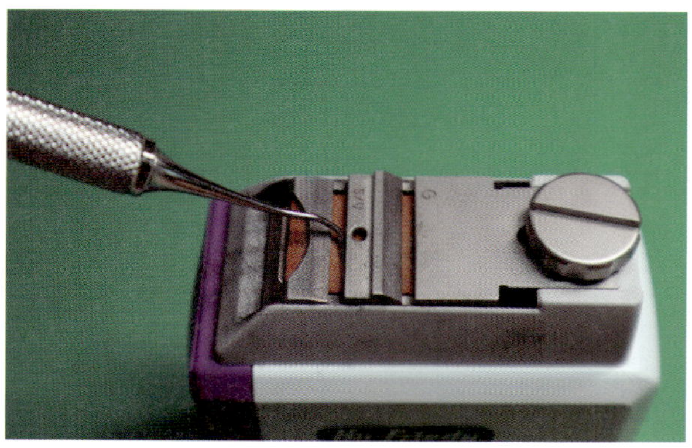

S-#34 반대편 절단연

17.

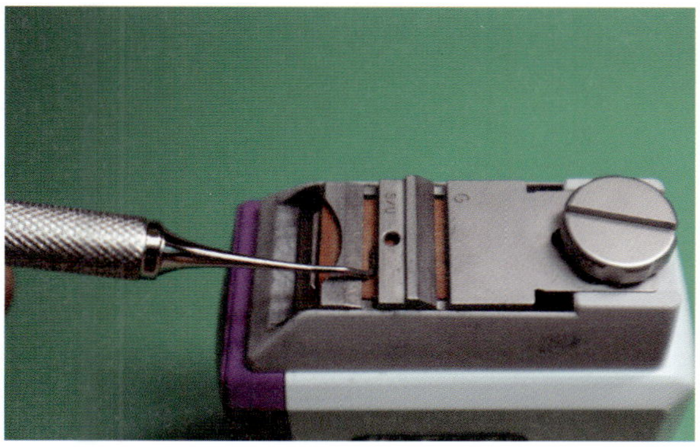

S-#35 시작 절단연

18.

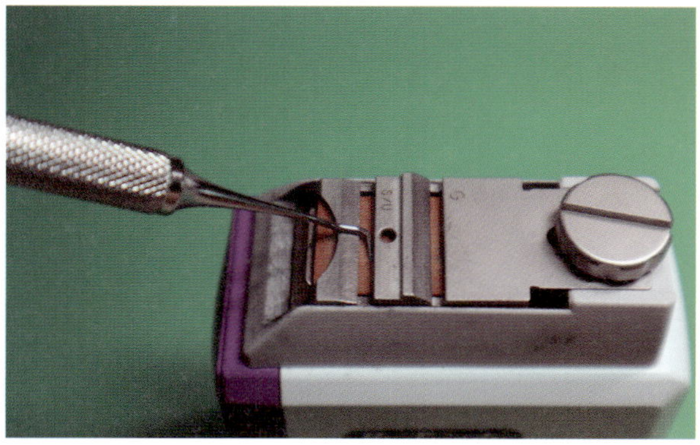

S-#35 반대편 절단연

Sickle scaler 전치, 구치부 연마 평가서

학번	성명	평가점수	P / F
날짜	년 월 일	평가자 서명	

순 서	평 가 내 용	평 가	
1	연마기구 및 재료	P	F
2	stone 파지법	P	F
3	modified pen grasp	P	F
4	기구의 face와 stone면과의 각도	P	F
5	working end의 3등분 동작	P	F
6	정확한 동작(상·하)	P	F
7	마무리 동작(하방)	P	F
8	연마확인(plastic test stick)	P	F

평가자 의견

Curet scaler 전치, 구치부 연마 평가서

학번	성명	평가점수	P / F
날짜	년 월 일	평가자 서명	

순 서	평 가 내 용	평 가	
1	연마기구 및 재료	P	F
2	stone 파지법	P	F
3	modified pen grasp	P	F
4	기구의 face와 stone면과의 각도	P	F
5	working end의 3등분 동작	P	F
6	정확한 동작(상·하)	P	F
7	마무리 동작(하방)	P	F
8	연마확인(plastic test stick)	P	F

평가자 의견

실습일지

일 자	년 월 일 (요일)	학년 반 번	성명 :
실습시간 : 시부터 시까지			
실습제목 :			
실습기구 및 재료 :			
실습내용			

평가자 확인	

8. 기타 치위생 수행

1) 불소국소도포

불소는 치아우식예방제로서 탁월한 효과가 있는 물질로 꾸준히 연구되고 이용되어 왔다. 따라서 불소도포는 치아우식예방 및 지각과민둔화 목적으로 실시되고 있다. 국소적 도포법으로는 전문가 도포법과 자가도포법이 있으며, 치과임상 현장에서 주로 실시되는 전문가 도포법으로 불소용액도포법과 불소겔도포법, 불소이온도입법, 불소바니쉬 도포법 등이 있다.

법랑질 표면에 고농도의 불소를 도포하면 불소결합은 치아표면으로부터 5-10μ정도까지 침투하고, 산성도로 인해 치아표면에서 인산칼슘의 용해 및 칼슘이온과 불소가 결합되어 불화칼슘을 형성한다. 이렇게 형성된 불화칼슘 일부는 도포 후 24시간 안에 대부분 소실되지만 1주일 정도 후에 불화인회석으로 되어 치질의 강도와 내산성이 높아져 치아우식이 예방되고, 지각과민증의 예방과 관리에도 도움이 된다.

- 실습기구 및 재료

기성 트레이, 불소겔, 불소바니쉬(fluoroprotector, cavity shield), 면봉, unwaxed floss, 시계, 타액 흡입기, 건조기 등

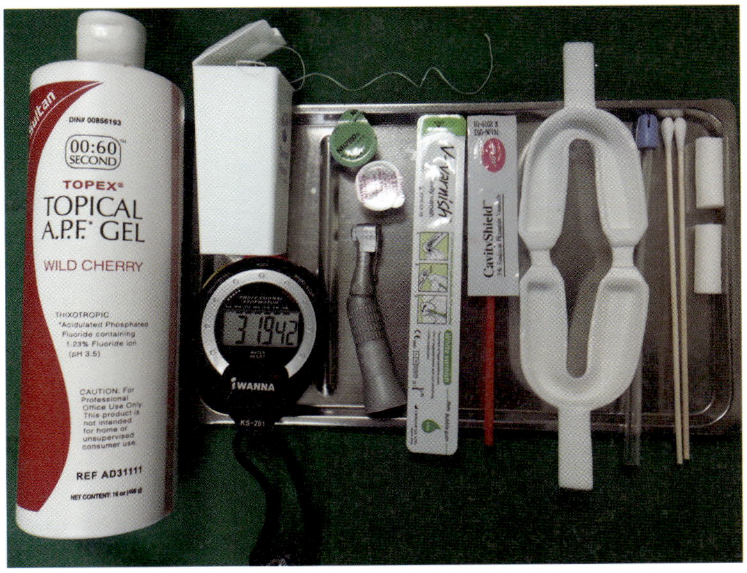

그림 5-96 실습 기구 및 재료

(1) 불소겔도포

불소 트레이 내면에 불소를 담아서 상·하악 치아를 각각 4분씩 물고 있게 하며, 상·하악 모두 도포할 경우 8분 정도가 소요된다. 트레이를 물고 입을 지긋이 다문 후 타액 흡입기를 구강에 넣어 타액을 흡입시킨다.

4분 정도 도포한 다음 트레이를 구강으로부터 제거하고, 여분의 불소가 남아있으면 구강 점막에 자극을 주기 때문에 치면에 묻은 불소를 면구로 닦아준다. 또한 도포 후 30분 정도는 물을 마시거나 음식물 섭취는 하지 말고 물로 입안을 양치하는 것도 금지한다.

- 술식

겔트레이 준비 - 치면청결 - 불소겔준비 - 치아분리 - 치면건조 - 겔도포 전처치 - 불소겔 도포 - 도포 후처치

(2) 불소바니쉬 도포

불소바니쉬는 4-5%의 불화나트륨을 함유하고 있고 보통 0.3-0.6ml 정도의 양을 쓰게 되며 24-48시간 동안 유지되면서 비교적 소량의 불소를 사용하므로 불소겔 도포보다 안정성이 높은 도포법이다. 상품에 따라 도포 후 건조과정을 따로 하는 것도 있다.

시술 후 30분 동안 음식물 섭취를 금하고 양치를 하지 않도록 하며, 24시간 동안 칫솔질을 시행하지 않고 부드러운 음식만을 섭취하도록 하는 제품(fluoroprotector)이 있고, 도포 후 4시간 뒤에 가벼운 칫솔로 닦아 내도록 하는 제품(cavity shield)도 있다.

- 술식

치면청결 - 치아분리 및 건조 - 치면도포 - 건조 - 도포 후처치

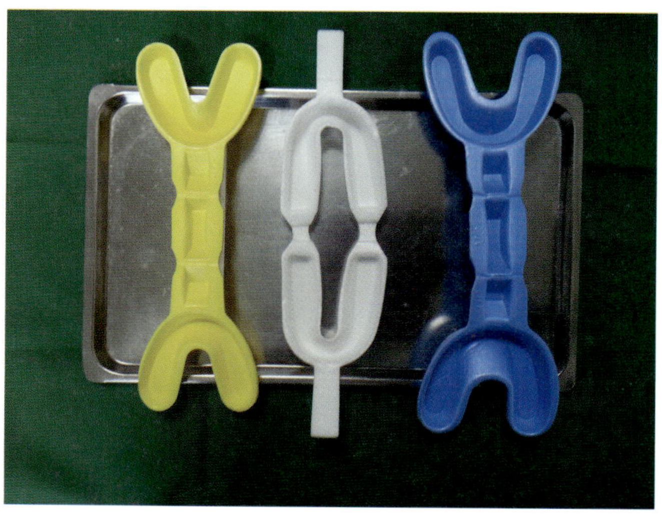

그림 5-97 불소도포 겔트레이

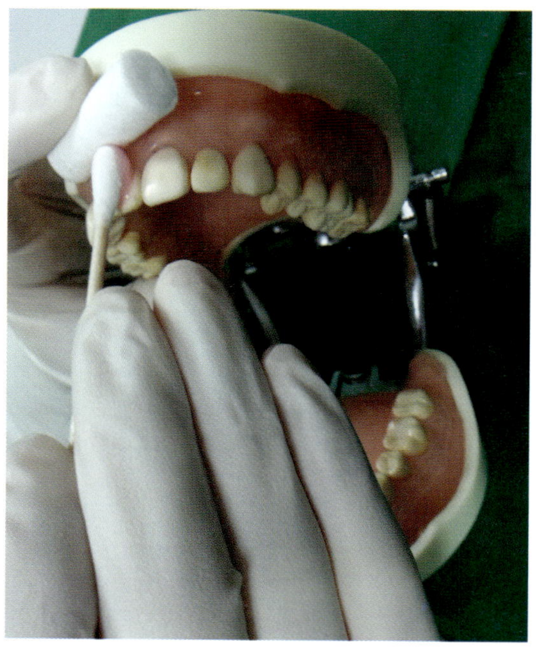

그림 5-98 불소도포-겔도포 전처치

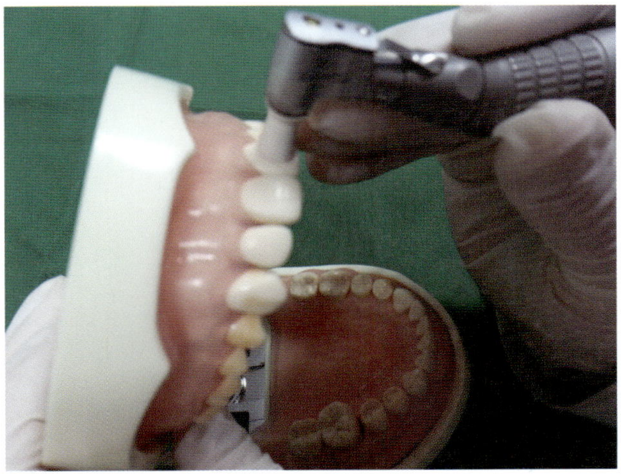

그림 5-99 치면 청결

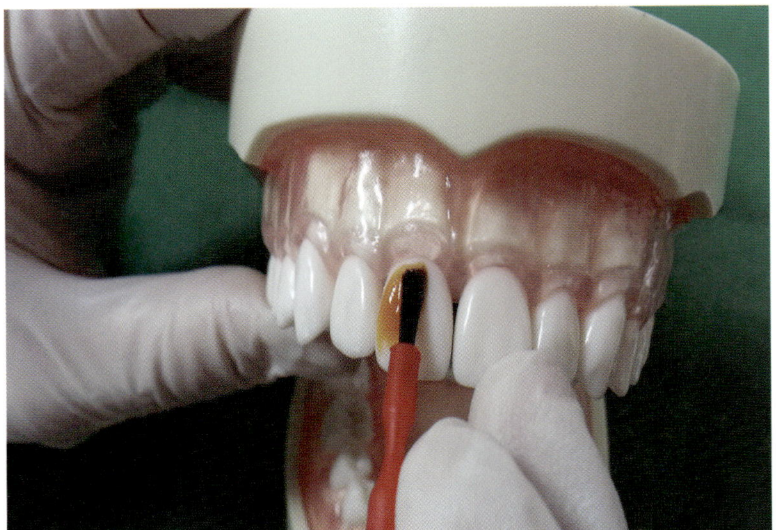

그림 5-100 불소바니쉬 도포

불소도포 실습 평가서

성명		성별 : 남 여	
생년월일		연락처 :	
No.	평 가 항 목	평 가 점 수	
		수 행	미 수 행
1	대상자에 맞는 불소도포 선정하기		
2	불소도포법 술식 인지		
3	불소도포법에 따른 기구 및 재료 준비		
4	치면 청결		
5	치아분리 건조		
6	도포시간 준수하기		
7	도포 후 주의사항 설명하기		
소 계			
점 수			
술자성명 : 보조자 성명 :		술자 학번 : 보조자 학번 :	
평가자		서 명	

2) 치면열구전색

우식이 없는 건전치질의 소와나 열구를 치질의 삭제없이 메워주는 방법으로 소구치나 대구치 및 유구치 교합면의 열구와 소와에 치면열구전색재로 메워 소와나 열구에 발생되는 치아우식증을 예방하는 방법이다. 전색 후 조기접촉으로 인한 불편함을 호소한다면 교합지를 이용하여 교합검사를 실시한 후 저속엔진을 사용하여 교합을 조정한다. 인접면은 치실을 이용하여 검사한다. 자연 경화된 치면은 연마할 필요가 없으나 교합을 조정한 치면은 연마가 필요하다.

일반적으로 만3세 이후부터 만15세에는 반드시 실시하여야 하며, 25세까지의 청소년과 청년층도 대상이 된다.

- 실습기구 및 재료

치면세마용 앵글, 러버컵, 광조사기, 교합지 & 교합지 홀더 등과 연마제, 면봉, 러버댐, 3-way syringe, 치과용건조기, 전색재 (자가중합형, 광중합형), 광조사기, 교합지 & 교합지 홀더 등

- 술식

치면청결 - 치아격리 - 치면건조 - 산부식 - 물세척 - 건조 - 적색재도포 - 전색재 경화 - 교합 및 인접면 검사

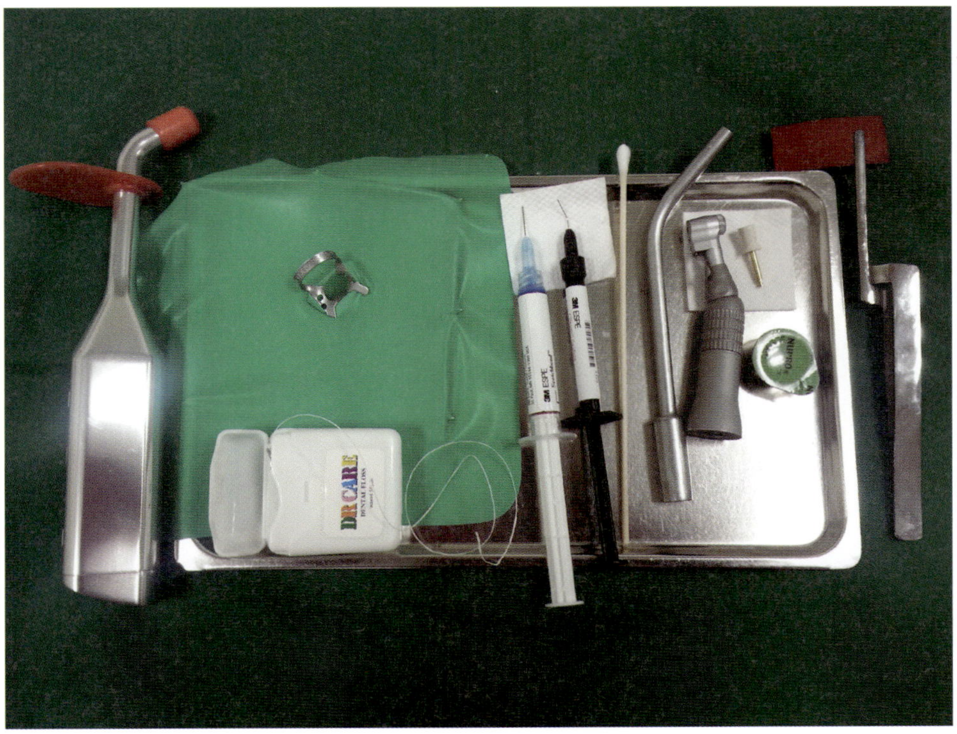

그림 5-101 실습 기구 및 재료

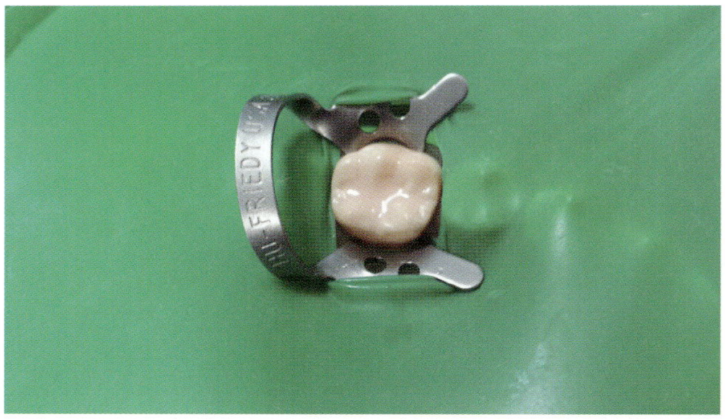

그림 5-102 치면열구 전색

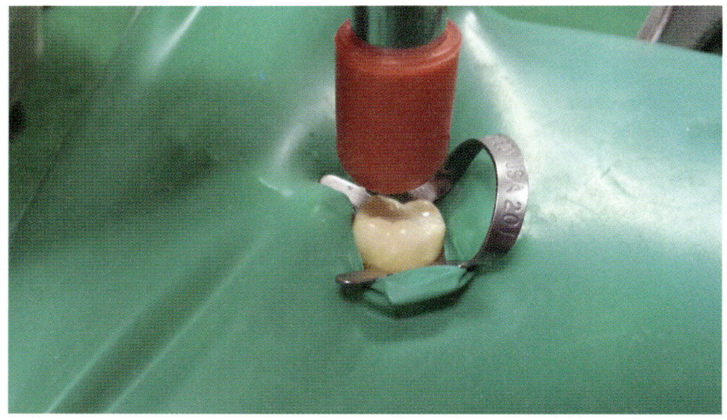

그림 5-103 치면열구 전색재 경화(1)

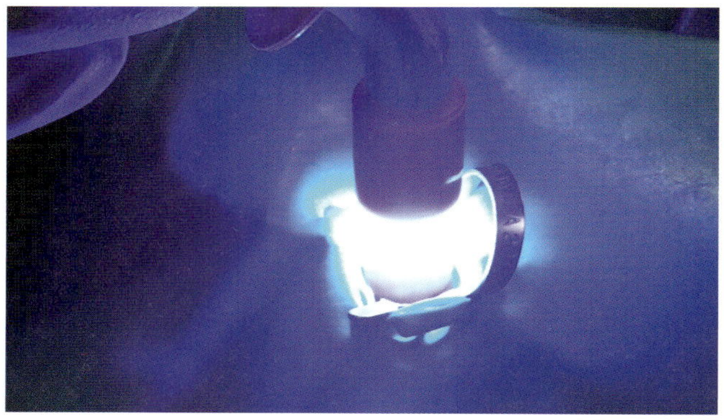

그림 5-104 치면열구 전색재 경화(2)

치면열구전색 실습 평가서

성명		성별 : 남 여	
생년월일		연락처 :	
No.	평 가 항 목	평 가 점 수	
		수 행	미 수 행
1	전색대상 치아 선정하기		
2	치아홈 메우기 술식 인지		
3	기구 및 재료 준비		
4	치면청결		
5	산 처리 후의 치면상태		
6	전색재 적용 상태		
7	광조사기 사용법		
8	전색재 후의 결과		
9	교합검사		
10	전색재 탈락		
소 계			
점 수			
술자성명 : 보조자 성명 :		술자 학번 : 보조자 학번 :	
평가자		서 명	

3) 구강 내 현미경 검사

위상차 현미경을 이용하여 구강 내 세균을 직접 관찰하여 치주질환의 진단과 치료에 이용한다. 환자의 구강위생 상태에 대한 정보를 알 수 있고 치주치료 전·후를 비교하여 살아 움직이는 세균을 직접 보여 주어 환자에게 동기유발을 시키며 환자에 대한 교육효과로서 적절한 예방대책을 수립한다.

- 실습기구 및 재료

위상차 현미경, explorer, curet, 슬라이드 글라스, 생리식염수

(1) 구강 내 세균의 판독법

① 구강 내 세균 분류방법

형태상으로 구균(coccus), 간균(bacillus), 사상균(filamentous), 나선균(spiral)으로 분류된다.

a. 구균(*coccus*): 구형, 반월 및 신간형의 균으로 나눈다.

■ 연쇄상구균(*Streptococcus*)
■ 포도상구균(*Staphylococcus*)
■ 란셋트형구균 → 폐렴구균(*Diplococcus pneumoniae*),
■ 신간형구균 → 임균(*Neisseria gonorrhoeae*), 수막염균(*Neisseria meningitidis*)

b. 간균(*bacillus*) : 원추형 또는 간상형 균으로 길이가 폭의 3~15배로 형태가 다양하다. 아주 짧은 것은 구간균(*coccobacillus*)이라 한다

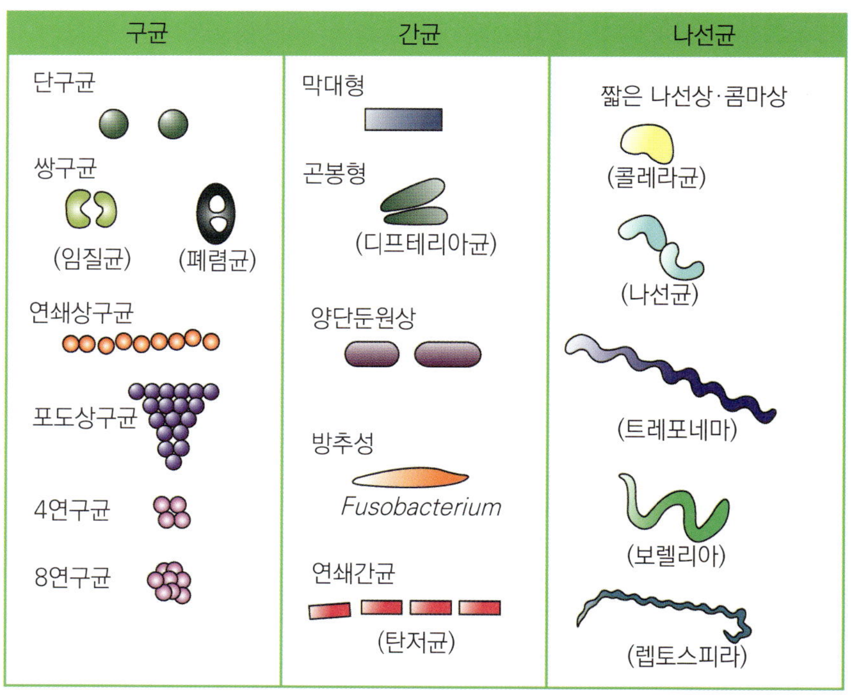

그림 5-105 세균의 다양한 형태

② 정상 성인의 세균 비율

구균: 40~60%, 간상형: 20~40%, 섬유상균: 2~10%, 운동성 나선균: 0~4%, 운동성 간상형: 10~16%, 운동성 섬유상균: 2~10%

③ 구강질환 시 세균존재의 변화

- 운동성 세균의 증가가 치주질환의 활성화를 유도
  치주질환 진행시 *Vibrio*균, *Spirochetes*, *Fusiforms* 증가
- 비운동성 세균의 증가가 치주질환의 비활성화 유도
- 구균의 증가는 치아우식활성 증가
- 치은연하세균 양 증가는 급성진행성치주염, 성인치주염의 순으로 증가

표 5-1 인체 병원성과 관련된 Streptococci

균 종	용혈성	서식처	정상균총여부	관련질환
S. mutans				
S. salivarius	α	치아표면	+	치아우식, 균혈증, 심내막염
S. sanguinis	α	혀	+	균혈증, 심내막염
S. minor	α	플라크	+	심내막염
S. milleri	α	구강점막, 혀	+	심내막염
(S. anginosus)	α	치은	+	치아농양, 심내막염
S. bovis				
S. faecalis	γ	장관계	+	심내막염
(Enterococci-group D)	γ, β	장관계	+	심내막염
S. pyogenes (group A)	β	구강인두, 피부	-	성홍열, 인후염
S. pneumoniae *(Pneumococcus)*	α	구강인두	정상인에서 높은 보균율	대엽성폐렴, 수막염, 중이염
(group B)	β	여성생식기	정상인에서 높은 보균율	산욕열, 신생아패혈증
Peptostreptococcus (5 species)	γ	여성생식기	-	Ludwig's anigina, 골반염

α: 부분용혈, β: 완전용혈, γ: 비용혈

표 5-2 병원성 스피로헤타의 형태적 특징

구분	*Treponema*	*Borrelia*	*Leptospira*
크기	5×15×0.09~0.5	3~15×0.2~0.5	6~20×0.1
축편모(개)	2~9	10~25	1
나선	중등도, 규칙적	거칠고, 불규칙	조밀하고, 규칙적
형태	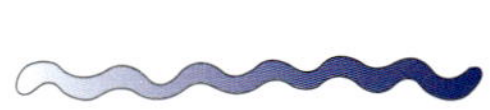	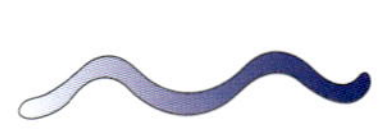	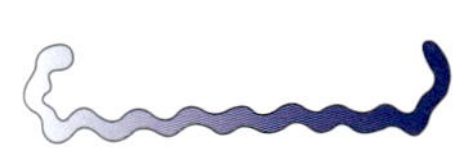

(2) 구강 내 세균조절 방법

① 칫솔질 : 개인에게 맞는 칫솔질법이 중요하며, 치은염증의 감소와 구강내 세균제거 효과가 있다.
② 치실 이용: 인접면과 치은열구내 치면세균막 제거효과가 있다.
③ 구강양치용액: 부착되지 않은 상태의 구강미생물과 치은열구내 세균을 제거하는 효과가 있고 항생제에 의한 세균의 형성을 억제하는 방법으로 구강을 헹군다.
④ 혀 솔질(tongue cleaner): 설태가 많으면 구강미생물이 증가하여 구취의 원인이 된다.
⑤ 식이조절에 의한 치면세균막관리: 당분섭취의 횟수와 양을 줄이고 식이습관과 식단을 조절하여 치아우식병을 예방하는 것이 중요하다.
⑥ 불소이용법: 불소화합물이 치면세균막내의 우식성 세균의 성장을 방해한다.

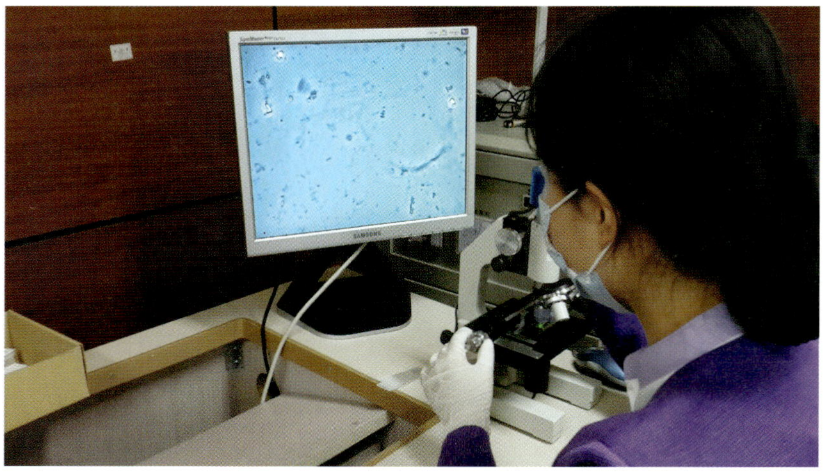

그림 5-106 위상차 현미경 검사

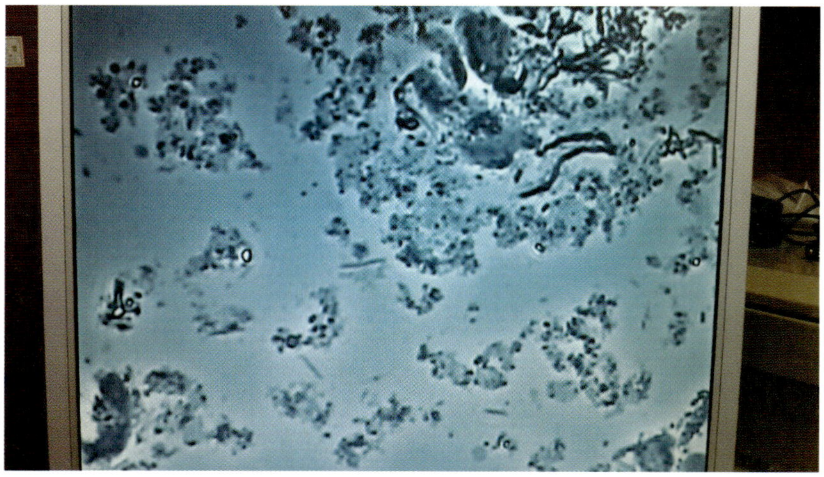

그림 5-107 위상차 현미경에 나타난 치면세균막

(3) 구강 내 현미경검사 평가서

일자	년 월 일		학년 반 번		성명 :	
검사일자	피검자 성명	연령	non-motile	result	motile	result

실습내용

평가자 확인	

4) 구취 검사

구강이나 비강을 통해 나오는 악취 또는 입에서 나는 불쾌한 냄새로 생리적 병적 심리적 원인에 의해 구강 및 인접기관에서 유래하는 악취로 정의되며 oral malodor, halitosis, fetor oris, bad breath, dragon mouth라고 불린다. 성인구취의 약 90%는 구강내가 원인이며 세균이 황을 함유하는 아미노산에 작용하여 휘발성 황화합물을 생성하여 구취가 발생하며 대표적 유황화합물은 황화수소(hydrogen sulfide; H_2S), 메칠 머캅탄(methyl mercaptan;CH_3SH), 황화디메칠(dimethyl sulfide;$(CH_3)_2S$) 이다. 구강내 원인의 발생은 약 60%가 설배 후방부, 설태, 궤양, 치주염, 치아우식, 구강건조 등이 주요 원인이며 구강 외 원인은 10% 정도로 호흡기계의 부비강염, 편도선염, 결핵, 간질환, 신장질환, 소화기질환, 식도역류, 공복, 비타민 결핍, 약물복용, 트리메틸아미뇨증 환자로 전신질환인 경우에 구취가 발생된다.

- ■ 심리적 원인: 자취증, 자아구취증 환자, 지나친 구강위생을 시행하고, 구취를 감추기 위한 행동을 한다.
- ■ 기타요인: 음식물, 흡연, 생리적 구취(기상시 발생하는 구취, 공복과 구강건조, 노인성 구취)로 인구의 약 50%이상에서 경험한다.

(1) 방법

① 자가진단 구취 검사법: 관능적 검사에 의한 구취측정법

ⓐ 구강 전체: 입과 코를 감싸서 덮은 손에 호기한 후 냄새

ⓑ 설배면 전방부: 손등 핥은 후 5초 후 3cm거리 냄새

ⓒ 설배면 후방부: 숟가락으로 긁고 5초 후 냄새

ⓓ 타액: 채취하여 5분간 방치 후 냄새

ⓔ 코: 입을 막고 코로 숨을 쉬어 입 냄새와 구별

② 기계적 구취측정법

ⓐ 미생물 및 균 검사

치면세균막과 치주낭 삼출물 또는 타액내에서 세균의 휘발성 황화합물 생성에 대한 특별한 혐기성 세균배지를 이용한다.

ⓑ 구취 측정

B/B checker, oral chroma 등의 기기를 이용하여 황화합물의 양과 다수의 구취성분을 측정하여 객관적인 자료로 이용된다.

a. B/B checker

휘발성 황화합물을 포함한 종합적인 구취가스를 측정하는 장비로 황화합물과 다수의 구취성분이 복합적인 가스양에 대하여 관능적인 검사에 가까운 측정값을 측정한다.

◆ 판정

a. 0~50 BBV: 정상
b. 50~70 BBV: 약간 구취를 느끼는 정도
c. 70~90 BBV: 심한 증상으로 구취관리 필요
d. 90~100 BBV: 고도의 구취, 치료가 필요

b. 오랄 크로마(Oral chroma)

간이 가스크로마토그래피 방식으로 휘발성 황화합물(VSC) 측정기이다.

VSC를 황화수소, 메틸머캅탄, 황화디메틸의 3가지 성분으로 분리하여 각각의 가스 농도를 정밀하게 측정하여 구취의 원인을 분석하고, 농도는 ng/10mL 또는 ppb 단위로 표시하고, 3가지 성분의 기준량에 따른 결과를 양성(+)과 음성(-)으로 확인할 수 있으며, 정확한 치료를 시행하는 것이 가능하다.

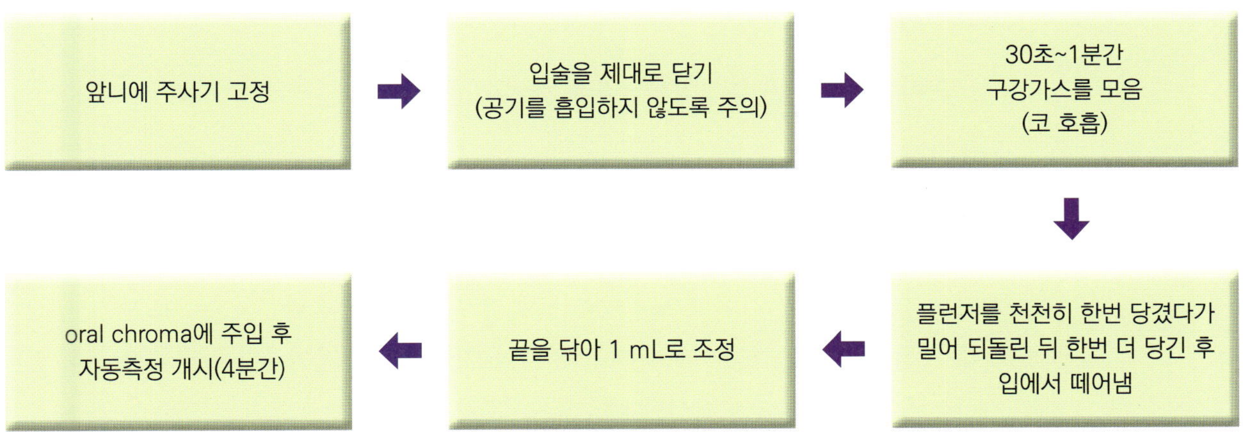

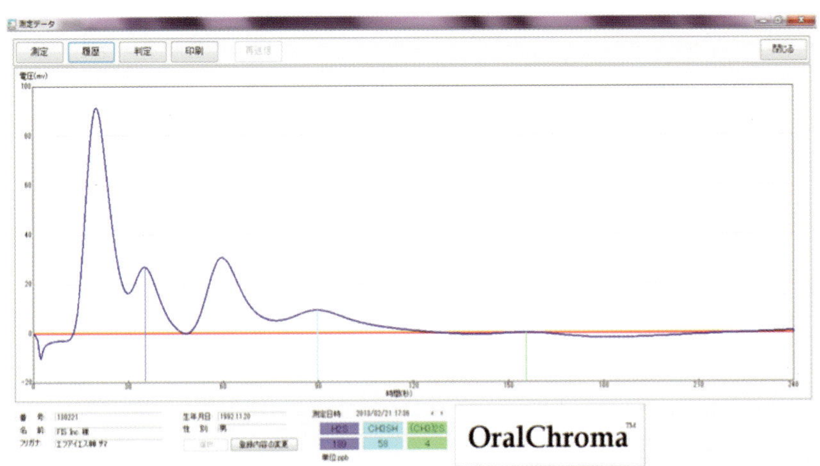

그림 5-108 오랄크로마 측정

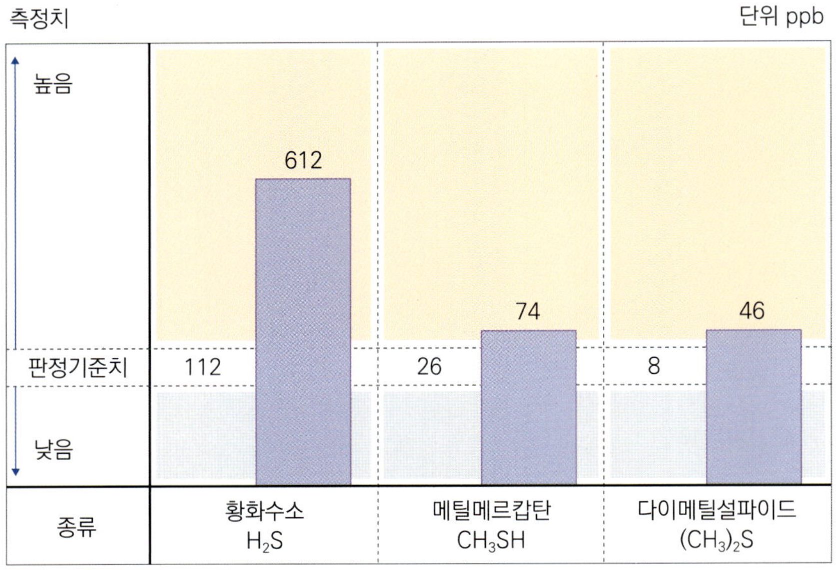

그림 5-109 오랄크로마 판정

(2) 구취 예방과 관리 방법

① 자가 관리

a. 칫솔질 - 매 식후와 취침 전에 시행한다.
b. 중탄산나트륨 세치제 - 휘발성 황화합물을 감소시키는 효과가 있다.
c. 혀솔질(설태제거) - 혀 세정기로 혀의 후방부에 사용한다.
d. 구강관리용품 사용 - 치실, 치간치솔을 이용하여 치면세균막 관리를 철저히 한다.
e. 구강세정제 사용 - 일시적으로 효과가 있다.
f. 섬유질과 비타민이 풍부한 음식을 섭취한다.

② 전문가 치료

a. 항균성 양치액 - 클로르헥시딘을 사용한다.
b. 초음파 치석제거기를 이용한 혀 세정 - 계속 움직이면서 충분히 물을 뿌려 시행한다.
c. 치주치료 시행 - 스켈링, 치주치료를 한다.
d. 보존치료, 보철치료를 한다.
e. 염증은 절개와 배농을 한다.
f. 전신질환과 연관된 경우 내과적으로 의뢰하여야 한다.

(3) 구취 관능검사

① 측정방법

a. 측정 직전 환자가 1분 동안 입을 다물고 있도록 한다.
b. 1분 후 숨은 코로 쉬게 하면서 입을 열어 튜브를 물게 한다(즉, 환자가 숨을 입으로 내뿜지 않게 하고, 환자의 입안 공기가 저절로 확산되게 한다).
c. 환자가 튜브를 물면 조사자는 즉시 냄새를 1~2초간 측정한다.
d. 조사자는 튜브에서 3~4초간 코를 뗀 후 다시 1~2초간 냄새를 측정한 후 판정한다.
e. 0점에서 5점까지의 점수로 판정한다.

② 판정 점수

점수	구취와의 관계
0점	냄새 없음 – 냄새를 인지할 수 없을 때
1점	의심스러울 정도의 냄새(거의 느끼지 않는다) 냄새를 느끼되 조사자가 구취로 인식하지 않을 정도의 냄새
2점	약간 구취를 느낌
3점	중간 정도의 냄새 – 확실히 구취를 느낌
4점	강한 구취 – 강한 냄새를 느끼지만 조사자가 참을 수 있을 정도의 냄새
5점	극도로 강한 냄새 – 조사자가 참을 수 없을 정도의 강한 냄새를 느낌 (조사자가 즉각 코를 뗀다)

③ 판정 결과

피검자 번호	피검자 성명	점수	판정	피검자 번호	피검자 성명	점수	판정

5) 구취 측정기의 종류 및 사용법

(1) B/B checker 구취측정

① 호기가스 측정

ⓐ EG적색 버튼을 누르고 30초의 카운트다운이 시작되면 이때부터 말을 하거나 입을 열지 않도록 한다.

ⓑ 0이 되면 삐 소리와 함께 15초의 카운트다운이 시작된다. 이때 바로 프로브를 꺼내 마우스피스를 장착하고 가볍게 코로 숨을 들이쉬게 한 다음, 늦어도 카운트다운 12초에는 구강 내에 넣는다. 천천히 10초정도 숨을 내쉬도록 하고, 0이 될 때까지는 입을 다물고 있도록 한다. 마우스피스를 구강에 2/3 정도만 넣도록 하고 프로브 센서는 혀가 닿지 않도록 주의한다.

ⓒ 0이 되면 측정처리 완료, 측정치 표시, 프린트 된다.

② 구강 내 가스 측정

ⓐ 구강 내를 맑은 물과 칫솔을 이용해 깨끗이 한 후 OG흑색 버튼을 누른다. 180의 카운트다운이 시작되면 이때부터 말을 하거나 입을 열지 않도록 한다.

ⓑ 0이 되면 삐 소리와 함께 15초의 카운트다운이 시작된다. 이때 바로 프로브에 마우스 피스를 장착하고, 늦어도 카운트다운 12초에는 구강 내에 넣는다. 0이 될 때까지는 입을 다물고 있도록 한다.

ⓒ 0이 되면 측정처리 완료, 측정치 표시, 프린트를 한다.

③ B/B checker 측정치

구취값	구취와의 관계
0~10	전혀 냄새를 느끼지 않을 정도이다.
10~30	냄새를 느끼지 않는다.
30~40	거의 느끼지 않는다. 정상인에서 일상적인 정도의 수치(정상범위)이다.
40이상	희미하게 냄새를 느끼게 된다.
60이상	뭔가 냄새를 느낀다.
80이상	비교적 느낀다. 가끔 특유의 냄새를 느낀다.
100이상	강한 냄새를 느낀다. 악취를 생기게 할 정도로 특별한 증상이 있는 사람이 아침에 일어날때 냄새나는 수준이다.

* B/B checker는 휘발성 황화합물(VSCs)뿐만 아니라 시료가스 중의 미량 가스 성분 전부를 검출한다.

④ 판정결과

피검자 번호	피검자 성명	점수	판정	피검자 번호	피검자 성명	점수	판정

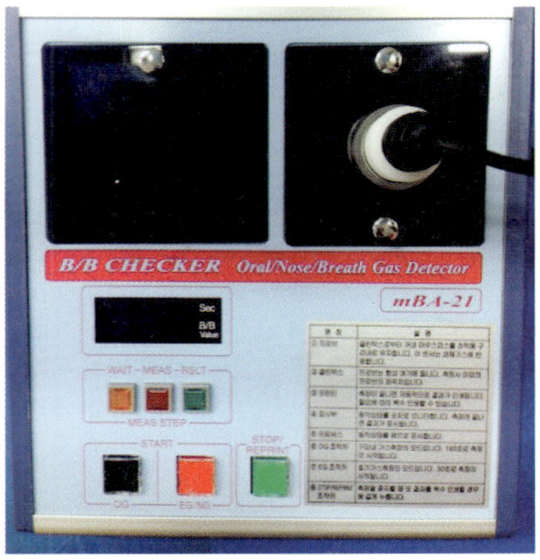

그림 5-110 B/B checker

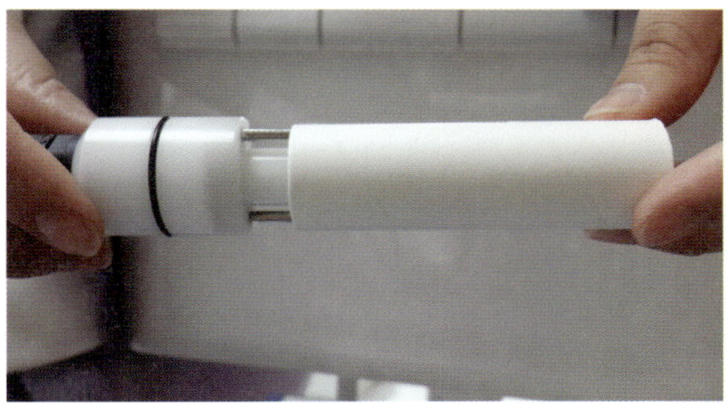

그림 5-111 프로브에 마우스피스를 끼운다.

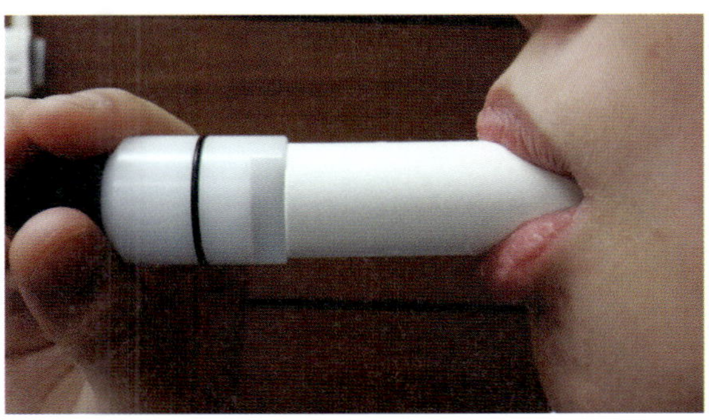

그림 5-112 마우스피스의 2/3 정도를 입에문다.

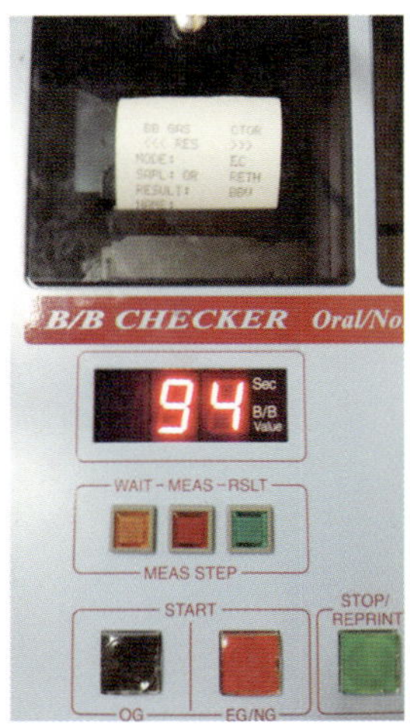

그림 5-113 측정치가 화면에 표시되고 자동으로 출력된다.

(2) 구취검사 평가서

일자	년	월	일	학년	반	번	성명 :	
검사일자	피검자 성명	연령	방법	측정결과 1회	측정결과 2회	측정결과 3회	측정결과	판정
			B/B checker					

실습내용

평가자 확인	

6) 치면세균막 관리법과 구강관리용품

치면세균막이란 치아표면의 투명한 막으로 치아표면에 부착되어 있는 미생물과 그 생성물을 주체로 하고 있는 유기성 치아부착물이다. 이는 자정작용만으로는 제거될 수 없으며 칫솔질과 같은 물리적인 방법에 의해서만 제거된다. 치면세균막은 바이오필름이라고 불리며, 치아우식병과 치주병을 유발하는 제1원인 물질로서 이를 예방하기 위해서는 올바른 칫솔질을 실시하여야 한다. 칫솔질은 치아표면과 인접면에 부착되어 있는 연성부착물을 제거하고 치은을 마사지하여 치은에 혈액공급 증대 및 치은상피의 각화를 촉진시켜 감염에 대한 저항성을 높혀 준다.

• 실습기구 및 재료

칫솔, 세치제, 악치모형, 거울, 치면착색제, 치실, 고무치간 자극기, 물사출기, 혀세척기, 양치액 등

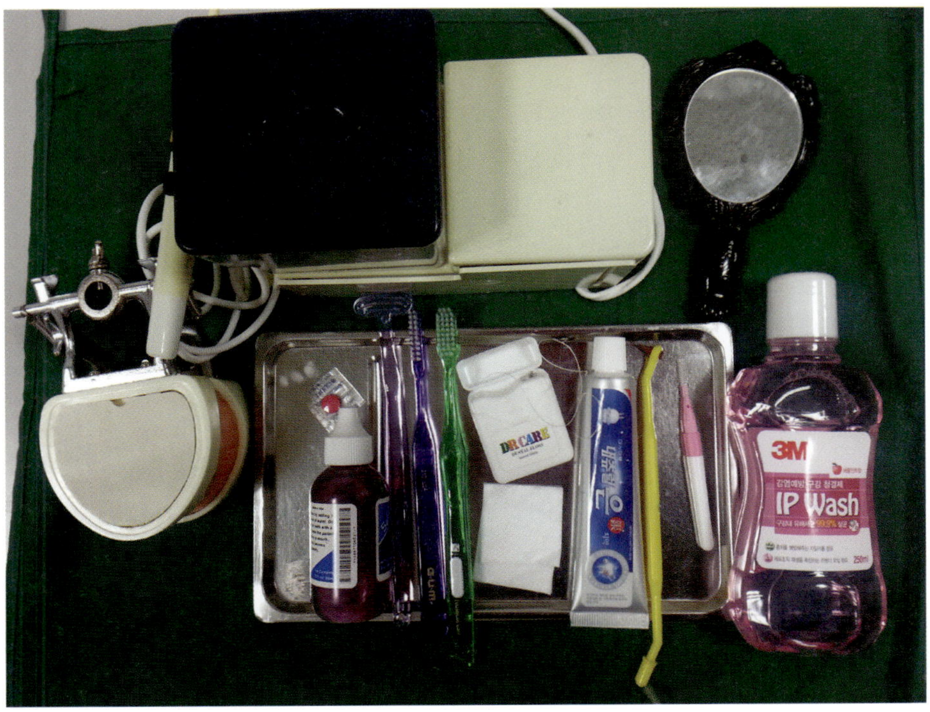

그림 5-114 실습 기구 및 재료

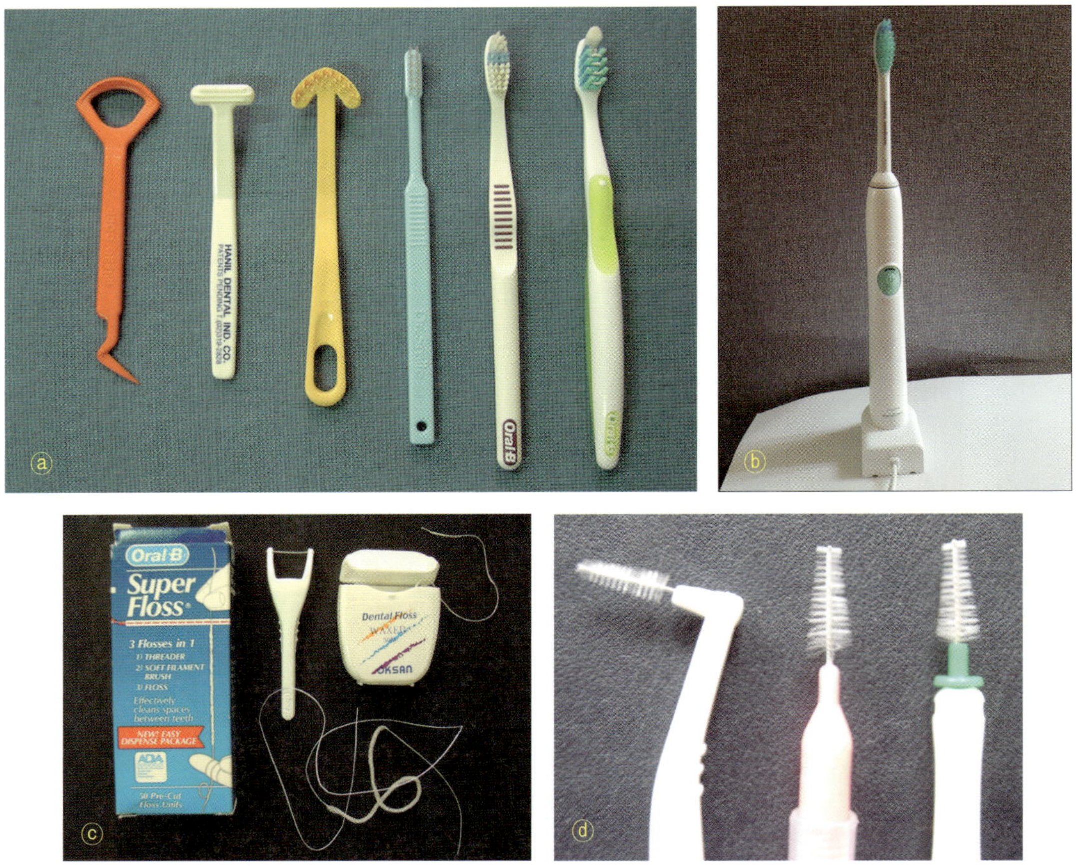

그림 5-115 구강위생관리용품
a. 칫솔 및 혀세척기　b. 음파형 칫솔　c. 치실　d. 치간칫솔

(1) 관리 방법

① 칫솔질 방법

대표적인 칫솔질 방법으로는 회전법, 스틸만법, 바스법, 와타나베법 등이 있다.

ⓐ 회전법(Roll method)

칫솔모를 부착치은에 평행하게 놓고 칫솔두부는 교합면 높이에 놓이게 한 후 손목을 회전시켜 칫솔을 돌리면서 부착치은과 치아의 순(협)·설면을 지나도록 쓸어내리거나 올리는 방법이다.

ⓑ 스틸만법(Stillman method)

칫솔모가 치근쪽으로 45° 각도로 약간의 압력으로 전·후로 진동을 주어 치은을 마사지하고 치면을 닦는 방법이다.

ⓒ 바스법(Bass method)

칫솔모는 치근단 방향으로 45°로 치은열구에 위치시켜 칫솔모에 가볍게 압력을 주어 전·후로 진동을 주면서 치은열구 내를 닦는 방법이다.

부드러운 칫솔모를 이용하여 치은열구에서 치면세균막과 음식물 잔사를 제거하는 방법이다. 바스법은 변연치은 직하방의 치면세균막을 제거하는데 효과적이다.

ⓓ 와타나베법(Watanabe method)

한 두줄모의 칫솔을 사용하여 가볍게 연필잡기법으로 잡고, 하악 전치부에서는 치아장축과 칫솔면이 30°, 소구치는 50도, 대구치는 70도 정도의 각도로 치면에 댄 후 순(협)면에서 설면으로 미는 동작을 반복하여 치아사이의 청결과 치간 유두의 마사지를 하는 방법이다.

ⓔ SOOD 칫솔질법

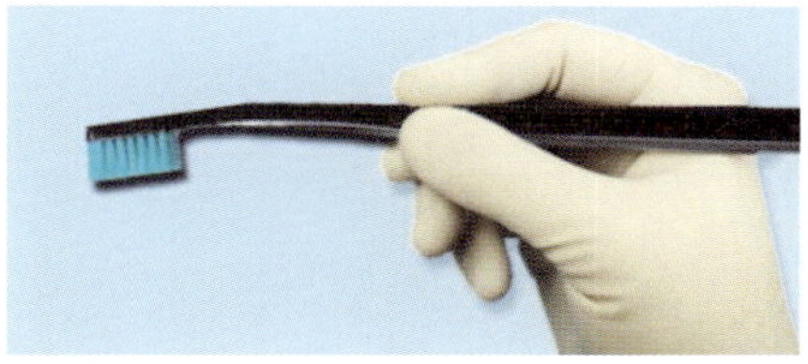

SOOD 칫솔질 방법은 치아면의 생물막(dental biofilm)을 조절하는 기본원리로, 치은열구와 인접면에 집중적으로 하는 칫솔질 방법이다. 치면생물막은 얇은 막의 형태를 가진 연성 침착물로 최대한의 접촉면적으로 치아에 밀착해 칫솔모의 탄력성으로 조절해야 한다. 따라서 다음과 같은 기본 술식으로 진행한다.

i. S: Soft Bristle, soft brushing

칫솔모는 탄력성이 있고 칫솔모가 많은 것을 선택하며 (예 Curen filaments)
Pen grasp로 부드럽게 잡는다. 힘을 주어 누르거나 문지르지 않는다.

ii. O: Open your mouth

입을 벌리고, 닦아야 할 대상 치아를 거울을 보면서 칫솔질 한다.

iii. O: One by One

치아는 하나씩 닦는다. 치아의 장축에 대해 치은방향 45도 각도로 칫솔모를 위치시킨다.

칫솔모가 치아의 협(설)면을 감싸 안는 것과 같이 밀착된 것을 확인한 후 칫솔모가 치은열구와 인접면에서 빠져나오지 않을 정도의 작은 원형으로 20-30회 움직인다. 하나의 치아를 닦은 후에는 반드시 칫솔을 치아에서 떼어 다음 치아로 이동한 후 다시 밀착시킨다.

iv. D: Deeper to the gum

협(설)측 칫솔질시 칫솔은 치은쪽으로 위치시켜 교합면이 칫솔모에 의해 피개되면 안된다.

칫솔모의 절반은 치은에 위치한다. 협설면의 칫솔질을 마친 후 교합면을 닦으며 교합면을 문지르지 않고, 역시 치아를 하나씩 닦는다.

SOOD 칫솔질 방법은 기존의 바스법과 유사하지만 몇 가지의 차이점을 가진다. 부드럽고 가는 직경의 칫솔모가 다수 식립된 칫솔(예, Curaprox CS5460 등)을 기본 도구로 권장하고 있으며, 구획을 나누어 부분으로 닦는 바스법과 달리 치아를 하나씩 닦도록 지시한다. 또한 칫솔질시 아주 작은 원형의 움직임을 권장하여 수평으로 문지르는 방법의 부작용을 방지한다.

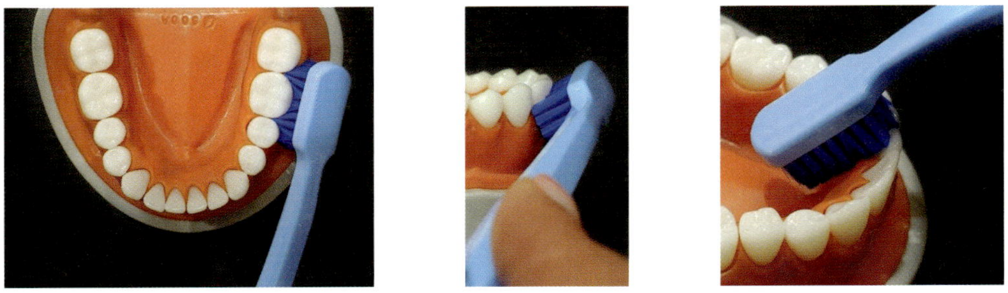

① 칫솔모는 치은쪽으로 45도 각도로 위치, 교합면을 침범하지 않는다.
② 치면에 밀착한다.
③ 칫솔모는 절단연을 침범하지 않고, 위치된 치은열구와 인접면에서 빠져나오지 않는 범위에서 작은 원형운동을 20-30회 (순.설. 교합면 포함)진행한다

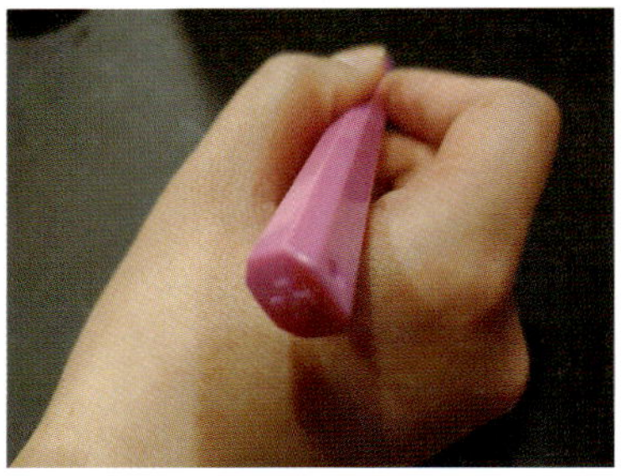

치면에 존재하는 치면세균막(바이오필름)의 조절을 위해 칫솔은 연필 잡듯이 가볍게 잡고 칫솔질시 절대 힘주어 누르거나 문지르지 않는다.

그림 5-116 SOOD 칫솔질

ⓕ 구강관리용품의 사용

구강내 치면세균막을 조절하는데는 칫솔질이 가장 효율적이나 칫솔질만으로는 완벽한 관리를 할 수 없기 때문에 개인의 구강상태에 따라 구강관리용품을 적절히 사용함으로써 치면세균막관리는 물론 치간청결, 치은마사지 효과, 구취제거, 구강내 장치물 청결 등의 효과를 증대시킬 수 있다.

ⓖ 구강관리 용품

i . 칫솔(Tooth brush)

칫솔은 두부, 경부, 손잡이의 형태로 이루어져 있으며, 두부는 강모가 심어져 있고 강모단면이 있다. 강모는 강도에 따라 약강도 강모, 중강도 강모, 강강도 강모 칫솔로 분류된다.

강모다발 열수에 따라서는 1열강모다발, 2열강모다발, 3열강모다발, 4열강모다발로 분류되며, 1열강모다발 칫솔은 심한 치주염, 치은출혈, 치은비대 시 사용되며, 2열강모다발 칫솔은 심한 치주염 환자의 바스법 시행 시 사용되고, 3열강모다발 칫솔은 일반인, 치경부마모 환자의 회전법 시행 시 사용된다. 치면세균막지수가 높은 환자의 회전법 시행시 나 일반인들은 4열강모다발 칫솔을 권장한다.

강모단면의 모양에 따라서도 종단강모단면은 일반인에게 권장하는 편평형, 구강내 보철물을 장착한 사람에게 권장되는 요철형, 치경부 마모증이 있는 경우 권장하는 요형, 설면의 청결에 유용한 철형 등이 있으며, 횡단강모단면은 일반인이 사용하는 편평형, 교정장치 장착자에게 권장하는 요형/철형 등이 있다.

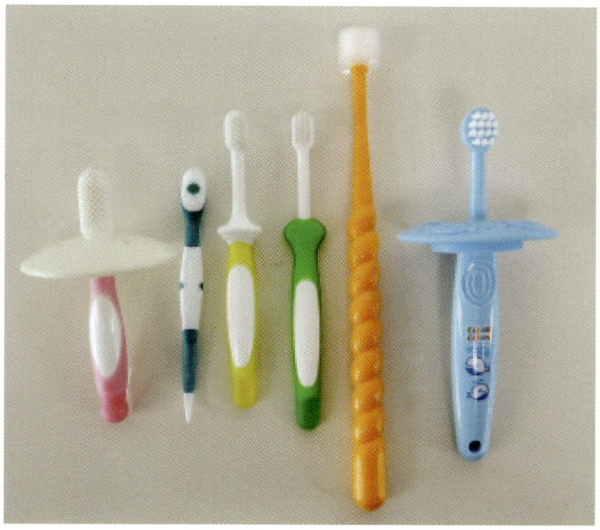

그림 5-117 영아 칫솔의 종류

두부의 크기는 구치부 치아를 2-3개 정도 덮을 수 있는 것을 권장한다.
경부와 손잡이는 직선형이거나 목 부위에서 15° 미만으로 경사진 것을 권장한다.

ii. 전동칫솔

전동칫솔은 노약자와 장애인 등 정교한 손동작이 어려운 대상뿐 아니라 일반인에게도 일반칫솔의 대체품으로 활용이 가능하다. 이는 2020년 유럽치주학회(EFP: European Federation of Periodontology)에서 2020년 발간한 근거중심의 임상치주치료 지침(evidence-based treatment guidelines for periodontitis)의 R4.5에 근거한다.

• 전동칫솔의 작동원리

- 수평 왕복운동 방식: 칫솔모를 수평으로 움직이는 방식으로 수동칫솔질과 가장 유사하며 초기 개발된 전동칫솔의 운동방식이다. 기계적인 세정을 한다.
- 회전진동방식: 회전과 역회전을 반복하는 원형운동방식으로 분당 8,000번 정도의 움직임을 가진다. 기계적인 세정을 한다. 치아마모 등의 부작용을 방지하기 위해 과도한 압력으로 사용하면 센서에 경고 등이 점등하는 등 안전장치를 가진다.
- 음파방식: 30,000번 이상의 칫솔모의 진동을 이용해 기계적인 세정과 유체역학을 이용한 추가적인 세정 가능하다. 칫솔모가 직접적으로 닿지 않는 부분까지도 세정을 한다.

• 전동칫솔의 사용시 주의사항

- 전동칫솔은 일반칫솔보다 훨씬 많은 움직임으로 치아마모 및 치은손상의 가능성을 가진다. 따라서, 사용방법을 숙지해야 한다.
- 전동칫솔은 칫솔모의 움직임이 기계적인 방식에 의해 이루어지므로 치면에 접촉시키고 일정시간 머무른 후 이동하는 방식을 적용한다.
- 문지르는 등 움직이며 사용하지 않는다.
- 칫솔모가 부드럽고 많을수록 외상의 가능성이 줄고 효율성이 증가한다.
- 칫솔의 머리부분은 작을수록 밀착성이 우수하여 효율성이 증가한다.

- 치아 하나당 2-3초 머무르고 다음 치아로 이동한다. 최소 4분 정도의 작동시간을 추천한다.
- 치약은 가급적 계면활성제(SLS Sodium Lauryl Sulfate)가 함유되지 않는 제품을 사용하고 칫솔모에 완두콩 크기만큼 적용한 후 작동하지 않는 상태에서 전체 치면에 바른 후 작동버튼을 눌러 칫솔질을 시작한다.
- 전기기구이므로 충전은 가급적 욕실외부에서 한다.

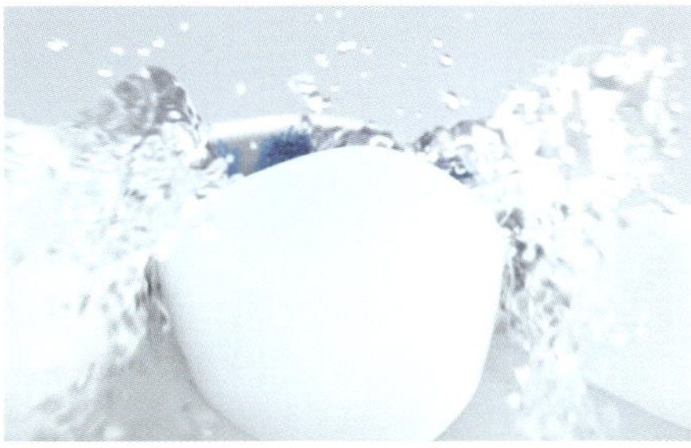

진동수가 30,000번 이상이면
음파방식에 의한 유체역학 효과를 기대할 수 있다.

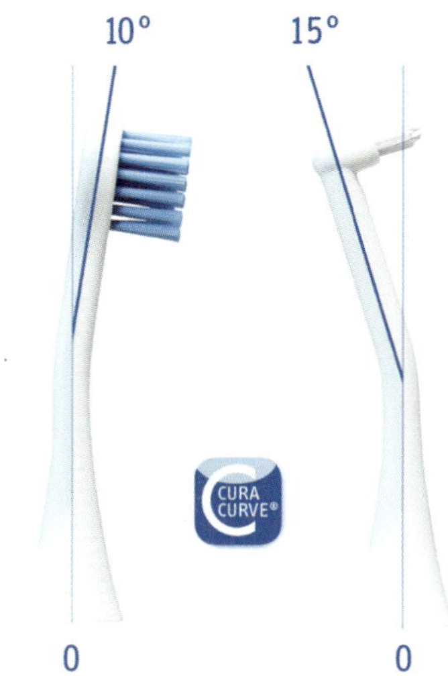

칫솔헤드부분은 작을수록 밀착성과 효율성이 증가하며
구강내의 적합을 위해서는 적절한 각도를 가지는 것이
바람직하다.

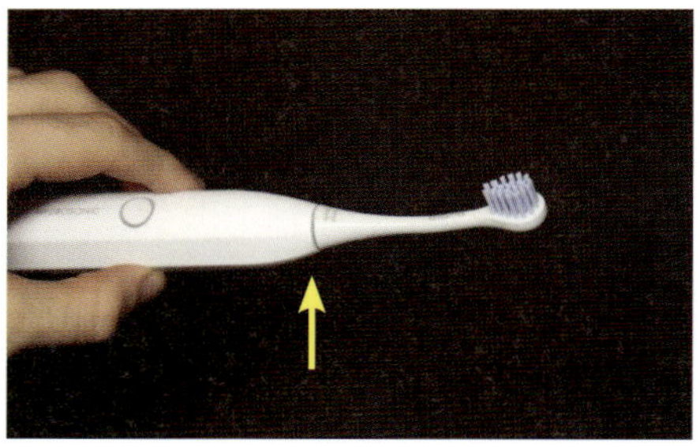

헤드를 본체에 장착한다.
이 때 본체와 칫솔 헤드 사이에는 정상적으로
약간의 유격이 존재한다.
이 것은 본체의 진동을 칫솔모에 전달하기 위함이다.

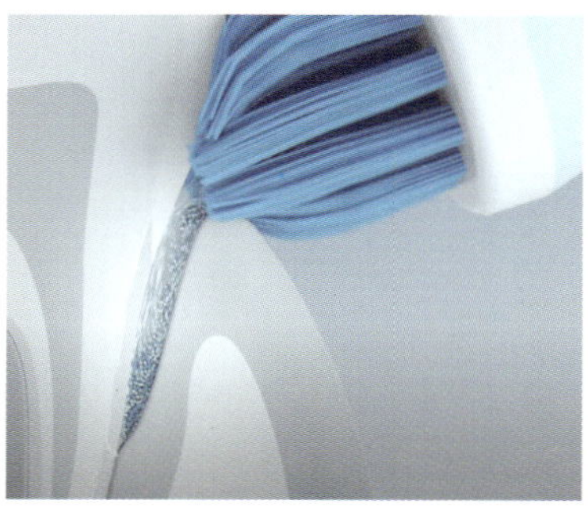

전동칫솔을 치아에 위치시킬 때는 치은 쪽으로 약간 기울이면 치은열구의 효과적인 세정에 도움이 된다.

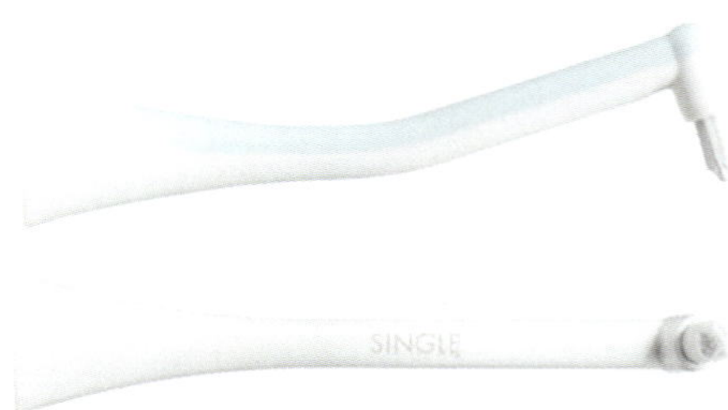

임플란트나 교정장치 주변에는 머리가 아주 작은 칫솔헤드를 사용하는 것을 권하며, 작은 헤드(Single Brush)는 기계적 작동모드에서 사용한다.
(진동수 22,000회)

그림 5-118 **음파방식 전동칫솔의 사용방법의 실례**
(Curaprox Hydrosonic Pro)

iii. 치간칫솔(Interdental brush)

치간칫솔은 인접면의 치면세균막(바이오필름)을 관리하는 기본도구로 인접면 우식과 치주질환의 예방을 위해 반드시 사용해야 하는 도구이다. 2020년 유럽치주학회의 임상 가이드라인에 따르면 칫솔과 함께 치간칫솔을 기본도구로 사용할 것을 권장하고 있다.

• 칫솔질의 처방

- 치아의 인접면 공간은 한 개인에 있어서도 치아마다 각기 다르기 때문에 치간 공간에 맞는 크기를 사용하여야 하며 따라서, 전문가의 처방이 필수적이다. 치아의 인접면 공간의 치면세균막(바이오필름) 관리를 위해서는 마찰력을 느끼며 정확하게 맞는 크기를 사용해야 하며 처방을 위해 IAP(Interdental Access Probe)를 사용할 수도 있다.

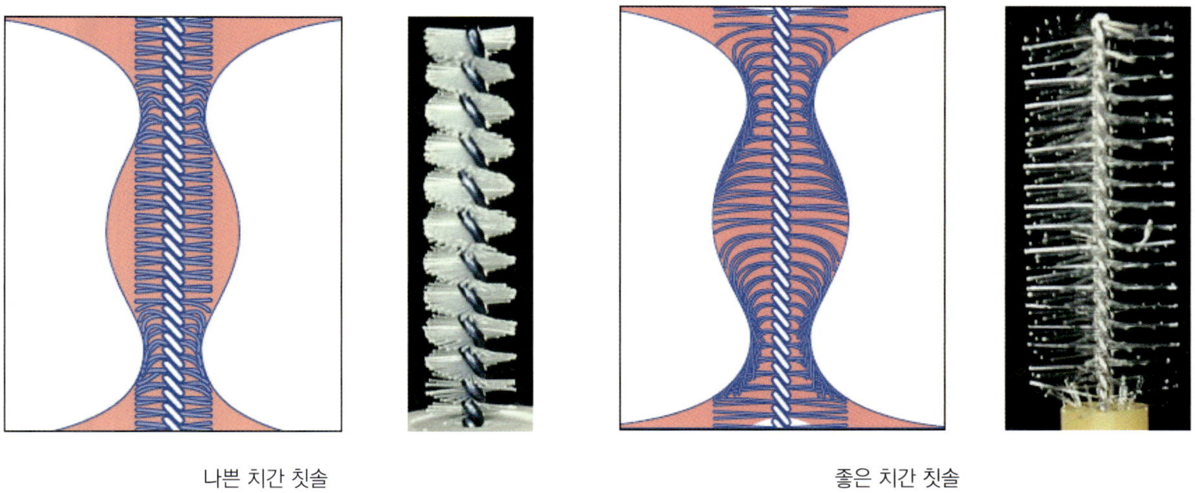

그림 5-119 **정확한 크기의 좋은 도구와 그렇지 못한 도구의 차이**

좋은 치간칫솔은 중심부 철사가 가늘고 칫솔모는 부드럽고 길어야 한다.

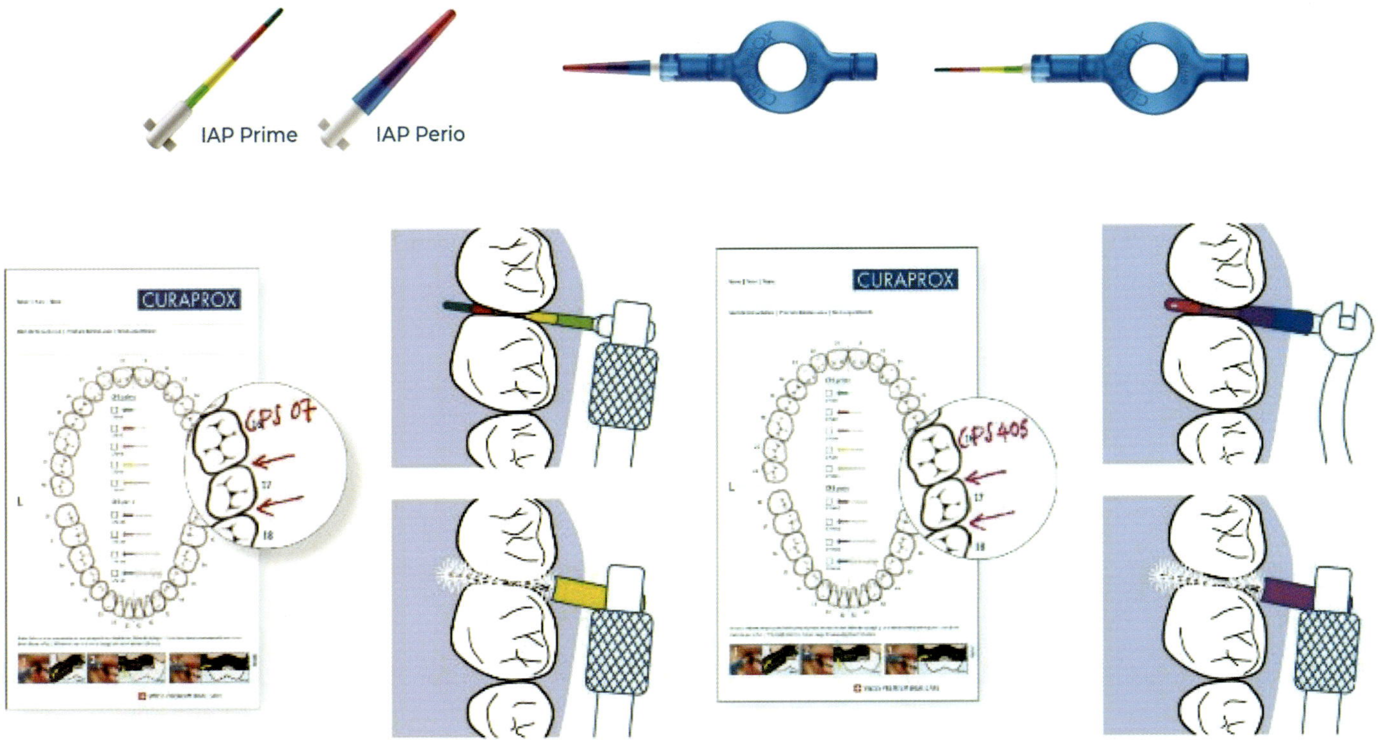

그림 5-120 IAP(Interdental Access Probe)를 이용한 치간 공간의 측정과
정확한 치간칫솔 사이즈의 처방

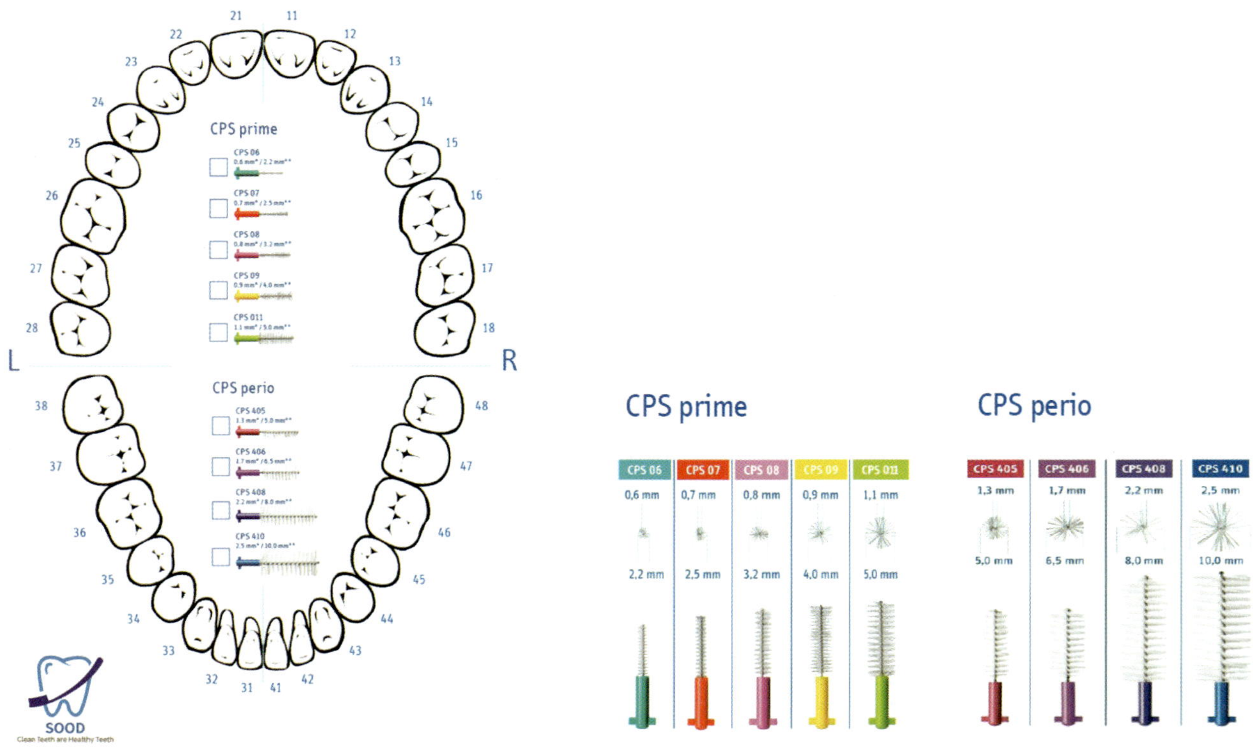

그림 5-121 IAP(Interdental Access Probe)를 이용한 치간 공간의 측정과
정확한 치간칫솔 사이즈의 처방

• **치간칫솔의 사용법**

- 치간칫솔은 전문가의 처방에 의해 인접면 공간마다 각기 다른 크기를 사용한다.
- 치간칫솔의 사용에는 치과의사 혹은 치과위생사의 처방과 교육이 필수적이다.

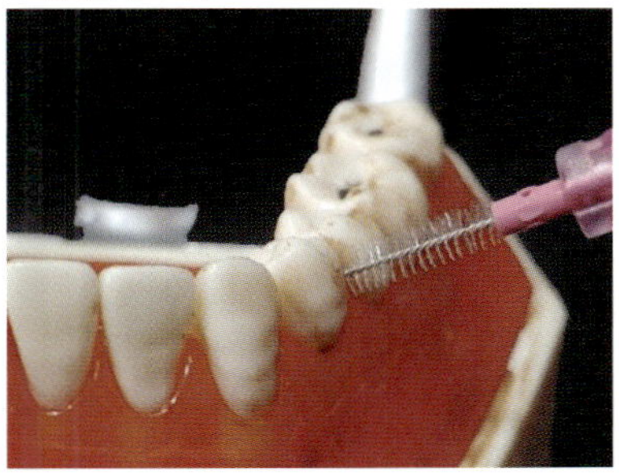	정확한 사이즈의 치간칫솔을 치은쪽으로 기울여 삽입점을 찾는다. 이때 힘을 주어 누르지 않는다. 삽입점을 통과하는 즉시 치간칫솔의 각도를 수평으로 변경한다.
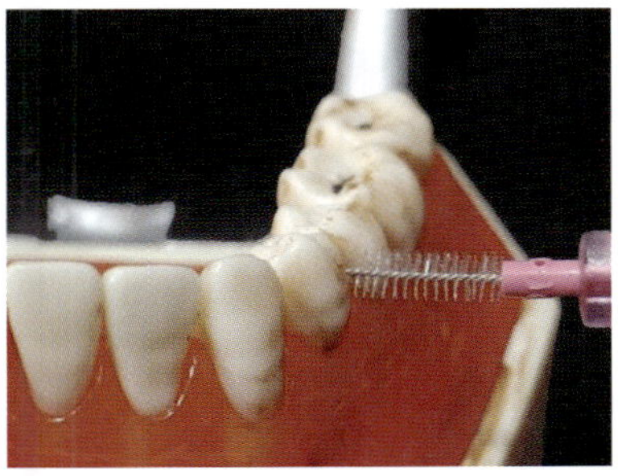	치간칫솔이 협측 인접면을 통과해 접촉점 직하방으로 진입할 때까지는 수평을 유지한다.
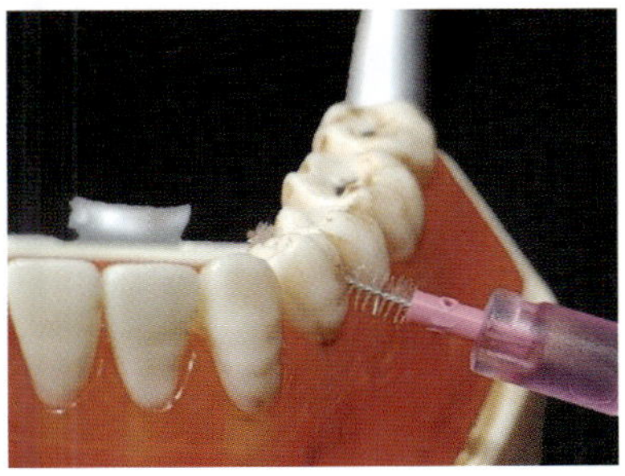	접촉점 직하방을 통과한 직후에는 치간칫솔의 각도를 교합면을 향하도록 변경하여 끝까지 밀어넣는다. 이후 힘을 주지 않고 그대로 빼낸다. 치간칫솔이 정확한 사이즈인 경우 한번만 넣었다 빼는 동작이면 충분하다.

iv. 세치제(Dentifrices)

치아 표면을 닦기 위해 칫솔질하는 과정에 사용되는 보조적 재료로서 마모도에 따라 강 중 약으로 구분되며 치근이 노출된 경우나 치주수술을 받은지 얼마안 된 사람은 약마모력의 세치제를 권장하고, 치주조직이 건강하고 평균 치면세균막 지수는 비교적 높아 구강위생상태가 불량한 경우는 강한 마모력 세치제를 권장한다.

v. 치실(Dental floss)

치실의 종류는 unwaxed floss silk와 waxed floss silk가 있으며, 사용법은 양중지 사용법과 고리법이 있다. 보통 양중지 사용법을 사용하며, 방법은 치실을 40-50cm로 자른 후 양 중지에 실을 4-5회 감고 양손의 중지 사이가 5-10cm되도록 하여 엄지와 검지 손가락을 이용하여 치실을 잡은 후 실제 치아에 적용되는 실의 길이는 2-3cm정도가 되도록 두 손가락 사이를 조절하여 치아에 적용시킨다.

치아 사이로 적용된 치실은 치간에서 톱질하듯 밀어 넣는다. 치간의 협·설면에 치실을 넣고 교합면 방향에서 접촉점을 지나 치경부 방향으로 치실을 밀어 넣어 상·하로 움직이면서 치면세균막을 제거한다.
주의해야 할 점은 치아교합면 방향과 치경부 방향 사이의 수직운동으로 해야 한다.

vi. 고무치간 자극기(Rubber stimulator)

치간사이에 적용시켜 작은 원 운동과 협·설방향의 왕복운동으로 치간청결과 치간유두의 자극을 주어 염증을 완화시키는 용품이다. 치간사이가 넓고 치은이 부은 경우에 권장되며 고무 팁을 치아 장축에 45° 또는 90°로 하여 치간에 위치시켜 협면에서 설면으로 작은 원을 그리듯이 마사지하는 것이다.

vii. 치은 자극기(Gingival stimulator)

칫솔 모양으로 두부에 강모대신 고무로 만든 넓고 부드러운 팁이 달려 있으며 치은에 넓게 분포된 치주염이 있는 경우 작은 원호운동으로 약간의 압력을 가하면서 근·원심 방향으로 움직여 치은을 마사지하는 용품이다.

viii. 물 사출기(Water-pik)

치아사이의 음식물잔사를 제거하거나 치은 마사지 용도로 사용되는 보조구강관리용품으로 사용 방법은 팁을 치아장축에 직각이 되도록 치아사이에 위치시키고 순(협)면에서 설면으로 물을 분사시킨다.

ix. 혀 세척기(Tongue cleaner)

칫솔질 시 혀를 효과적으로 닦기 위해 사용되며 사용 시 혀 세척기를 최대한 혀 배면의 기저부에 갖다 대고 가벼운 힘을 주며 혀 안쪽에서부터 바깥쪽으로 훑어내면서 당기는 방법으로 닦는다.

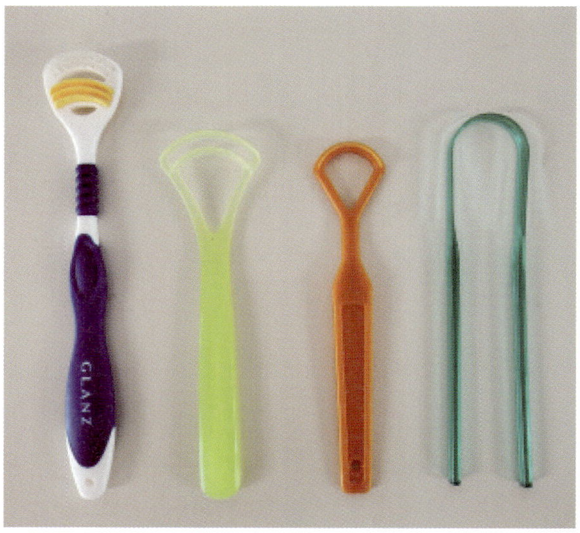

그림 5-122 혀 세척기

x. 양치액(Mouth rinse)

칫솔질 후 구강내에 남아 있는 치면세균막을 제거하여 구강내 미생물의 양을 일시적으로 감소시키며, 구취제거에도 도움이 된다. 특히 스케일링하기 전에 세균수를 일시적으로 감소시켜 균혈증을 예방하기 위해서 사용된다.

xi. 스펀지 브러쉬(Sponge brush)

a. 사용 대상자

돌봄을 필요로 하는 환자, 장애인, 구강기능저하 대상자, 자가 양치질을 할 수 없는 대상자, 경관영양섭취자

b. 사용 부위

구강점막, 혀, 인두 부근, 구개

c. 구강점막의 음식물 잔사 제거

가래 제거 , 박리 상피세포 제거

d. 준비물 : 스폰지 브러쉬 , 글러브, 종이컵 2개

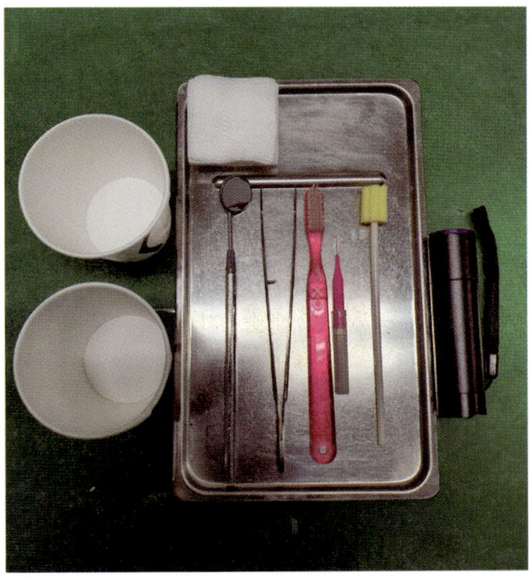

그림 5-123 입원환자 실습 시 구강관리세트

e. 스폰지 브러쉬로 술식

① 스폰지 브러쉬 잡는 방법

: 연필잡기법 : 엄지와 중지로 잡고 중지로 지지한다.

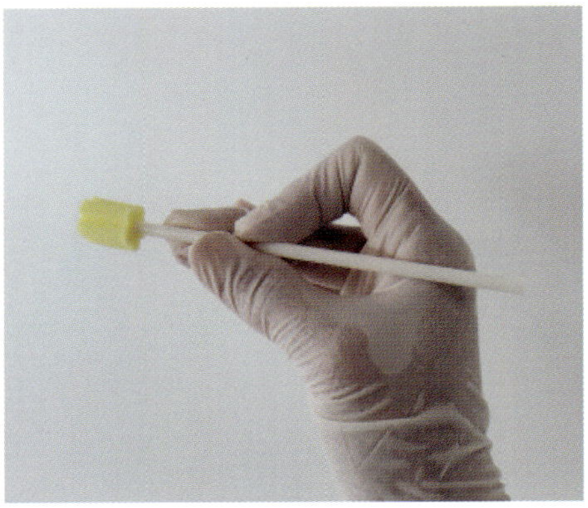

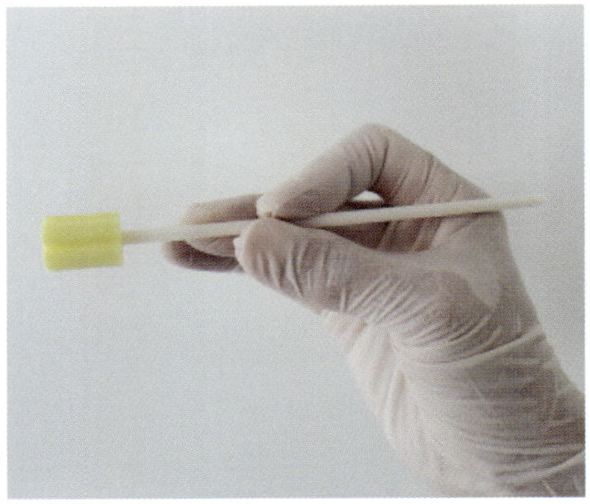

그림 5-124 스폰지 브러쉬 잡는 방법

② 스폰지 브러쉬의 기본조작

ⓐ 스폰지 브러쉬를 물에 적신다.

ⓑ 스폰지 브러쉬의 물을 꽉 짠다.

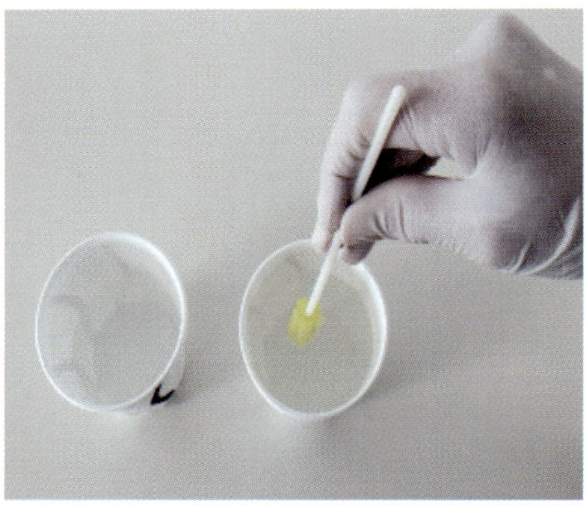

그림 5-125 스폰지 브러쉬 물에 적시기

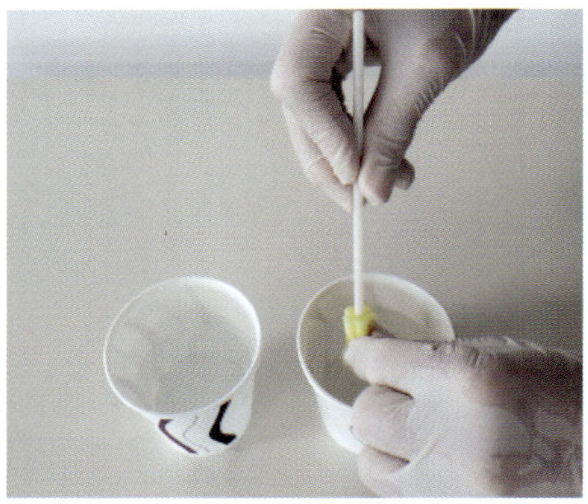

그림 5-126 스폰지 브러쉬 짜기

ⓒ 아래의 순서로 구강 안을 닦는다.

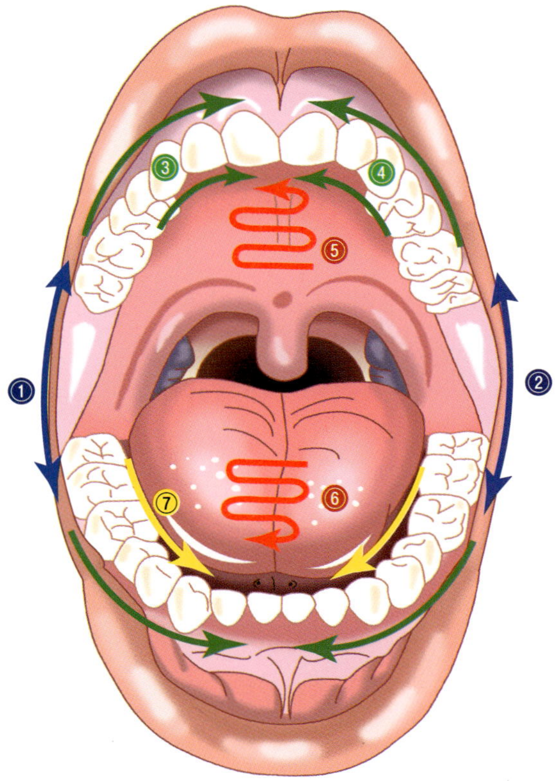

ⓓ 스폰지 브러쉬의 잔사가 제거 될 때 까지 씻고 , 짜서 제거해서 씻는 과정을 반복한다.

ⓔ 다른 물로 헹군다.

② 스폰지 브러쉬 사용 시 중요사항

ⓐ 스폰지 브러쉬는 회전시키며 안에서 앞쪽으로 움직인다.

ⓑ 구개부는 약한 힘으로 하면 간지러움을 느끼므로 힘을주어 움직인다.

ⓒ 구개 또는 협점막의 경우 좌측의 경우는 왼쪽으로 우측의 경우는 오른쪽으로 스폰지를 회전시켜 움직인다.

ⓓ 혀를 닦을 때 거즈를 이용하여 혀를 잡고 움직인다.

ⓔ 협점막은 스폰지 브러쉬에 힘을 주어 볼을 부풀리도록 움직인다.

② 임상에서 대상자별 치면세균막 관리

ⓐ 일반인의 치면세균막 관리

a. 칫솔질 방법 선정: 회전법을 교육시킨다.

b. 관리 목적 및 목표: 치면세균막 등 연성 부착물을 제거하고, 구취를 제거하며, 치아우식병 및 치주질환을 예방한다.

c. 교습법

- 구강보건 교육: 칫솔질 시기, 목적, 횟수 등을 교육한다.
- 칫솔 및 세치제 선정

  칫솔은 중등도의 강모강도를 갖고 있으며 강모단면이 수평이고 크기는 구치부 치아를 2-3개 덮을 수 있는 정도의 것을 추천한다.

  세치제는 중등도의 마모력이 있으며 불소가 함유된 세치제를 추천한다.
- 치면세균막 검사: PHP 지수, M-PHP 지수, 올리어리 지수 등을 치면착색제를 이용하여 검사한다.
- 칫솔잡는 법: 칫솔 손잡이를 네 손가락으로 감싸서 잡아준다.
- 모델시범 및 교습: 각 부위별로 빼먹지 않도록 체계적으로 악치모형과 칫솔을 이용하여 교습시킨다.
- 후처치 및 재교습: 1주간격으로 수 회 재 교습시킨다.
- 구강관리용품: 치실

ⓑ 치주질환자를 위한 치면세균막 관리

a. 칫솔질 방법 선정

환자의 치주 상태에 따라 변연치은에 자극을 주기 위해서 마사지 운동을 겸비한 바스법이나 전반적으로 치은염증이 있을 경우에는 스틸만법이 권장된다. 또한 치아사이를 집중적으로 닦아야 할 경우에는 와타나베법을 권장한다.

b. 관리 목적 및 목표: 염증성 치주조직의 완화와 치주조직의 건강유지에 있다.

c. 교습법

- 구강보건교육: 치주병의 발생요인과 증상 및 치주염 완화 원리를 교육한다.
- 칫솔 및 세치제 선정

  칫솔은 강모가 부드러우며 1-2줄모로 배열된 것이 권장된다.

  세치제는 치은염을 완화시키고 치주조직의 건강을 촉진시키는 약제가 포함된 것을 권장한다.
- 치면세균막 검사 및 치은출혈 검사: 치면세균막 지수를 검사하고 치주낭 측정기를 이용하여 치은출혈 지수를 검사한다.
- 칫솔잡는 법: 진동을 해야하므로 손잡이를 느슨하게 감싸 잡도록 한다.
- 모델시범 및 교육: 진동에 대한 교육을 실시하고, 각 부위별로 빼먹지 않도록 체계적으로 악치모형과 칫솔을 이용하여 교습시킨다.
- 후처치 및 재교육: 숙지하기 어려우므로 1주 간격으로 2-3회 재 교육시켜 익숙해지도록 한다.
- 구강관리용품: 치실과 고무치간 자극기, 치은 자극기, 치간칫솔, 물세척기 등을 권장

치면세균막 관리 실습 평가서

<table>
<tr><td colspan="2">성명</td><td colspan="2">성별 : 남 여</td></tr>
<tr><td colspan="2">생년월일</td><td colspan="2">연락처 :</td></tr>
<tr><td rowspan="2">No.</td><td rowspan="2">평 가 항 목</td><td colspan="2">평 가 점 수</td></tr>
<tr><td>수 행</td><td>미 수 행</td></tr>
<tr><td>1</td><td>대상자별 잇솔질 선정하기</td><td></td><td></td></tr>
<tr><td>2</td><td>대상자별 구강관리용품 선정하기</td><td></td><td></td></tr>
<tr><td>3</td><td>올바른 칫솔질법 교육</td><td></td><td></td></tr>
<tr><td>4</td><td>칫솔질 방법에 따른 올바른 칫솔잡기</td><td></td><td></td></tr>
<tr><td>5</td><td>올바른 구강관리용품 사용법 교육하기</td><td></td><td></td></tr>
<tr><td>6</td><td>치면세균막 부착 여부 확인하기</td><td></td><td></td></tr>
<tr><td>7</td><td>구강보건 교육</td><td></td><td></td></tr>
<tr><td>8</td><td>환자 계속관리</td><td></td><td></td></tr>
<tr><td colspan="2">소 계</td><td></td><td></td></tr>
<tr><td colspan="2">점 수</td><td></td><td></td></tr>
<tr><td colspan="2">술자성명 :
보조자 성명 :</td><td colspan="2">술자 학번 :
보조자 학번 :</td></tr>
<tr><td colspan="2">평가자 확인</td><td colspan="2">서 명</td></tr>
</table>

임상치위생 실습 평가서

성명		성별 : 남 여	
생년월일		연락처 :	
No.	평 가 항 목	평 가 점 수	
		수 행	미 수 행
1	표준촬영하기		
2	파노라마 촬영하기		
3	교익촬영하기		
4	구강내현미경 검사하기		
5	치면세균막 검사하기		
6	구취측정하기		
7	불소국소도포하기		
8	치아홈메우기		
9	치면세균막관리 교육하기		
10	구강관리용품사용법 교육하기		
소 계			
점 수			
술자성명 : 보조자 성명 :		술자 학번 : 보조자 학번 :	
평가자 확인		서 명	

7) 식이조절

당분섭취의 양과 횟수를 줄이고 균형잡힌 영양소를 공급하며 모든 식음과정에 청정음식을 섭취하는 방향으로 섭취습관과 식단을 조절하는 것을 식이조절이라고 하며, 이때 개인의 식습관과 식단은 크게 변화시키지 않아야 한다.

(1) 과정

① 식이조사

24시간 회상법으로 조사대상자가 5일간의 식생활을 일지로 작성하게 하는 방법이다. 껌이나 설탕이나 우유의 양 등 모든 음식물을 빠짐없이 섭취한 순서대로 음식이나 음료를 열거해야 하며, 양은 가정용 도량형 단위로 조리방식도 기록한다.

② 식이분석

청정식품의 섭취시기 및 기초식품의 섭취실태를 분석하며 4단계로 이루어진다.

① 작성된 5일간의 식생활 일지에 우식성 식품을 붉은색 필기구로 표시하는 단계이다.
② 붉게 표시된 우식성 식품 중에서 식품 성상 및 시기에 따라 분류하고, 총 섭취횟수에 20을 곱하여 5일 중 치아우식 발생 가능시간을 알 수 있는 단계이다.
③ 섭취된 음식 중에서 청정식품 섭취여부를 조사하여 불섭취시기에는 반드시 섭취할 수 있도록 지도하는 단계이다(섭취시기: V, 불섭취시기: ○).
④ 적절한 양의 기초식품이 섭취되었는지 여부를 조사하여 기록하고 검토하는 단계이다.

③ 식이상담

식이조절 대상자에게 제시할 식단을 처방하는 데 필요한 자료를 수집하는 과정으로 치아우식 병소를 확인하고, 치아우식 발생에 작용한 불량 식이습관을 지적하며 불량 식습관 형성 원인을 파악할수 있다.

④ 식단처방

식품섭취 횟수, 식품의 성분, 식품섭취량, 식품의 물리적인 성질 등을 감안하여 치아우식 예방을 위한 식단처방 원칙을 기준으로 처방하는 단계이다.

9. 특별관리 대상자의 구강건강관리

일반적인 관리계획을 어렵게 하는 다른 건강요인과 관련 있는 문제들을 가지고 있는 특수환자를 관리할 때에는 정상적인 환자들보다 성공적인 결과를 얻기 위해서 숙련된 기술과 전문지식이 요구된다. 하지만 어떠한 구강상태라도 구강위생관리에 의해 예방될 수 있으므로 치주치료 환자가 발생하지 않도록 예방적 관리와 특별교육이 필요하다. 만성질환자 및 신체적, 정신적 장애를 갖고 있는 환자의 구강문제는 기본적으로 예방적 접근이 가능하기 때문이다.

1) 임신부

임신부는 치은의 발적, 출혈, 부종, 증식 등의 증상이 나타나며 치은염과 같은 증상을 보이나 원인은 다르다. 임신 중 증가된 임신 성 호르몬인 estrogen과 progesteron은 혈관투과성과 혈관확장을 증가시키며, 치면세균막에 대한 면역반응을 억제시키고, 백혈구의 화학주성과 식균작용을 감소시키는 것으로 보고되고 있다. 제2기(14~28주)는 치과치료를 하기에 안전한 시기이나, 복잡한 구강 내 수술은 출산 후로 연기하는 것이 좋다.

임신 말기에는 치료 시 체위에 주의가 필요하다. 수평자세(supine position)에서는 자궁이 하대정맥을 압박하여 저혈압증후군이 나타날 수 있으며 저혈압, 심박출 양의 감소, 의식상실 등을 가져올 수 있다. 따라서 치료 시 환자를 왼쪽으로 눕게 하여 대정맥에 압력을 가하지 않도록 하며, 타월을 둥글게 말아 환자의 오른쪽 엉덩이 밑에 위치시키면 사고를 예방할 수 있다. 치과진료 시 chair를 세우거나 눕힐 때에도 환자의 동작에 맞추어 편하게 조정하여야 한다. 갑작스런 동작은 하지 않아야 하며 또한 눕힐 때 등을 손으로 받쳐 도와주어야 한다. 따라서 치석제거와 같은 치과시술은 가능하면 임신기간 동안에는 임신 중기 이후에 받을 수 있도록 권해야 한다. 너무 뒤로 기울어지는 위치로 환자를 눕히면 커진 자궁의 압력 또는 복부기관들이 대정맥을 눌러서 혈액 순환을 방해할 수 있기 때문에 임신부가 창백하고 어지러울 수 있음으로 주의해야 한다. 치면세균막관리는 부드러운 칫솔을 사용하도록 하고 정기적인 치과방문을 통해 계속 관리할 수 있도록 지도해야 한다.

2) 노인

노인환자의 치면세마 시에 출혈과다를 초래하는 일은 금물이며 반드시 전신건강상태를 수시로 체크해 가며 시술해야 한다. 크고 단단한 치석이 치아와 치은에 부착되어 있는 경우가 있다. 이러한 경우 치석제거 시 한 번에 지나치게 힘을 주어 치석제거를 시도하면 치아의 동요가 커지게 되고 심지어 치아가 발거되는 경우도 발생할 수 있으므로 크고 단단한 치석은 반드시 기구로 절단하여 여러 조각을 낸 후 차례로 제거하도록 하고 동요가 있을 경우 왼손으로 해당 치아를 잡아서 고정시키며 시술하는 것이 좋다. 노인은 쉽게 피로하고 숨이 가쁘

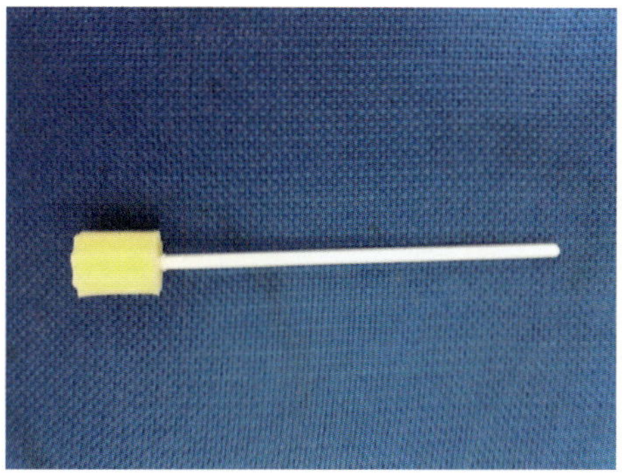

그림 5-116 노인 구강관리 용품

므로 약속은 짧게 잡는다. 특히 노인은 회복과정이 느리고 감염 저항성이 떨어져 치유가 느려지는 경향이 있으므로 기구 사용 시 가능한 치은에 외상이 없도록 하여야 한다. 또한 스트레스로부터 빨리 탈피하지 못함으로 치면세마 후 치과의자에 잠시동안 앉아 있게 한다.

3) 임플란트 장착자

임플란트의 표면은 치석이 결합하거나 침투되지 않기 때문에 임플란트 표면에 붙은 침착물 제거는 자연치아에 비해 제거가 쉽지만 임플란트의 재질이 금속보다 부드러운 금속인 티타늄이기 때문에 손상을 쉽게 받을 수 있다. 따라서 stainless steel이나 carbon steel과 같은 금속제 curet의 사용은 금지되며 carbon fiber curet과 플라스틱은 표면 손상없이 제거가 가능하나 쉽게 부러질 수 있으며 테프론코팅 처리가 된 임플란트 전용 implacare를 사용하는 것이 바람직하다. 또한 플라스틱으로 된 각종 스케일러 및 치주탐침자를 이용하여 임플란트의 위치, 보철물의 형태 및 치석의 위치에 따라 적합한 형태를 선택해서 관리하여야 한다. 치주기구 술식은 일반인들과 동일하다.

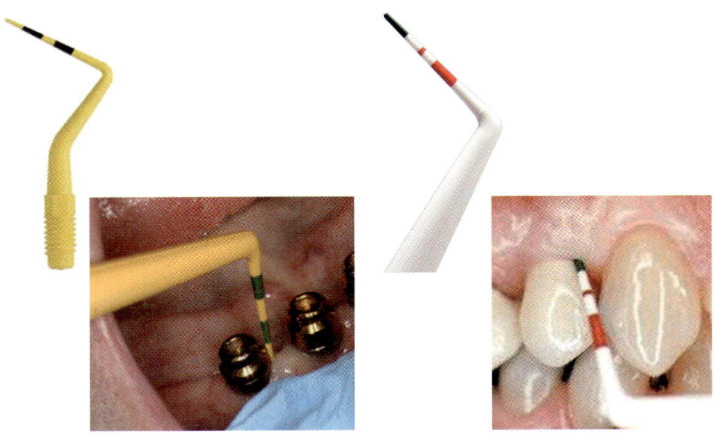

임플란트용 플라스틱 치주낭측정기

그림 5-117 치주탐침(periodontal probe)

치주기구 사용 술식은 대부분 자연치아와 유사하나, 금속이나 금속 tip이 달린 초음파 및 음파기구는 사용해서는 안된다. 치면연마 또한 꼭 필요한 경우에 한해서만 실시하고 특히 거친 연마제는 표면에 긁힌 자국을 낼 수 있으므로 사용하지 않는다. 시술 후에는 압축공기와 육안을 이용하여 꼼꼼히 평가하여 남아있는 연마제가 있으면 치실을 이용하거나 철저한 세척을 통해 완전히 제거한다. 임플란트는 신체에 이식되는 조직과 보철물로서 그 유지와 관리가 매우 중요하다.

전반적인 치주상태, 환자의 구강위생 관리능력에 따라 차이가 있을 수 있으나 일반적으로는 3개월 간격으로 정기적인 치면세마를 실시하는 것이 필요하다. 처음 1년 간은 한두 달 간격으로 자주 내원하여 관리하고 특히 자가관리에 환자 스스로 구강관리를 할 수 있다는 자신감과 동기유발이 필요하다. 자가관리(self care)로는 치간칫솔, super floss, gauze strip 등의 구강위생관리용품을 사용하여 임플란트 치료부위를 청결하게 유지관리할 수 있도록 한다. 또한 잘못된 관리에 의한 부작용을 고지해서 청결관리가 잘 이루어질 수 있도록 한다.

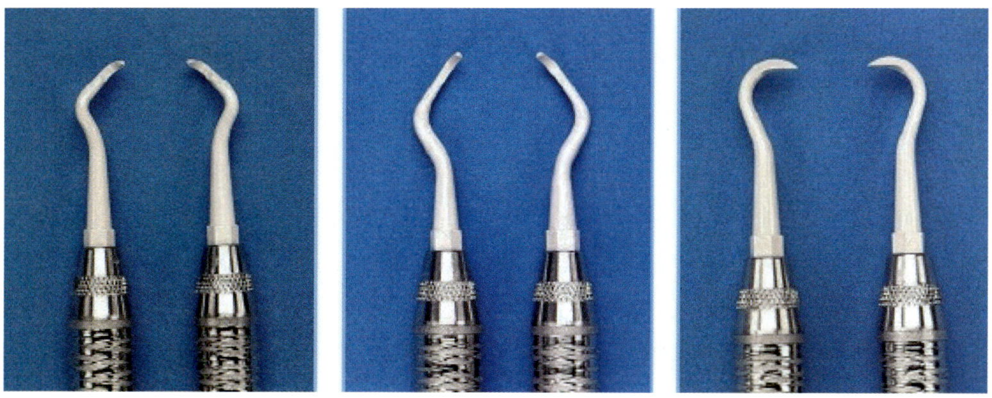

204S (구치부 sickle scaler) | 4R/4L (universal curet) | H6/H7 (전치부 sickle scaler)

그림 5-118 임플란트 스케일러

4) 장애인

장애인의 구강보건관리 원칙은 비장애인과 크게 다르지 않다. 하지만 관리능력의 차이가 있으므로 구강병이 악화되기 쉽기 때문에 평소 구강위생관리 및 식습관의 교정이 중요하며 장애인 자신과 가족이 구강건강관리에 관심을 갖도록 해야 한다. 또한 장애인은 구강관리능력에 따라 치면세균막관리를 실시해야 한다. 치과내원 주기를 정상인보다 더 짧게 하여 정기적인 검진과 치면세마를 실시하도록 한다. 치면세마 시 시간과 횟수를 고려해야 되는 경우는 인식력 장애인과 신경성 장애인으로 이들을 위한 치면세마 시에는 시술시간을 되도록 짧게 하며 여러번 나누어 부분적으로 실시하는 것이 좋으나 치과에 자주 내원해야 되는 번거로움이 있다. 또한 정상인에 비해 시간이 많이 소요되므로 여유 있는 시간대로 약속시간을 정하는 것도 필요하다.

정신지체(mental retardation)는 scaler 등의 기구에 의해 공포반응을 일으키지 않도록 주의해야 하며 시술시간을 되도록 짧고 편안하도록 해주면서 안정을 취하도록 하는 것이 필요하다.

다운증후군(down syndrome) 환자는 돌발적으로 입을 다무는 경우가 발생되므로 상·하악 구치부 위에 면봉을 두껍게 끼워 줌으로써 술자의 손가락이 물리는 것을 예방할 수 있으며, 개구기(mouth props) 등을 사용하고 진료용 의자도 수평자세(supine position)보다는 조금 세워서 시술하는 것이 좋다.

뇌성마비(cerebral palsy)는 집중력이 부족하고 예측할 수 없는 돌출행동이 자주 일어날 수 있으므로 가능하면 시술시간을 줄이고 여러 번 나누어 시행한다. 치과적인 문제로는 부정교합, 치아발육 이상, 약물투여로 인한 치은증식 등이 나타난다.

청각장애(auditory disorder)는 치면세마 시에는 보청기 사용 환자의 경우 보청기를 건드리지 않게 주의하고 초음파 치석제거기를 사용 시에는 보청기를 끄거나 제거해 달라고 부탁한다. 시술 시 소음을 최소화하고 문제점을 인식하여야 한다.

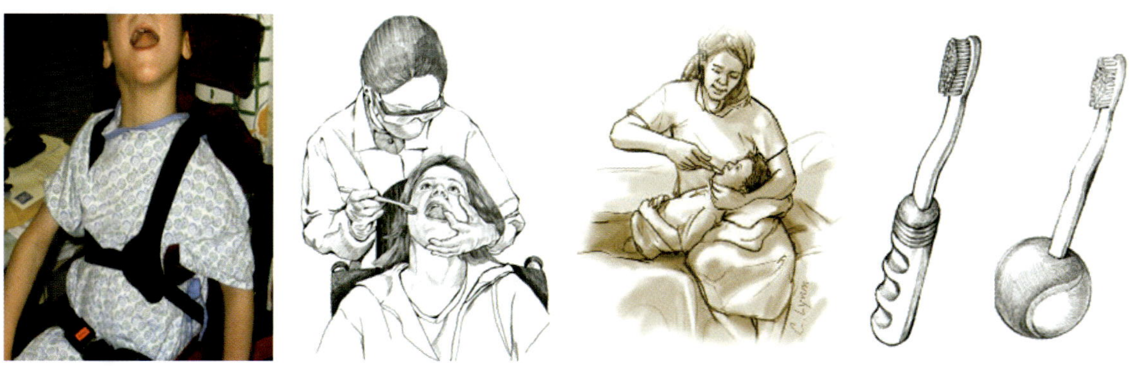

그림 5-119 뇌성마비환자의 치면세균막관리와 응용된 구강용품

CHAPTER

06

치위생 평가 및 계속 구강건강관리

치위생 계획 및 수행한 치위생 처치의 결과를 평가하고, 정기적인 계속 구강관리법을 익혀 치주건강을 유지할 수 있도록 한다.

1. 치위생 평가(Dental hygiene evaluation)

치위생 평가의 목적은 대상자의 구강건강 및 건강(wellness)과 관련된 계획한 치료결과의 달성도를 확인하는 것이다. 주로 치주평가는 계획하고 실행한 비외과적 치주처치의 결과를 평가하는 것으로 비외과적 치주치료 후 반드시 이루어져야 한다. 치주상태를 재검사하여 처음 검사한 자료와 비교함으로써 고객의 목표(예; 치실사용법, 치은출혈부위 제거)와 술자의 목표(예; 바이오 필름과 치은염간의 관련성 교육, 치실 사용법 교육, 치주세정술 수행 등)가 달성되었는지 확인하는 것이다. 특히 평가는 치과위생사는 고객이 치주건강을 유지하기 위한 장기적인 예후(prognosis)를 예측할 수 있을 뿐만 아니라, 단기간의 대상자 중심의 목표 달성을 측정할 수 있으며, 치위생관리의 성공을 위한 중요한 요소이다.

재평가 시기는 치료에 대한 반응이 적어도 한 달 정도는 지나야 측정할 수 있으므로 비외과적 치주처치 후 4~6주 정도에 하는 것이 적당하다. 이러한 재평가를 바탕으로 외과적 치료의 필요성 여부, 치주 유지관리 시기 및 내용 등을 결정할 수 있다.

1) 평가 단계에서는 비외과적 치주치료 결과를 중심으로 다음과 같은 평가를 한다.

① 최근에 변화된 의과병력에 대한 평가
② 치주조직의 재검사
③ 연성 침착물 및 치석의 재 침착 평가
④ 비외과적 치주처치 후 치은과 치주조직의 변화 비교
⑤ 자가관리의 효율성에 대한 평가
⑥ 재평가 후 치위생 처치 방법 결정

2) 평가 후 고려해야할 치위생 관리는 다음과 같다.

① 치주낭 깊이가 증가하고, 부착소실이 계속되며, 염증의 증상이 있는 경우 지속적으로 치위생관리를 해야 한다.
- 치석이 남아 있는지 확인하고 남아있는 경우 완전히 제거한다.
- 치면세균막 관리가 잘 안된 경우 깨끗이 제거하고, 자가관리법을 재교육한다.
- 국소적인 요인 이외 관리되지 않는 전신적인 요인이 있는지 재확인한다.
- 외과적인 치주치료가 필요한지 치주전문의와 논의한다.

② 정기적인 치주 유지치료의 필요성을 설명하고, 계획을 수립한다.
③ 처음부터 치주수술 계획이 수립된 경우에도 비외과적 처치 후 재평가 결과를 참고한다.

2. 치주의 유지관리(Maintenance care)

치주 유지관리는 완전한 비외과적 또는 외과적 치주치료 후 치주건강의 유지를 위해 전문가에 의해서 제공되는 지속적인 관리를 말한다. 유지관리가 결여되었을 때 일반적으로 자가관리(self-care)가 감소되고, 치주염이 재발된다. 치주염은 만성질환으로 완전하게 치유될 수는 없으나, 대부분의 환자는 치주전문가에 의해 치료를 받으면서 조절할 수 있다.

치주 유지관리의 목적은 위험요인을 조절함으로써 치주조직의 염증을 조절하는 것이다. 즉 환자의 자가관리 노력에도 불구하고 부분적으로 바이오필름이 형성되고, 치석도 재형성되기 때문이며, 또한 환자의 자가관리 노력도 흔히 시간이 지나면서 줄어들게 된다.

그렇기 때문에 성공적인 유지관리를 위하여 환자와 전문가의 공동의 노력이 요구된다. 환자는 철저한 자가관리(self-care)를 해야 하며, 전문가의 정기적인 유지관리에 협조적이어야 한다. 전문가 측면에서는 정기적인 전문가관리(professional care), 환자의 계속적인 동기유발 강화, 자가관리 방법에 관한 교육, 위험요인의 제거 또는 감소 등 헌신적인 노력이 요구된다. 특히 치과위생사는 치주 유지관리 단계의 많은 부분에서 중요한 치주관리 전문가로서 역할을 제공해야 한다.

치주 유지관리를 위한 적절한 방문 빈도를 결정할 때는 다음과 같은 것을 고려하는 것이 중요하다.

- 치주염의 심도
- 자가관리 능력
- 치료에 부정적인 영향을 줄 수 있는 전신적 또는 유전적 요인
- 치주세정(periodontal debridement)을 한 다음 치주병원균이 재 집락 하는 시기, 즉 치주 치료 후 치은연하 병원균은 대부분의 환자에서 9~11주 정도가 되면 치주세정 이전의 상태로 돌아간다.

치주 유지관리 간격은 치은연하 병원균을 제거하고 파괴하기 위해서 3개월 또는 그 이전에 수행하도록 요구하고 있으나, 일반적으로 3개월 간격을 가장 많이 추천하고 있다.

치주유지관리를 위한 처치는 일반치과와 치주과에서 모두 제공할 수 있으나 전문가의 임상경험과 임상능력에 의해서 결정될 것이다.

1) 경도 만성치주염 치료를 받은 환자의 경우 일반적으로 일반치과에서 치주유지관리를 받을 수 있으며, 전형적인 관리 지침(guidelines)은 다음과 같다.
   ① 비외과적 처치 후 염증이 정지된 것으로 보인다면(예, 치주낭에서 탐침 시 출혈이 없고, 치면세균막 관리가 잘 유지되고 있음) 치주전문의에게 의뢰할 필요가 없으며, 2~4개월 간격의 적절한 유지관리가 요구된다.
   ② 비외과적 처치에 반응이 없는 부위가 있다면(예, 4mm이상의 깊은 치주낭과 탐침 시 출혈이 있거나 이전에도 부착소실이 있었던 부위가 있을 때) 치주전문의에게 의뢰를 하는 것이 적절하다.
   ③ 만일 치주낭이 얕은 부위에서 탐침 시 출혈이 계속된다면 환자의 자가관리 방법을 재평가하고, 치은연하치석이 남아있는 것으로 의심되는 부위가 있으면 제거해야 한다.

2) 중등도 만성치주염 치료를 받은 환자의 경우 일반적으로 유지관리를 위한 방문은 일반치과와 치주과를 번갈아 가면서 관리할 수 있을 것이다.
   ① 염증이 정지된 것으로 나타나면(예, 치주낭에서 탐침 시 출혈이 없고, 치면세균막 관리가 잘 유지되고 있음) 치주전문의에게 의뢰할 필요가 없으며, 2~4개월 간격의 적절한 유지관리 기간이 요구된다.
   ② 비외과적 처치에 반응이 없는 부위가 있다면(예, 4mm이상의 깊은 치주낭과 탐침 시 출혈이 있거나 이전에도 부착소실이 있었던 부위가 있을 때) 전문의에게 의뢰를 해야 하며 치주수술이 필요할 수 있다.
   ③ 깊은 치주낭이 있으나 탐침 시 출혈이 되지 않는다면 치주전문의에게 의뢰할 것인지는 고려 할 수도 있다. 깊은 치주낭이 시간이 지나면서 출혈이 되지 않는다면 더 이상 파괴되지 않을 수 있기 때문이다.

3) 중도 만성치주염 치료를 받은 환자의 경우는 치주과에서 유지관리를 받아야 한다.
   만약 탐침 시 출혈은 나타나지 않고 깊은 치주낭이 계속 존재한다면 치주전문의에게 의뢰를 해야 한다.

4) 급진성 치주염 치료를 받은 환자의 경우 유지관리를 포함한 모든 치주치료는 치주전문의에게 받아야 한다.

3. 치주 유지관리 방법

(1) 치면세마 당일 구두약속

치면세마 후 개인의 치주상태 및 구강관리 능력에 따라 3-6개월 주기로 재약속한다. 치면세마 당일 구두상 약속이므로 환자와 치과위생사가 잊어버릴 수 있어서 권장되는 방법은 아니다.

(2) 전화예약

치면세마 후 환자와 직접 약속한 다음 보통 계속관리 카드 발송 후 확인하기 위해 환자와 직접 통화하는 방법이다. 계속관리 중단 환자의 경우 사유를 확인할 수 있는 좋은 점이 있지만 환자 수가 많을 경우 환자가 희망하는 시간에 진료를 받기 어려울 수가 있다.

(3) 텍스트 메시지

진료 예정일 7-10일 전에 텍스트 메시지를 발송하는 방법으로 환자가 진료일에 연락하지 않고 오지않을 수 있지만 진료일을 기억하고 내원할 수 있는 좋은 방법이다.

(4) 인터넷 예약

직접 치과를 방문하지 않고 병원에 관한 자세한 정보와 진료서비스를 확인하고 환자 본인의 일정을 고려하여 이용하는 방법으로 오늘날 많이 이용하는 간편한 방법이다.

CHAPTER

07

응급처치

치과응급처치의 기본원칙과 응급환자의 처치법 및 심폐소생술을 활용하고 수행할 수 있도록 한다.

1. 응급처치의 기본원칙

1) 응급처치의 원리

응급의료에 관한 법률 제2조에서 "응급환자"란 질병, 분만, 각종 사고 및 재해로 인한 부상이나 그 밖의 위급한 상태로 인하여 즉시 필요한 응급처치를 받지 아니하면 생명을 보존할 수 없거나 심신에 중대한 위해(hazard)가 발생할 가능성이 있는 환자 또는 이에 준하는 사람으로서 보건복지부령으로 정하는 사람이라 하였고, "응급처치"란 응급의료행위의 하나로서 응급환자의 기도를 확보하고 심장박동의 회복, 그 밖에 생명의 위험이나 증상의 현저한 악화를 방지하기 위하여 긴급을 필요로 하는 처치라고 정의하고 있다.

2) 응급상황에 대한 예방

(1) 예방시의 주의사항

응급상황을 예방하는 방법은 다음 사항을 근거로 정확하게 환자를 평가하는 것이다.

A. 철저한 의과병력(medical history) 질문서

B. 생징후(vital signs)에 대한 확인서

C. 의학경보팔찌(medical alert tags) 항목에서 발견된 사항에 대한 확인

환자의 의료 상태에 대한 정보를 제공하는 팔찌, 발지 또는 목걸이가 있다.

D. 환자의 신체검사를 시행

환자와 첫 대화로 시작한다.

① 전화를 통해: 소리, 대화유형, 태도

② 시각: 외형, 외모

③ 의과병력의 필적을 통해 차분함, 대화능력, 교육정도를 알 수 있다.

④ 구강 내·외 검사

환자 평가를 행하여 정보를 수집한 후 적절한 위험 관리법과 스트레스 감소 방법을 환자관리 계획에 포함시킬 수 있다.

표 7-1 응급상황 예방을 위한 다섯 가지 계획

1	신중하고 지속적인 환자 평가를 시행한다.
2	정확하고 포괄적인 진료 기록을 작성한다.
3	스트레스 감소를 위한 계획안을 정립한다.
4	응급상황의 초기증상에 대해 잘 알아둔다.
5	응급상황 계획을 위한 팀을 구성한다.

3) 응급치과 처치법

(1) 1차 소생처치

갑작스러운 호흡과 순환의 정지는 즉시 처리되어야 한다. 응급상황에서 사용되는 기본적인 환자 처치법은 A-B-C-D로 나타낼 수 있다(그림 7-1).

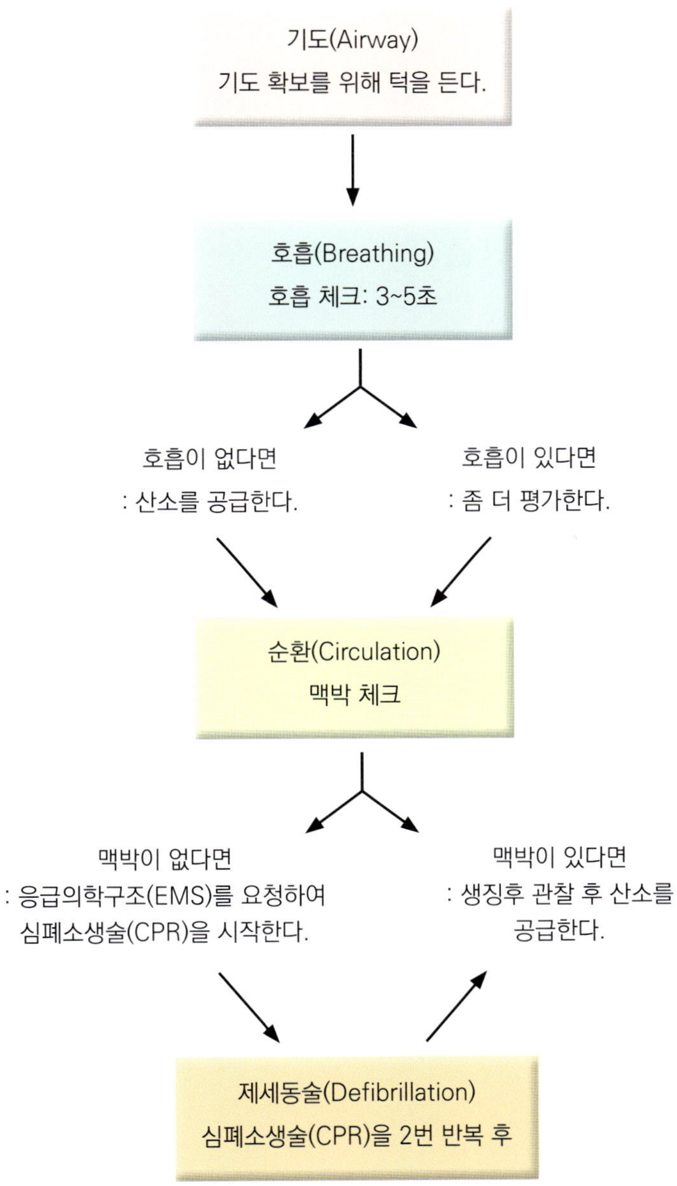

그림 7-1 1차 소생술 A-B-C-D

2. 심폐소생술(CPR: Cardio-pulmonary resuscitation)

호흡정지나 심정지가 발생한 환자에게 정지된 심장을 신속하게 회복시켜 인체의 각 부위에 필요한 산소를 공급함으로써 인명을 구조하는 처치법이다.

1) 1차 구명 조치(Basic life support)

(1) 목적

호흡 혹은 심장의 정지나 불완전 상태를 빠르게 인지하고 호흡 또는 심기능을 회복시키는 것으로 호흡 정지가 3~5분 이상 지속되면 주요 장기, 특히 두뇌의 산소공급이 중단되어 비가역적인 변화를 야기하므로 신속하게 시행하는 것이 중요하다.

(2) 1차 구명조치의 기본적인 순서

① 의식 확인
② 협력자를 부름; 즉시 병원에 연락
③ 앙와위로 체위를 변화
④ 술자의 위치는 환자의 어깨 옆으로
⑤ 기도 확보
⑥ 호흡여부 확인
⑦ 인공호흡
⑧ 맥박 확인(경동맥 촉진)
⑨ 전문병원에 연락
⑩ 심장마사지

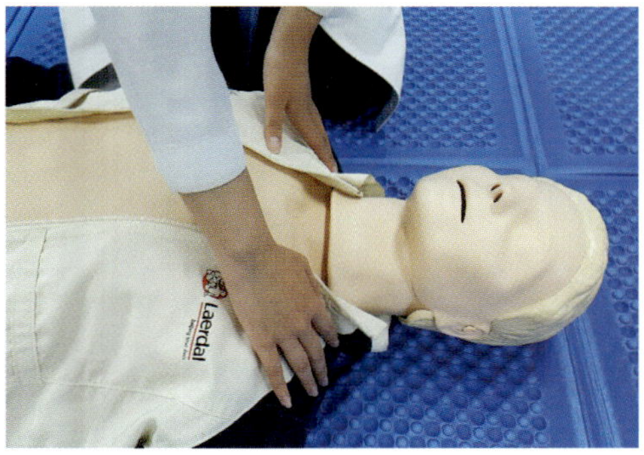

의식 확인

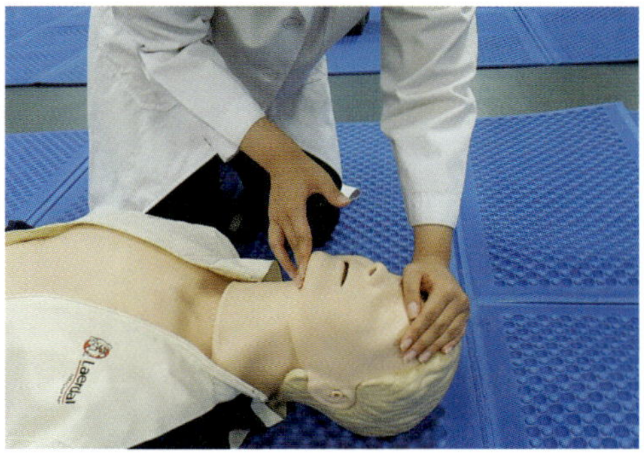

기도 확보

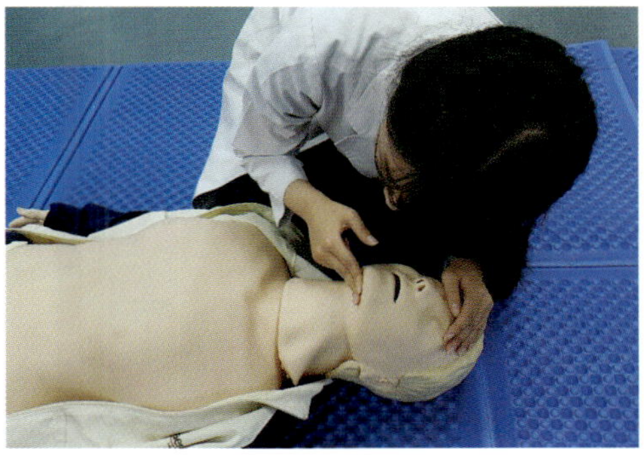

호흡여부 확인

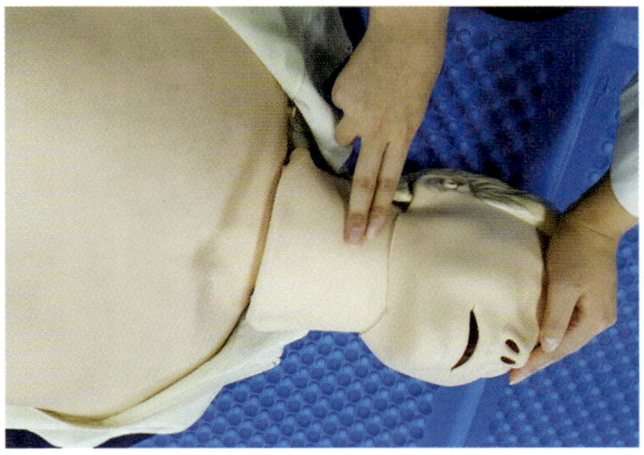

맥박 확인

그림 7-2 구명 조치

(3) 기도확보

① 기도 개통법

머리를 뒤로 젖히고 하악을 들어 올린다. 이때 베게를 목 밑에 두어 머리를 유지한다.

② 기도내 이물질 제거

가. 강제 기침법 - 의식이 있는 경우

나. 손가락으로 이물질을 나오게 함

다. Suction으로 흡인

라. 하임리히법을 이용하여 복부에서 밀어올리기

③ 인공호흡

가. 구강 대 구강법: 두부를 후굴시키고 앞이마에 손을 얹고 기도를 확보한다. 환자의 코를 이마에 얹은 손의 엄지와 검지손가락으로 막는다. 다른 손은 환자의 하악부에 가볍게 올려 놓는다. 환자의 입을 가볍게 열고 1~1.5초간 폐가 부풀어 오르도록 불어넣는데 술자는 환자의 가슴이 오르는 것을 확인한다. 이 작업을 1분에 12회 정도 반복한다.

나. 구강 대 비강법: 구강내 손상이 있거나 출혈이 있는 경우 시행한다. 한손은 환자의 이마를 잡고 다른 손은 하악을 들어 올린 채 입을 다물게하고 코를 통해 숨을 불어 넣는다.

④ 심장마사지

환자를 딱딱한 바닥이나 침대에 눕힌다. 흉골검사돌기 약 5cm 상방에 오른손을 대고 왼손을 오른손 손등 위에 깍지 껴 교차시킨 다음 팔꿈치가 구부러지지 않도록 팔을 당기고 가슴압박 깊이로 압박한다. 이때 술자의 손목, 팔꿈치, 어깨가 일직선으로 환자의 흉골에 수직이 되도록 한다. 횟수는 1분에 약 100회가 되도록 한다.

⑤ 인공호흡과 심장마사지의 병행

인공호흡과 심장마사지를 동시에 시행해야 효과를 높일 수 있고 산소가 체내에 제대로 공급되어야 심장소생을 유도할 수 있다. 1인이 시행할 때에는 인공호흡을 2회하고 15회 심장마사지를 하고, 2명이 하는 경우에는 5회 심장마사지 후 1회 인공호흡을 한다. 인공호흡과 심장마사지는 소생될 때까지 계속하며 수분마다 경동맥 박동을 확인한다.

표 7-2 대상에 따른 심폐소생술

<table>
<tr><th>구분</th><th>성인(9세 이상)</th><th>소아(1세~8세)</th><th>영아(1세 미만)</th></tr>
<tr><td rowspan="3">식별</td><td colspan="3">무반응</td></tr>
<tr><td>무호흡 혹은 비정상적인
호흡(가쁜 호흡)</td><td colspan="2">호흡 없음 또는 가쁜 호흡</td></tr>
<tr><td colspan="3">모든 연령에서 10초 이내에 맥박 촉진 안 됨(의료인에만 해당)</td></tr>
<tr><td>심폐소생술 순서</td><td colspan="3">가슴압박 - 기도유지 - 인공호흡</td></tr>
<tr><td>가슴압박 속도</td><td colspan="3">분당 100회(최고 120회 이하)</td></tr>
<tr><td>가슴압박 깊이</td><td>최소 5cm 이상
(최대 6cm)</td><td>가슴깊이의 최소 1/3
(5cm)</td><td>가슴깊이의 최소 1/3
(4cm)</td></tr>
<tr><td>가슴이완</td><td colspan="3">가슴압박 사이에는 완전한 가슴이완</td></tr>
<tr><td>가슴압박 중단</td><td colspan="3">가슴압박의 중단을 최소화함
중단 시간이 10초 미만이 되도록 함</td></tr>
<tr><td>기도유지</td><td colspan="3">이마는 젖히고 턱은 들어 올리는 자세(의료진에 의해 외상 의심: 하악견인법)</td></tr>
<tr><td>가슴압박 대 인공호흡비율
(전문기도확보 이전)</td><td>30 : 2
1~2인 구조자</td><td colspan="2">30 : 2
단일구조자
15 : 2
2인 의료진 구조자</td></tr>
<tr><td>제세동</td><td colspan="3">가능한 빨리 자동 제세동기 부착 및 사용. 전기충격 전후 흉부압박 중단을 최소화하고 각 전기충격 직후 흉부압박으로 심폐소생술 재개</td></tr>
</table>

출처: 심폐소생술 및 심혈관 응급처치에 관한 2010 미국심장학회(AHA)지침. 생명을 살리는 심폐소생술 2011개정판. 대한심폐소생협회.

의식불명 환자에 대한 평가

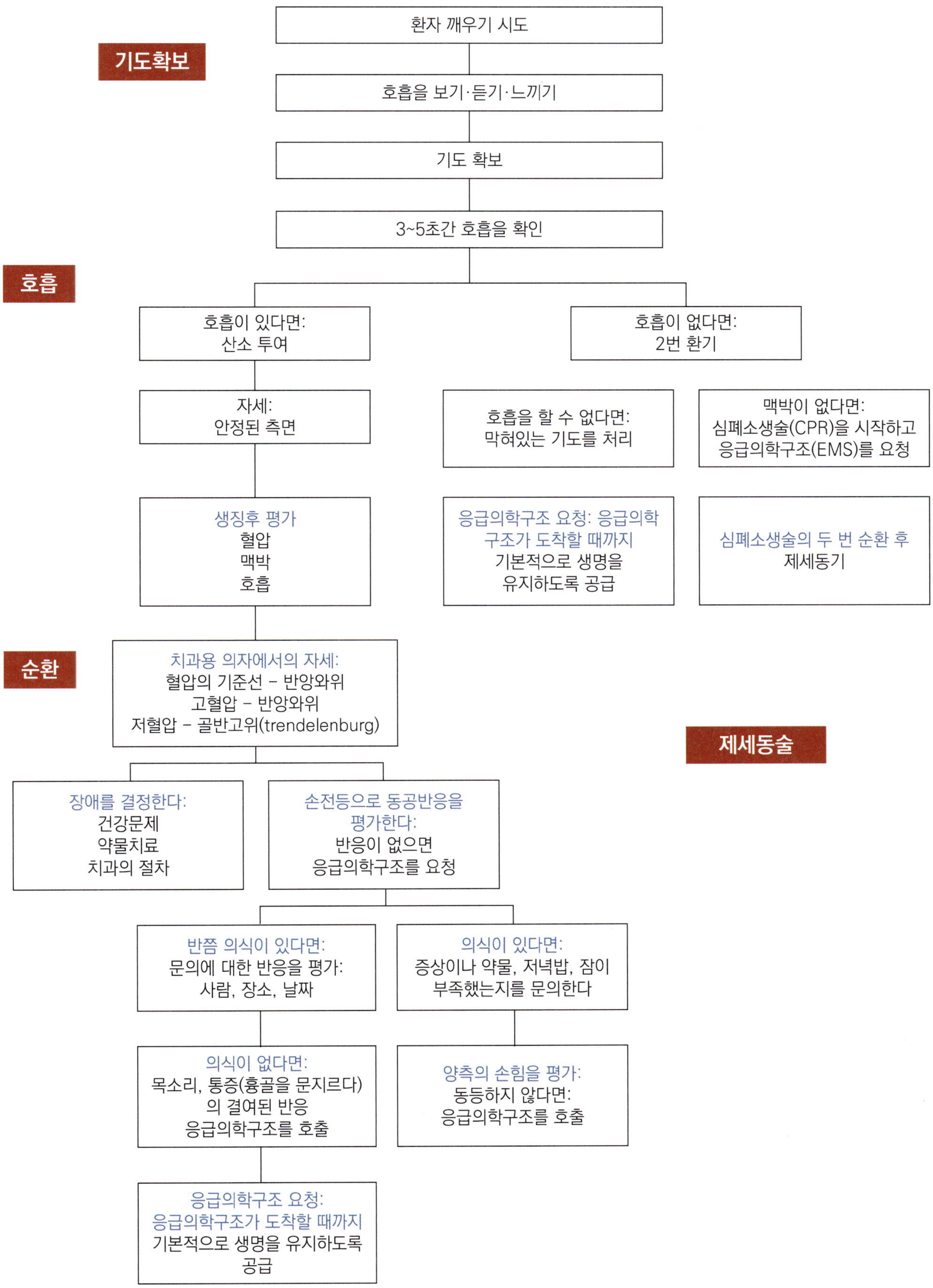

그림 7-3 의식불명 환자에 대한 평가

(4) 자동제세동기(Automatic external defibrillator; AED)

① 자동제세동의 원리

급성 심정지(sudden cardiac arrest; SCA) 환자의 가슴을 통해 심장에 전기충격을 가함으로써 심장을 소생시키는 기기이다. 자동제세동기는 부정맥을 분석하여 제세동의 시행 여부를 알려주고 제세동 에너지를 충전시켜 자동으로 제세동을 시행하게 해준다.

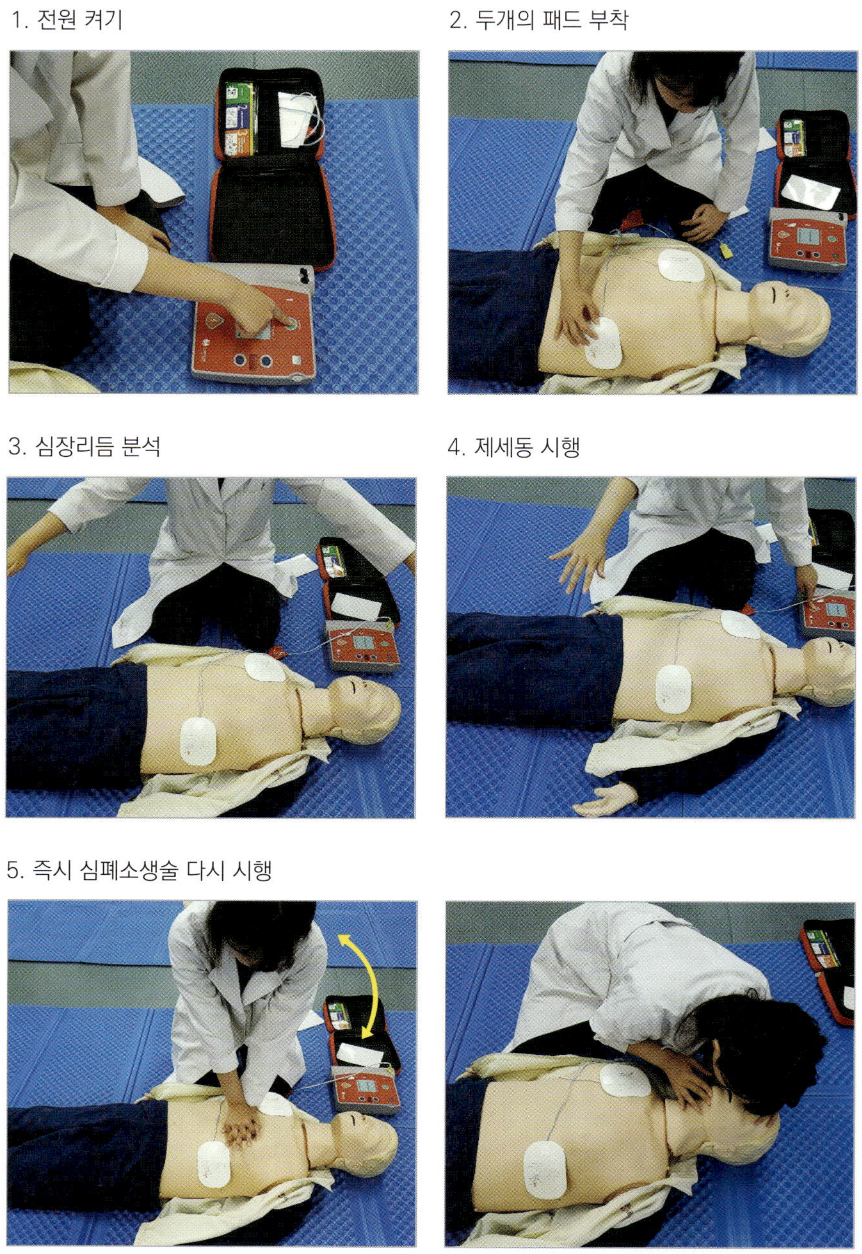

그림 7-4 자동제세동기의 작동법

2) 이물질에 의한 기도폐쇄 시의 응급 처치

(1) 이물질에 의한 기도폐쇄 시의 응급처치

의식이 없거나 기도가 완전히 폐쇄된 환자는 구조자가 하임리히법을 시행하여 이물질을 기도에서 제거한다. 일반적인 경우에는 복부를 압박하는 하임리히법을 시행하지만 비만이거나 임신부 등과 같이 복부를 압박할 수 없는 경우에는 가슴을 후방으로 압박하는 가슴압박법을 이용한다. 다만 체격이 작은 소아의 경우에는 환자의 머리를 아래쪽으로 향하게 한 후에 등을 두드리는 방법을 이용한다.

① 하임리히법: 환자가 일어선 상태

환자가 의식을 잃지 않은 상태에서 발견된 경우에는 구조자가 환자의 뒤에 위치한 상태에서 하임리히법(Heimlich maneuver)을 시행한다(그림 7-5(A)). 구조자가 한쪽 손을 주먹을 쥔 채로 환자의 복부 정중선의 배꼽과 명치끝 중간의 배꼽 가까운 곳에 엄지손가락을 대고 다른쪽 손으로 주먹 쥔 손을 감싼 다음에 양쪽 손으로 흉강쪽, 즉 복부의 후상방으로 이물질이 배출될 때까지 양팔로 강하게 4~5회 압박하는 방법이다. 환자를 앉힌 상태에서도 시행할 수 있다(그림 7-5(B)).

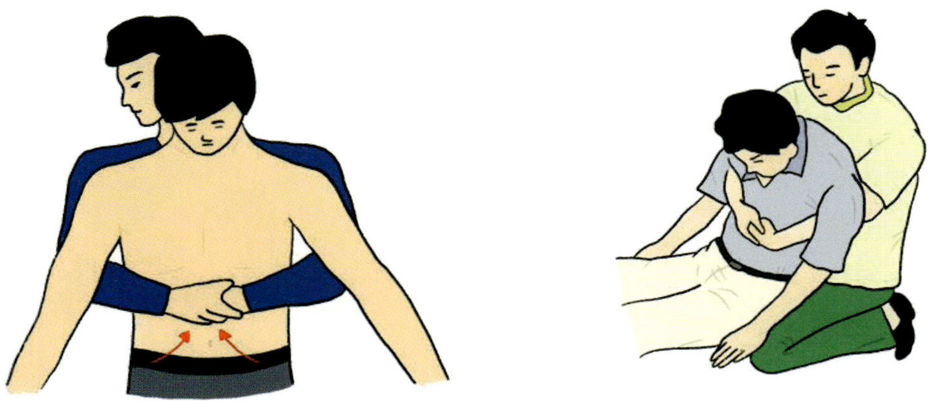

(A) (B)

그림 7-5 하임리히법 (A: 환자가 일어선 상태, B: 환자가 앉은 상태)

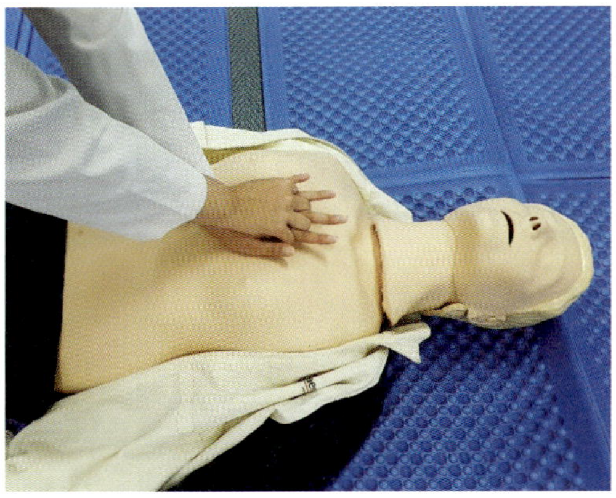

그림 7-6 환자가 누운 상태

② 하임리히법: 환자가 누운 상태

하임리히법은 환자를 눕힌 상태에서도 시행할 수 있다. 즉 환자가 의식을 소실하여 누워있는 경우에는 구조자가 환자의 무릎 쪽에 위치한 상태에서 머리쪽을 쳐다보는 방향으로 시행한다(그림 7-6). 누운 상태의 환자에게 하임리히법을 시행할 경우에는 환자의 머리를 낮게 위치시킨 후에 복부 정중선의 배꼽과 명치 끝 중간에서 배꼽 가까운 곳에 한 손의 손바닥을 대고 그 위에 다른 손을 겹쳐서 환자의 흉강쪽 즉, 후상방으로 5회에 걸쳐서 강하고 빠르게 밀쳐 올린다. 그런 다음 즉시 환자의 머리쪽으로 이동하여 입을 벌리고 이물질이 배출되었으면 제거한다. 다시 기도유지를 하고 인공호흡을 시도하는데 그래도 안 되면 인공호흡이 될 때까지 하임리히법을 다시 반복한다.

③ 소아의 기도 내 이물질 제거법

이물질에 의한 기도폐쇄로 사망하는 환자의 90% 이상이 5세 미만에서 일어나는데 이 중 65%는 영아에서 발생한다. 1세 이상인 경우에는 성인에서와 같은 하임리히법이 권장된다.

그러나 1세 이하인 경우에는 환자의 머리를 아래로 45°정도 비스듬히 기울이면서 엎드린 자세(복부위)로 위치시키고 한 손으로 턱을 지지하면서 다른 손으로 등을 두드리는 배부고타법을 시행한다(그림 7- 7(A)). 등을 두드릴 때에는 환자의 어깨뼈(견갑골) 사이를 손바닥으로 5회 두드린다. 등을 5회 두드린 다음에는 머리를 낮게 유지시킨 상태로 환자를 돌린 다음에 복장뼈(흉골)를 5회 압박하는 가슴압박법을 시행한다(그림 7-7(B)). 이물질이 구강으로 나오면 즉시 손가락을 이용하여 이물질을 제거하고 인공호흡을 시도한다.

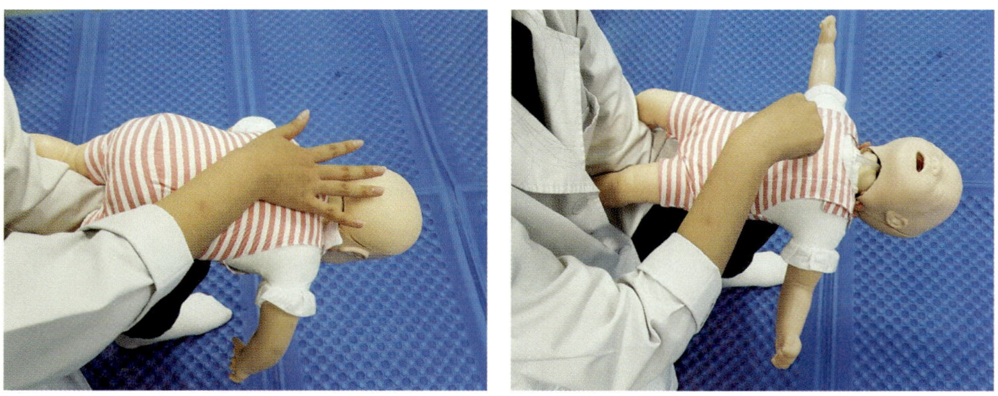

(A) (B)

그림 7-7 영아의 기도 내 이물질 제거법(A: 배부고타법, B: 가슴압박법)

응급상황 기록지(Medical emergency report)

환자 성명: ______________________ 날 짜: ______________________

사고서술: ____

____

____

1. 발병시간:

스톱워치:	시간:

2. 응급구조 호출시간:

스톱워치:	시간:

3. 응급실 도착시간:

스톱워치:	시간:

4. 생징후:

	기록:	시간:	기록:	시간:	기록:	시간:
혈압						
맥박						
호흡						
산소전달방법						

5. 호흡정지시간:

6. 맥박정지시간:

7. 응급소생술시간:

8. 약물투여

약물투여	경로	용량	시간

그림 7-8 응급상황 기록지

이 형식을 복사하여 준비한다. 용지 한 장은 환자가 응급처치기관으로 이송될 때 함께 보내고 다른 용지 한장은 환자의 치과 기록지에 보관해 둔다.

출처: Clinical Practice of the Dental Hygienist by Esther M. Wilkins BS RDH DMD

표 7-3 응급처치법

응급상태	증세	과정
출혈 시	계속되는 출혈 a. 계속 많이 흐를 때: 동맥출혈 b. 방울방울 흐를 때: 정맥출혈	출혈부위를 압박한다. a. 거즈로 압박한다. b. 붕대로 묶는다. 심한 출혈: 말초혈관부위를 손가락으로 꼭 누른다.
	발치창의 출혈	거즈를 말아서 물린다. 환자에게 꼭 물고 있으라고 한다.
	팔 다리의 출혈	출혈부위를 들어올린다: 베개나 다른 보조기를 이용한다. 너무 심한 상처가 있을 때는 압박대로 묶어야 한다.
	코의 출혈	입으로 호흡하도록 한다. 코에 찬 것을 대준다. 피가 나오는 쪽 코를 몇 분간 틀어막는다. 거즈로 코를 막아준다(솜은 안된다): 거즈 끝이 밖으로 나오게 하고 환자가 1시간 이상 코를 풀지 못하게 한다.
호흡곤란	호흡이 멎었거나 약하거나 곤란할 때 혈액 손실로 인해서 창백할 때 동공확장, 의식을 잃었을 때	환자를 평면 바닥에 눕히고 머리를 한쪽으로 틀어준다. 구강내 이물이 있는지 다른 방해물이 있는지 조사한다. 혀를 밖으로 내밀도록 하고 입과 입으로 하는 인공호흡법을 시작한다. 기관절제술을 요구할 수도 있고 또 산소투입도 필요하다.
shock	피부가 창백하다. 피부가 축축하고 차고 끈끈하다. 불안해 함: 때로 무의식, 동공확장, 맥박이 약하게 느낄 수 없으며 호흡이 빠르거나 짧고 혈압이 낮아진다.	환자의 머리 부분이 몸보다 아래로 향하도록 하여 눕힌다. 기도를 열어 주고 구강내 이물질을 깨끗이 비워준다: 의치는 빼내야 한다. 조용하고 따뜻하게 해준다(체온을 유지하도록 해주고 뜨겁게 하지 않는다). 생징후(vital signs)를 체크하고 그 시간도 기록한다. 매 15분마다 반복한다. 물을 주지 않는다(물, 차, 커피 등). 환자가 구토나 경련도 없고 무의식 상태가 계속되면 액체가 폐 속으로 들어갈 수 있으므로 의식이 돌아올 때까지는 물을 주지 않는다.
뇌졸중(중풍), 뇌혈관 사고	전조: 어지럽고 현기증이 일어난다. 순간적으로 반신이 지각이상이 오든지 허약해지며 언어의 결핍이 생긴다. 심한 경우: 두통(뇌출혈), 호흡곤란, 호흡이 깊고 느리다. 반신마비, 메스껍고 구토가 나고 경련한다. 의식을 잃는다(천천히 또는 갑자기).	환자를 편평한 곳에 편하게 눕히고 고개를 한쪽으로 돌려준다. 머리를 약간 높여 준다. 목 부위에 꼭 매진 옷을 풀어 준다. 환자를 조용하고 편하게 그리고 따뜻하게 해준다. 산소가 필요할 수도 있다.
졸도(기절)	창백하고 얼굴이 잿빛으로 된다. 동공확장, 허약, 현기증, 졸도한다. 찬 오한이 많이 나고 처음에는 맥박이 빠르다가 서서히 늦어진다. 숨이 넘어갈 듯하고 혈압이 저하되며 의식을 잃게 된다.	머리를 심장보다 낮추고 발을 높게하여 눕힌다. 꼭 매진 옷을 풀어주고 찬 물수건을 이마에 대준다. 산소투입을 요구할 수도 있다. 회복된 후에는 메스껍고 어지럽지 않도록 10분간 반듯이 누운 채로 있도록 해야 한다.
심장병	만성피로감, 숨쉬기 곤란하다. 가슴통증, 청색증	모든 환자: 조용히 쉬도록 한다. 따뜻하고 평온하게 해준다. 담당의사를 부른다.

응급상태	증세	과정
협심증	갑자기 흉골 부위 아래에 통증이 오면서 어깨, 목, 팔까지 퍼지기 시작한다. 창백하고 어지럽고 숨이 짧을 수가 있다. 걱정과 두려움이 있다.	환자의 머리를 들어올려서 기대게 해 준다. nitroglycerin을 설하에 넣는다. 산소투입을 한다. 환자를 재확인한다: nitroglycerin을 빼내지 않고 신속하게 의사를 부른다.
심근경색증	갑자기 협심증 같은 통증이 발생하면서 오래간다. 피부가 창백하고 차고 끈끈하다. 메스껍고 호흡곤란이 오며 허약, 걱정, 두려움 등이 있다.	환자의 머리를 들도록 하여 앉힌다. 이 증세는 nitroglycerin으로 처리할 수 없으며 구급차와 의사를 부른다. 산소투입을 할 수 있다. 환자의 걱정을 덜어주고 편하게 만들어 준다.
심기능부전증	호흡곤란 및 괴로워한다. 기침과 함께 기관지가 충혈된다. 기침할 때 피가 섞여 나올 수도 있다. 맥박은 빠르고 허약하며 동공확장이 있다. 가슴의 통증을 유발한다.	즉시 의사를 부른다. 환자를 편하게 앉아 있게 한다. 담요같은 것을 덮어 주도록 하여 쉬게 한다. 산소 투입을 할 수 있다.
심박동 정지	맥박이 없다. 비정상 심박동이 일어난다. 헐떡거리고 호흡을 하지 않는다. 동공확대: 불빛을 비춰도 축소되지 않는다. 창백하다.	환자를 평평한 바닥에 반듯하게 눕힌다. 기도를 열어 준다: 입 안에 이물이 없도록 하고 의치를 꺼내 주고 타액이나 혈액이 많다면 suction을 사용한다. 입과 입으로 하는 인공호흡을 한다. 그리고 심장외부압박 방법을 할 수 있다.
인슐린 반응 (인슐린 과분비 : 저혈당증)	배고프다. 신경과민: 전율 · 허약하고, 침착하지 못하고 걱정한다. 발한과 어지러움, 잠시 무의식상태가 올 수 있다.	의식이 있을 때: 환자에게 설탕, 오렌지 쥬스, 캔디 등을 먹인다. 무의식상태: 의사를 부른다. 응급처치법이 없다.
당뇨혼수	서서히 진행된다. 피부가 붉어지고 메마르다. 호흡할 때 과일 냄새가 난다. 눈동자가 soft 하고 움푹 들어가 있다. 입맛의 결핍이 오고 구강과 목이 마르다. 졸립고 무기력하며 허약하고 혼수상태가 올 수 있다.	곧 전문치료를 받도록 한다. 환자를 따뜻하게 해준다. 환자가 의식이 있다면 마실 것을 준다.
간질 발작	대발작: 창백하고 동공이 확장하고 근육축소가 오며 의식을 잃고 혀를 깨물 수가 있다.	기도를 열어 주고 구강 내의 이물질을 suction을 이용하여 깨끗이 비워준다. 상처 예방: 환자를 넓은 곳으로 옮겨준다(마루 위 등도 좋다). 머리 밑에 베개나 부드러운 천을 대준다. 옷을 느슨하게 풀어주고 발작 후에는 수면을 취하도록 해준다.
	소발작: 잠시 의식을 잃게 되며 자세가 굳고 눈꺼풀에 경련온다. 또는 눈썹이나 머리칼에 경련이 오며 창백하다.	환자의 손 안에 있던 물건들이 떨어지지 않도록 살핀다.
화상	1도: 피부가 빨갛다. 2도: 물집이 생긴다. 3도: 심한 상처, 피부가 벗겨진다.	1도~2도 화상은 찬 거즈를 덮어 주든지 찬물에 담근다. 도포약이나 기름, 베이킹 소다 등을 바르지 않아야 한다. 3도 화상인 경우 구급차를 부른다. 진정제를 주지 않아야 하며 옷을 벗기지 말고 환자를 옮기는 동안 공기나 먼지에 감염되지 않도록 잘 달라붙지 않는 옷으로 느슨하게 덮어주고 화상부위를 들어 올린다.
	구강점막에 화학약품에 의해 화상이 생겼을 때	흐르는 물로 씻도록 한다. 만약 산에 의한 화상이면 중탄산소다수로 씻어주고 알카리에 의한 화상이면 물 1컵에 식초 1 tea spoon을 타서 씻도록 해준다. 치유하는 동안 최소자극을 위해 식이요법을 하도록 한다.

응급상태	증세	과정
독극물 중독	메스껍다. 환자 옆에 놓여 있을 수 있는 빈병이나 다른 것을 찾아본다. 환자에게 의식이 있다면 무엇을 먹었는지 물어볼 수도 있다.	환자가 의식이 있다면 극약을 희석시키기 위한 방법으로 아주 많은 물이나 우유를 먹도록 한다. 환자가 토해내도록 강한 중탄산소다수를 마시도록 한다. 만약 강산, 강알칼리, 또는 기름 산물을 먹었을 때는 구토를 하지 말고 해독제를 투여하도록 해야 한다.
눈에 이물이 들어갔을 때	눈물이 난다. 눈을 깜박인다.	손을 씻고 환자가 눈을 아래로 뜨도록 한다. 윗 눈꺼풀이 아래로 가게 한 후 위로 뜨도록 한다. 하악 눈꺼풀을 뒤집어 검사하고 이물이 있으면 축축한 면봉으로 묻혀 낸다. eye cup을 사용하여 묽은 붕산수로 눈을 씻는다. 그래도 성공적이지 못하면 의사를 부르고 환자가 눈을 비비지 못하도록 거즈나 붕대를 대고, 반창고를 붙인다.
하악 탈구	구강을 벌린 상태로 입을 다물 수가 없다.	환자 앞에 선다. 술자의 엄지손가락을 환자의 하악 교합면 위에 놓고 다른 손가락은 턱 밑으로 쥐고, 엄지에 힘을 주어 하악 턱을 아래로 눌렀다가 뒤로 밀어 주면서 동시에 엄지손가락을 빨리 빼내도록 한다. 하악 관절이 미끌어져 들어가 올바르게 되면 아래턱과 머리를 함께 묶어준다.
치아 탈구 (부서진 치아)	사고 종류에 따라 부어오를 수 있고 멍이 들거나 어떤 외상증세를 동반할 수도 있다.	환자나 보호자든 누구든 간에 탈구된 치아가 있을 때는 찬물에 치아를 약간 씻든지 물 속에 담그든지 또는 축축한 천에 싼 뒤에 치과병원에 곧바로 가져오도록 하여 다시 집어넣는 수술을 받도록 한다. 너무 시일이 오래 지난 뒤에는 치아를 다시 살릴 수 없게 된다.
숨막힘 (예: 동전이 목으로 넘어갔을 때)	기침하고 호흡할 때 헐떡거린다. 창백해지고 호흡정지가 올 수도 있으며 의식을 잃게 될 수 있다.	마실 것 등 아무 것도 주어서는 안된다. 혀를 앞으로 빼내도록 한 뒤에 suction을 사용한다. 그 뒤에 머리를 무릎 사이로 수그린다. 의사와 구급차를 부르도록 하고 엄지손가락을 사용하지 않도록 하며 만약 삼켜버리고 호흡곤란도 없어졌다면 동전이 어디에 있는지 소화기관이나 호흡기관에 있는지 등을 완전히 검사하여 찾아내도록 해야한다.

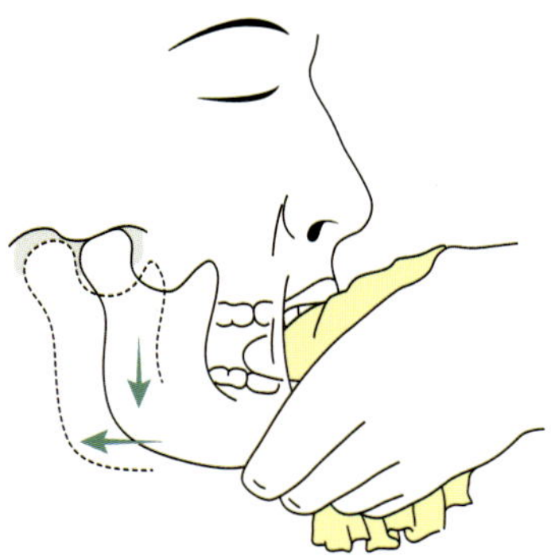

① 하악 치아의 협측교두에 수건으로 둘러싼 엄지손가락을 고정시키고 나머지 손가락은 하악체 전체 부위에 두른다.
② 엄지손가락으로 턱을 아래쪽과 뒤로 압박하면서 한편으로는 나머지 손가락들로 위쪽과 앞부분으로 밀어 올려서 관절와의 정상적인 위치로 턱관절이 위치하게끔 한다.
③ 턱이 제자리로 끼워지면 엄지손가락은 재빨리 빼내야 한다.

그림 7-9 하악골 탈구의 치료법

CHAPTER

08

부록

부록1

부록2

부록3

부록4

부록 1

1. 치위생실습 매뉴얼(Check List)

구분		내용	교수평가	
			수행(P)	미수행(F)
수행 전	출결사항 및 *준비물	실습 10분 전에 실습 준비 완료 및 실습일지 기록 □ 예 □ 아니오		
		□ 지각 □ 결석		
		□ 개인 준비물 완료		
	용모	gown 청결 □ 예 □ 아니오 두발 단정 □ 예 □ 아니오 손톱정리 □ 예 □ 아니오 mask, glove 착용 □ 예 □ 아니오 (glove 착용 전 손씻기) 술자 실습 전 칫솔질 □ 예 □ 아니오 휴대폰 관리 □ 예 □ 아니오		
	각 실습실별 준비사항	실습 1일전 멸균 소독 □ 예 □ 아니오 필요한 기자재 준비 □ 예 □ 아니오		
		□ 에이프런 / □ 에이프런 홀더 / □ 종이컵 / □ Saliva ejector tip □ 항균양치액 / □ 마스크 / □ 혈압측정기 / □ 3-way syringe tip □ 혈당측정기 / □ 기구트레이 / □ Cotton roll / □ Cotton pellet □ 비닐장갑 / □ 라텍스 장갑 / □ 거즈 / □ Bristle brush □ 착색제 / □ 면봉 / □ Dappen dish / □ Vontra angle □ 바셀린 / □ 소공포 / □ 구취측정기 / □ 보안경 및 안면보호대 □ 치주탐침 / □ 연마제 / □ 러버컵 / □ 치주 수기구(scaler) □ 불소 겔 / □ 불소용액 / □ 불소바니쉬 / □ 치면열구전색제 세트 □ 불소 트레이 / □ 알코올 스펀지 / □ 기본 검진기구 / □ 글리세린 미함유 연마제 □ 광중합기 / □ 초음파 치석제거기와 insert tip		
	각 실습실 준비조	실습실 환기 □ 예 □ 아니오		
	치과유니트 작동준비	• main switch 확인 □ 예 □ 아니오 • chair 점검사항 기록 □ 예 □ 아니오 • dental light chair 작동, bracket tray, mobile cart 손잡이 정리 시 타구 소독 □ 예 □ 아니오 • 오염된 기구는 소독액 닦음 □ 예 □ 아니오		
		① 대상자 안내 □ 예 □ 아니오 ② 마스크 착용 □ 예 □ 아니오 ③ 보안, 안면보호대 착용 □ 예 □ 아니오 ④ 손 씻기 □ 예 □ 아니오 ⑤ 라텍스 장갑, 비닐장갑 □ 예 □ 아니오 ⑥ 항균양치약 사용 지도 □ 예 □ 아니오 ⑦ 진료 및 실습 과정 중 고려사항 □ 예 □ 아니오		
수행 후	소독실 정리조	• 표면 소독 및 정리 □ 예 □ 아니오 • 초음파 세척 → 기구 헹굼 → 건조 → 세척기 청소 □ 예 □ 아니오 • autoclave chamber 정기적 청소 □ 예 □ 아니오 • 실습 후 기구 및 소모품 정리 □ 예 □ 아니오 • 소독 후 실내등 소등 □ 예 □ 아니오		
	실습실 정리조	• 실습실 청소점검 사용 □ 예 □ 아니오 • 창문틀, 개수대 내·외 청소 □ 예 □ 아니오 • main switch off □ 예 □ 아니오		

2. 치위생 관리 과정

치위생 처치	구 분
사정	• 구강검사 시행 전 30초 간 항균양치액을 사용하여 구강을 청결히 한다. • 환자가 국소의치를 한 경우, scaling 동안 국소의치를 제거해야 하는 이유를 설명한 후 물이든 종이컵이나 보관함에 보철물을 담아 환자가 보이는 곳에 놓는다. ① oral examination(extra, intra, occlusal and deposits) ② dental charting ③ periodontal charting and assessment(recession, gingival margin enlargements, probe, gingiva assesment, perio exam; clinical attachment level) ④ assessment of radiographic need
치료계획 수립	① 완벽한 치위생처치를 하기 위해 모든 치료계획과 내원 횟수를 환자기록부에 기록한다. 이 경우 치위생처치에는 scaling을 비롯한 모든 포괄적 치위생업무가 포함된다. ② 치과방사선 촬영을 했을 경우에는 필름의 종류와 번호를 기록하고, 미 촬영 시에 "치과 방사선 사진 없음"이라고 기록한다. ③ 치위생처리를 위하여 여러번 내원 시, 치위생처치 전에 구강검사의 결과에 따라 구강보건교육의 계획을 작성한다. ※ 대상자의 사정과 치료계획의 기록을 평가자에게 평가받도록함 ① 학생은 대상자에게 수행되었던 절차를 평가자에게 확인한다. ② 대상자의 기록에 대하여 평가자는 수정할 사항이 있으면 기록을 한다. ③ 평가자는 대상자의 동의서 등 서명에 대하여 확인한다.
수행과정	① 평가자는 scaling과 치면세균막 제거 및 학생의 치위생처치에 따른 대상자의 구강상태를 체크한다. ② 평가자는 필요한 모든 내용을 임상용 차트에 작성한다. a. 완전한 치료를 하지 못했을 경우 • 평가자는 대상자의 구강상태를 검사하고 미완성된 scaling 부분을 기록하도록 지시한다. • 평가자의 평가가 끝난 후에는 re-scaling을 하거나 대상자와 재약속을 하여 완벽한 임상치위생처리를 할 수 있도록 한다. b. 완전한 치료를 했을 경우 • 평가자의 평가가 끝난 후에는 치면연마(polishing) 등 치료계획에 의한 처치를 시행한다.
수행 후 과정	① 대상자의 전반적인 기록을 바탕으로 임상치위생처치를 수행한 절차에 대해서 모두 기록한다. ② 만약 대상자가 약속날짜에 내원하지 않았을 경우에는 취소사항과 날짜, 평가자의 서명을 모두 기록해야 한다. ③ 각 치위생처치가 끝난 대상자에 대해 방문날짜와 재방문 정보 등을 기록한다. ④ 학생은 치위생처치의 술식이 기록된 대상자 기록부에 서명을 하도록 한다.
대상자 교육	① 치위생처치를 받은 후 24시간 동안은 유동식을 섭취한다. 자극적이고 매운 음식은 금한다. 상처 치유를 촉진시키기 위해 단백질과 과일, 야채를 많이 섭취하도록 한다. 비타민 보충제도 권장되어진다. ② 불쾌함을 완화시키기 위해 필요한 경우에는 소염진통제나 아스피린을 복용하도록 한다. ③ 2시간마다, 식사 후, 칫솔질 한 후에 미지근한 소금물 또는 중탄산염 용액으로 양치한다. 구강양치용액은 2주 동안 사용한 후에는 사용을 중단해야 한다. ④ 부드러운 칫솔모를 사용하여 칫솔질을 하도록 한다. ⑤ 매일 치실과 치간칫솔을 사용한다. ⑥ 불소국소도포나 구강양치용액, 항균제 등의 다른 구강관리용품을 사용함으로써 구강위생상태를 개선시킬 수 있다. ⑦ 불소국소도포를 받은 경우에는 치료를 받은 후 30분 동안은 양치와 흡연을 금하고 음식을 섭취하지 않도록 한다.

3. 치위생 실습평가서

1) 기초 치위생실습 평가서 <1>

학년	반	학번:	성명:	평가자:	평가일:	월	일

No	평가 항목	상세 항목	평가	
			P	F
1	술자 용모(operator's features)	머리, 신발, 손톱		
2	실습 태도(attitude)	대상자맞이, 실습준비, 성실한 실습태도		
3	시술부위 선택 능력(area)	예: 하악우측구치부 협면을 선택할 수 있는 능력		
4	기구 선택 능력(instrument)	probe, explorer, sickle scaler, universal & Gracey curet		
5	환자 자세(patient position)	dental chair position 조절 능력		
6	시야확보 능력(retraction)	대상자 얼굴 및 턱의 위치		
7	술자 위치(operator position)	front·side·back position 선택 능력		
8	술자 자세(operator posture)	바른자세로 앉아 몸은 15° 이내로 숙임		
9	치과조명등(dental light)	상·하악 치료 시 조명 각도		
10	치경사용법(mouth mirror)	최대 시야확보 및 올바른 사용법		
11	기구 잡는 법(grasp)	modified pen grasp의 정확한 파지능력		
12	손고정(finger rest)	치료할 인접치아에서 1~2개 치아이내(예외규정)		
13	기구 적합(adaptation)	각 기구별 정확한 적합 능력		
14	기구 삽입(insertion)	접합상피까지 가볍게 삽입		
15	치주기구조작법(instrumentation)	치주낭 측정, 치석탐지, 치석제거술의 이해 정도		
16	dental chair 관리(management)	dental chair의 점검 및 실습정리		

1) 기초 치위생실습 평가서 <2>

학년	반	학번:	성명:	평가자:	평가일:	월	일

No	평가 항목	상세 항목	평가	
			P	F
1	술자 용모(operator's features)	머리, 신발, 손톱		
2	실습 태도(attitude)	대상자맞이, 실습준비, 성실한 실습태도		
3	시술부위 선택 능력(area)	예: 하악우측구치부 협면을 선택할 수 있는 능력		
4	기구 선택 능력(instrument)	probe, explorer, sickle scaler, universal & Gracey curet		
5	환자 자세(patient position)	dental chair position 조절 능력		
6	시야확보 능력(retraction)	대상자 얼굴 및 턱의 위치		
7	술자 위치(operator position)	front·side·back position 선택 능력		
8	술자 자세(operator posture)	바른자세로 앉아 몸은 15° 이내로 숙임		
9	치과조명등(dental light)	상·하악 치료 시 조명 각도		
10	치경사용법(mouth mirror)	최대 시야확보 및 올바른 사용법		
11	기구 잡는 법(grasp)	modified pen grasp의 정확한 파지능력		
12	손고정(finger rest)	치료할 인접치아에서 1~2개 치아이내(예외규정)		
13	기구 적합(adaptation)	각 기구별 정확한 적합 능력		
14	기구 삽입(insertion)	접합상피까지 가볍게 삽입		
15	치주기구조작법(instrumentation)	치주낭 측정, 치석탐지, 치석제거술의 이해 정도		
16	dental chair 관리(management)	dental chair의 점검 및 실습정리		

2) Exploring 평가서 <1>

학년	반 학번:	성명:	평가자:	평가일: 월 일

No	평가 항목	상세 항목
1	태도(attitude)	□ 대상자 맞이하기, 대화능력 □ 실습준비, 성실한 실습태도
2	시술부위(area)	□ #10 Bu. Li. La. Li. □ #20 Bu. Li. La. Li. □ #30 Bu. Li. La. Li. □ #40 Bu. Li. La. Li.
3	대상자자세(patient position)	□ 상악 시술 시(supine position) □ 하악 시술 시(modified supine position)
4	대상자 얼굴 및 턱의 위치 (patient face and chin)	□ 상악(chin up), 하악(chin down) □ 시야확보를 위해 머리를 좌, 우측으로 돌림
5	술자위치(operator position)	□ 7시~8시 □ 9시~11시 □ 11시~12시
6	술자자세(operator posture)	□ 술자 등은 일직선으로 고개만 약간 숙인상태 □ 상박은 몸체에서 20° 이내, 하박은 상박과 90° 정도 □ 손목은 일직선에 가깝도록
7	치과 조명등(dental light)	□ 상악은 바닥과 45°로 조절 □ 하악은 바닥과 90°로 조절 □ 시술부위에 초점 고정
8	치경사용법(mouth mirror)	□ 최대 시야확보 및 올바른 치경사용법 □ retraction 시 치아주위조직 주의
9	기구 잡는 법(grasp)	□ modified pen grasp의 정확한 파지(엄지, 검지, 중지 위치) □ 가볍게 기구 파지
10	올바른 작업부(working end)	□ 올바른 날 선택(전치: □ 가면 □ 먼면 구치: □ 근심 □ 원심)
11	손고정(fulcrum)	□ 시술할 치아 또는 인접치아 1~2개 이내 손고정(예외규정)
12	시작부위(전치 & 구치)	□ 전치부(□ 가면 □ 먼면) □ 구치부(□ 근심 □ 원심)
13	기구 적합(adaptation)	□ tip측면 1~2mm가 유리치은연 위에 가볍게 적합 □ 하방연결부가 치아장축에 평행하게 위치(back이 접합상피를 향함)
14	기구 삽입(insertion)	□ 접합상피까지 삽입 □ 경도이하의 힘으로 가볍게 삽입
15	기구 동작(stroke)	□ tip측면 1~2mm가 적합된 상태 □ 경도이하의 힘으로 동작 □ 수직 & 사선동작(순·협설면) □ exploratory stroke □ overlapping stroke □ 능각 접근법(기구 손잡이를 돌리면서 접근) □ 근심 □ 원심 □ 인접면 Col 부위에서 수직 동작(□ 근심 □ 원심)
16	기구오염(instrument contamination)	□ 기구오염 및 교차감염
17	숙련도(technique)	□ VG □ G □ M □ P □ VP
18	comment	

2) Exploring 평가서 <2>

학년 반 학번:	성명:	평가자:	평가일: 월 일

No	평가 항목	상세 항목
1	태도(attitude)	☐ 대상자 맞이하기, 대화능력 ☐ 실습준비, 성실한 실습태도
2	시술부위(area)	☐ #10 Bu. Li. La. Li. ☐ #20 Bu. Li. La. Li. ☐ #30 Bu. Li. La. Li. ☐ #40 Bu. Li. La. Li.
3	대상자자세(patient position)	☐ 상악 시술 시(supine position) ☐ 하악 시술 시(modified supine position)
4	대상자 얼굴 및 턱의 위치 (patient face and chin)	☐ 상악(chin up), 하악(chin down) ☐ 시야확보를 위해 머리를 좌, 우측으로 돌림
5	술자위치(operator position)	☐ 7시~8시 ☐ 9시~11시 ☐ 11시~12시
6	술자자세(operator posture)	☐ 술자 등은 일직선으로 고개만 약간 숙인상태 ☐ 상박은 몸체에서 20° 이내, 하박은 상박과 90° 정도 ☐ 손목은 일직선에 가깝도록
7	치과 조명등(dental light)	☐ 상악은 바닥과 45°로 조절 ☐ 하악은 바닥과 90°로 조절 ☐ 시술부위에 초점 고정
8	치경사용법(mouth mirror)	☐ 최대 시야확보 및 올바른 치경사용법 ☐ retraction 시 치아주위조직 주의
9	기구 잡는 법(grasp)	☐ modified pen grasp의 정확한 파지(엄지, 검지, 중지 위치) ☐ 가볍게 기구 파지
10	올바른 작업부(working end)	☐ 올바른 날 선택(전치: ☐ 가면 ☐ 먼면 구치: ☐ 근심 ☐ 원심)
11	손고정(fulcrum)	☐ 시술할 치아 또는 인접치아 1~2개 이내 손고정(예외규정)
12	시작부위(전치 & 구치)	☐ 전치부(☐ 가면 ☐ 먼면) ☐ 구치부(☐ 근심 ☐ 원심)
13	기구 적합(adaptation)	☐ tip측면 1~2mm가 유리치은연 위에 가볍게 적합 ☐ 하방연결부가 치아장축에 평행하게 위치(back이 접합상피를 향함)
14	기구 삽입(insertion)	☐ 접합상피까지 삽입 ☐ 경도이하의 힘으로 가볍게 삽입
15	기구 동작(stroke)	☐ tip측면 1~2mm가 적합된 상태 ☐ 경도이하의 힘으로 동작 ☐ 수직 & 사선동작(순·협설면) ☐ exploratory stroke ☐ overlapping stroke ☐ 능각 접근법(기구 손잡이를 돌리면서 접근) ☐ 근심 ☐ 원심 ☐ 인접면 Col 부위에서 수직 동작(☐ 근심 ☐ 원심)
16	기구오염(instrument contamination)	☐ 기구오염 및 교차감염
17	숙련도(technique)	☐ VG ☐ G ☐ M ☐ P ☐ VP
18	comment	

3) Probing 평가서 <1>

학년	반 학번:	성명:	평가자:	평가일: 월 일

No	평가 항목	상세 항목
1	태도(attitude)	□ 대상자 맞이하기, 대화능력 □ 실습준비, 성실한 실습태도
2	시술부위(area)	□ #10 Bu. Li. La. Li. □ #20 Bu. Li. La. Li. □ #40 Bu. Li. La. Li. □ #30 Bu. Li. La. Li.
3	대상자자세(patient position)	□ 상악 시술 시(supine position) □ 하악 시술 시(modified supine position)
4	대상자 얼굴 및 턱의 위치 (patient face and chin)	□ 상악(chin up), 하악(chin down) □ 시야확보를 위해 머리를 좌, 우측으로 돌림
5	술자위치(operator position)	□ 7시~8시 □ 9시~11시 □ 11시~12시 □ 부위별 적절한 술자위치 확보
6	술자자세(operator posture)	□ 술자 등은 일직선으로 고개만 약간 숙인상태 □ 상박은 몸체에서 20° 이내, 하박은 상박과 90° 정도 □ 손목은 일직선에 가깝도록
7	치과 조명등(dental light)	□ 상악은 바닥과 45°로 조절 □ 하악은 바닥과 90°로 조절 □ 시술부위에 초점 고정
8	치경사용법(mouth mirror)	□ 최대 시야확보 및 올바른 치경사용법 □ retraction 시 치아주위조직 주의
9	기구 잡는법(grasp)	□ modified pen grasp의 정확한 파지(엄지, 검지, 중지 위치) □ 가볍게 기구 파지
10	손고정(fulcrum)	□ 시술한 치아 또는 인접치아 1~2개 이내 손고정
11	기구 적합(adaptation)	□ 기구의 tip side가 치아 장축에 평행하도록 적합 □ 협·설면: tip side □ 근심: back □ 원심: face
12	기구 삽입(insertion)	□ 삽입은 가볍게 접합상피까지 삽입(20~30g 정도)
13	치주탐침동작(stroke)	□ 치아장축에 평행하도록 1~2mm의 vertical stroke □ 가볍게 walking stroke □ 인접면 col부위
14	기구오염(instrument contamination)	□ 기구오염 및 교차감염
15	dental unit chair 관리	□ 마지막 정리

3) Probing 평가서 <2>

학년 반 학번:	성명:	평가자:	평가일: 월 일

No	평가 항목	상세 항목
1	태도(attitude)	□ 대상자 맞이하기, 대화능력 □ 실습준비, 성실한 실습태도
2	시술부위(area)	□ #10 Bu. Li. La. Li. □ #20 Bu. Li. La. Li. □ #40 Bu. Li. La. Li. □ #30 Bu. Li. La. Li.
3	대상자자세(patient position)	□ 상악 시술 시(supine position) □ 하악 시술 시(modified supine position)
4	대상자 얼굴 및 턱의 위치 (patient face and chin)	□ 상악(chin up), 하악(chin down) □ 시야확보를 위해 머리를 좌, 우측으로 돌림
5	술자위치(operator position)	□ 7시~8시 □ 9시~11시 □ 11시~12시 □ 부위별 적절한 술자위치 확보
6	술자자세(operator posture)	□ 술자 등은 일직선으로 고개만 약간 숙인상태 □ 상박은 몸체에서 20° 이내, 하박은 상박과 90° 정도 □ 손목은 일직선에 가깝도록
7	치과 조명등(dental light)	□ 상악은 바닥과 45°로 조절 □ 하악은 바닥과 90°로 조절 □ 시술부위에 초점 고정
8	치경사용법(mouth mirror)	□ 최대 시야확보 및 올바른 치경사용법 □ retraction 시 치아주위조직 주의
9	기구 잡는법(grasp)	□ modified pen grasp의 정확한 파지(엄지, 검지, 중지 위치) □ 가볍게 기구 파지
10	손고정(fulcrum)	□ 시술한 치아 또는 인접치아 1~2개 이내 손고정
11	기구 적합(adaptation)	□ 기구의 tip side가 치아 장축에 평행하도록 적합 □ 협·설면: tip side □ 근심: back □ 원심: face
12	기구 삽입(insertion)	□ 삽입은 가볍게 접합상피까지 삽입(20~30g 정도)
13	치주탐침동작(stroke)	□ 치아장축에 평행하도록 1~2mm의 vertical stroke □ 가볍게 walking stroke □ 인접면 col부위
14	기구오염(instrument contamination)	□ 기구오염 및 교차감염
15	dental unit chair 관리	□ 마지막 정리

4) Sickle scaler 평가서 <1>

학년	반	학번:	성명:	평가자:	평가일:	월	일

No	평가 항목	상세 항목
1	태도(attitude)	□ 대상자 맞이하기, 대화능력 □ 실습준비, 성실한 실습태도
2	시술부위(area)	□ #10 Bu. Li. La. Li. □ #20 Bu. Li. La. Li. □ #30 Bu. Li. La. Li. □ #40 Bu. Li. La. Li.
3	대상자자세(patient position)	□ 상악 시술 시(supine position) □ 하악 시술 시(modified supine position)
4	대상자 얼굴 및 턱의 위치 (patient face and chin)	□ 상악(chin up), 하악(chin down) □ 시야확보를 위해 머리를 좌, 우측으로 돌림
5	술자위치(operator position)	□ 7시~8시 □ 9시~11시 □ 11시~12시
6	술자자세(operator posture)	□ 술자 등은 일직선으로 고개만 약간 숙인상태 □ 상박은 몸체에서 20° 이내, 하박은 상박과 90° 정도 □ 손목은 일직선에 가깝도록
7	치과 조명등(dental light)	□ 상악은 바닥과 45°로 조절 □ 하악은 바닥과 90°로 조절 □ 시술부위에 초점 고정
8	치경사용법(mouth mirror)	□ 최대 시야확보 및 올바른 치경사용법 □ retraction 시 치아주위조직 주의
9	기구 잡는 법(grasp)	□ modified pen grasp의 정확한 파지(엄지, 검지, 중지 위치) □ 가볍게 기구 파지
10	올바른 작업부(working end)	□ 올바른 날 선택(전치: □ 가면 □ 면면 구치: □ 근심 □ 원심)
11	손고정(fulcrum)	□ 시술할 치아 또는 인접치아 1~2개 이내 손고정(예외규정)
12	시작부위(전치 & 구치)	전치부(치경선 중앙) □ 가면 □ 면면 구치부(원심능각) □ 근심 □ 원심
13	기구 적합(adaptation)	□ blade 하방 1/3부위가 유리치은연 위에 적합 □ 하방연결부가 치아장축에 평행하게 위치 □ 유리치은연 1~2mm 치은열구까지 인정
14	기구 동작(stroke)	□ blade 하방 1/3부위가 적합된 상태 □ 수직 & 사선동작(순·협설면) □ short & overlapping pull stroke □ wrist stroke □ 중등도 이상의 측방압 □ 근심 능각 접근법(기구 손잡이를 돌리면서 접근) □ 원심 능각 접근법(기구 손잡이를 돌리면서 접근) □ 인접면 수직동작(□ 근심 □ 원심)
15	기구오염(instrument contamination)	□ 기구오염 및 교차감염
16	숙련도(technique)	□ VG □ G □ M □ P □ VP
17	comment	

4) Sickle scaler 평가서 <2>

학년	반	학번:	성명:	평가자:	평가일:	월	일

No	평가 항목	상세 항목
1	태도(attitude)	□ 대상자 맞이하기, 대화능력 □ 실습준비, 성실한 실습태도
2	시술부위(area)	□ #10 Bu. Li. La. Li. □ #20 Bu. Li. La. Li. □ #30 Bu. Li. La. Li. □ #40 Bu. Li. La. Li.
3	대상자자세(patient position)	□ 상악 시술 시(supine position) □ 하악 시술 시(modified supine position)
4	대상자 얼굴 및 턱의 위치 (patient face and chin)	□ 상악(chin up), 하악(chin down) □ 시야확보를 위해 머리를 좌, 우측으로 돌림
5	술자위치(operator position)	□ 7시~8시 □ 9시~11시 □ 11시~12시
6	술자자세(operator posture)	□ 술자 등은 일직선으로 고개만 약간 숙인상태 □ 상박은 몸체에서 20° 이내, 하박은 상박과 90° 정도 □ 손목은 일직선에 가깝도록
7	치과 조명등(dental light)	□ 상악은 바닥과 45°로 조절 □ 하악은 바닥과 90°로 조절 □ 시술부위에 초점 고정
8	치경사용법(mouth mirror)	□ 최대 시야확보 및 올바른 치경사용법 □ retraction 시 치아주위조직 주의
9	기구 잡는 법(grasp)	□ modified pen grasp의 정확한 파지(엄지, 검지, 중지 위치) □ 가볍게 기구 파지
10	올바른 작업부(working end)	□ 올바른 날 선택(전치: □ 가면 □ 먼면 구치: □ 근심 □ 원심)
11	손고정(fulcrum)	□ 시술할 치아 또는 인접치아 1~2개 이내 손고정(예외규정)
12	시작부위(전치 & 구치)	전치부(치경선 중앙) □ 가면 □ 먼면 구치부(원심능각) □ 근심 □ 원심
13	기구 적합(adaptation)	□ blade 하방 1/3부위가 유리치은연 위에 적합 □ 하방연결부가 치아장축에 평행하게 위치 □ 유리치은연 1~2mm 치은열구까지 인정
14	기구 동작(stroke)	□ blade 하방 1/3부위가 적합된 상태 □ 수직 & 사선동작(순·협설면) □ short & overlapping pull stroke □ wrist stroke □ 중등도 이상의 측방압 □ 근심 능각 접근법(기구 손잡이를 돌리면서 접근) □ 원심 능각 접근법(기구 손잡이를 돌리면서 접근) □ 인접면 수직동작(□ 근심 □ 원심)
15	기구오염(instrument contamination)	□ 기구오염 및 교차감염
16	숙련도(technique)	□ VG □ G □ M □ P □ VP
17	comment	

5) Universal & Gracey curet 평가서 <1>

학년	반	학번:	성명:	평가자:	평가일:	월	일

No	평가 항목	상세 항목
1	태도(attitude)	□ 대상자 맞이하기, 대화능력 □ 실습준비, 성실한 실습태도
2	시술부위(area)	□ #10 Bu. Li. La. Li. □ #20 Bu. Li. La. Li. □ #30 Bu. Li. La. Li. □ #40 Bu. Li. La. Li.
3	대상자자세(patient position)	□ 상악 시술 시(supine position) □ 하악 시술 시(modified supine position)
4	대상자 얼굴 및 턱의 위치 (patient face and chin)	□ 상악(chin up), 하악(chin down) □ 시야확보를 위해 머리를 좌, 우측으로 돌림
5	술자위치(operator position)	□ 7시~8시 □ 9시~11시 □ 11시~12시
6	술자자세(operator posture)	□ 술자 등은 일직선으로 고개만 약간 숙인상태 □ 상박은 몸체에서 20° 이내, 하박은 상박과 90° 정도 □ 손목은 일직선에 가깝도록
7	치과 조명등(dental light)	□ 상악은 바닥과 45°로 조절 □ 하악은 바닥과 90°로 조절 □ 시술부위에 초점 고정
8	치경사용법(mouth mirror)	□ 최대 시야확보 및 올바른 치경사용법 □ retraction 시 치아주위조직 주의
9	기구 잡는 법(grasp)	□ modified pen grasp의 정확한 파지(엄지, 검지, 중지 위치) □ 가볍게 기구 파지
10	올바른 작업부(working end)	□ 올바른 날 선택(전치: □ 가면 □ 먼면 구치: □ 근심 □ 원심)
11	손고정(fulcrum)	□ 시술할 치아 또는 인접치아 1~2개 이내 손고정(예외규정)
12	시작부위(전치 & 구치)	전치부(치경선 중앙) □ 가면 □ 먼면 구치부(원심능각) □ 근심 □ 원심
13	기구 적합(adaptation)	□ blade 하방 1/3부위가 치면에 적합 □ 하방연결부 위치(전치: □ 가면 □먼면, 구치: □ 근심 □ 원심)
14	기구 삽입(insertion)	□ 0°의 각도로 열구 내 삽입 □ 경도 이하의 힘으로 가볍게 삽입
15	작업각도(angulation)	작업각도 확립(전치부: □ 가면 □ 먼면, 구치부: □ 근심 □ 원심)
16	기구 동작(stroke)	수직 & 사선동작(□ 전치 순설면 □ 구치 협설면) □ blade 하방 1/3부위가 치면에 적합된 상태 □ short & overlapping pull stroke □ 중등도 이상의 측방압 □ wrist stroke □ 근심 능각 접근법(기구 손잡이를 돌리면서 접근) □ 원심 능각 접근법(기구 손잡이를 돌리면서 접근) □ 인접면에서 blade의 하방 1/3부위가 col부위 도달 □ 인접면 Col에서 반복 수직 동작(□ 근심 □ 원심)
17	기구오염(instrument contamination)	□ 기구오염 및 교차감염
18	숙련도(technique)	□ VG □ G □ M □ P □ VP
19	comment	

5) Universal & Gracey curet 평가서 <2>

학년 반 학번: 성명: 평가자: 평가일: 월 일

No	평가 항목	상세 항목
1	태도(attitude)	□ 대상자 맞이하기, 대화능력 □ 실습준비, 성실한 실습태도
2	시술부위(area)	□ #10 Bu. Li. La. Li. □ #20 Bu. Li. La. Li. □ #30 Bu. Li. La. Li. □ #40 Bu. Li. La. Li.
3	대상자자세(patient position)	□ 상악 시술 시(supine position) □ 하악 시술 시(modified supine position)
4	대상자 얼굴 및 턱의 위치 (patient face and chin)	□ 상악(chin up), 하악(chin down) □ 시야확보를 위해 머리를 좌, 우측으로 돌림
5	술자위치(operator position)	□ 7시~8시 □ 9시~11시 □ 11시~12시
6	술자자세(operator posture)	□ 술자 등은 일직선으로 고개만 약간 숙인상태 □ 상박은 몸체에서 20° 이내, 하박은 상박과 90° 정도 □ 손목은 일직선에 가깝도록
7	치과 조명등(dental light)	□ 상악은 바닥과 45°로 조절 □ 하악은 바닥과 90°로 조절 □ 시술부위에 초점 고정
8	치경사용법(mouth mirror)	□ 최대 시야확보 및 올바른 치경사용법 □ retraction 시 치아주위조직 주의
9	기구 잡는 법(grasp)	□ modified pen grasp의 정확한 파지(엄지, 검지, 중지 위치) □ 가볍게 기구 파지
10	올바른 작업부(working end)	□ 올바른 날 선택(전치: □ 가면 □ 면면 구치: □ 근심 □ 원심)
11	손고정(fulcrum)	□ 시술할 치아 또는 인접치아 1~2개 이내 손고정(예외규정)
12	시작부위(전치 & 구치)	전치부(치경선 중앙) □ 가면 □ 면면 구치부(원심능각) □ 근심 □ 원심
13	기구 적합(adaptation)	□ blade 하방 1/3부위가 치면에 적합 □ 하방연결부 위치(전치: □ 가면 □면면 구치: □ 근심 □ 원심)
14	기구 삽입(insertion)	□ 0°의 각도로 열구 내 삽입 □ 경도 이하의 힘으로 가볍게 삽입
15	작업각도(angulation)	작업각도 확립(전치부: □ 가면 □ 면면 구치부: □ 근심 □ 원심)
16	기구 동작(stroke)	수직 & 사선동작(□ 전치 순설면 □ 구치 협설면) □ blade 하방 1/3부위가 치면에 적합된 상태 □ short & overlapping pull stroke □ 중등도 이상의 측방압 □ wrist stroke □ 근심 능각 접근법(기구 손잡이를 돌리면서 접근) □ 원심 능각 접근법(기구 손잡이를 돌리면서 접근) □ 인접면에서 blade의 하방 1/3부위가 col부위 도달 □ 인접면 Col에서 반복 수직 동작(□ 근심 □ 원심)
17	기구오염(instrument contamination)	□ 기구오염 및 교차감염
18	숙련도(technique)	□ VG □ G □ M □ P □ VP
19	comment	

부록 2

1. 감염방지 실습내용 Check List

제목	내용	1차 실습		2차 실습		실습		실습		실습		실습		비고
		관찰	수행	관찰	수행	관찰	수행	관찰	수행	관찰	수행	관찰	수행	
기구 관리	단계별 기구관리 준비 (담금→세척→건조→윤활→포장→멸균→보관 등)													
장비 관리	핸드피스 관리를 위한 준비													
	유니트 체어 관리를 위한 준비 (조명등, 기구용 선반(bracket table), 조절스위치, 호스와 손잡이, 타구 등)													
멸균	가압증기멸균 준비													
	불포화화학증기멸균 준비													
	건열멸균 준비													
	산화에틸렌가스멸균 준비													
	액체화학제멸균 준비													
	유리구슬(glass bead) 멸균 준비													
	방사선을 이용한 멸균 준비													
소독	화학소독제 사용을 위한 준비													
	표면세척 준비 (소독제 선택, 희석 비율 등)													
	표면소독 준비 (표면세척→소독→건조 등)													
	표면덮개 준비 (핸드피스, 조명등손잡이, 머리받침대, 조절스위치, 수관 등)													
개인 보호 장구 착용	장갑 착용													
	손씻기													
	마스크 착용													
	보안경 착용													
	보호용 의복 착용													
기타														
평가자 확인란			(인)		(인)		(인)		(인)		(인)		(인)	

2. 임상치위생실습 준비 Check list

작동점검		표면소독		보호테이프	
항 목	O / X	항 목	O / X	항 목	O / X
hand washing		hand washing		hand washing	
전원공급		개인방호 청진기 및 혈압기		headrest	
main switch		dental light (switch, handle, arm, pole)		dental light의 (handle, digital button)	
air compressor		bracket table (handle, digital button)		bracket table (handle, digital button)	
foot controller, digital button		high & low speed handpiece		high & low speed handpiece hose line	
high & low speed handpiece		air-water syringe		air-water syringe handle	
air-water syringe		ultrasonic device		ultrasonic device handle	
ultrasonic device		spittoon		oral evacuator handle	
oral evacuator		oral evacuator		operator stool의 backrest 및 높낮이 lever	
dental light		headrest, backrest & seat		assistant stool의 backrest 및 높낮이 lever	
backrest, seat의 elevation		unit & chair의 base foot controller		mobile cart & dressing car handle	
headrest		mobile cart, dressing car		수도 밸브	
operator, assistant stool		operator, assistant stool		pen	
hand washing		hand washing		hand washing	

부록 3

1. 임상치위생 실습 chart

1) 임상치위생실습 참여 동의서

학과:
학년:
학번:
성명:
생년월일:

상기 본인은 치위생(학)과 재학생으로서 학교에서 규정하는 임상치위생 실습을 수행함에 있어서 학생으로서 본분을 지키고 실습의 규율을 엄수하며 임상치위생 실습에서 시행되는 효율적인 기술을 습득할 수 있도록 열과 성의를 다하여 노력하겠습니다. 아울러 실습 도중 본인의 부주의로 인한 사고에 대해서는 본인이 책임질 것을 확약하고 이에 동의서를 제출합니다.

실습기간: 년 월 일 ~ 년 월 일 (주간)

년 월 일

위 본인: (인)
평가자: (인)

2) 개인정보 수집 및 활용 동의서

• 개인정보 수집항목 및 활동목적

성명, 생년월일, 성별, 주소, 이메일주소 등을 수집하며, 치위생과정에 따른 대상자 임상실습을 위한 확인 절차에 이용됩니다.

• 개인정보의 보유 기간 및 이용기간

실습 담당 학생 졸업 후 3년간 보유하며 그 이후는 삭제하고 있습니다.

• 동의거부 권리 및 동의 거부에 따른 불이익 및 제한 사항

개인정보 수집 동의를 거부할 권리가 있으며, 동의 거부에 따른 불이익은 없습니다.
다만, 동의하지 않을 경우 실습 대상에 포함되지 못합니다.

※ 개인정보 제공자가 동의한 내용 외에 다른 목적으로 활용하지 않으며, 제공된 개인정보의 이용을 거부하고자 할 때에는 개인정보 관리 책임자를 통해 열람, 정정, 삭제를 요구할 수 있습니다.

「개인정보보호법」등 관련 법규에 의거하여 상기 본인은 위와 같이 개인정보 수집 및 활용에 동의합니다.

20　　년　월　일
성명:　　　　　(서명)

3) 대상자 동의서

__________ 대학교 치위생(학)과의 교수 및 학생 모두는 대상자의 구강건강증진을 위해 최선을 다해 노력하겠습니다. 임상치위생실습에 참여해 주셔서 진심으로 감사드립니다.

• 나는 본 임상치위생실습에 대해 담당 학생으로부터 구강검사 및 실습 내용에 대한 설명을 들었습니다.

• 나는 본 임상치위생실습에서 얻어진 나에 대한 정보를 현행 법률과 임상치위생실습의 규정이 허용하는 범위 내에서 담당 학생이 수행하는데 동의합니다.

본인 ___________ 은 위의 내용을 충분히 듣고 이해했으며 _________ 대학교 치위생(학)과 임상치위생 실습에 협력할 것을 동의합니다.

20　　년　월　일
성명:　　　　　(서명)

2. 치위생관리 기록부(Dental Hygiene Assessment)

학년　　반　학번:	성명:	평가자:	평가일:　　월　　일

1. 인적사항(Personal History)

성　명	(여 / 남)	학생과의 관계	
생년월일	(만　세)	직　업	
e-mail		휴대폰	
결혼 여부		비상 시 연락처	
주　소			

방문의 주된 이유(chief complaint) :

2. 의과병력(Medical History)

신경계 질환	뇌졸중 발작[　] 경련[　] 간질[　] 마비[　] 기절[　]
골과 근육계 질환	관절염[　] 류마티즘[　] *인공관절[　]
호흡기 질환	폐결핵[　] 폐기종[　] 천식[　] 고초열[　] 기침[　] 호흡곤란(누운 자세)[　] 부비동감염(sinusitis)[　]
소화기 질환	간염[　] 황달[　] 위궤양[　] 위경련[　] 빈번한 설사[　] 변비[　]
비뇨기계 질환	신장질환[　] 성병[　]
내분비계 질환	당뇨병[　] 본인, 가족, 갑상선 기능 이상[　]
심장 및 혈관계 질환	*류머티스열[　] *심(장)잡음[　] 고혈압[　] 심장수술[　] 심기능부전[　] *승모판 탈출[　] 발목부종[　] 심박보조기[　] 숨가쁨[　] 인공심장판막[　] *선천선 심장질환[　]
혈액 질환	혈우병[　] 타박상[　] 빈혈[　] 수혈[　]
기타 질환	방사선요법[　] 화학요법[　] 녹내장[　] *이식수술[　] HIV+(에이즈 바이러스 보유자)[　] AIDS(후천성 면역 결핍증)[　]
혹시 위의 보기에 나열되지 않은 질병을 현재 앓고 또는 앓은 적이 있다면?	
*로 표시된 질환은 치과약속 전에 예방적 준비투약이 필요함	

■ 기타 질문

질문	아니요	예	비고
최근 5년 이내 심하게 아픈 적이 있습니까?			부위 및 시기:
예전에 입원, 수술, 사고 등을 경험한 적이 있습니까?			□ 입원(　) □ 수술(　) □ 사고(　)
현재 특별한 약(처방전, 비처방전)을 복용하고 있습니까?			약 이름:
(마취)주사를 맞고 부작용이 생긴 적이 있습니까?			주사 이름:　　부작용 내용:
약(예: 페니실린, 아스피린, 설파제 등)을 먹고 부작용이 생긴 적이 있습니까?			
치과 국소마취 후 부작용이 생긴 적이 있습니까?			
상처가 났을 때 피가 잘 멈추지 않습니까?			
현재 임신 중입니까?			개월 수:
현재 생리 중입니까?			
흡연 유·무　□ 현재 흡연　□ 현재 금연　□ 흡연경험 없음　→ p. 흡연검사 기록			
음주 빈도　□ 매일 □ (　회)/주　□ (　회)/달　□ 거의 하지 않음　평균음주량:　잔/일 또는 주			
위의 내용 외에 건강상 이상 또는 상의하고 싶은 사항이 있습니까? (예: 갑작스러운 체중 변화 등)			

생징후	정상수치(성인)	1차 측정	2차 측정
혈압	120/80mmHg	/　mmHg	/　mmHg
맥박	60~80회/min	회/min	회/min
체온	35~37℃	℃	℃
호흡	12~16회/min	회/min	회/min
혈당(공복 시)	100mg/dL	mg/dL	mg/dL

3. 치과 병력(Dental History)

구강검사[ ] 스켈링[ ] 불소[ ] 실란트[ ] 응급처치[ ] 구강질환에 대한 교육상담[ ] 기타:

1. 현재 치통이나 구강 내 불편한 부위가 있습니까? 예[ ] 아니오[ ]
   "예"라면 설명하세요. (아픈 부위와 증상)
2. 최근 1년 동안 치과를 방문하신 적이 있습니까? 예[ ] 아니오[ ]
   "예"라면 날짜와 방문한 이유를 쓰세요
3. 스켈링을 받으신 적이 있습니까? 예[ ] 아니오[ ]
   "예"라면 가장 마지막으로 스켈링한 날짜는? 년 월
   스켈링을 받은 장소는 치과의원(병원) [ ] 치위생과[ ]
4. 당신은 잇몸수술(스켈링은 제외)을 받은 적이 있습니까? 예[ ] 아니오[ ] "예"라면 언제 년 월
5. 하루에 칫솔질 횟수와 시기는? (해당하는 모든 곳에 ○표 하세요)
   a) 식후마다[ ] 아침 식사 후[ ] 아침 식사 전[ ] 취침 전[ ]
   b) 하루에 1번[ ] 하루에 2번[ ] 하루에 3번[ ] 하루에 4번 이상[ ]
6. 칫솔질하는 방법을 치과위생사 또는 치과의사로부터 배운 적이 있습니까? 예[ ] 아니오[ ]
7. 현재 사용하고 있는 칫솔의 종류는 무엇입니까?
   부드러운 칫솔[ ] 보통[ ] 딱딱한 칫솔[ ] 모름[ ]
8. 칫솔은 얼마동안 사용하신 후에 새것으로 교환합니까?
   2~3주마다[ ] 2~3개월마다[ ] 6개월 이상마다[ ]
9. 치실을 사용하신 적이 있습니까? 예[ ] 아니오[ ] 치실대신에 이쑤시개를 사용함[ ]
   "예"라면 얼마나 자주 사용하십니까? 하루에 1번[ ] 1주일에 1번[ ] 필요할 때마다[ ]
   "예"라면 치실사용법을 치과위생사 또는 치과의사로부터 배운 적이 있습니까? 예[ ] 아니오[ ]
10. 칫솔질을 할 때나 치실을 사용할 때 잇몸에서 피가 난 적이 있습니까? 예[ ] 아니오[ ]
11. 담배를 피우십니까? 예[ ] 아니오[ ] "예"라면 하루에 1갑 이하[ ] 1갑 정도[ ] 2갑 정도[ ] 3갑 이상[ ]
12. 방사선과 관련 있는 직종에 종사하십니까? 예[ ] 아니오[ ] "예"라면 근무장소:
13. 과거에 치과를 방문 시에 혹시 좋지 못한 경험을 하신 기억이 있으십니까? 예[ ] 아니오[ ]
    만약 있다면 기록해 주시면 도움이 되겠습니다.
14. 현재 당신의 구강궤양, 인후(목구멍)에 통증, 감기 등의 증상이 있어 스켈링할 때 입을 벌리는데 어려움이 있습니까?
    예[ ] 아니오[ ] "예"라면 설명하세요.

4. 구강외 검사(Extraoral Examination)

구분	검사 항목	정상	기타
피부	□ 피부병소 □ 피부암 □ 부종 □ 통증 □ 비대칭 □ 안면근육기능 □ 외상	□ 정상	□ 기타
두부	□ 피부병소 □ 전두동염 □ 발열 □ 통증 □ 외상 □ 후두림프절의 압통과 부종	□ 정상	□ 기타
안와	□ 발적 □ 동공 움직임 □ 황달 □ 홍채혼탁 □ 동공축소	□ 정상	□ 기타
타액선	□ 이하선 □ 익하선 □ 설하선	□ 정상	□ 기타
림프절	□ 안면 □ 이개 □ 이하선 □ 후두 □ 경부(천경/심경) □ 이하 □ 쇄골상 □ 악하	□ 정상	□ 기타
경부	□ 흉쇄유돌근과 하악설골근의 기능 □ 쇄골 □ 갑상선과 갑상연골 이상 유·무 □ 외골증 □ 마찰음	□ 정상	□ 기타
근육	□ 협근 □ 교근	□ 정상	□ 기타
TMJ	□ 관절잡음 □ 통증 □ 부분탈구 □ 개구 시 하악변위	□ 정상	□ 기타

5. 구강내 검사

입술	□ 색조 □ 크기 □ 균일한 조직과 두께 □ 형태 □ 외상 □ 궤양 □ 폴립 □ 구각염 □ 입술건조 □ 순소대강직 □ 점액낭종 □ 입술깨물기 □ 색소침착	□ 정상 □ 기타
협점막, 구개	□ 색조 □ 외형 □ 구개융기 □ 기형 □ 종창 □ 궤양 □ 종양 □ 포다이스과립 □ 점상출혈 □ 구강건조 □ 구개수이 유·무 □ 이하선 타액 유출 □ 구개편도의 발적과 부종 □ 백색선	□ 정상 □ 기타
혀, 구강저	□ 색조 □ 크기 □ 위치 □ 궤양 □ 종창 □ 종양 □ 경결감 □ 융기 □ 타액유출 □ 설소대강직 □ 설정맥류이상 유·무	□ 정상 □ 기타
치은, 치조점막	□ 색조 □ 견고도 □ 모양 □ 형태 □ 표면 구조 □ 치은비대 □ 발적 □ 부종	□ 정상 □ 기타

6. 간이 구강위생지수

Simplified Oral Hygiene Index(S-OHI)

debris index: ―――――― =				
	right	ant.	left	total
upper				
lower				

calculus index: ―――――― =				
	right	ant.	left	total
upper				
lower				

S-OHI: (　　) + (　　) =

7. 구취 검사

Oral chroma			
date	H_2S (112ppb)	CH_3SH (26ppb)	$(CH_3)_2S$ (8ppb)

Others (　　　)			
회차 / 단위	1회	2회	3회

※ B/B checcker 기준
정상: 0~50(bbv), 약한 구취: 50~70, 중등도: 70~90, 심한 구취: 90 이상

8. 위상차현미경 검사(Oral Microflora Examination)

1차			2차			결과
세균의 종류	세균의 양	세균의 운동성	세균의 종류	세균의 양	세균의 운동성	

3. 치과 진료기록부

No.______

성명	(남, 여)	생년월일	나이	직업

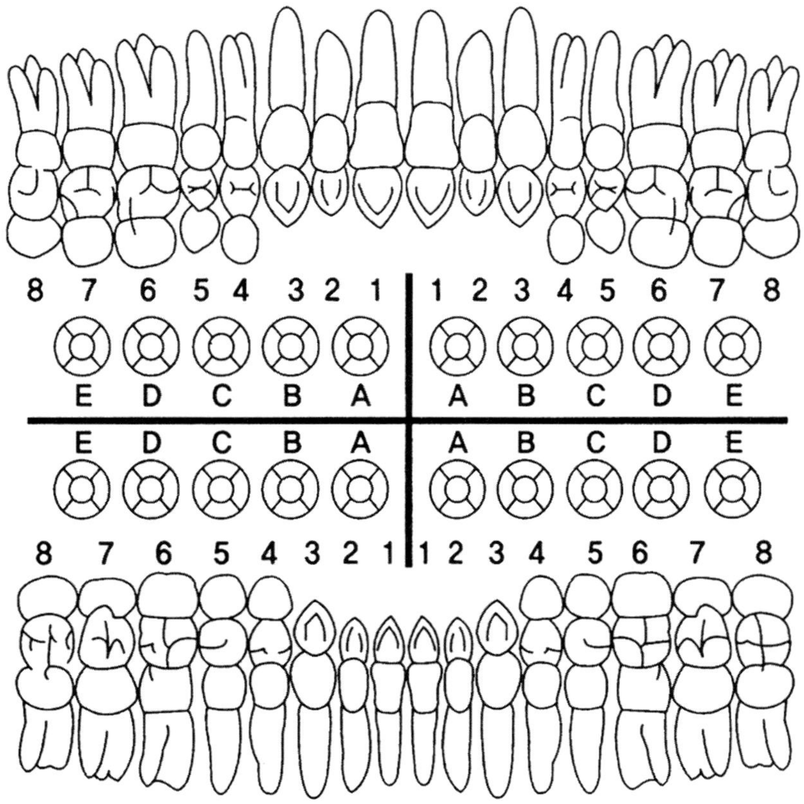

O'Leary index

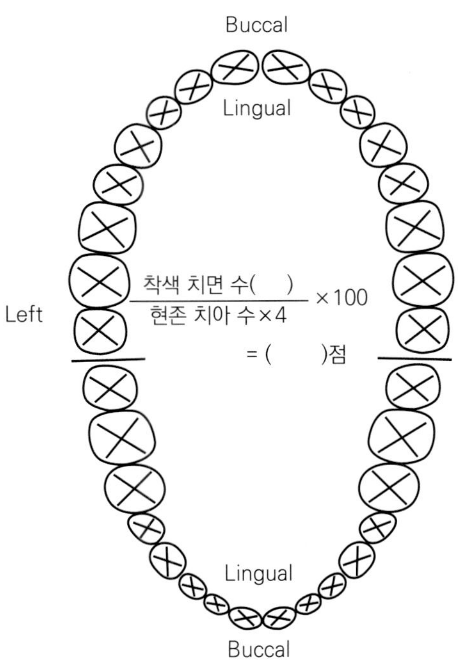

Plaque rate: (%)
☐ Sit ☐ Mod ☐ Hvy

질병명	구내증상		부위
치아우식증	없음	있음: 상( )개, 하( )개	
충전치아	없음	있음: 상( )개, 하( )개	
결손치	없음	있음: 상( )개, 하( )개	
치주질환	없음	있음: 상( )개, 하( )개	
부정교합	없음	제 1급, 제 2급, 제 3급, 기타	
치아마모증	없음	있음: 상( )개, 하( )개	
제3대구치	없음	있음: 상(좌, 우) 하(좌, 우)	
악관절 이상	없음	있음	
기타	지도설, 과잉치, 유치잔존, 선천결손치, 기타( )		
종합소견			

4. Periodontal Chart

학년: ______ **성명:** ____________________

	18	17	16	15	14	13	12	11	21	22	23	24	25	26	27	28
PD																
CAL																
Rec																
Calculus																
Mob																
BOP																

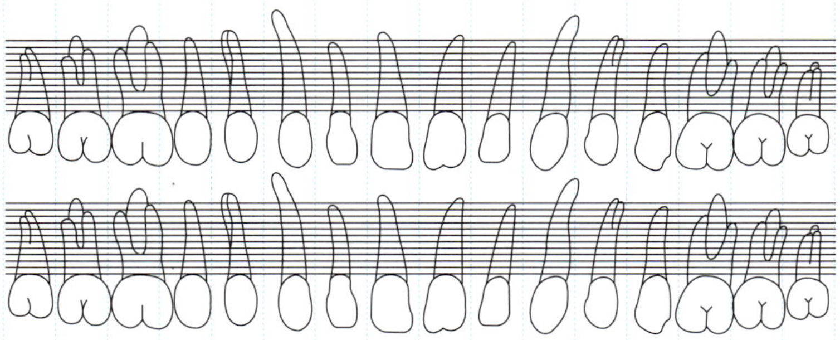

	18	17	16	15	14	13	12	11	21	22	23	24	25	26	27	28
PD																
CAL																
Rec																
Calculus																
Mob																
BOP																

	48	47	46	45	44	43	42	41	31	32	33	34	35	36	37	38
PD																
CAL																
Rec																
Calculus																
Mob																
BOP																

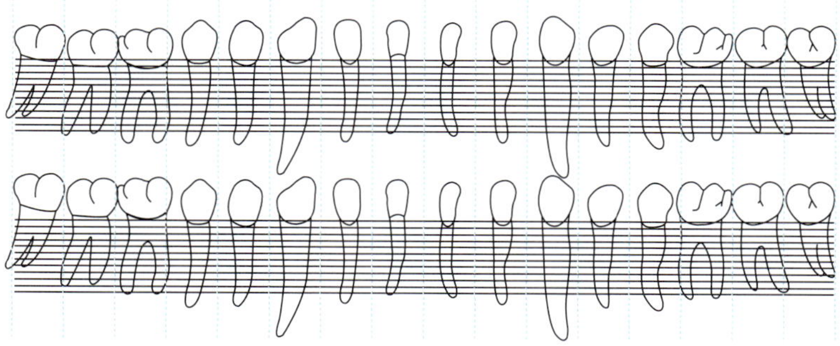

	48	47	46	45	44	43	42	41	31	32	33	34	35	36	37	38
PD																
CAL																
Rec																
Calculus																
Mob																
BOP																

출혈지수 I: (%)
☐ Sit ☐ Mod ☐ Hvy
출혈지수 II: (%)
☐ Sit ☐ Mod ☐ Hvy
치석지수 I: (%)
☐ Sit ☐ Mod ☐ Hvy
치석지수 II: (%)
☐ Sit ☐ Mod ☐ Hvy

Gingiva Status

Color
☐ Normal
☐ Gen.
☐ Loc.
☐ Sit.
☐ Mod.
☐ Hvy.
☐ Bright Red
☐ Dark Red
☐ Blue Red
(기타:)

Consistency
☐ Normal
☐ Gen.
☐ Loc.
☐ Sit.
☐ Mod.
☐ Hvy.
☐ Firm(Fibrotic)
☐ Spongy(Edematous)
(기타:)

Texture
☐ Normal
☐ Gen.
☐ Loc.
☐ Sit.
☐ Mod.
☐ Hvy.
☐ Smooth
☐ Shiny
☐ Eroded
☐ Los of Stipping
(기타:)

Contour
☐ Normal
☐ Gen.
☐ Loc.
☐ Sit.
☐ Mod.
☐ Hvy.
☐ Bulbous
☐ Flattened
☐ Punched out
(기타:)

평가자: ____________________ **(서명)** ☐ VG ☐ G ☐ M ☐ P ☐ VP

Periodontal Re-appointment

( ) 회차

PD																
CAL																
Rec																
Calculus																
Mob																
BOP	18	17	16	15	14	13	12	11	21	22	23	24	25	26	27	28
Facial																
Palatal																
BOP	18	17	16	15	14	13	12	11	21	22	23	24	25	26	27	28
Mob																
Calculus																
Rec																
CAL																
PD																
PD																
CAL																
Rec																
Calculus																
Mob																
BOP	48	47	46	45	44	43	42	41	31	32	33	34	35	36	37	38
Lingual																
Facial																
BOP	48	47	46	45	44	43	42	41	31	32	33	34	35	36	37	38
Mob																
Calculus																
Rec																
CAL																
PD																

( ) 회차

PD																
CAL																
Rec																
Calculus																
Mob																
BOP	18	17	16	15	14	13	12	11	21	22	23	24	25	26	27	28
Facial																
Palatal																
BOP	18	17	16	15	14	13	12	11	21	22	23	24	25	26	27	28
Mob																
Calculus																
Rec																
CAL																
PD																
PD																
CAL																
Rec																
Calculus																
Mob																
BOP	48	47	46	45	44	43	42	41	31	32	33	34	35	36	37	38
Lingual																
Facial																
BOP	48	47	46	45	44	43	42	41	31	32	33	34	35	36	37	38
Mob																
Calculus																
Rec																
CAL																
PD																

Date.

Bleeding rate: _____%		□ Gen.	□ Loc.
	□ Sit	□ Mod	□ Hvy
Calculus rate: _____%		□ Gen.	□ Loc.
	□ Sit	□ Mod	□ Hvy

Severe part(BoP)	Severe part(PD)

Date.

Bleeding rate: _____%		□ Gen.	□ Loc.
	□ Sit	□ Mod	□ Hvy
Calculus rate: _____%		□ Gen.	□ Loc.
	□ Sit	□ Mod	□ Hvy

Severe part(BoP)	Severe part(PD)

5. 치위생 관리 과정

1. 치위생 사정(진단), 계획, 수행, 평가기록부

1) 치위생 사정(자료처리) 〈1〉

	성명	날짜	치위생 진단 내용(원인, 문제) 기록 구강내외검사, 치아·치주검사, 구강위생검사, 기타	치위생 수행 내용 치석제거술, 치면세균막 관리, 예방치위생처치, 기타 1차 내원(　　　), 2차 내원(　　　), 3차 내원(　　　)	치위생 처치 평가 및 경과기록부(내용)
1					
2					
3					
4					
5					

1) 치위생 사정(자료처리) 〈2〉

	성명	날짜	치위생 진단 내용(원인, 문제) 기록 구강내외검사, 치아·치주검사, 구강위생검사, 기타	치위생 수행 내용 치석제거술, 치면세균막 관리, 예방치위생처치, 기타 1차 내원(　　　), 2차 내원(　　　), 3차 내원(　　　)	치위생 처치 평가 및 경과기록부(내용)
1					
2					
3					
4					
5					

1) 치위생 사정(자료처리) 〈3〉

	성명	날짜	치위생 진단 내용(원인, 문제) 기록 구강내외검사, 치아·치주검사, 구강위생검사, 기타	치위생 수행 내용 치석제거술, 치면세균막 관리, 예방치위생처치, 기타 1차 내원(　　), 2차 내원(　　), 3차 내원(　　)	치위생 처치 평가 및 경과기록부(내용)
1					
2					
3					
4					
5					

1) 치위생 사정(자료처리) 〈4〉

	성명	날짜	**치위생 진단 내용(원인, 문제) 기록** 구강내외검사, 치아·치주검사, 구강위생검사, 기타	**치위생 수행 내용 치석제거술, 치면세균막 관리, 예방치위생처치, 기타** 1차 내원(　　　), 2차 내원(　　　), 3차 내원(　　　)	치위생 처치 평가 및 경과기록부(내용)
1					
2					
3					
4					
5					

6. 임상치위생실습 평가표 (치석제거술)

일시: 년 월 일 조

환자 성명: 성별: 생년월일: 직업:

주소: 연락처:

술자: 치위생(학)과 학년 반 학번 성명

학번 성명

치석부착치아	1 1 1 1 1 1 1 1	2 2 2 2 2 2 2 2
	4 4 4 4 4 4 4 4	3 3 3 3 3 3 3 3

평가내용			배점	실점
출석			5점	
복장·태도			5점	
치주낭 깊이 측정:			5점	
진료기록부 작성:			5점	
실습준비 및 정리 정돈			10점	
환자등급 치면세마 난이도에 따른 분류	class I	·12개 이상의 치아에 많은 치석이 존재 ·치은연상치석을 가진 환자	40점	
	class II	·6~11개 치아에 치석이 존재 ·치아 1/2이하의 치은연상·연하 치석을 가진 환자(중등도)	45점	
	class III	·치아 1/2 이상의 치은연상·연하 치석을 가진 환자	50점	
	class IV	·5개 이하의 치아에 치석이 존재 ·깊은 치주낭(5mm 이상) 및 치아 동요가 있는 환자	60점	
칫솔질교습 (T.B.I)	☐ 올바른 방법 교습 여부 ☐ 적정 구강위생용품 사용여부		5점	
기타 (치위생 수행)	☐ 방사선검사 ☐ 치면세균막검사 ☐ 불소국소 도포법 ☐ 치면세균막 관리법과 구강관리용품	☐ 구강 내 현미경 검사 ☐ 구취 검사 ☐ 치면열구전색 ☐ TP법	5점	
총 점				

7. 예방 치위생 평가서

<table>
<tr><td colspan="2">성명:</td><td colspan="2">성별: 남 여</td></tr>
<tr><td colspan="2">생년월일:</td><td colspan="2">연락처:</td></tr>
<tr><td rowspan="2">No.</td><td rowspan="2">평 가 항 목</td><td colspan="2">평 가 점 수</td></tr>
<tr><td>수 행</td><td>미 수 행</td></tr>
<tr><td>1</td><td>표준촬영하기</td><td></td><td></td></tr>
<tr><td>2</td><td>파노라마 촬영하기</td><td></td><td></td></tr>
<tr><td>3</td><td>교익촬영하기</td><td></td><td></td></tr>
<tr><td>4</td><td>구강내 현미경 검사하기</td><td></td><td></td></tr>
<tr><td>5</td><td>치면세균막 검사하기</td><td></td><td></td></tr>
<tr><td>6</td><td>구취측정하기</td><td></td><td></td></tr>
<tr><td>7</td><td>불소국소도포하기</td><td></td><td></td></tr>
<tr><td>8</td><td>치아홈메우기</td><td></td><td></td></tr>
<tr><td>9</td><td>치면세균막관리 교육하기</td><td></td><td></td></tr>
<tr><td>10</td><td>구강관리용품사용법 교육하기</td><td></td><td></td></tr>
<tr><td colspan="2">소 계</td><td></td><td></td></tr>
<tr><td colspan="2">점 수</td><td></td><td></td></tr>
<tr><td colspan="2">술자성명:
보조자 성명:</td><td colspan="2">술자 학번:
보조자 학번 :</td></tr>
<tr><td colspan="2">확인 교수</td><td colspan="2">서 명</td></tr>
</table>

8. 치위생 실습 보고서

<table>
<tr><td rowspan="2">일자</td><td colspan="2" rowspan="2">20 년 월 일</td><td rowspan="2">대상자
성명</td><td rowspan="2"></td><td>학년</td><td></td><td rowspan="2">평가자
확인</td><td rowspan="2">(인)</td></tr>
<tr><td>학번</td><td></td></tr>
<tr><td rowspan="4">환자정보</td><td>연령</td><td colspan="3"></td><td>성별</td><td colspan="3">M F</td></tr>
<tr><td>주된 호소
(chief complaint)</td><td colspan="7"></td></tr>
<tr><td>현재 증상
(present illness)</td><td colspan="7"></td></tr>
<tr><td>전신질환
(systemical
history taking)</td><td colspan="7"></td></tr>
<tr><td>처치 진료명</td><td colspan="8"></td></tr>
<tr><td>치료계획</td><td colspan="8"></td></tr>
<tr><td>사용재료
및 기구</td><td colspan="8"></td></tr>
<tr><td rowspan="2">처치과정</td><td colspan="4">술식 내용</td><td colspan="4">술식 내용 중 치과위생사의 역할</td></tr>
<tr><td colspan="4"></td><td colspan="4"></td></tr>
<tr><td>소감 및
알게 된 점</td><td colspan="8"></td></tr>
<tr><td>실습기관</td><td colspan="8"></td></tr>
</table>

2. 치위생관리 기록부(Dental Hygiene Assessment)

학년 반 학번: 성명: 평가자: 평가일: 월 일

1. 인적사항(Personal History)

성 명	(여 / 남)	학생과의 관계	
생 년 월 일	(만 세)	직 업	
e-mail		휴 대 폰	
결혼 여부		비상 시 연락처	
주 소			

방문의 주된 이유(chief complaint) :

2. 의과병력(Medical History)

신경계 질환	뇌졸중 발작[ ] 경련[ ] 간질[ ] 마비[ ] 기절[ ]
골과 근육계 질환	관절염[ ] 류마티즘[ ] *인공관절[ ]
호흡기 질환	폐결핵[ ] 폐기종[ ] 천식[ ] 고초열[ ] 기침[ ] 호흡곤란(누운 자세)[ ] 부비동감염(sinusitis)[ ]
소화기 질환	간염[ ] 황달[ ] 위궤양[ ] 위경련[ ] 빈번한 설사[ ] 변비[ ]
비뇨기계 질환	신장질환[ ] 성병[ ]
내분비계 질환	당뇨병[ ] 본인, 가족, 갑상선 기능 이상[ ]
심장 및 혈관계 질환	*류머티스열[ ] *심(장)잡음[ ] 고혈압[ ] 심장수술[ ] 심기능부전[ ] *승모판 탈출[ ] 발목부종[ ] 심박보조기[ ] 숨가쁨[ ] 인공심장판막[ ] *선천선 심장질환[ ]
혈액 질환	혈우병[ ] 타박상[ ] 빈혈[ ] 수혈[ ]
기타 질환	방사선요법[ ] 화학요법[ ] 녹내장[ ] *이식수술[ ] HIV+(에이즈 바이러스 보유자)[ ] AIDS(후천성 면역 결핍증)[ ]

혹시 위의 보기에 나열되지 않은 질병을 현재 앓고 또는 앓은 적이 있다면?

*로 표시된 질환은 치과약속 전에 예방적 준비투약이 필요함

■ 기타 질문

질문	아니요	예	비고
최근 5년 이내 심하게 아픈 적이 있습니까?			부위 및 시기:
예전에 입원, 수술, 사고 등을 경험한 적이 있습니까?			□ 입원( ) □ 수술( ) □ 사고( )
현재 특별한 약(처방전, 비처방전)을 복용하고 있습니까?			약 이름:
(마취)주사를 맞고 부작용이 생긴 적이 있습니까?			주사 이름: 부작용 내용:
약(예: 페니실린, 아스피린, 설파제 등)을 먹고 부작용이 생긴 적이 있습니까?			
치과 국소마취 후 부작용이 생긴 적이 있습니까?			
상처가 났을 때 피가 잘 멈추지 않습니까?			
현재 임신 중입니까?			개월 수:
현재 생리 중입니까?			

흡연 유·무 □ 현재 흡연 □ 현재 금연 □ 흡연경험 없음 → p. 흡연검사 기록

음주 빈도 □ 매일 □ (회)/주 □ (회)/달 □ 거의 하지 않음 평균음주량: 잔/일 또는 주

위의 내용 외에 건강상 이상 또는 상의하고 싶은 사항이 있습니까? (예: 갑작스러운 체중 변화 등)

생징후	정상수치(성인)	1차 측정	2차 측정
혈압	120/80mmHg	/ mmHg	/ mmHg
맥박	60~80회/min	회/min	회/min
체온	35~37℃	℃	℃
호흡	12~16회/min	회/min	회/min
혈당(공복 시)	100mg/dL	mg/dL	mg/dL

3. 치과 병력(Dental History)

구강검사[ ] 스켈링[ ] 불소[ ] 실란트[ ] 응급처치[ ] 구강질환에 대한 교육상담[ ] 기타:

1. 현재 치통이나 구강 내 불편한 부위가 있습니까? 예[ ] 아니오[ ]
   "예"라면 설명하세요. (아픈 부위와 증상)
2. 최근 1년 동안 치과를 방문하신 적이 있습니까? 예[ ] 아니오[ ]
   "예"라면 날짜와 방문한 이유를 쓰세요
3. 스켈링을 받으신 적이 있습니까? 예[ ] 아니오[ ]
   "예"라면 가장 마지막으로 스켈링한 날짜는? 년 월
   스켈링을 받은 장소는 치과의원(병원) [ ] 치위생과[ ]
4. 당신은 잇몸수술(스켈링은 제외)을 받은 적이 있습니까? 예[ ] 아니오[ ] "예"라면 언제 년 월
5. 하루에 칫솔질 횟수와 시기는? (해당하는 모든 곳에 ○표 하세요)
   a) 식후마다[ ] 아침 식사 후[ ] 아침 식사 전[ ] 취침 전[ ]
   b) 하루에 1번[ ] 하루에 2번[ ] 하루에 3번[ ] 하루에 4번 이상[ ]
6. 칫솔질하는 방법을 치과위생사 또는 치과의사로부터 배운 적이 있습니까? 예[ ] 아니오[ ]
7. 현재 사용하고 있는 칫솔의 종류는 무엇입니까?
   부드러운 칫솔[ ] 보통[ ] 딱딱한 칫솔[ ] 모름[ ]
8. 칫솔은 얼마동안 사용하신 후에 새것으로 교환합니까?
   2~3주마다[ ] 2~3개월마다[ ] 6개월 이상마다[ ]
9. 치실을 사용하신 적이 있습니까? 예[ ] 아니오[ ] 치실대신에 이쑤시개를 사용함[ ]
   "예"라면 얼마나 자주 사용하십니까? 하루에 1번[ ] 1주일에 1번[ ] 필요할 때마다[ ]
   "예"라면 치실사용법을 치과위생사 또는 치과의사로부터 배운 적이 있습니까? 예[ ] 아니오[ ]
10. 칫솔질을 할 때나 치실을 사용할 때 잇몸에서 피가 난 적이 있습니까? 예[ ] 아니오[ ]
11. 담배를 피우십니까? 예[ ] 아니오[ ] "예"라면 하루에 1갑 이하[ ] 1갑 정도[ ] 2갑 정도[ ] 3갑 이상[ ]
12. 방사선과 관련 있는 직종에 종사하십니까? 예[ ] 아니오[ ] "예"라면 근무장소:
13. 과거에 치과를 방문 시에 혹시 좋지 못한 경험을 하신 기억이 있으십니까? 예[ ] 아니오[ ]
    만약 있다면 기록해 주시면 도움이 되겠습니다.
14. 현재 당신의 구강궤양, 인후(목구멍)에 통증, 감기 등의 증상이 있어 스켈링할 때 입을 벌리는데 어려움이 있습니까?
    예[ ] 아니오[ ] "예"라면 설명하세요.

4. 구강외 검사(Extraoral Examination)

피부	☐ 피부병소 ☐ 피부암 ☐ 부종 ☐ 통증 ☐ 비대칭 ☐ 안면근육기능 ☐ 외상	☐ 정상	☐ 기타
두부	☐ 피부병소 ☐ 전두동염 ☐ 발열 ☐ 통증 ☐ 외상 ☐ 후두림프절의 압통과 부종	☐ 정상	☐ 기타
안와	☐ 발적 ☐ 동공 움직임 ☐ 황달 ☐ 홍채혼탁 ☐ 동공축소	☐ 정상	☐ 기타
타액선	☐ 이하선 ☐ 익하선 ☐ 설하선	☐ 정상	☐ 기타
림프절	☐ 안면 ☐ 이개 ☐ 이하선 ☐ 후두 ☐ 경부(천경/심경) ☐ 이하 ☐ 쇄골상 ☐ 악하	☐ 정상	☐ 기타
경부	☐ 흉쇄유돌근과 하악설골근의 기능 ☐ 쇄골 ☐ 갑상선과 갑상연골 이상 유·무 ☐ 외골증 ☐ 마찰음	☐ 정상	☐ 기타
근육	☐ 협근 ☐ 교근	☐ 정상	☐ 기타
TMJ	☐ 관절잡음 ☐ 통증 ☐ 부분탈구 ☐ 개구 시 하악변위	☐ 정상	☐ 기타

5. 구강내 검사

입술	□ 색조 □ 크기 □ 균일한 조직과 두께 □ 형태 □ 외상 □ 궤양 □ 폴립 □ 구각염 □ 입술건조 □ 순소대강직 □ 점액낭종 □ 입술깨물기 □ 색소침착	□ 정상 □ 기타
협점막, 구개	□ 색조 □ 외형 □ 구개융기 □ 기형 □ 종창 □ 궤양 □ 종양 □ 포다이스과립 □ 점상출혈 □ 구강건조 □ 구개수이 유·무 □ 이하선 타액 유출 □ 구개편도의 발적과 부종 □ 백색선	□ 정상 □ 기타
혀, 구강저	□ 색조 □ 크기 □ 위치 □ 궤양 □ 종창 □ 종양 □ 경결감 □ 융기 □ 타액유출 □ 설소대강직 □ 설정맥류이상 유·무	□ 정상 □ 기타
치은, 치조점막	□ 색조 □ 견고도 □ 모양 □ 형태 □ 표면 구조 □ 치은비대 □ 발적 □ 부종	□ 정상 □ 기타

6. 간이 구강위생지수

Simplified Oral Hygiene Index(S-OHI)

debris index: ―――――――― =

	right	ant.	left	total
upper				
lower				

calculus index: ―――――――― =

	right	ant.	left	total
upper				
lower				

S-OHI: ( ) + ( ) =

7. 구취 검사

Oral chroma			
date	H_2S (112ppb)	CH_3SH (26ppb)	$(CH_3)_2S$ (8ppb)

Others ( )			
회차 / 단위	1회	2회	3회

※ **B/B checcker 기준**
정상: 0~50(bbv), 약한 구취: 50~70, 중등도: 70~90, 심한 구취: 90 이상

8. 위상차현미경 검사(Oral Microflora Examination)

1차			2차			결과
세균의 종류	**세균의 양**	**세균의 운동성**	**세균의 종류**	**세균의 양**	**세균의 운동성**	

3. 치과진료기록부

No.______

성명	(남, 여)	생년월일	나이	직업

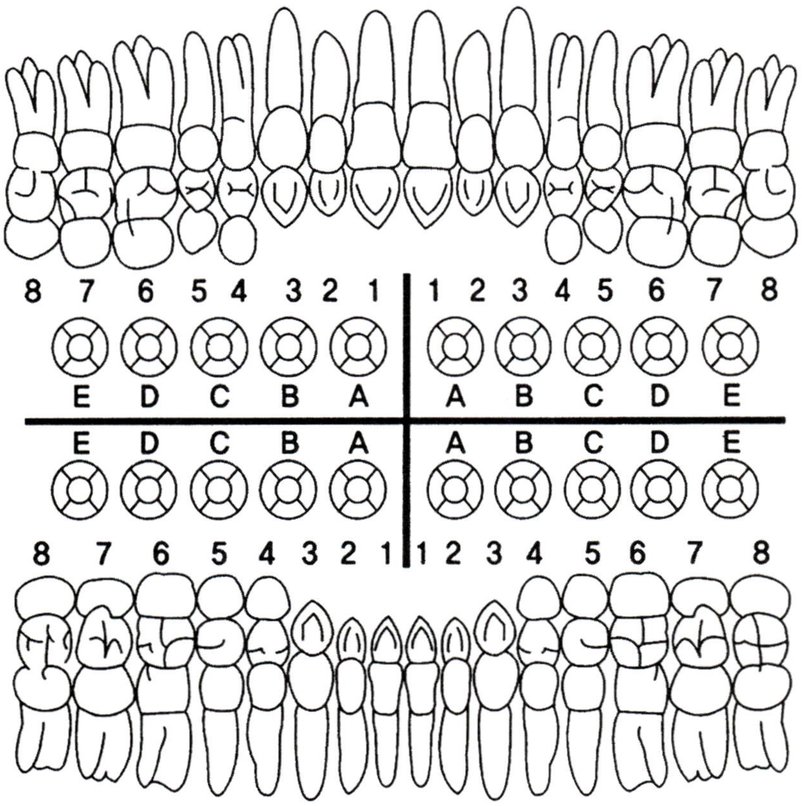

O'Leary index

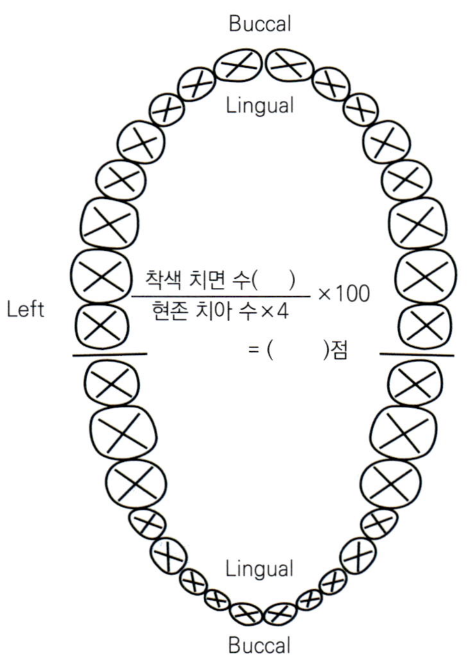

Plaque rate: (%)
☐ Sit ☐ Mod ☐ Hvy

질병명	구내증상		부위
치아우식증	없음	있음: 상( )개, 하( )개	
충전치아	없음	있음: 상( )개, 하( )개	
결손치	없음	있음: 상( )개, 하( )개	
치주질환	없음	있음: 상( )개, 하( )개	
부정교합	없음	제 1급, 제 2급, 제 3급, 기타	
치아마모증	없음	있음: 상( )개, 하( )개	
제3대구치	없음	있음: 상(좌, 우) 하(좌, 우)	
악관절 이상	없음	있음	
기타	지도설, 과잉치, 유치잔존, 선천결손치, 기타( )		
종합소견			

4. Periodontal Chart

학년: ______ **성명:** ____________________

	18	17	16	15	14	13	12	11	21	22	23	24	25	26	27	28
PD																
CAL																
Rec																
Calculus																
Mob																
BOP																

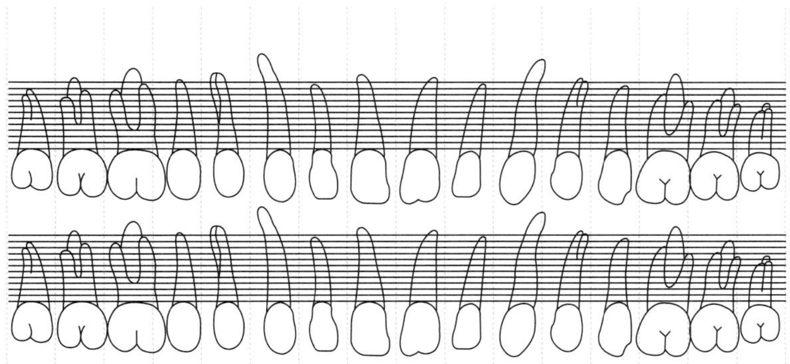

	18	17	16	15	14	13	12	11	21	22	23	24	25	26	27	28
PD																
CAL																
Rec																
Calculus																
Mob																
BOP																

	48	47	46	45	44	43	42	41	31	32	33	34	35	36	37	38
PD																
CAL																
Rec																
Calculus																
Mob																
BOP																

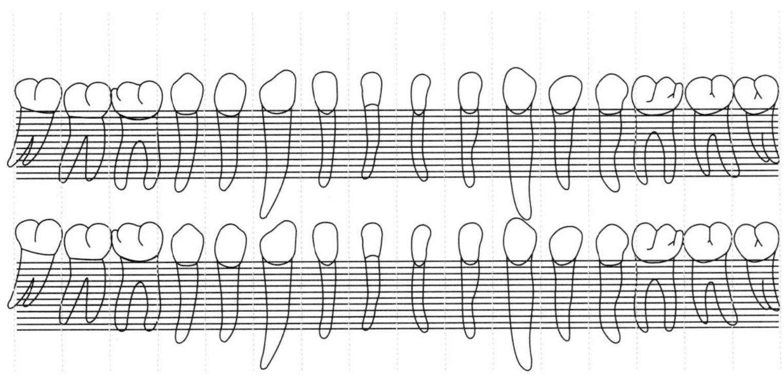

	48	47	46	45	44	43	42	41	31	32	33	34	35	36	37	38
PD																
CAL																
Rec																
Calculus																
Mob																
BOP																

출혈지수 I: (%)
☐ Sit ☐ Mod ☐ Hvy
출혈지수 II: (%)
☐ Sit ☐ Mod ☐ Hvy
치석지수 I: (%)
☐ Sit ☐ Mod ☐ Hvy
치석지수 II: (%)
☐ Sit ☐ Mod ☐ Hvy

Gingiva Status

Color
- ☐ Normal
- ☐ Gen.
- ☐ Loc.
- ☐ Sit.
- ☐ Mod.
- ☐ Hvy.
- ☐ Bright Red
- ☐ Dark Red
- ☐ Blue Red
- (기타:)

Consistency
- ☐ Normal
- ☐ Gen.
- ☐ Loc.
- ☐ Sit.
- ☐ Mod.
- ☐ Hvy.
- ☐ Firm(Fibrotic)
- ☐ Spongy(Edematous)
- (기타:)

Texture
- ☐ Normal
- ☐ Gen.
- ☐ Loc.
- ☐ Sit.
- ☐ Mod.
- ☐ Hvy.
- ☐ Smooth
- ☐ Shiny
- ☐ Eroded
- ☐ Los of Stipping
- (기타:)

Contour
- ☐ Normal
- ☐ Gen.
- ☐ Loc.
- ☐ Sit.
- ☐ Mod.
- ☐ Hvy.
- ☐ Bulbous
- ☐ Flattened
- ☐ Punched out
- (기타:)

평가자: ____________________ **(서명)** ☐ VG ☐ G ☐ M ☐ P ☐ VP

Periodontal Re-appointment

( ) 회차

PD																
CAL																
Rec																
Calculus																
Mob																
BOP	18	17	16	15	14	13	12	11	21	22	23	24	25	26	27	28
Facial																
Palatal																
BOP	18	17	16	15	14	13	12	11	21	22	23	24	25	26	27	28
Mob																
Calculus																
Rec																
CAL																
PD																
PD																
CAL																
Rec																
Calculus																
Mob																
BOP	48	47	46	45	44	43	42	41	31	32	33	34	35	36	37	38
Lingual																
Facial																
BOP	48	47	46	45	44	43	42	41	31	32	33	34	35	36	37	38
Mob																
Calculus																
Rec																
CAL																
PD																

( ) 회차

PD																
CAL																
Rec																
Calculus																
Mob																
BOP	18	17	16	15	14	13	12	11	21	22	23	24	25	26	27	28
Facial																
Palatal																
BOP	18	17	16	15	14	13	12	11	21	22	23	24	25	26	27	28
Mob																
Calculus																
Rec																
CAL																
PD																
PD																
CAL																
Rec																
Calculus																
Mob																
BOP	48	47	46	45	44	43	42	41	31	32	33	34	35	36	37	38
Lingual																
Facial																
BOP	48	47	46	45	44	43	42	41	31	32	33	34	35	36	37	38
Mob																
Calculus																
Rec																
CAL																
PD																

Date.			
Bleeding rate: _____%		☐ Gen.	☐ Loc.
	☐ Sit	☐ Mod	☐ Hvy
Calculus rate: _____%		☐ Gen.	☐ Loc.
	☐ Sit	☐ Mod	☐ Hvy
Severe part(BoP)		Severe part(PD)	

Date.			
Bleeding rate: _____%		☐ Gen.	☐ Loc.
	☐ Sit	☐ Mod	☐ Hvy
Calculus rate: _____%		☐ Gen.	☐ Loc.
	☐ Sit	☐ Mod	☐ Hvy
Severe part(BoP)		Severe part(PD)	

부록 4

1. 치위생관리 기록부(Dental Hygiene Assessment)

학년	반 학번:	성명:	평가자:	평가일: 월 일

1. 인적사항(Personal History)

성 명	(여 / 남)	학생과의 관계	
생년월일	(만 세)	직 업	
e-mail		휴 대 폰	
결혼 여부		비상 시 연락처	
주 소			

방문의 주된 이유(chief complaint) :

2. 의과병력(Medical History)

신경계 질환	뇌졸중 발작[ ] 경련[ ] 간질[ ] 마비[ ] 기절[ ]
골과 근육계 질환	관절염[ ] 류마티즘[ ] *인공관절[ ]
호흡기 질환	폐결핵[ ] 폐기종[ ] 천식[ ] 고초열[ ] 기침[ ] 호흡곤란(누운 자세)[ ] 부비동감염(sinusitis)[ ]
소화기 질환	간염[ ] 황달[ ] 위궤양[ ] 위경련[ ] 빈번한 설사[ ] 변비[ ]
비뇨기계 질환	신장질환[ ] 성병[ ]
내분비계 질환	당뇨병[ ] 본인, 가족, 갑상선 기능 이상[ ]
심장 및 혈관계 질환	*류머티스열[ ] *심(장)잡음[ ] 고혈압[ ] 심장수술[ ] 심기능부전[ ] *승모판 탈출[ ] 발목부종[ ] 심박보조기[ ] 숨가쁨[ ] 인공심장판막[ ] *선천선 심장질환[ ]
혈액 질환	혈우병[ ] 타박상[ ] 빈혈[ ] 수혈[ ]
기타 질환	방사선요법[ ] 화학요법[ ] 녹내장[ ] *이식수술[ ] HIV+(에이즈 바이러스 보유자)[ ] AIDS(후천성 면역 결핍증)[ ]
혹시 위의 보기에 나열되지 않은 질병을 현재 앓고 또는 앓은 적이 있다면?	
*로 표시된 질환은 치과약속 전에 예방적 준비투약이 필요함	

■ 기타 질문

질문	아니요	예	비고
최근 5년 이내 심하게 아픈 적이 있습니까?			부위 및 시기:
예전에 입원, 수술, 사고 등을 경험한 적이 있습니까?			□ 입원( ) □ 수술( ) □ 사고( )
현재 특별한 약(처방전, 비처방전)을 복용하고 있습니까?			약 이름:
(마취)주사를 맞고 부작용이 생긴 적이 있습니까?			주사 이름: 부작용 내용:
약(예: 페니실린, 아스피린, 설파제 등)을 먹고 부작용이 생긴 적이 있습니까?			
치과 국소마취 후 부작용이 생긴 적이 있습니까?			
상처가 났을 때 피가 잘 멈추지 않습니까?			
현재 임신 중입니까?			개월 수:
현재 생리 중입니까?			
흡연 유·무 □ 현재 흡연 □ 현재 금연 □ 흡연경험 없음 → p. 흡연검사 기록			
음주 빈도 □ 매일 □ (회)/주 □ (회)/달 □ 거의 하지 않음 평균음주량: 잔/일 또는 주			
위의 내용 외에 건강상 이상 또는 상의하고 싶은 사항이 있습니까? (예: 갑작스러운 체중 변화 등)			

생징후	정상수치(성인)	1차 측정	2차 측정
혈압	120/80mmHg	/ mmHg	/ mmHg
맥박	60~80회/min	회/min	회/min
체온	35~37℃	℃	℃
호흡	12~16회/min	회/min	회/min
혈당(공복 시)	100mg/dL	mg/dL	mg/dL

3. 치과 병력(Dental History)

구강검사[ ] 스켈링[ ] 불소[ ] 실란트[ ] 응급처치[ ] 구강질환에 대한 교육상담[ ] 기타:

1. 현재 치통이나 구강 내 불편한 부위가 있습니까? 예[ ] 아니오[ ]
   "예"라면 설명하세요. (아픈 부위와 증상)
2. 최근 1년 동안 치과를 방문하신 적이 있습니까? 예[ ] 아니오[ ]
   "예"라면 날짜와 방문한 이유를 쓰세요
3. 스켈링을 받으신 적이 있습니까? 예[ ] 아니오[ ]
   "예"라면 가장 마지막으로 스켈링한 날짜는? 년 월
   스켈링을 받은 장소는 치과의원(병원) [ ] 치위생과[ ]
4. 당신은 잇몸수술(스켈링은 제외)을 받은 적이 있습니까? 예[ ] 아니오[ ] "예"라면 언제 년 월
5. 하루에 칫솔질 횟수와 시기는? (해당하는 모든 곳에 ○표 하세요)
   a) 식후마다[ ] 아침 식사 후[ ] 아침 식사 전[ ] 취침 전[ ]
   b) 하루에 1번[ ] 하루에 2번[ ] 하루에 3번[ ] 하루에 4번 이상[ ]
6. 칫솔질하는 방법을 치과위생사 또는 치과의사로부터 배운 적이 있습니까? 예[ ] 아니오[ ]
7. 현재 사용하고 있는 칫솔의 종류는 무엇입니까?
   부드러운 칫솔[ ] 보통[ ] 딱딱한 칫솔[ ] 모름[ ]
8. 칫솔은 얼마동안 사용하신 후에 새것으로 교환합니까?
   2~3주마다[ ] 2~3개월마다[ ] 6개월 이상마다[ ]
9. 치실을 사용하신 적이 있습니까? 예[ ] 아니오[ ] 치실대신에 이쑤시개를 사용함[ ]
   "예"라면 얼마나 자주 사용하십니까? 하루에 1번[ ] 1주일에 1번[ ] 필요할 때마다[ ]
   "예"라면 치실사용법을 치과위생사 또는 치과의사로부터 배운 적이 있습니까? 예[ ] 아니오[ ]
10. 칫솔질을 할 때나 치실을 사용할 때 잇몸에서 피가 난 적이 있습니까? 예[ ] 아니오[ ]
11. 담배를 피우십니까? 예[ ] 아니오[ ] "예"라면 하루에 1갑 이하[ ] 1갑 정도[ ] 2갑 정도[ ] 3갑 이상[ ]
12. 방사선과 관련 있는 직종에 종사하십니까? 예[ ] 아니오[ ] "예"라면 근무장소:
13. 과거에 치과를 방문 시에 혹시 좋지 못한 경험을 하신 기억이 있으십니까? 예[ ] 아니오[ ]
    만약 있다면 기록해 주시면 도움이 되겠습니다.
14. 현재 당신의 구강궤양, 인후(목구멍)에 통증, 감기 등의 증상이 있어 스켈링할 때 입을 벌리는데 어려움이 있습니까?
    예[ ] 아니오[ ] "예"라면 설명하세요.

4. 구강외 검사(Extraoral Examination)

피부	☐ 피부병소	☐ 피부암	☐ 부종	☐ 통증	☐ 비대칭	☐ 안면근육기능 ☐ 외상	☐ 정상	☐ 기타
두부	☐ 피부병소	☐ 전두동염	☐ 발열	☐ 통증	☐ 외상	☐ 후두림프절의 압통과 부종	☐ 정상	☐ 기타
안와	☐ 발적	☐ 동공 움직임	☐ 황달	☐ 홍채혼탁	☐ 동공축소		☐ 정상	☐ 기타
타액선	☐ 이하선	☐ 악하선	☐ 설하선				☐ 정상	☐ 기타
림프절	☐ 안면 ☐ 이하	☐ 이개 ☐ 쇄골상	☐ 이하선 ☐ 악하	☐ 후두	☐ 경부(천경/심경)		☐ 정상	☐ 기타
경부	☐ 흉쇄유돌근과 하악설골근의 기능 ☐ 외골증	☐ 마찰음		☐ 쇄골	☐ 갑상선과 갑상연골 이상 유·무		☐ 정상	☐ 기타
근육	☐ 협근	☐ 교근					☐ 정상	☐ 기타
TMJ	☐ 관절잡음	☐ 통증	☐ 부분탈구	☐ 개구 시 하악변위			☐ 정상	☐ 기타

5. 구강내 검사

입술	□ 색조 □ 크기 □ 균일한 조직과 두께 □ 형태 □ 외상 □ 궤양 □ 폴립 □ 구각염 □ 입술건조 □ 순소대강직 □ 점액낭종 □ 입술깨물기 □ 색소침착	□ 정상 □ 기타
협점막, 구개	□ 색조 □ 외형 □ 구개융기 □ 기형 □ 종창 □ 궤양 □ 종양 □ 포다이스과립 □ 점상출혈 □ 구강건조 □ 구개수이 유·무 □ 이하선 타액 유출 □ 구개편도의 발적과 부종 □ 백색선	□ 정상 □ 기타
혀, 구강저	□ 색조 □ 크기 □ 위치 □ 궤양 □ 종창 □ 종양 □ 경결감 □ 융기 □ 타액유출 □ 설소대강직 □ 설정맥류이상 유·무	□ 정상 □ 기타
치은, 치조점막	□ 색조 □ 견고도 □ 모양 □ 형태 □ 표면 구조 □ 치은비대 □ 발적 □ 부종	□ 정상 □ 기타

6. 간이 구강위생지수

Simplified Oral Hygiene Index(S-OHI)

debris index: ———— =				
	right	ant.	left	total
upper				
lower				

calculus index: ———— =				
	right	ant.	left	total
upper				
lower				

S-OHI: (　　) + (　　) =

7. 구취 검사

Oral chroma			
date	H_2S (112ppb)	CH_3SH (26ppb)	$(CH_3)_2S$ (8ppb)

Others (　　　)			
회차 / 단위	1회	2회	3회

※ **B/B checcker 기준**
정상: 0~50(bbv), 약한 구취: 50~70, 중등도: 70~90, 심한 구취: 90 이상

8. 위상차현미경 검사(Oral Microflora Examination)

1차			2차			결과
세균의 종류	**세균의 양**	**세균의 운동성**	**세균의 종류**	**세균의 양**	**세균의 운동성**	

2. 치과 진료기록부

No. ______

성명 (남, 여) 생년월일 나이 직업

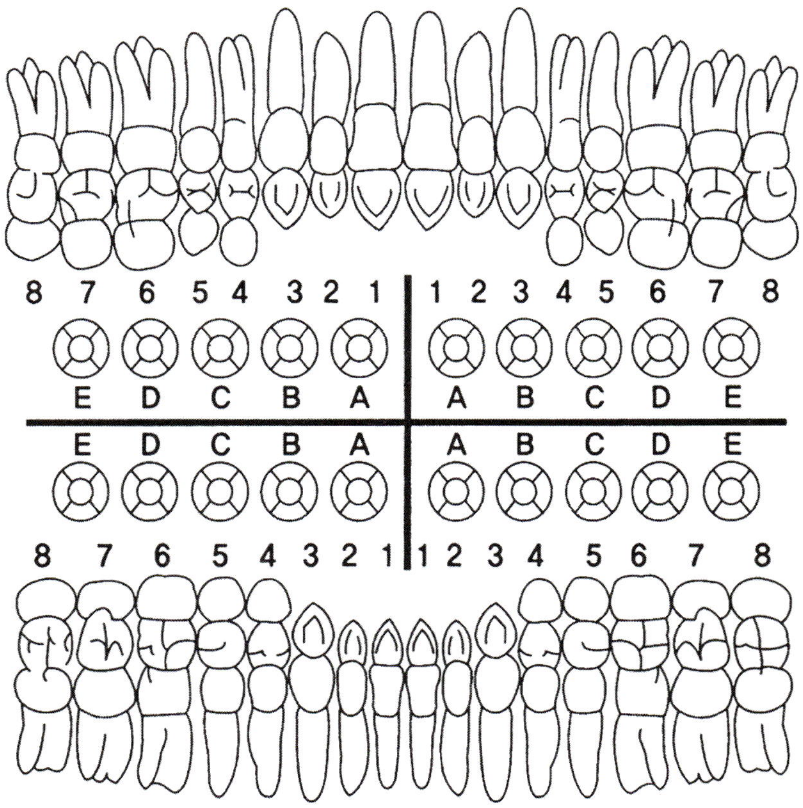

O'Leary index

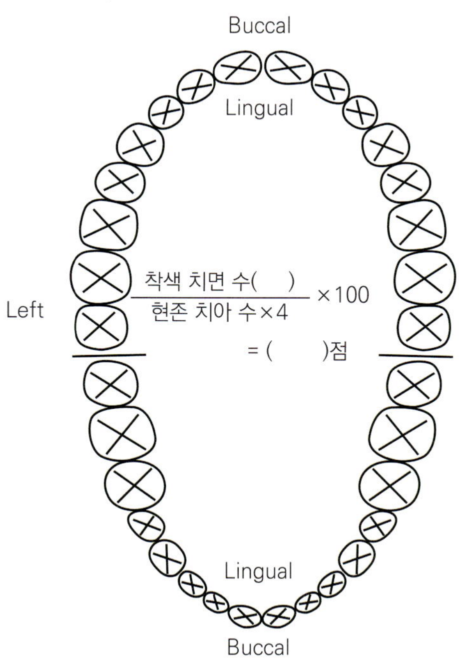

Plaque rate: (%)
☐ Sit ☐ Mod ☐ Hvy

질병명	구내증상		부위
치아우식증	없음	있음: 상( )개, 하( )개	
충전치아	없음	있음: 상( )개, 하( )개	
결손치	없음	있음: 상( )개, 하( )개	
치주질환	없음	있음: 상( )개, 하( )개	
부정교합	없음	제 1급, 제 2급, 제 3급, 기타	
치아마모증	없음	있음: 상( )개, 하( )개	
제3대구치	없음	있음: 상(좌, 우) 하(좌, 우)	
악관절 이상	없음	있음	
기타	지도설, 과잉치, 유치잔존, 선천결손치, 기타( )		
종합소견			

3. 치주 진료기록부

학년: ______ 성명: ________________

	18	17	16	15	14	13	12	11	21	22	23	24	25	26	27	28
PD																
CAL																
Rec																
Calculus																
Mob																
BOP																

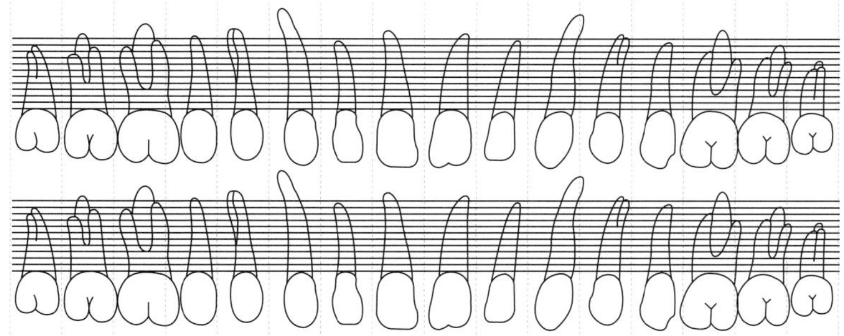

	18	17	16	15	14	13	12	11	21	22	23	24	25	26	27	28
PD																
CAL																
Rec																
Calculus																
Mob																
BOP																

	48	47	46	45	44	43	42	41	31	32	33	34	35	36	37	38
PD																
CAL																
Rec																
Calculus																
Mob																
BOP																

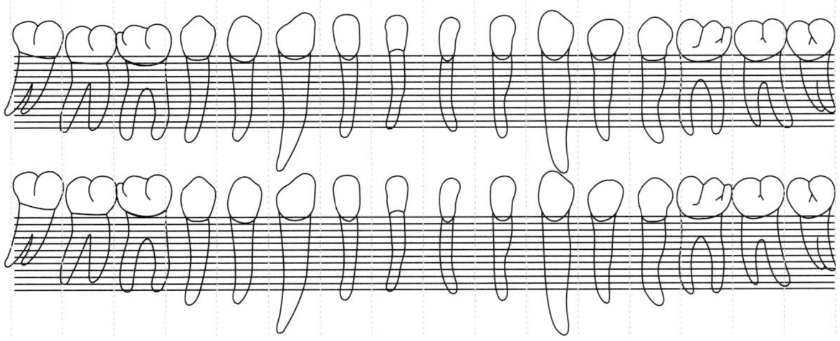

	48	47	46	45	44	43	42	41	31	32	33	34	35	36	37	38
PD																
CAL																
Rec																
Calculus																
Mob																
BOP																

출혈지수 I: (%)
☐ Sit ☐ Mod ☐ Hvy
출혈지수 II: (%)
☐ Sit ☐ Mod ☐ Hvy
치석지수 I: (%)
☐ Sit ☐ Mod ☐ Hvy
치석지수 II: (%)
☐ Sit ☐ Mod ☐ Hvy

Gingiva Status

Color
☐ Normal
☐ Gen.
☐ Loc.
☐ Sit.
☐ Mod.
☐ Hvy.
☐ Bright Red
☐ Dark Red
☐ Blue Red
(기타:)

Consistency
☐ Normal
☐ Gen.
☐ Loc.
☐ Sit.
☐ Mod.
☐ Hvy.
☐ Firm(Fibrotic)
☐ Spongy(Edematous)
(기타:)

Texture
☐ Normal
☐ Gen.
☐ Loc.
☐ Sit.
☐ Mod.
☐ Hvy.
☐ Smooth
☐ Shiny
☐ Eroded
☐ Los of Stipping
(기타:)

Contour
☐ Normal
☐ Gen.
☐ Loc.
☐ Sit.
☐ Mod.
☐ Hvy.
☐ Bulbous
☐ Flattened
☐ Punched out
(기타:)

평가자: ________________ **(서명)** ☐ VG ☐ G ☐ M ☐ P ☐ VP

Periodontal Re-appointment

( ) 회차

PD																
CAL																
Rec																
Calculus																
Mob																
BOP	18	17	16	15	14	13	12	11	21	22	23	24	25	26	27	28
Facial																
Palatal																
BOP	18	17	16	15	14	13	12	11	21	22	23	24	25	26	27	28
Mob																
Calculus																
Rec																
CAL																
PD																
PD																
CAL																
Rec																
Calculus																
Mob																
BOP	48	47	46	45	44	43	42	41	31	32	33	34	35	36	37	38
Lingual																
Facial																
BOP	48	47	46	45	44	43	42	41	31	32	33	34	35	36	37	38
Mob																
Calculus																
Rec																
CAL																
PD																

( ) 회차

PD																
CAL																
Rec																
Calculus																
Mob																
BOP	18	17	16	15	14	13	12	11	21	22	23	24	25	26	27	28
Facial																
Palatal																
BOP	18	17	16	15	14	13	12	11	21	22	23	24	25	26	27	28
Mob																
Calculus																
Rec																
CAL																
PD																
PD																
CAL																
Rec																
Calculus																
Mob																
BOP	48	47	46	45	44	43	42	41	31	32	33	34	35	36	37	38
Lingual																
Facial																
BOP	48	47	46	45	44	43	42	41	31	32	33	34	35	36	37	38
Mob																
Calculus																
Rec																
CAL																
PD																

Date.

Bleeding rate: ______%		☐ Gen.	☐ Loc.
	☐ Sit	☐ Mod	☐ Hvy
Calculus rate: ______%		☐ Gen.	☐ Loc.
	☐ Sit	☐ Mod	☐ Hvy

Severe part(BoP)	Severe part(PD)

Date.

Bleeding rate: ______%		☐ Gen.	☐ Loc.
	☐ Sit	☐ Mod	☐ Hvy
Calculus rate: ______%		☐ Gen.	☐ Loc.
	☐ Sit	☐ Mod	☐ Hvy

Severe part(BoP)	Severe part(PD)

1. 치위생관리 기록부(Dental Hygiene Assessment)

학년 반 학번:	성명:	평가자:	평가일: 월 일

1. 인적사항(Personal History)

성 명	(여 / 남)	학생과의 관계	
생 년 월 일	(만 세)	직 업	
e-mail		휴 대 폰	
결혼 여부		비상 시 연락처	
주 소			

방문의 주된 이유(chief complaint) :

2. 의과병력(Medical History)

신경계 질환	뇌졸중 발작[ ] 경련[ ] 간질[ ] 마비[ ] 기절[ ]
골과 근육계 질환	관절염[ ] 류마티즘[ ] *인공관절[ ]
호흡기 질환	폐결핵[ ] 폐기종[ ] 천식[ ] 고초열[ ] 기침[ ] 호흡곤란(누운 자세)[ ] 부비동감염(sinusitis)[ ]
소화기 질환	간염[ ] 황달[ ] 위궤양[ ] 위경련[ ] 빈번한 설사[ ] 변비[ ]
비뇨기계 질환	신장질환[ ] 성병[ ]
내분비계 질환	당뇨병[ ] 본인, 가족, 갑상선 기능 이상[ ]
심장 및 혈관계 질환	*류머티스열[ ] *심(장)잡음[ ] 고혈압[ ] 심장수술[ ] 심기능부전[ ] *승모판 탈출[ ] 발목부종[ ] 심박보조기[ ] 숨가쁨[ ] 인공심장판막[ ] *선천선 심장질환[ ]
혈액 질환	혈우병[ ] 타박상[ ] 빈혈[ ] 수혈[ ]
기타 질환	방사선요법[ ] 화학요법[ ] 녹내장[ ] *이식수술[ ] HIV+(에이즈 바이러스 보유자)[ ] AIDS(후천성 면역 결핍증)[ ]
혹시 위의 보기에 나열되지 않은 질병을 현재 앓고 또는 앓은 적이 있다면?	
*로 표시된 질환은 치과약속 전에 예방적 준비투약이 필요함	

■ 기타 질문

질문	아니요	예	비고
최근 5년 이내 심하게 아픈 적이 있습니까?			부위 및 시기:
예전에 입원, 수술, 사고 등을 경험한 적이 있습니까?			□ 입원( ) □ 수술( ) □ 사고( )
현재 특별한 약(처방전, 비처방전)을 복용하고 있습니까?			약 이름:
(마취)주사를 맞고 부작용이 생긴 적이 있습니까?			주사 이름: 부작용 내용:
약(예: 페니실린, 아스피린, 설파제 등)을 먹고 부작용이 생긴 적이 있습니까?			
치과 국소마취 후 부작용이 생긴 적이 있습니까?			
상처가 났을 때 피가 잘 멈추지 않습니까?			
현재 임신 중입니까?			개월 수:
현재 생리 중입니까?			
흡연 유·무 □ 현재 흡연 □ 현재 금연 □ 흡연경험 없음 → p. 흡연검사 기록			
음주 빈도 □ 매일 □ (회)/주 □ (회)/달 □ 거의 하지 않음 평균음주량: 잔/일 또는 주			
위의 내용 외에 건강상 이상 또는 상의하고 싶은 사항이 있습니까? (예: 갑작스러운 체중 변화 등)			

생징후	정상수치(성인)	1차 측정	2차 측정
혈압	120/80mmHg	/ mmHg	/ mmHg
맥박	60~80회/min	회/min	회/min
체온	35~37℃	℃	℃
호흡	12~16회/min	회/min	회/min
혈당(공복 시)	100mg/dL	mg/dL	mg/dL

3. 치과 병력(Dental History)

구강검사[ ] 스켈링[ ] 불소[ ] 실란트[ ] 응급처치[ ] 구강질환에 대한 교육상담[ ] 기타:

1. 현재 치통이나 구강 내 불편한 부위가 있습니까? 예[ ] 아니오[ ]
   "예"라면 설명하세요. (아픈 부위와 증상)
2. 최근 1년 동안 치과를 방문하신 적이 있습니까? 예[ ] 아니오[ ]
   "예"라면 날짜와 방문한 이유를 쓰세요
3. 스켈링을 받으신 적이 있습니까? 예[ ] 아니오[ ]
   "예"라면 가장 마지막으로 스켈링한 날짜는? 년 월
   스켈링을 받은 장소는 치과의원(병원) [ ] 치위생과[ ]
4. 당신은 잇몸수술(스켈링은 제외)을 받은 적이 있습니까? 예[ ] 아니오[ ] "예"라면 언제 년 월
5. 하루에 칫솔질 횟수와 시기는? (해당하는 모든 곳에 ○표 하세요)
   a) 식후마다[ ] 아침 식사 후[ ] 아침 식사 전[ ] 취침 전[ ]
   b) 하루에 1번[ ] 하루에 2번[ ] 하루에 3번[ ] 하루에 4번 이상[ ]
6. 칫솔질하는 방법을 치과위생사 또는 치과의사로부터 배운 적이 있습니까? 예[ ] 아니오[ ]
7. 현재 사용하고 있는 칫솔의 종류는 무엇입니까?
   부드러운 칫솔[ ] 보통[ ] 딱딱한 칫솔[ ] 모름[ ]
8. 칫솔은 얼마동안 사용하신 후에 새것으로 교환합니까?
   2~3주마다[ ] 2~3개월마다[ ] 6개월 이상마다[ ]
9. 치실을 사용하신 적이 있습니까? 예[ ] 아니오[ ] 치실대신에 이쑤시개를 사용함[ ]
   "예"라면 얼마나 자주 사용하십니까? 하루에 1번[ ] 1주일에 1번[ ] 필요할 때마다[ ]
   "예"라면 치실사용법을 치과위생사 또는 치과의사로부터 배운 적이 있습니까? 예[ ] 아니오[ ]
10. 칫솔질을 할 때나 치실을 사용할 때 잇몸에서 피가 난 적이 있습니까? 예[ ] 아니오[ ]
11. 담배를 피우십니까? 예[ ] 아니오[ ] "예"라면 하루에 1갑 이하[ ] 1갑 정도[ ] 2갑 정도[ ] 3갑 이상[ ]
12. 방사선과 관련 있는 직종에 종사하십니까? 예[ ] 아니오[ ] "예"라면 근무장소:
13. 과거에 치과를 방문 시에 혹시 좋지 못한 경험을 하신 기억이 있으십니까? 예[ ] 아니오[ ]
    만약 있다면 기록해 주시면 도움이 되겠습니다.
14. 현재 당신의 구강궤양, 인후(목구멍)에 통증, 감기 등의 증상이 있어 스켈링할 때 입을 벌리는데 어려움이 있습니까?
    예[ ] 아니오[ ] "예"라면 설명하세요.

4. 구강외 검사(Extraoral Examination)

피부	□ 피부병소 □ 피부암 □ 부종 □ 통증 □ 비대칭 □ 안면근육기능 □ 외상	□ 정상	□ 기타
두부	□ 피부병소 □ 전두동염 □ 발열 □ 통증 □ 외상 □ 후두림프절의 압통과 부종	□ 정상	□ 기타
안와	□ 발적 □ 동공 움직임 □ 황달 □ 홍채혼탁 □ 동공축소	□ 정상	□ 기타
타액선	□ 이하선 □ 익하선 □ 설하선	□ 정상	□ 기타
림프절	□ 안면 □ 이개 □ 이하선 □ 후두 □ 경부(천경/심경) □ 이하 □ 쇄골상 □ 악하	□ 정상	□ 기타
경부	□ 흉쇄유돌근과 하악설골근의 기능 □ 쇄골 □ 갑상선과 갑상연골 이상 유·무 □ 외골증 □ 마찰음	□ 정상	□ 기타
근육	□ 협근 □ 교근	□ 정상	□ 기타
TMJ	□ 관절잡음 □ 통증 □ 부분탈구 □ 개구 시 하악변위	□ 정상	□ 기타

5. 구강내 검사

입술	☐ 색조 ☐ 크기 ☐ 균일한 조직과 두께 ☐ 형태 ☐ 외상 ☐ 궤양 ☐ 폴립 ☐ 구각염 ☐ 입술건조 ☐ 순소대강직 ☐ 점액낭종 ☐ 입술깨물기 ☐ 색소침착	☐ 정상 ☐ 기타
협점막, 구개	☐ 색조 ☐ 외형 ☐ 구개융기 ☐ 기형 ☐ 종창 ☐ 궤양 ☐ 종양 ☐ 포다이스과립 ☐ 점상출혈 ☐ 구강건조 ☐ 구개수이 유·무 ☐ 이하선 타액 유출 ☐ 구개편도의 발적과 부종 ☐ 백색선	☐ 정상 ☐ 기타
혀, 구강저	☐ 색조 ☐ 크기 ☐ 위치 ☐ 궤양 ☐ 종창 ☐ 종양 ☐ 경결감 ☐ 융기 ☐ 타액유출 ☐ 설소대강직 ☐ 설정맥류이상 유·무	☐ 정상 ☐ 기타
치은, 치조점막	☐ 색조 ☐ 견고도 ☐ 모양 ☐ 형태 ☐ 표면 구조 ☐ 치은비대 ☐ 발적 ☐ 부종	☐ 정상 ☐ 기타

6. 간이 구강위생지수

Simplified Oral Hygiene Index(S-OHI)

debris index: ———————— =				
	right	ant.	left	total
upper				
lower				

calculus index: ———————— =				
	right	ant.	left	total
upper				
lower				

S-OHI: (   ) + (   ) =

7. 구취 검사

Oral chroma			
date	H_2S (112ppb)	CH_3SH (26ppb)	$(CH_3)_2S$ (8ppb)

Others ( )			
회차 / 단위	1회	2회	3회

※ **B/B checcker 기준**
정상: 0~50(bbv), 약한 구취: 50~70, 중등도: 70~90, 심한 구취: 90 이상

8. 위상차현미경 검사(Oral Microflora Examination)

1차			2차			결과
세균의 종류	**세균의 양**	**세균의 운동성**	**세균의 종류**	**세균의 양**	**세균의 운동성**	

2. 치과진료기록부

No. ______

성명	(남, 여)	생년월일	나이	직업

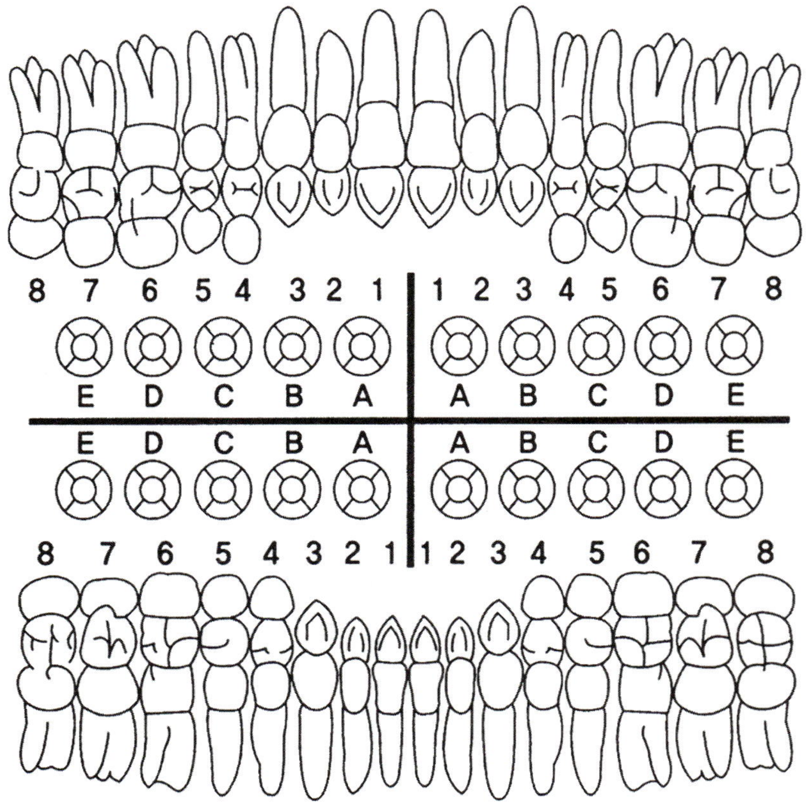

O'Leary index

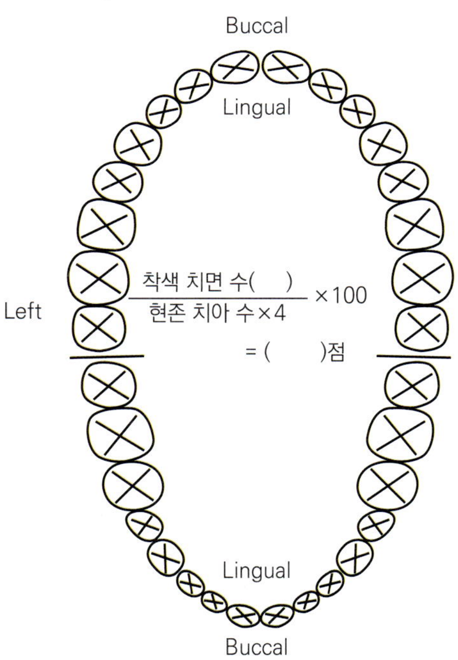

Plaque rate: (%)
☐ Sit ☐ Mod ☐ Hvy

질병명	구내증상		부위
치아우식증	없음	있음: 상( )개, 하( )개	
충전치아	없음	있음: 상( )개, 하( )개	
결손치	없음	있음: 상( )개, 하( )개	
치주질환	없음	있음: 상( )개, 하( )개	
부정교합	없음	제 1급, 제 2급, 제 3급, 기타	
치아마모증	없음	있음: 상( )개, 하( )개	
제3대구치	없음	있음: 상(좌, 우) 하(좌, 우)	
악관절 이상	없음	있음	
기타	지도설, 과잉치, 유치잔존, 선천결손치, 기타( )		
종합소견			

3. Periodontal Chart

학년: ______ **성명:** ____________________

	18	17	16	15	14	13	12	11	21	22	23	24	25	26	27	28
PD																
CAL																
Rec																
Calculus																
Mob																
BOP																

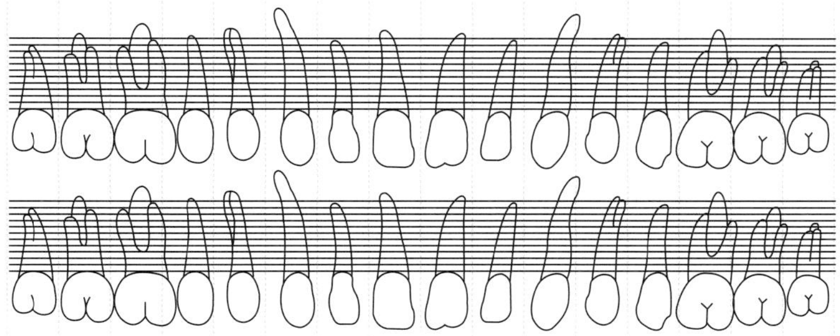

	18	17	16	15	14	13	12	11	21	22	23	24	25	26	27	28
PD																
CAL																
Rec																
Calculus																
Mob																
BOP																

	48	47	46	45	44	43	42	41	31	32	33	34	35	36	37	38
PD																
CAL																
Rec																
Calculus																
Mob																
BOP																

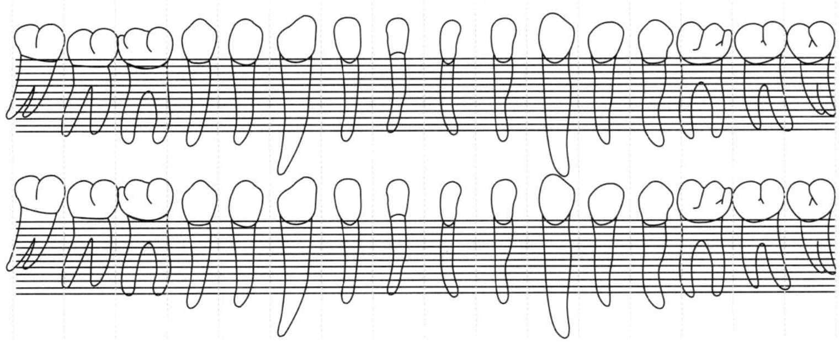

	48	47	46	45	44	43	42	41	31	32	33	34	35	36	37	38
PD																
CAL																
Rec																
Calculus																
Mob																
BOP																

출혈지수 I: (%)
☐ Sit ☐ Mod ☐ Hvy
출혈지수 II: (%)
☐ Sit ☐ Mod ☐ Hvy
치석지수 I: (%)
☐ Sit ☐ Mod ☐ Hvy
치석지수 II: (%)
☐ Sit ☐ Mod ☐ Hvy

Gingiva Status

Color
☐ Normal
☐ Gen.
☐ Loc.
☐ Sit.
☐ Mod.
☐ Hvy.
☐ Bright Red
☐ Dark Red
☐ Blue Red
(기타:)

Consistency
☐ Normal
☐ Gen.
☐ Loc.
☐ Sit.
☐ Mod.
☐ Hvy.
☐ Firm(Fibrotic)
☐ Spongy(Edematous)
(기타:)

Texture
☐ Normal
☐ Gen.
☐ Loc.
☐ Sit.
☐ Mod.
☐ Hvy.
☐ Smooth
☐ Shiny
☐ Eroded
☐ Los of Stipping
(기타:)

Contour
☐ Normal
☐ Gen.
☐ Loc.
☐ Sit.
☐ Mod.
☐ Hvy.
☐ Bulbous
☐ Flattened
☐ Punched out
(기타:)

평가자: ____________________ **(서명)** ☐ VG ☐ G ☐ M ☐ P ☐ VP

Periodontal Re-appointment

( ) 회차

PD																
CAL																
Rec																
Calculus																
Mob																
BOP	18	17	16	15	14	13	12	11	21	22	23	24	25	26	27	28
Facial																
Palatal																
BOP	18	17	16	15	14	13	12	11	21	22	23	24	25	26	27	28
Mob																
Calculus																
Rec																
CAL																
PD																
PD																
CAL																
Rec																
Calculus																
Mob																
BOP	48	47	46	45	44	43	42	41	31	32	33	34	35	36	37	38
Lingual																
Facial																
BOP	48	47	46	45	44	43	42	41	31	32	33	34	35	36	37	38
Mob																
Calculus																
Rec																
CAL																
PD																

( ) 회차

PD																
CAL																
Rec																
Calculus																
Mob																
BOP	18	17	16	15	14	13	12	11	21	22	23	24	25	26	27	28
Facial																
Palatal																
BOP	18	17	16	15	14	13	12	11	21	22	23	24	25	26	27	28
Mob																
Calculus																
Rec																
CAL																
PD																
PD																
CAL																
Rec																
Calculus																
Mob																
BOP	48	47	46	45	44	43	42	41	31	32	33	34	35	36	37	38
Lingual																
Facial																
BOP	48	47	46	45	44	43	42	41	31	32	33	34	35	36	37	38
Mob																
Calculus																
Rec																
CAL																
PD																

Date.			
Bleeding rate: _____%		☐ Gen.	☐ Loc.
	☐ Sit	☐ Mod	☐ Hvy
Calculus rate: _____%		☐ Gen.	☐ Loc.
	☐ Sit	☐ Mod	☐ Hvy
Severe part(BoP)		Severe part(PD)	

Date.			
Bleeding rate: _____%		☐ Gen.	☐ Loc.
	☐ Sit	☐ Mod	☐ Hvy
Calculus rate: _____%		☐ Gen.	☐ Loc.
	☐ Sit	☐ Mod	☐ Hvy
Severe part(BoP)		Severe part(PD)	

* O'Leary index 조건표

	32	31	30	29	28	27	26	25	24	23	22	21	20		32	31	30	29	28	27	26	25	24	23	22	21	20
1	99	99	99	99	99	99	99	99	99	99	99	99	99	**65**	49	48	46	44	42	40	38	35	32	29	26	23	19
2	98	98	98	95	98	98	98	98	98	98	98	98	98	**66**	48	47	45	43	41	39	37	34	31	28	25	21	18
3	97	98	98	97	97	97	97	97	97	97	97	96	96	**67**	48	46	44	42	40	38	36	33	30	27	24	20	18
4	96	97	97	97	96	96	96	96	96	96	95	95	95	**68**	47	45	43	41	39	37	35	32	29	26	23	19	15
5	95	96	96	96	96	95	95	95	95	95	94	94	94	**69**	46	44	43	41	38	36	34	31	28	25	22	18	14
6	94	95	95	95	95	94	94	94	94	93	93	93	93	**70**	45	44	42	40	38	35	33	30	27	24	20	17	13
7	93	94	94	94	94	94	93	93	93	92	92	92	91	**71**	45	43	41	39	37	34	32	29	26	23	19	15	11
8	92	93	93	93	93	93	92	92	92	91	91	90	90	**72**	44	42	40	38	36	33	31	28	25	22	18	14	10
9	91	93	93	92	92	92	91	91	91	90	90	89	89	**73**	43	41	39	37	35	32	30	27	24	21	17	13	9
10	91	92	92	91	91	91	90	90	90	89	89	88	88	**74**	42	40	38	36	34	31	29	26	23	20	16	12	8
11	90	91	91	91	90	90	89	89	89	88	88	87	86	**75**	41	40	38	35	33	31	28	25	22	18	15	11	6
12	89	90	90	90	89	89	88	88	88	87	86	86	85	**76**	41	39	37	34	32	30	27	24	21	17	14	10	5
13	88	89	89	89	88	88	88	87	86	86	85	85	84	**77**	40	38	36	34	31	29	26	23	20	16	13	8	4
14	87	88	88	88	88	87	87	86	85	85	84	83	83	**78**	39	37	35	33	30	28	25	22	19	15	11	7	3
15	86	87	88	87	87	86	86	85	84	84	83	82	81	**79**	38	36	34	32	29	27	24	21	18	14	10	6	1
16	85	86	87	86	86	85	85	84	83	83	82	81	80	**80**	38	35	33	31	29	26	23	20	17	13	9	5	0
17	84	85	86	85	85	84	84	83	82	82	81	80	79	**81**	37	35	33	30	28	25	22	19	16	12	8	4	
18	84	85	85	84	84	83	83	82	81	80	80	79	78	**82**	36	34	32	29	27	24	21	18	15	11	7	2	
19	84	84	84	84	83	82	85	81	80	79	78	77	76	**83**	35	33	31	28	26	23	20	17	14	10	6	1	
20	82	83	83	83	82	81	81	80	79	78	77	76	75	**84**	34	32	30	28	25	22	19	16	13	9	5	0	
21	82	82	83	82	81	81	80	79	78	77	76	75	74	**85**	34	31	29	27	24	21	18	15	11	8	3		
22	81	81	82	81	80	80	79	78	77	76	75	74	73	**86**	33	31	28	26	23	20	17	14	10	7	2		
23	80	81	81	80	79	79	78	77	76	75	74	73	71	**87**	32	30	28	25	22	19	16	13	9	5	1		
24	81	80	80	79	79	78	77	76	75	74	73	71	70	**88**	31	29	27	24	21	19	15	12	8	4	0		
25	80	79	79	78	78	77	76	75	74	73	72	70	69	**89**	30	28	26	23	21	18	14	11	7	3			
26	80	78	78	78	77	76	75	74	73	72	70	69	68	**90**	30	27	25	22	20	17	13	10	6	2			
27	79	77	78	77	76	75	74	73	72	71	69	68	66	**91**	29	27	24	22	19	16	13	9	5	1			
28	78	77	77	76	75	74	73	72	71	70	68	67	65	**92**	28	26	23	21	18	15	12	8	4	0			
29	77	76	76	75	74	73	72	71	70	68	67	65	64	**93**	27	25	23	20	117	14	11	7	3				
30	77	75	75	74	73	72	71	70	69	67	66	64	63	**94**	27	24	22	19	16	13	10	6	2				
31	76	74	74	73	72	71	70	69	68	66	65	63	61	**95**	26	23	21	18	15	12	9	5	1				
32	75	73	73	72	71	70	69	68	67	65	64	62	60	**96**	25	23	20	17	14	11	8	4	0				
33	74	73	73	72	71	69	68	67	66	64	63	61	59	**97**	24	22	19	16	13	10	7	3					
34	73	72	72	71	70	69	67	66	65	63	61	60	58	**98**	23	21	18	16	13	9	6	2					
35	73	72	71	70	69	68	66	65	64	62	60	58	56	**99**	23	20	18	15	12	8	5	1					
36	72	71	70	69	68	67	65	64	63	61	59	57	55	**100**	22	19	17	14	11	7	4	0					
37	71	70	69	68	67	66	64	63	61	60	58	56	54	**101**	21	19	16	13	10	6	3						
38	70	69	68	67	66	65	63	62	60	59	57	55	53	**102**	20	18	15	12	9	5	2						
39	70	69	68	66	65	64	63	61	59	58	56	54	51	**103**	20	17	14	11	8	4	1						
40	69	68	67	66	64	63	62	60	58	57	55	52	50	**104**	19	16	13	10	7	3	0						
41	68	67	66	65	63	62	61	59	57	55	53	51	49	**105**	18	15	13	9	6	2							
42	67	66	65	64	63	61	60	58	56	54	52	50	48	**106**	17	15	12	9	5	1							
43	66	65	64	63	62	60	59	57	55	53	51	49	46	**107**	16	14	11	8	4	0							
44	66	65	63	62	61	59	58	56	54	52	50	48	45	**108**	16	13	10	7	4								
45	65	64	63	61	60	58	57	55	53	51	49	46	44	**109**	15	12	9	6	3								
46	64	63	62	60	59	57	56	54	52	50	48	45	43	**110**	14	11	8	5	2								
47	63	62	61	59	58	56	55	53	51	49	47	44	41	**111**	13	10	8	4	1								
48	63	61	60	59	57	56	54	52	50	48	45	43	40	**112**	13	10	7	3	0								
49	62	60	59	58	56	55	53	51	49	47	44	42	39	**113**	12	9	6	3									
50	61	60	58	57	55	54	52	50	48	46	43	40	38	**114**	11	8	5	2									
51	60	59	58	56	54	53	51	49	47	45	42	39	36	**115**	10	7	4	1									
52	59	58	57	55	54	52	50	48	46	43	41	38	35	**116**	9	6	3	0									
53	59	57	56	54	53	51	49	47	45	42	40	37	34	**117**	9	6	3										
54	58	56	55	53	52	50	48	46	44	41	39	36	33	**118**	8	5	2										
55	57	56	54	53	51	49	47	45	43	40	38	35	31	**119**	7	4	1										
56	56	55	53	52	50	48	46	44	42	39	36	33	30	**120**	6	3	0										
57	55	54	53	51	49	47	45	43	41	38	35	32	29	**121**	5	2											
58	55	53	52	50	48	46	44	42	40	37	34	31	28	**122**	5	2											
59	54	52	51	49	47	45	43	41	39	36	33	30	26	**123**	4	1											
60	53	52	50	48	46	44	42	40	38	35	32	29	25	**124**	3	0											
61	52	51	49	47	46	44	41	39	36	34	31	27	24	**125**	2												
62	52	50	48	47	45	43	40	38	35	33	30	26	23	**126**	2												
63	51	49	48	46	44	42	39	37	34	32	28	25	21	**127**	1												
64	50	48	47	45	43	41	38	36	33	30	27	24	20	**128**	0												

치과 진료기록부 <1>

No. ______

성명	(남, 여)	생년월일	나이	직업

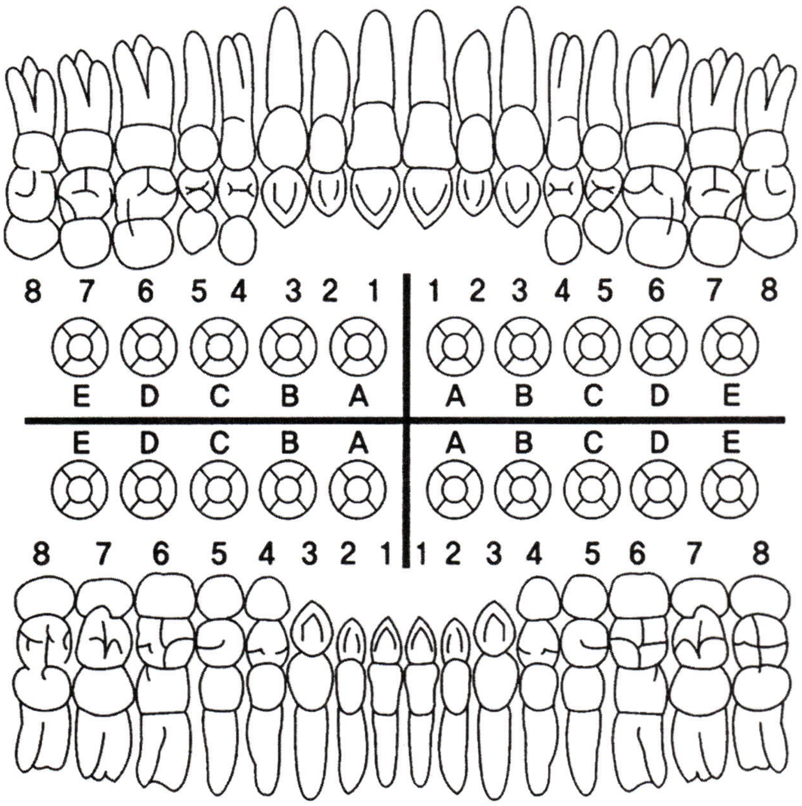

O'Leary index

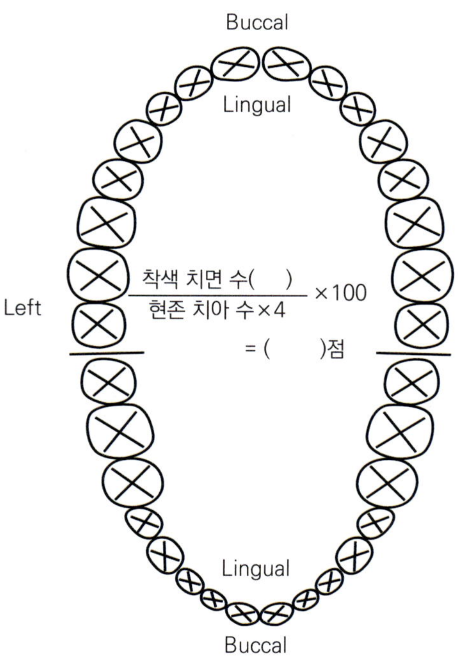

Plaque rate: (%)
☐ Sit ☐ Mod ☐ Hvy

질병명	구내증상		부위
치아우식증	없음	있음: 상( )개, 하( )개	
충전치아	없음	있음: 상( )개, 하( )개	
결손치	없음	있음: 상( )개, 하( )개	
치주질환	없음	있음: 상( )개, 하( )개	
부정교합	없음	제 1급, 제 2급, 제 3급, 기타	
치아마모증	없음	있음: 상( )개, 하( )개	
제3대구치	없음	있음: 상(좌, 우) 하(좌, 우)	
악관절 이상	없음	있음	
기타	지도설, 과잉치, 유치잔존, 선천결손치, 기타( )		
종합소견			

치과 진료기록부 <2>

No. ______

성명	(남, 여)	생년월일	나이	직업

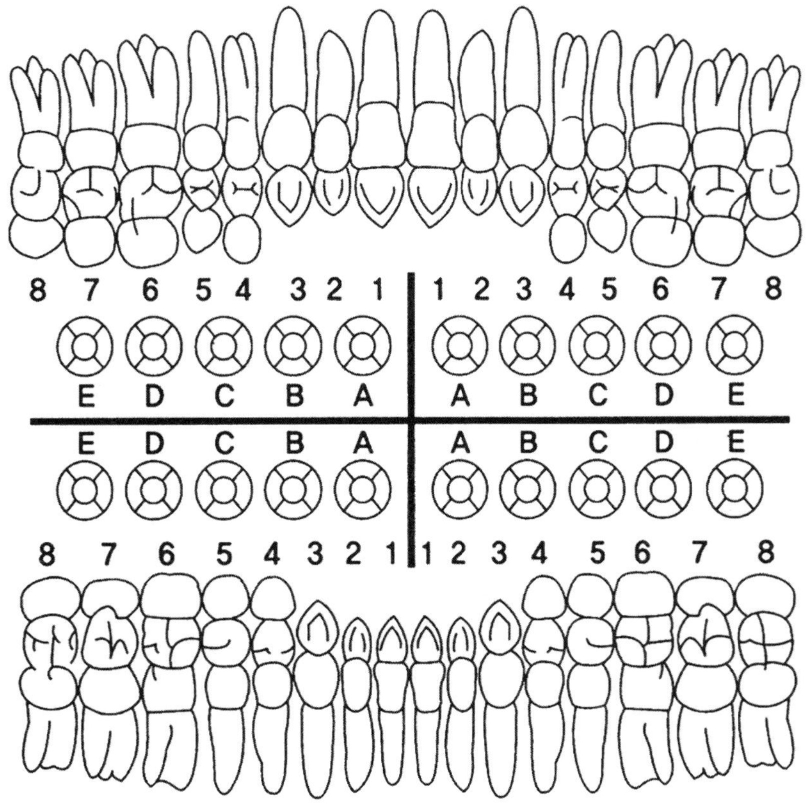

O'Leary index

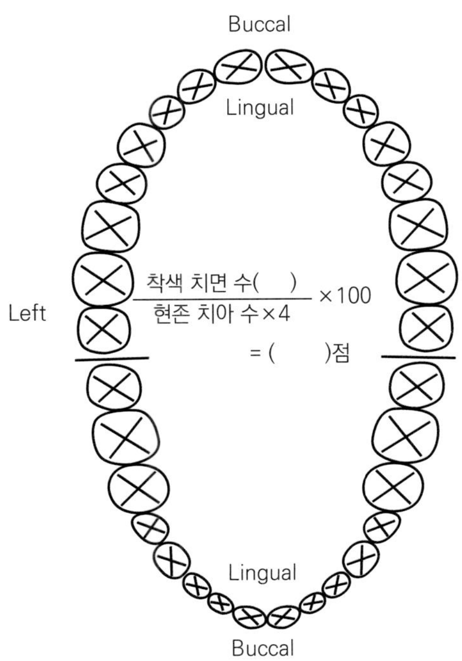

Plaque rate: (%)
☐ Sit ☐ Mod ☐ Hvy

질병명	구내증상		부위
치아우식증	없음	있음: 상( )개, 하( )개	
충전치아	없음	있음: 상( )개, 하( )개	
결손치	없음	있음: 상( )개, 하( )개	
치주질환	없음	있음: 상( )개, 하( )개	
부정교합	없음	제 1급, 제 2급, 제 3급, 기타	
치아마모증	없음	있음: 상( )개, 하( )개	
제3대구치	없음	있음: 상(좌, 우) 하(좌, 우)	
악관절 이상	없음	있음	
기타	지도설, 과잉치, 유치잔존, 선천결손치, 기타( )		
종합소견			

치과 진료기록부 <3>

No.______

성명	(남, 여)	생년월일	나이	직업

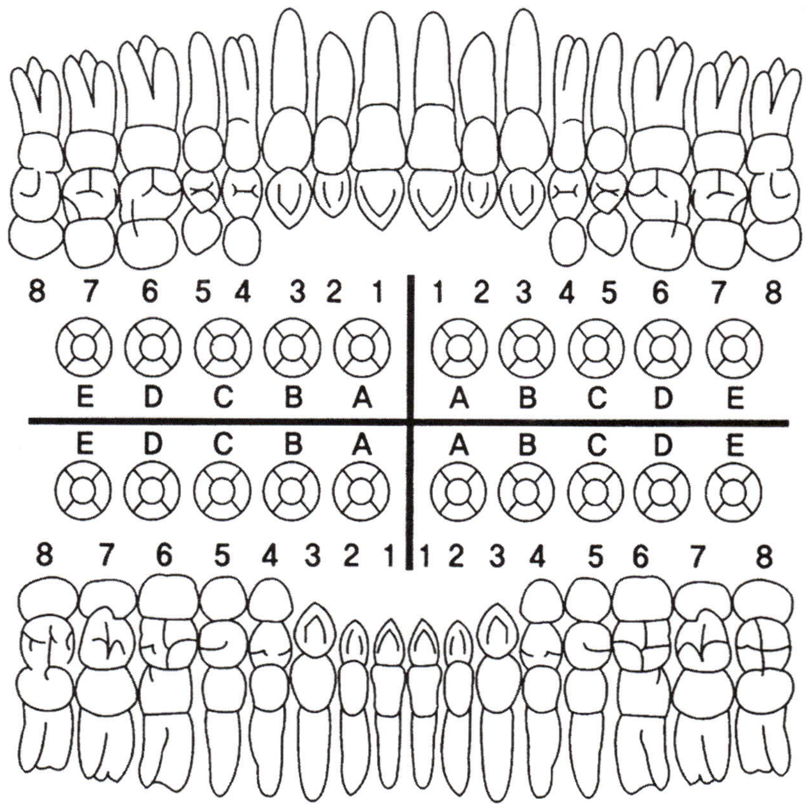

O'Leary index

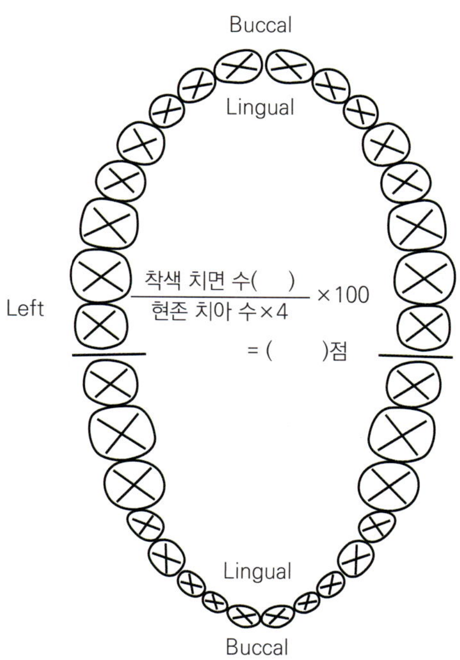

Plaque rate: (%)
☐ Sit ☐ Mod ☐ Hvy

질병명	구내증상		부위
치아우식증	없음	있음: 상( )개, 하( )개	
충전치아	없음	있음: 상( )개, 하( )개	
결손치	없음	있음: 상( )개, 하( )개	
치주질환	없음	있음: 상( )개, 하( )개	
부정교합	없음	제 1급, 제 2급, 제 3급, 기타	
치아마모증	없음	있음: 상( )개, 하( )개	
제3대구치	없음	있음: 상(좌, 우) 하(좌, 우)	
악관절 이상	없음	있음	
기타	지도설, 과잉치, 유치잔존, 선천결손치, 기타( )		
종합소견			

치과 진료기록부 <4>

No. ________

성명 (남, 여) 생년월일 나이 직업

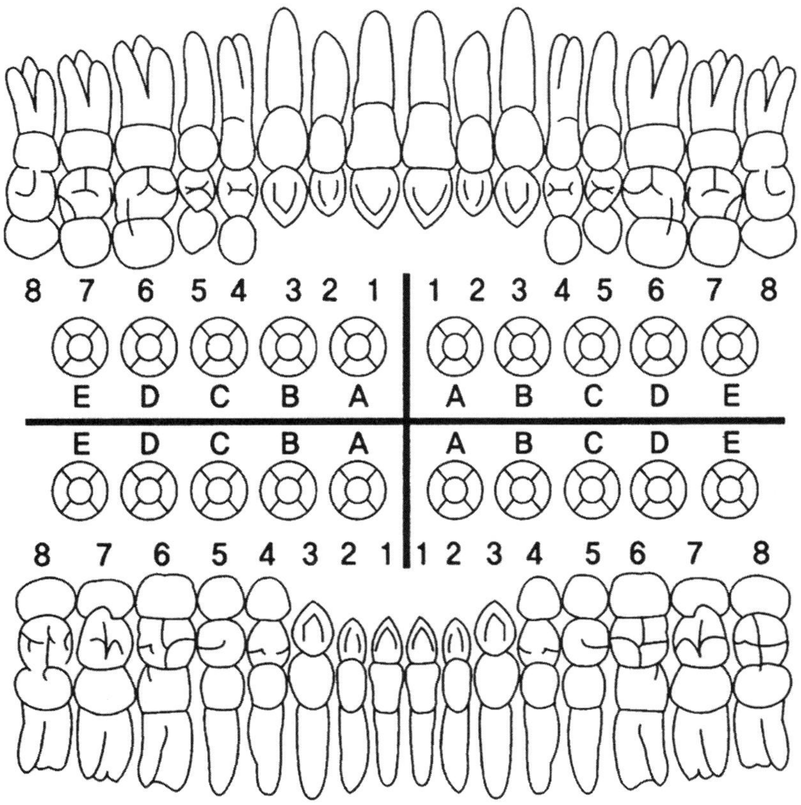

O'Leary index

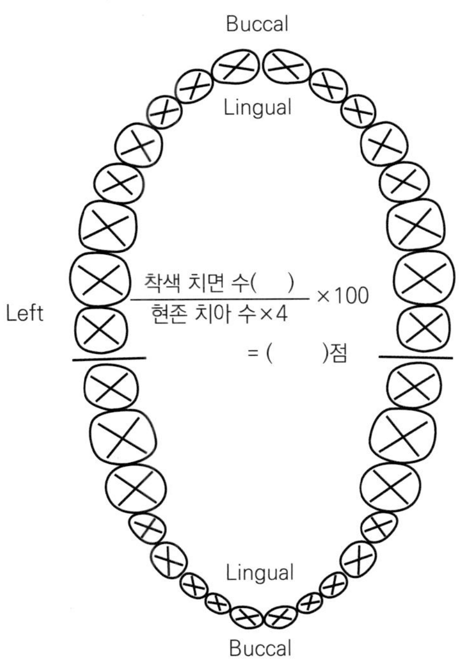

Plaque rate: (%)
☐ Slt ☐ Mod ☐ Hvy

질병명	구내증상		부위
치아우식증	없음	있음: 상( )개, 하( )개	
충전치아	없음	있음: 상( )개, 하( )개	
결손치	없음	있음: 상( )개, 하( )개	
치주질환	없음	있음: 상( )개, 하( )개	
부정교합	없음	제 1급, 제 2급, 제 3급, 기타	
치아마모증	없음	있음: 상( )개, 하( )개	
제3대구치	없음	있음: 상(좌, 우) 하(좌, 우)	
악관절 이상	없음	있음	
기타	지도설, 과잉치, 유치잔존, 선천결손치, 기타( )		
종합소견			

치과 진료기록부 <5>

No. ________

성명	(남, 여)	생년월일	나이	직업

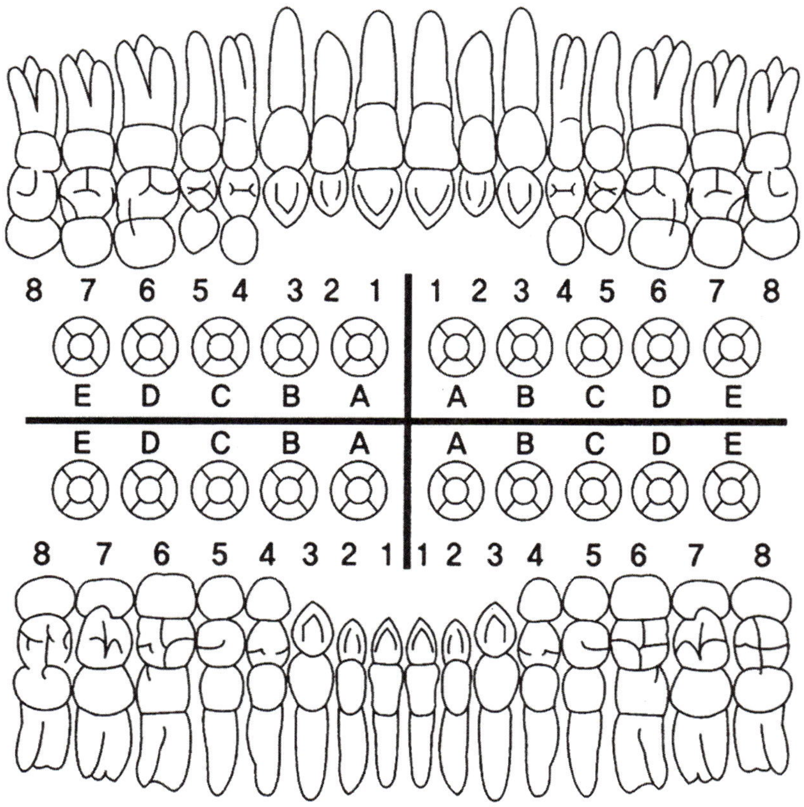

O'Leary index

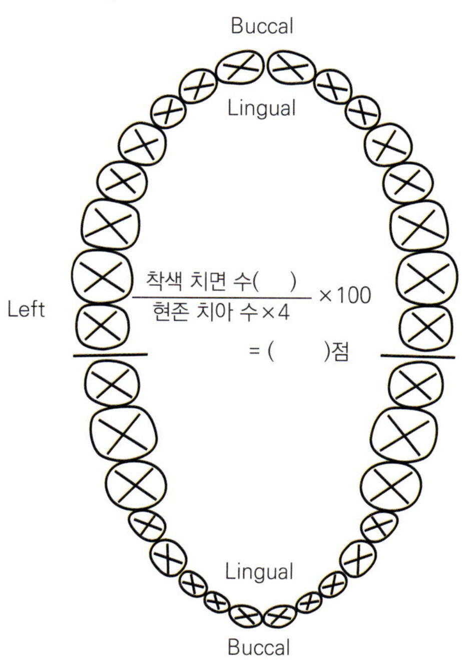

Plaque rate: (%)
☐ Sit ☐ Mod ☐ Hvy

질병명	구내증상		부위
치아우식증	없음	있음: 상( )개, 하( )개	
충전치아	없음	있음: 상( )개, 하( )개	
결손치	없음	있음: 상( )개, 하( )개	
치주질환	없음	있음: 상( )개, 하( )개	
부정교합	없음	제 1급, 제 2급, 제 3급, 기타	
치아마모증	없음	있음: 상( )개, 하( )개	
제3대구치	없음	있음: 상(좌, 우) 하(좌, 우)	
악관절 이상	없음	있음	
기타	지도설, 과잉치, 유치잔존, 선천결손치, 기타( )		
종합소견			

치과 진료기록부 <6>

No.

성명 (남, 여) 생년월일 나이 직업

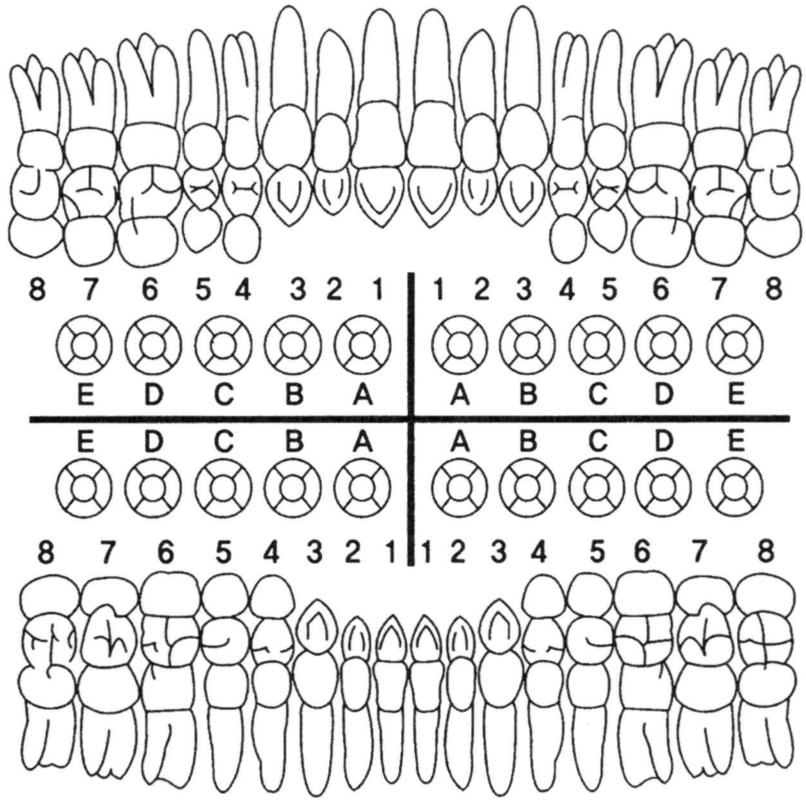

O'Leary index

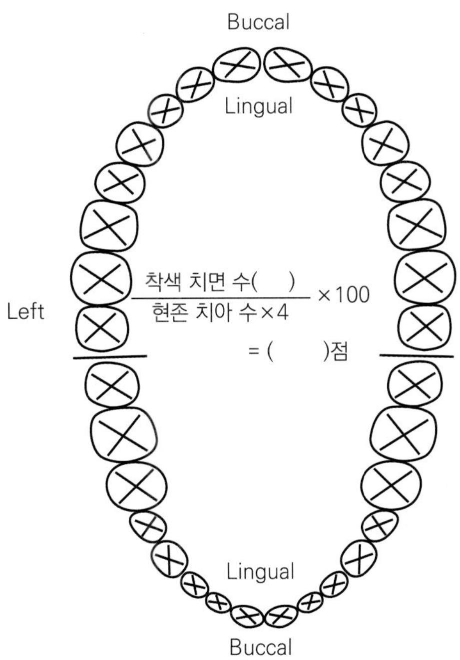

질병명	구내증상		부위
치아우식증	없음	있음: 상( )개, 하( )개	
충전치아	없음	있음: 상( )개, 하( )개	
결손치	없음	있음: 상( )개, 하( )개	
치주질환	없음	있음: 상( )개, 하( )개	
부정교합	없음	제 1급, 제 2급, 제 3급, 기타	
치아마모증	없음	있음: 상( )개, 하( )개	
제3대구치	없음	있음: 상(좌, 우) 하(좌, 우)	
악관절 이상	없음	있음	
기타	지도설, 과잉치, 유치잔존, 선천결손치, 기타( )		
종합소견			

Plaque rate: (%)
☐ Sit ☐ Mod ☐ Hvy

치과 진료기록부 <7>

No. ________

성명	(남, 여)	생년월일	나이	직업

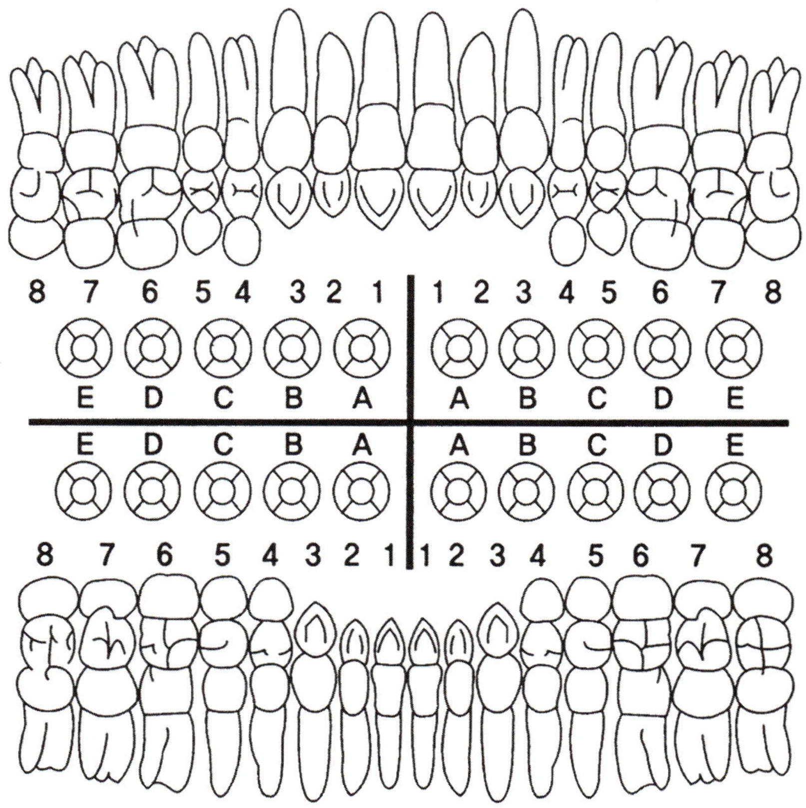

O'Leary index

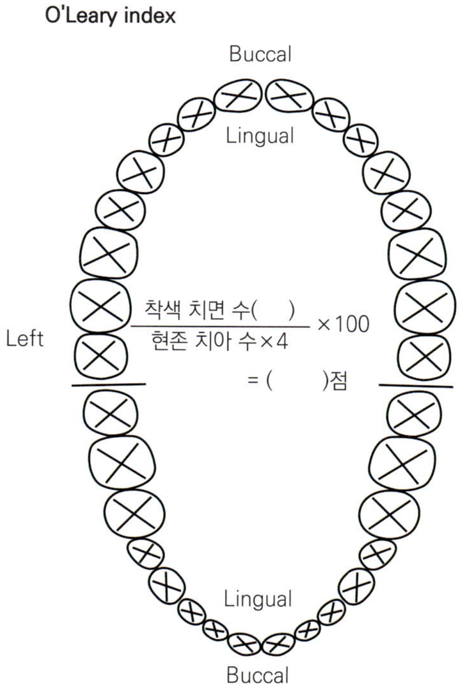

Plaque rate: (%)
☐ Sit ☐ Mod ☐ Hvy

질병명	구내증상		부위
치아우식증	없음	있음: 상( )개, 하( )개	
충전치아	없음	있음: 상( )개, 하( )개	
결손치	없음	있음: 상( )개, 하( )개	
치주질환	없음	있음: 상( )개, 하( )개	
부정교합	없음	제 1급, 제 2급, 제 3급, 기타	
치아마모증	없음	있음: 상( )개, 하( )개	
제3대구치	없음	있음: 상(좌, 우) 하(좌, 우)	
악관절 이상	없음	있음	
기타	지도설, 과잉치, 유치잔존, 선천결손치, 기타( )		
종합소견			

치과 진료기록부 <8>

No. ________

성명	(남, 여)	생년월일	나이	직업

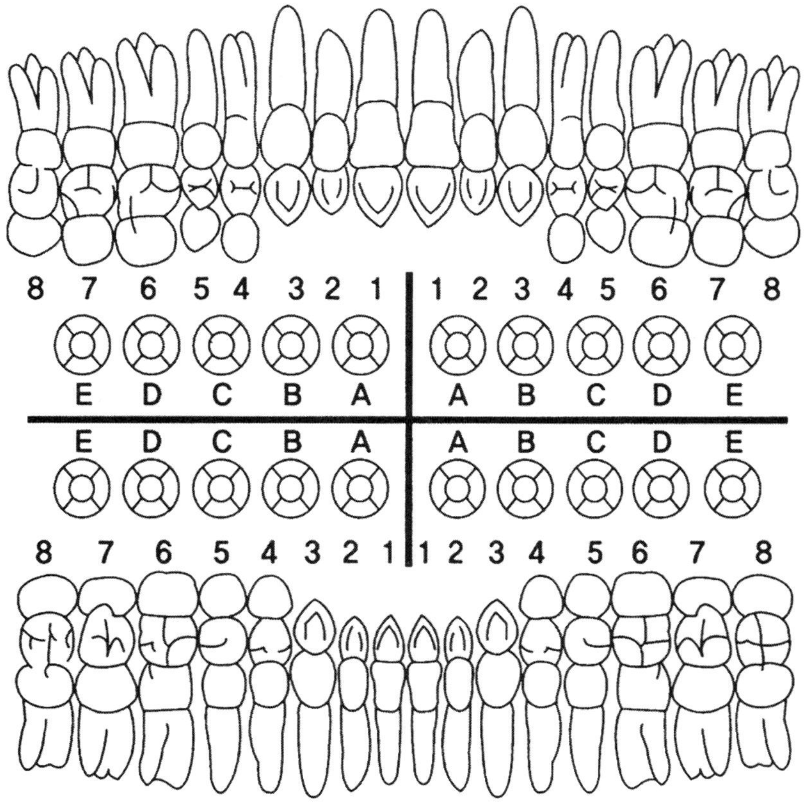

O'Leary index

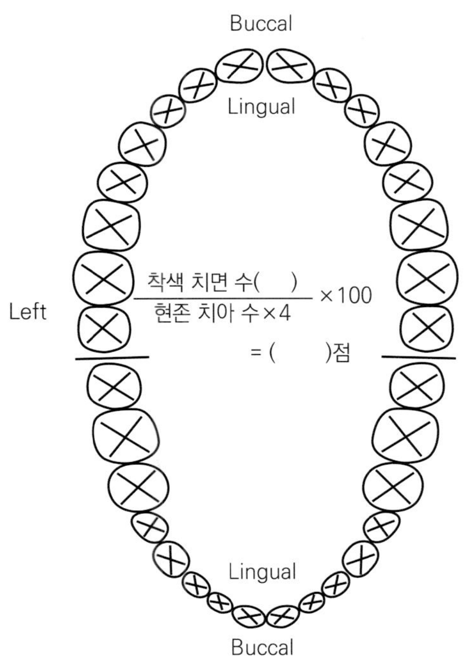

Plaque rate: (%)
☐ Sit ☐ Mod ☐ Hvy

질병명	구내증상		부위
치아우식증	없음	있음: 상( )개, 하( )개	
충전치아	없음	있음: 상( )개, 하( )개	
결손치	없음	있음: 상( )개, 하( )개	
치주질환	없음	있음: 상( )개, 하( )개	
부정교합	없음	제 1급, 제 2급, 제 3급, 기타	
치아마모증	없음	있음: 상( )개, 하( )개	
제3대구치	없음	있음: 상(좌, 우) 하(좌, 우)	
악관절 이상	없음	있음	
기타	지도설, 과잉치, 유치잔존, 선천결손치, 기타( )		
종합소견			

치과 진료기록부 <9>

No. ______

성명	(남, 여)	생년월일	나이	직업

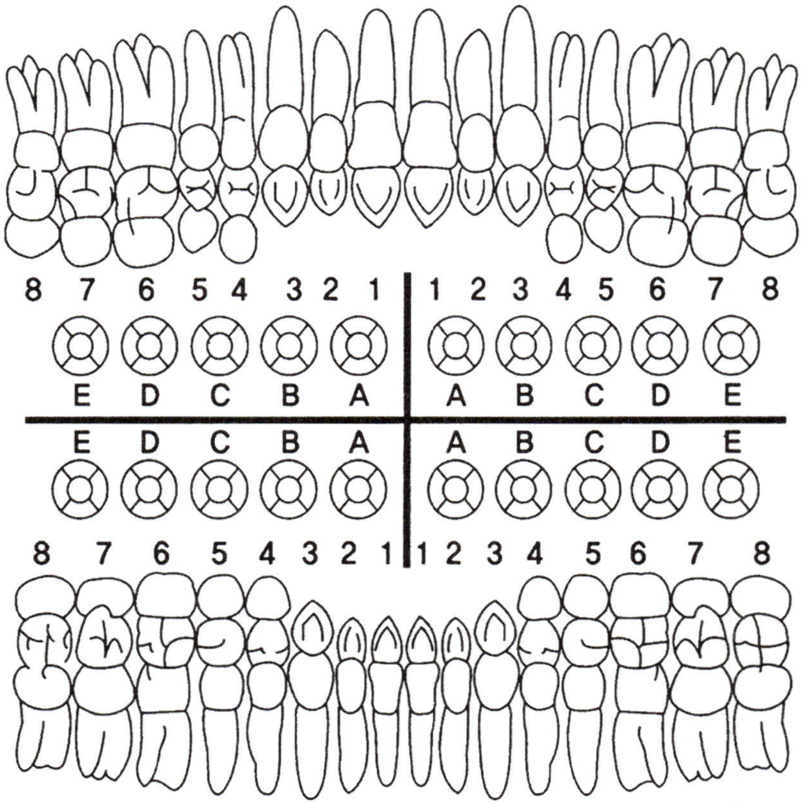

O'Leary index

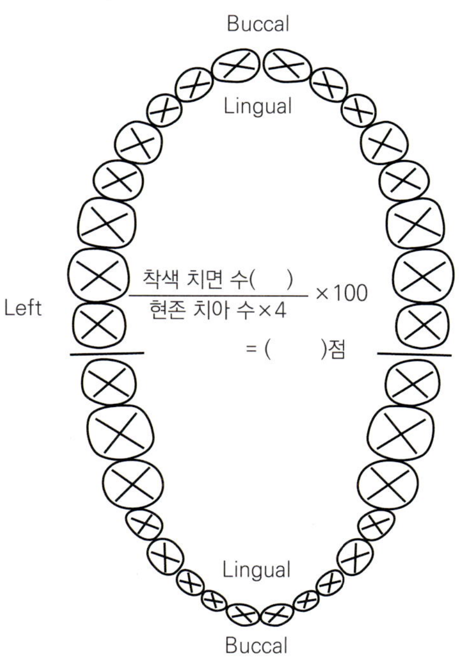

Plaque rate: (%)
☐ Slt ☐ Mod ☐ Hvy

질병명	구내증상		부위
치아우식증	없음	있음: 상( )개, 하( )개	
충전치아	없음	있음: 상( )개, 하( )개	
결손치	없음	있음: 상( )개, 하( )개	
치주질환	없음	있음: 상( )개, 하( )개	
부정교합	없음	제 1급, 제 2급, 제 3급, 기타	
치아마모증	없음	있음: 상( )개, 하( )개	
제3대구치	없음	있음: 상(좌, 우) 하(좌, 우)	
악관절 이상	없음	있음	
기타	지도설, 과잉치, 유치잔존, 선천결손치, 기타( )		
종합소견			

치과 진료기록부 <10>

No. ______

성명	(남, 여)	생년월일	나이	직업

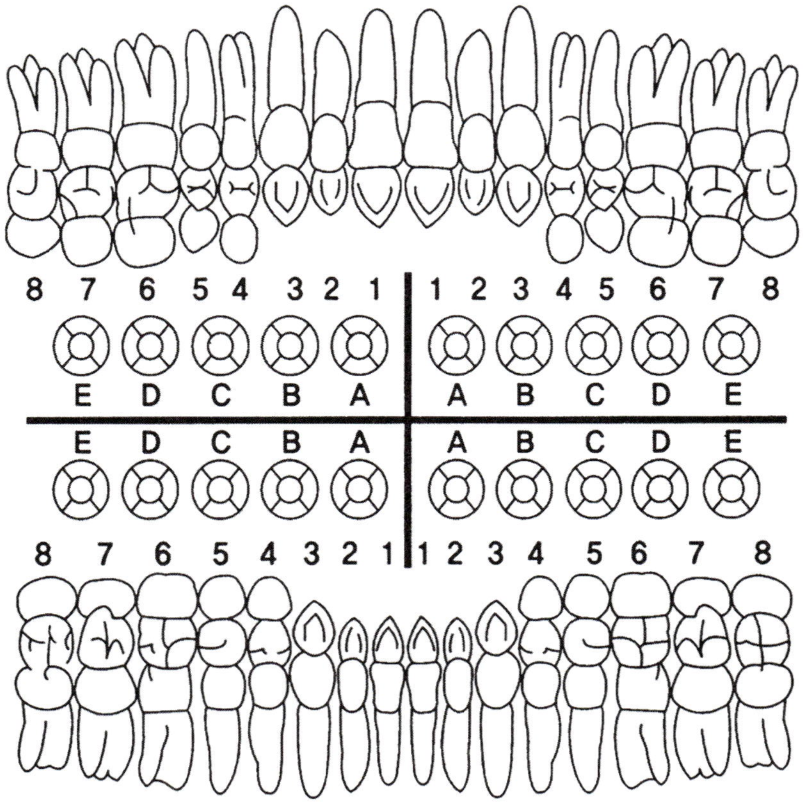

O'Leary index

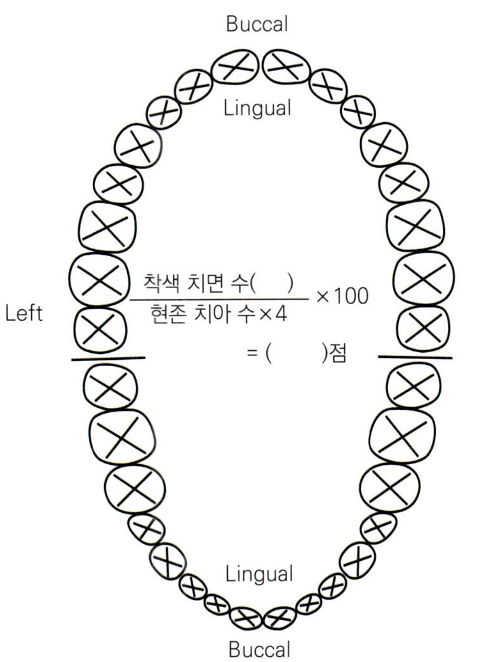

Plaque rate: (%)
☐ Sit ☐ Mod ☐ Hvy

질병명	구내증상		부위
치아우식증	없음	있음: 상( )개, 하( )개	
충전치아	없음	있음: 상( )개, 하( )개	
결손치	없음	있음: 상( )개, 하( )개	
치주질환	없음	있음: 상( )개, 하( )개	
부정교합	없음	제 1급, 제 2급, 제 3급, 기타	
치아마모증	없음	있음: 상( )개, 하( )개	
제3대구치	없음	있음: 상(좌, 우) 하(좌, 우)	
악관절 이상	없음	있음	
기타	지도설, 과잉치, 유치잔존, 선천결손치, 기타( )		
종합소견			

치과 진료기록부 <11>

No. ________

성명	(남, 여)	생년월일	나이	직업

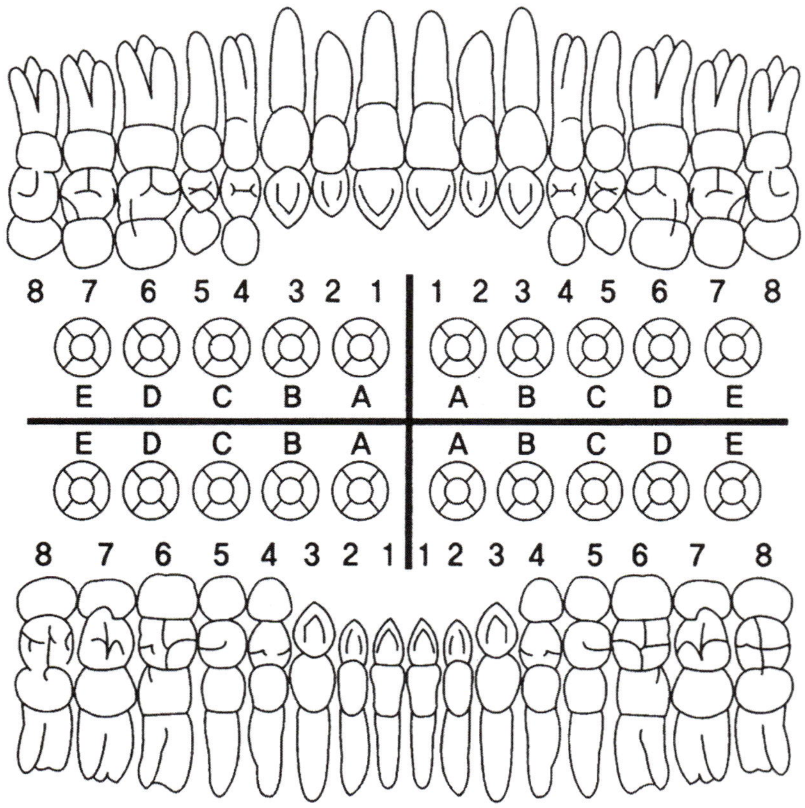

O'Leary index

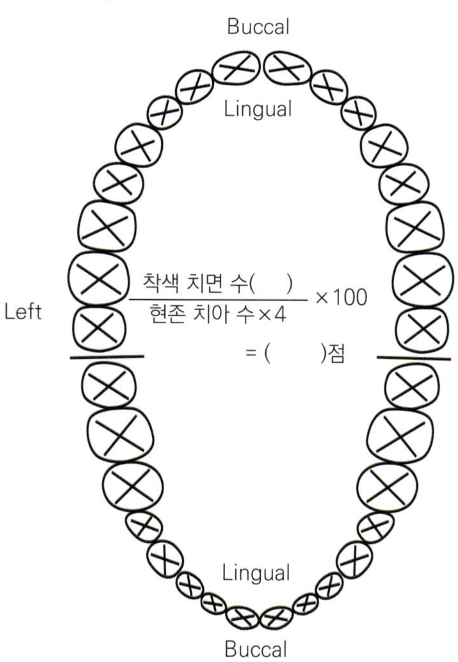

Plaque rate: (%)
☐ Sit ☐ Mod ☐ Hvy

질병명	구내증상		부위
치아우식증	없음	있음: 상( )개, 하( )개	
충전치아	없음	있음: 상( )개, 하( )개	
결손치	없음	있음: 상( )개, 하( )개	
치주질환	없음	있음: 상( )개, 하( )개	
부정교합	없음	제 1급, 제 2급, 제 3급, 기타	
치아마모증	없음	있음: 상( )개, 하( )개	
제3대구치	없음	있음: 상(좌, 우) 하(좌, 우)	
악관절 이상	없음	있음	
기타	지도설, 과잉치, 유치잔존, 선천결손치, 기타( )		
종합소견			

치과 진료기록부 <12>

No.

성명	(남, 여)	생년월일	나이	직업

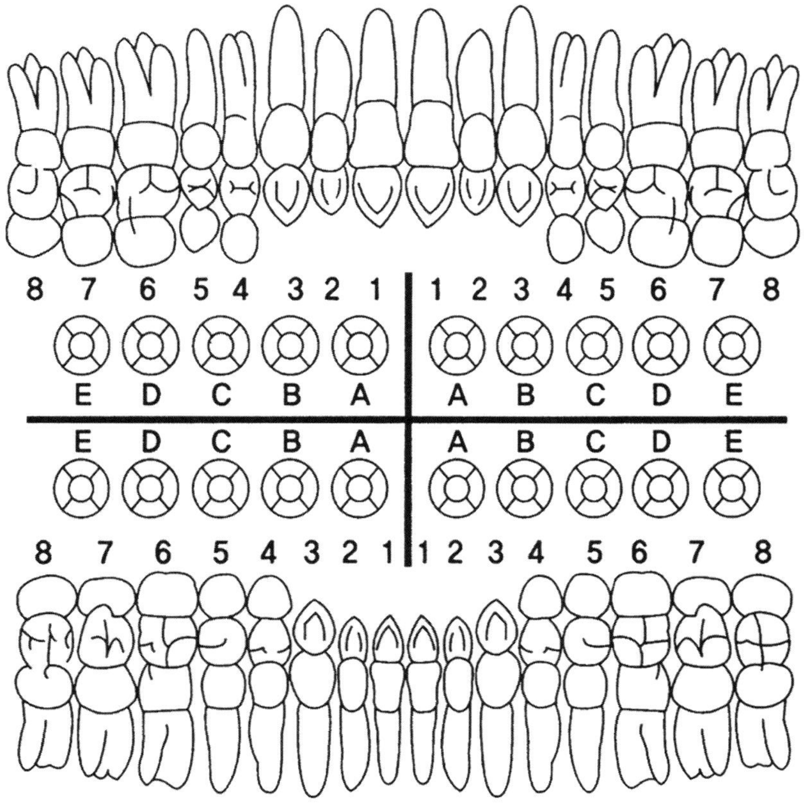

O'Leary index

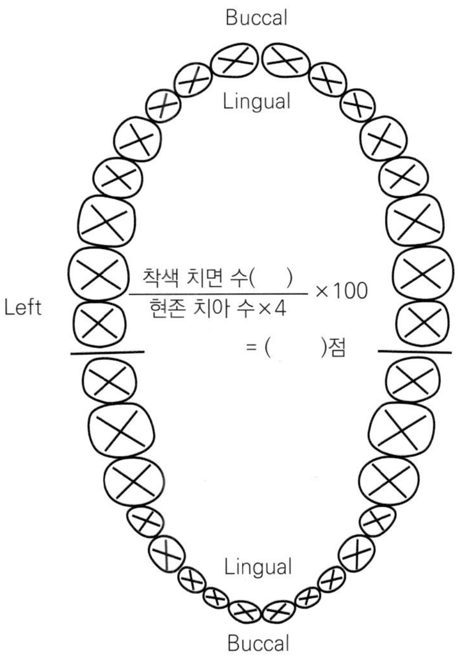

Plaque rate: (%)
☐ Sit ☐ Mod ☐ Hvy

질병명	구내증상		부위
치아우식증	없음	있음: 상( )개, 하( )개	
충전치아	없음	있음: 상( )개, 하( )개	
결손치	없음	있음: 상( )개, 하( )개	
치주질환	없음	있음: 상( )개, 하( )개	
부정교합	없음	제 1급, 제 2급, 제 3급, 기타	
치아마모증	없음	있음: 상( )개, 하( )개	
제3대구치	없음	있음: 상(좌, 우) 하(좌, 우)	
악관절 이상	없음	있음	
기타	지도설, 과잉치, 유치잔존, 선천결손치, 기타( )		
종합소견			

치과 진료기록부 <13>

No. ________

성명 (남, 여) 생년월일 나이 직업

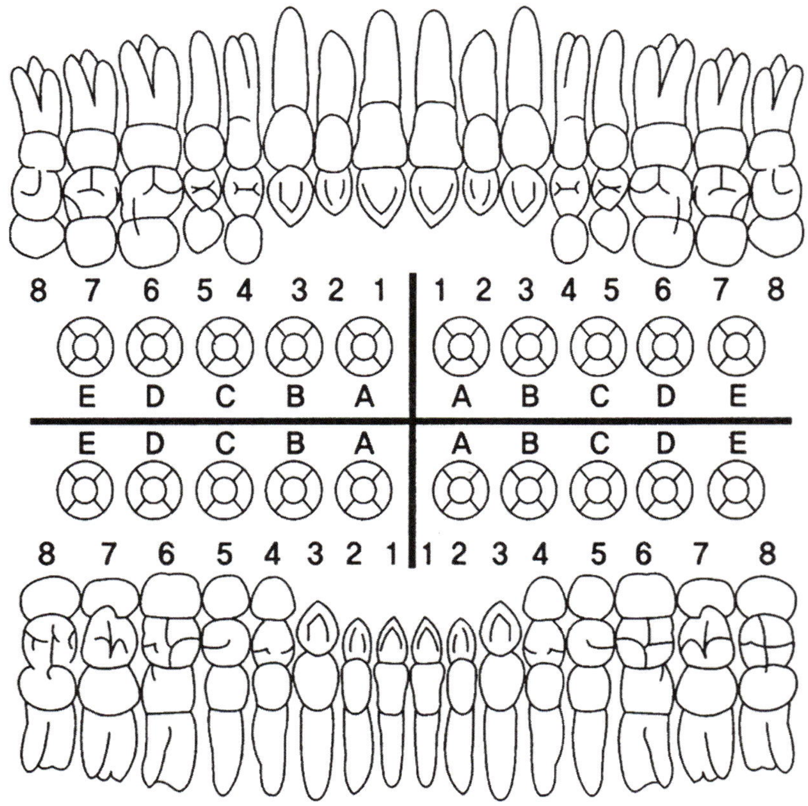

O'Leary index

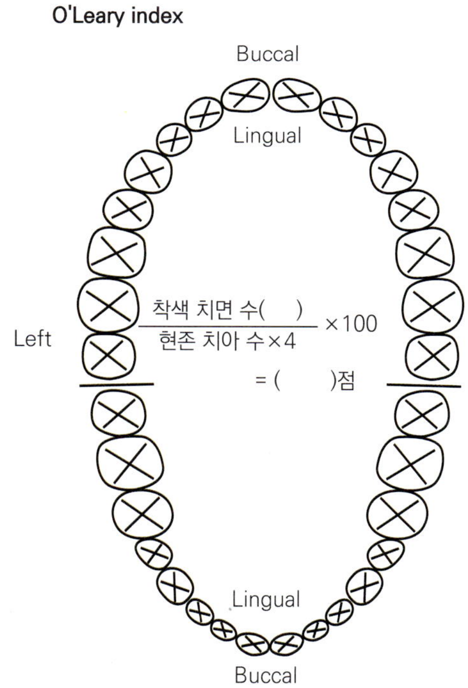

Plaque rate: (%)
☐ Sit ☐ Mod ☐ Hvy

질병명	구내증상		부위
치아우식증	없음	있음: 상( )개, 하( )개	
충전치아	없음	있음: 상( )개, 하( )개	
결손치	없음	있음: 상( )개, 하( )개	
치주질환	없음	있음: 상( )개, 하( )개	
부정교합	없음	제 1급, 제 2급, 제 3급, 기타	
치아마모증	없음	있음: 상( )개, 하( )개	
제3대구치	없음	있음: 상(좌, 우) 하(좌, 우)	
악관절 이상	없음	있음	
기타	지도설, 과잉치, 유치잔존, 선천결손치, 기타( )		
종합소견			

치과 진료기록부 <14>

No. ________

성명 (남, 여) 생년월일 나이 직업

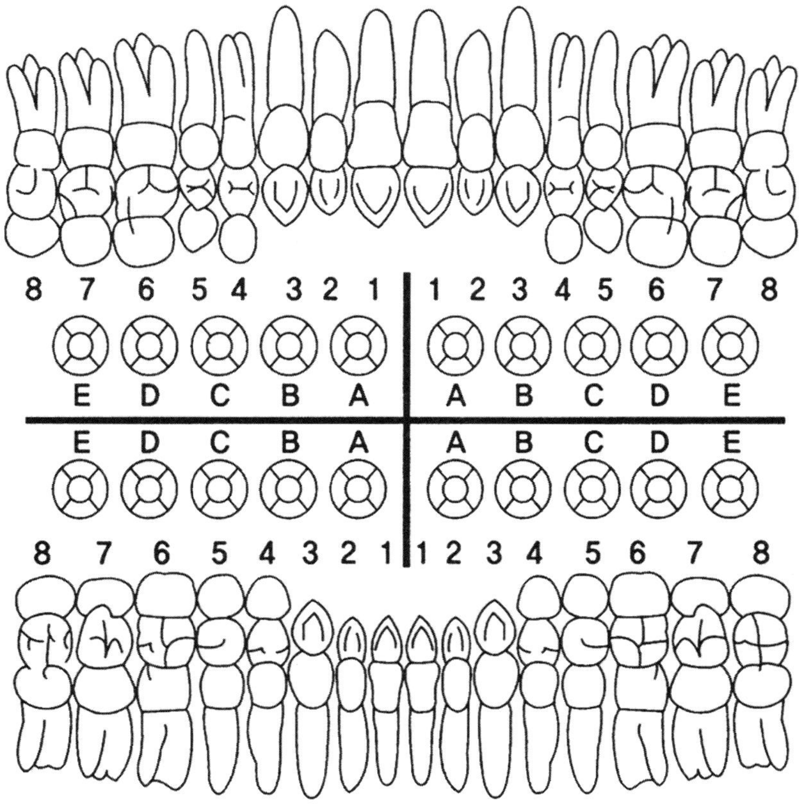

O'Leary index

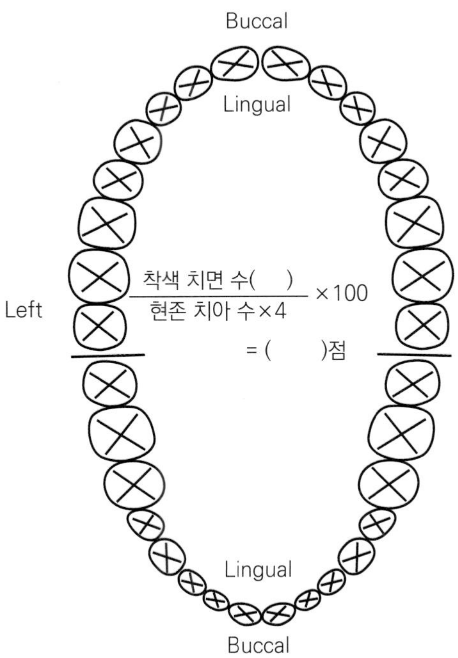

Plaque rate: (%)
☐ Sit ☐ Mod ☐ Hvy

질병명	구내증상		부위
치아우식증	없음	있음: 상( )개, 하( )개	
충전치아	없음	있음: 상( )개, 하( )개	
결손치	없음	있음: 상( )개, 하( )개	
치주질환	없음	있음: 상( )개, 하( )개	
부정교합	없음	제 1급, 제 2급, 제 3급, 기타	
치아마모증	없음	있음: 상( )개, 하( )개	
제3대구치	없음	있음: 상(좌, 우) 하(좌, 우)	
악관절 이상	없음	있음	
기타	지도설, 과잉치, 유치잔존, 선천결손치, 기타( )		
종합소견			

치과 진료기록부 <15>

No. ________

성명	(남, 여)	생년월일	나이	직업

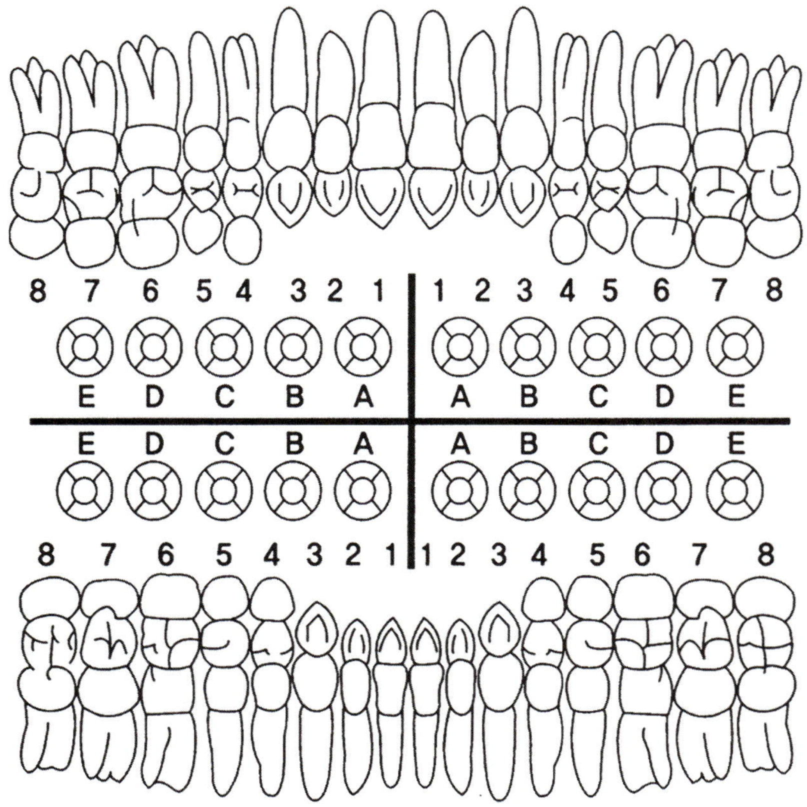

O'Leary index

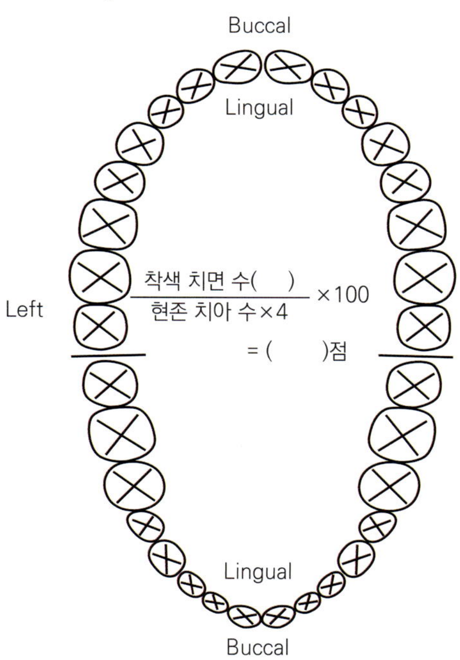

질병명	구내증상		부위
치아우식증	없음	있음: 상( )개, 하( )개	
충전치아	없음	있음: 상( )개, 하( )개	
결손치	없음	있음: 상( )개, 하( )개	
치주질환	없음	있음: 상( )개, 하( )개	
부정교합	없음	제 1급, 제 2급, 제 3급, 기타	
치아마모증	없음	있음: 상( )개, 하( )개	
제3대구치	없음	있음: 상(좌, 우) 하(좌, 우)	
악관절 이상	없음	있음	
기타	지도설, 과잉치, 유치잔존, 선천결손치, 기타( )		
종합소견			

Plaque rate: (%)
☐ Sit ☐ Mod ☐ Hvy

치과 진료기록부 <16>

No. ________

성명	(남, 여)	생년월일	나이	직업

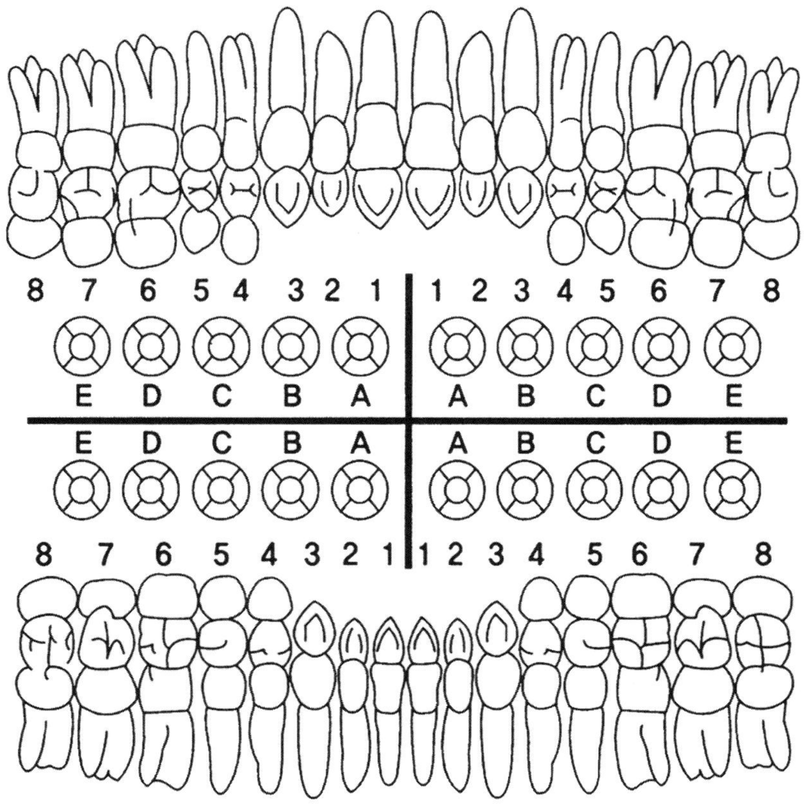

O'Leary index

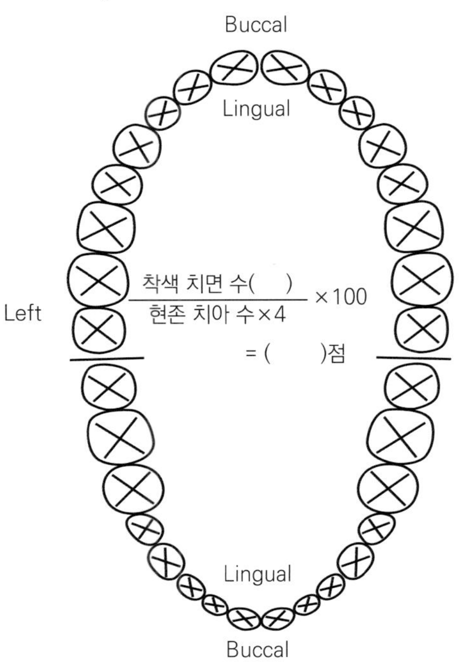

질병명	구내증상		부위
치아우식증	없음	있음: 상( )개, 하( )개	
충전치아	없음	있음: 상( )개, 하( )개	
결손치	없음	있음: 상( )개, 하( )개	
치주질환	없음	있음: 상( )개, 하( )개	
부정교합	없음	제 1급, 제 2급, 제 3급, 기타	
치아마모증	없음	있음: 상( )개, 하( )개	
제3대구치	없음	있음: 상(좌, 우) 하(좌, 우)	
악관절 이상	없음	있음	
기타	지도설, 과잉치, 유치잔존, 선천결손치, 기타( )		
종합소견			

Plaque rate: (%)
☐ Sit ☐ Mod ☐ Hvy

치과 진료기록부 <17>

No. ______

성명	(남, 여)	생년월일	나이	직업

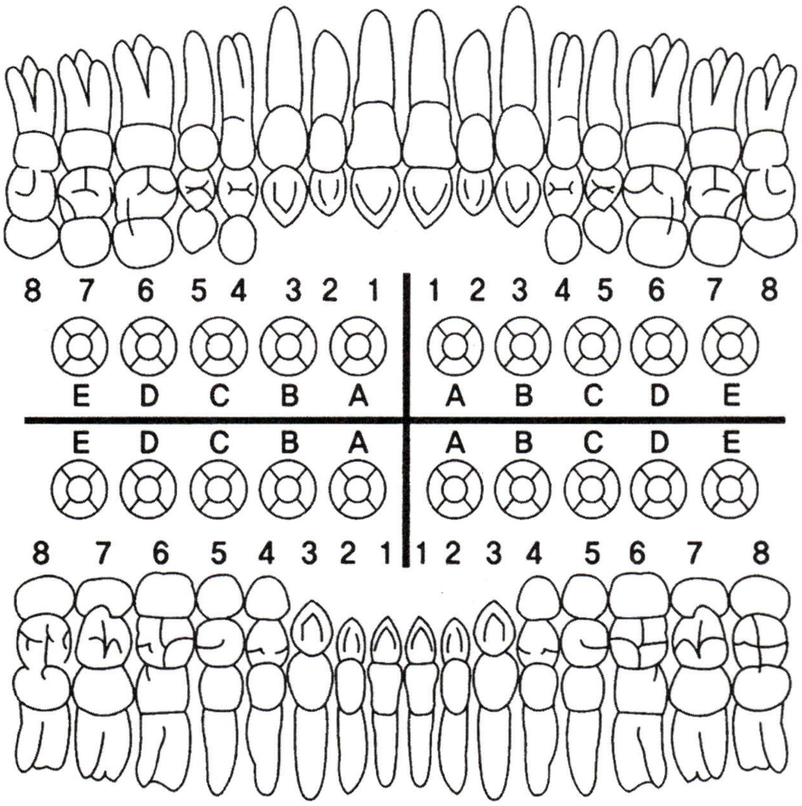

O'Leary index

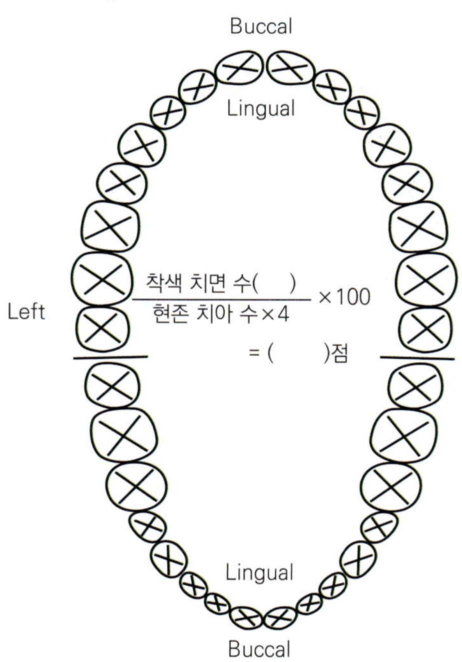

Plaque rate: (%)
☐ Sit ☐ Mod ☐ Hvy

질병명	구내증상		부위
치아우식증	없음	있음: 상( )개, 하( )개	
충전치아	없음	있음: 상( )개, 하( )개	
결손치	없음	있음: 상( )개, 하( )개	
치주질환	없음	있음: 상( )개, 하( )개	
부정교합	없음	제 1급, 제 2급, 제 3급, 기타	
치아마모증	없음	있음: 상( )개, 하( )개	
제3대구치	없음	있음: 상(좌, 우) 하(좌, 우)	
악관절 이상	없음	있음	
기타	지도설, 과잉치, 유치잔존, 선천결손치, 기타( )		
종합소견			

<1>

학년: ______ **성명:** ____________________

	18	17	16	15	14	13	12	11	21	22	23	24	25	26	27	28
PD																
CAL																
Rec																
Calculus																
Mob																
BOP																

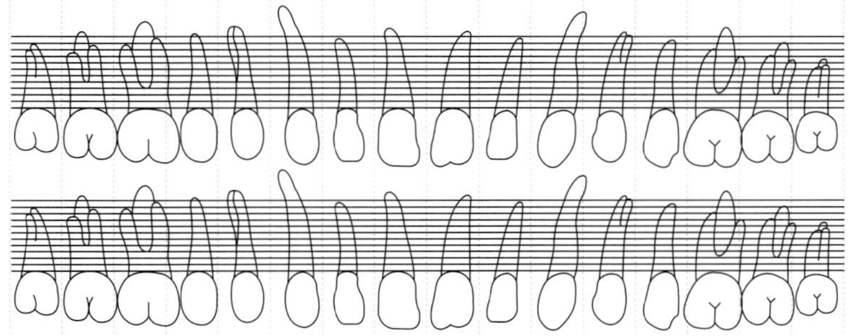

	18	17	16	15	14	13	12	11	21	22	23	24	25	26	27	28
PD																
CAL																
Rec																
Calculus																
Mob																
BOP																

	48	47	46	45	44	43	42	41	31	32	33	34	35	36	37	38
PD																
CAL																
Rec																
Calculus																
Mob																
BOP																

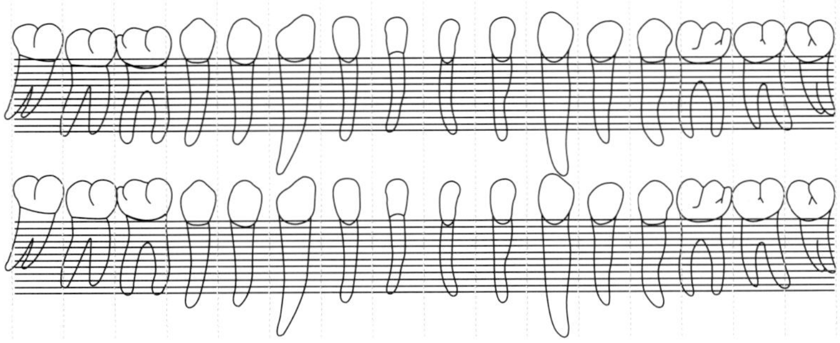

	48	47	46	45	44	43	42	41	31	32	33	34	35	36	37	38
PD																
CAL																
Rec																
Calculus																
Mob																
BOP																

출혈지수 I: (%)
☐ Sit ☐ Mod ☐ Hvy
출혈지수 II: (%)
☐ Sit ☐ Mod ☐ Hvy
치석지수 I: (%)
☐ Sit ☐ Mod ☐ Hvy
치석지수 II: (%)
☐ Sit ☐ Mod ☐ Hvy

Gingiva Status

Color
☐ Normal
☐ Gen.
☐ Loc.
☐ Sit.
☐ Mod.
☐ Hvy.
☐ Bright Red
☐ Dark Red
☐ Blue Red
(기타:)

Consistency
☐ Normal
☐ Gen.
☐ Loc.
☐ Sit.
☐ Mod.
☐ Hvy.
☐ Firm(Fibrotic)
☐ Spongy(Edematous)
(기타:)

Texture
☐ Normal
☐ Gen.
☐ Loc.
☐ Sit.
☐ Mod.
☐ Hvy.
☐ Smooth
☐ Shiny
☐ Eroded
☐ Los of Stipping
(기타:)

Contour
☐ Normal
☐ Gen.
☐ Loc.
☐ Sit.
☐ Mod.
☐ Hvy.
☐ Bulbous
☐ Flattened
☐ Punched out
(기타:)

평가자: ____________________ **(서명)** ☐ VG ☐ G ☐ M ☐ P ☐ VP

<2>

학년: ______ **성명:** ____________

	18	17	16	15	14	13	12	11	21	22	23	24	25	26	27	28
PD																
CAL																
Rec																
Calculus																
Mob																
BOP																

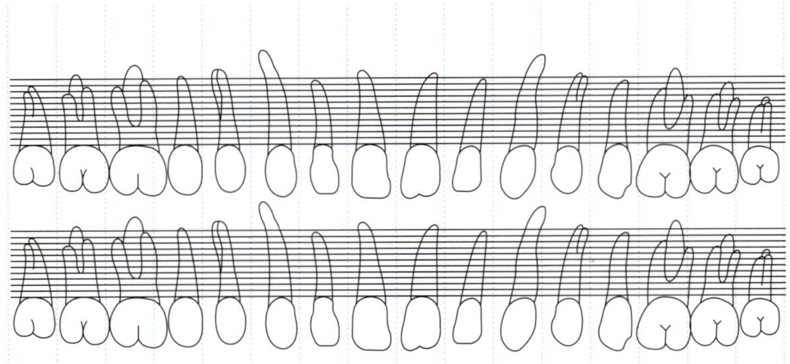

	18	17	16	15	14	13	12	11	21	22	23	24	25	26	27	28
PD																
CAL																
Rec																
Calculus																
Mob																
BOP																

	48	47	46	45	44	43	42	41	31	32	33	34	35	36	37	38
PD																
CAL																
Rec																
Calculus																
Mob																
BOP																

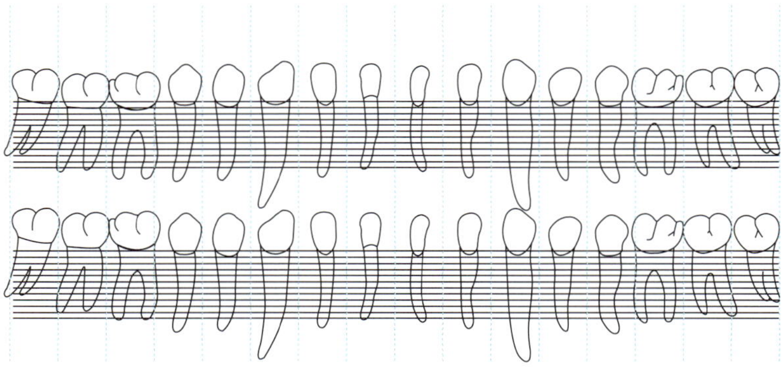

	48	47	46	45	44	43	42	41	31	32	33	34	35	36	37	38
PD																
CAL																
Rec																
Calculus																
Mob																
BOP																

출혈지수 I: (%)
☐ Sit ☐ Mod ☐ Hvy
출혈지수 II: (%)
☐ Sit ☐ Mod ☐ Hvy
치석지수 I: (%)
☐ Sit ☐ Mod ☐ Hvy
치석지수 II: (%)
☐ Sit ☐ Mod ☐ Hvy

Gingiva Status

Color
☐ Normal
☐ Gen.
☐ Loc.
☐ Sit.
☐ Mod.
☐ Hvy.
☐ Bright Red
☐ Dark Red
☐ Blue Red
(기타:)

Consistency
☐ Normal
☐ Gen.
☐ Loc.
☐ Sit.
☐ Mod.
☐ Hvy.
☐ Firm(Fibrotic)
☐ Spongy(Edematous)
(기타:)

Texture
☐ Normal
☐ Gen.
☐ Loc.
☐ Sit.
☐ Mod.
☐ Hvy.
☐ Smooth
☐ Shiny
☐ Eroded
☐ Los of Stipping
(기타:)

Contour
☐ Normal
☐ Gen.
☐ Loc.
☐ Sit.
☐ Mod.
☐ Hvy.
☐ Bulbous
☐ Flattened
☐ Punched out
(기타:)

평가자: ____________ **(서명)** ☐ VG ☐ G ☐ M ☐ P ☐ VP

<3>

학년: ______ **성명:** ____________________

	18	17	16	15	14	13	12	11	21	22	23	24	25	26	27	28
PD																
CAL																
Rec																
Calculus																
Mob																
BOP																

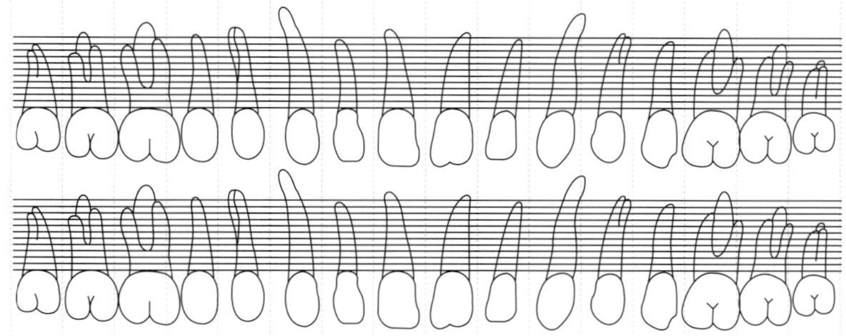

	18	17	16	15	14	13	12	11	21	22	23	24	25	26	27	28
PD																
CAL																
Rec																
Calculus																
Mob																
BOP																

	48	47	46	45	44	43	42	41	31	32	33	34	35	36	37	38
PD																
CAL																
Rec																
Calculus																
Mob																
BOP																

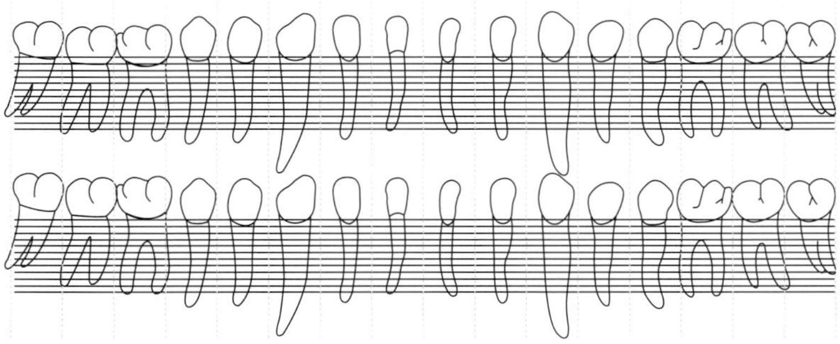

	48	47	46	45	44	43	42	41	31	32	33	34	35	36	37	38
PD																
CAL																
Rec																
Calculus																
Mob																
BOP																

평가자: ____________________ **(서명)** ☐ VG ☐ G ☐ M ☐ P ☐ VP

출혈지수 I: (%)
☐ Sit ☐ Mod ☐ Hvy
출혈지수 II: (%)
☐ Sit ☐ Mod ☐ Hvy
치석지수 I: (%)
☐ Sit ☐ Mod ☐ Hvy
치석지수 II: (%)
☐ Sit ☐ Mod ☐ Hvy

Gingiva Status

Color
☐ Normal
☐ Gen.
☐ Loc.
☐ Sit.
☐ Mod.
☐ Hvy.
☐ Bright Red
☐ Dark Red
☐ Blue Red
(기타:)

Consistency
☐ Normal
☐ Gen.
☐ Loc.
☐ Sit.
☐ Mod.
☐ Hvy.
☐ Firm(Fibrotic)
☐ Spongy(Edematous)
(기타:)

Texture
☐ Normal
☐ Gen.
☐ Loc.
☐ Sit.
☐ Mod.
☐ Hvy.
☐ Smooth
☐ Shiny
☐ Eroded
☐ Los of Stipping
(기타:)

Contour
☐ Normal
☐ Gen.
☐ Loc.
☐ Sit.
☐ Mod.
☐ Hvy.
☐ Bulbous
☐ Flattened
☐ Punched out
(기타:)

<4>

학년: ______ **성명:** ____________________

	18	17	16	15	14	13	12	11	21	22	23	24	25	26	27	28
PD																
CAL																
Rec																
Calculus																
Mob																
BOP																

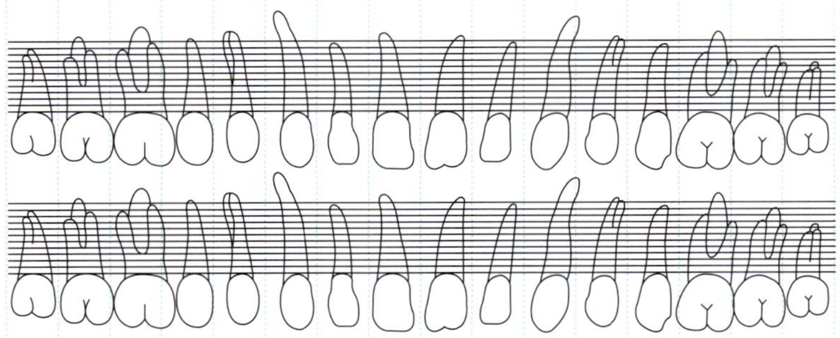

	18	17	16	15	14	13	12	11	21	22	23	24	25	26	27	28
PD																
CAL																
Rec																
Calculus																
Mob																
BOP																

	48	47	46	45	44	43	42	41	31	32	33	34	35	36	37	38
PD																
CAL																
Rec																
Calculus																
Mob																
BOP																

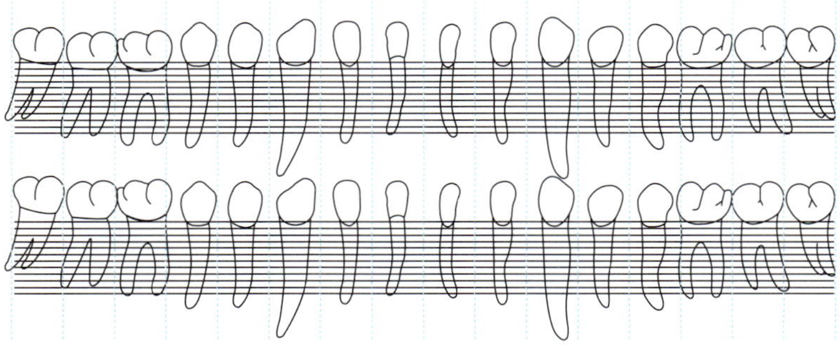

	48	47	46	45	44	43	42	41	31	32	33	34	35	36	37	38
PD																
CAL																
Rec																
Calculus																
Mob																
BOP																

출혈지수 I: (　%)
☐ Sit ☐ Mod ☐ Hvy
출혈지수 II: (　%)
☐ Sit ☐ Mod ☐ Hvy
치석지수 I: (　%)
☐ Sit ☐ Mod ☐ Hvy
치석지수 II: (　%)
☐ Sit ☐ Mod ☐ Hvy

Gingiva Status

Color
☐ Normal
☐ Gen.
☐ Loc.
☐ Sit.
☐ Mod.
☐ Hvy.
☐ Bright Red
☐ Dark Red
☐ Blue Red
(기타:　　　　)

Consistency
☐ Normal
☐ Gen.
☐ Loc.
☐ Sit.
☐ Mod.
☐ Hvy.
☐ Firm(Fibrotic)
☐ Spongy(Edematous)
(기타:　　　　)

Texture
☐ Normal
☐ Gen.
☐ Loc.
☐ Sit.
☐ Mod.
☐ Hvy.
☐ Smooth
☐ Shiny
☐ Eroded
☐ Los of Stipping
(기타:　　　　)

Contour
☐ Normal
☐ Gen.
☐ Loc.
☐ Sit.
☐ Mod.
☐ Hvy.
☐ Bulbous
☐ Flattened
☐ Punched out
(기타:　　　　)

평가자: ____________________ **(서명)**　☐ VG ☐ G ☐ M ☐ P ☐ VP

<5>

학년: ______ **성명:** ____________________

	18	17	16	15	14	13	12	11	21	22	23	24	25	26	27	28
PD																
CAL																
Rec																
Calculus																
Mob																
BOP																

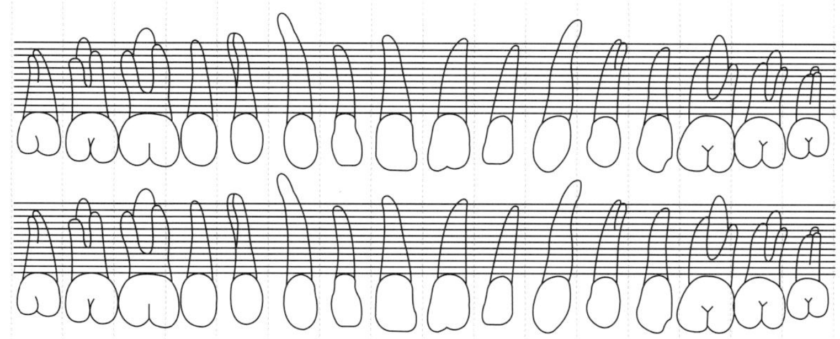

	18	17	16	15	14	13	12	11	21	22	23	24	25	26	27	28
PD																
CAL																
Rec																
Calculus																
Mob																
BOP																

	48	47	46	45	44	43	42	41	31	32	33	34	35	36	37	38
PD																
CAL																
Rec																
Calculus																
Mob																
BOP																

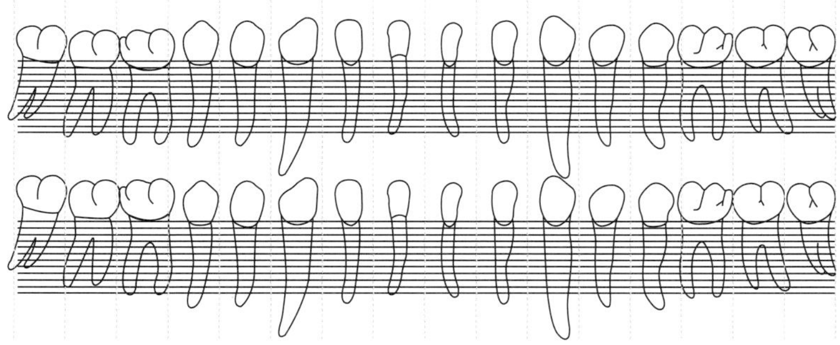

	48	47	46	45	44	43	42	41	31	32	33	34	35	36	37	38
PD																
CAL																
Rec																
Calculus																
Mob																
BOP																

출혈지수 I: (%)
☐ Sit ☐ Mod ☐ Hvy
출혈지수 II: (%)
☐ Sit ☐ Mod ☐ Hvy
치석지수 I: (%)
☐ Sit ☐ Mod ☐ Hvy
치석지수 II: (%)
☐ Sit ☐ Mod ☐ Hvy

Gingiva Status

Color
☐ Normal
☐ Gen.
☐ Loc.
☐ Sit.
☐ Mod.
☐ Hvy.
☐ Bright Red
☐ Dark Red
☐ Blue Red
(기타:)

Consistency
☐ Normal
☐ Gen.
☐ Loc.
☐ Sit.
☐ Mod.
☐ Hvy.
☐ Firm(Fibrotic)
☐ Spongy(Edematous)
(기타:)

Texture
☐ Normal
☐ Gen.
☐ Loc.
☐ Sit.
☐ Mod.
☐ Hvy.
☐ Smooth
☐ Shiny
☐ Eroded
☐ Los of Stipping
(기타:)

Contour
☐ Normal
☐ Gen.
☐ Loc.
☐ Sit.
☐ Mod.
☐ Hvy.
☐ Bulbous
☐ Flattened
☐ Punched out
(기타:)

평가자: ____________________ **(서명)** ☐ **VG** ☐ **G** ☐ **M** ☐ **P** ☐ **VP**

<6>

학년: ______ **성명:** ____________________

	18	17	16	15	14	13	12	11	21	22	23	24	25	26	27	28
PD																
CAL																
Rec																
Calculus																
Mob																
BOP																

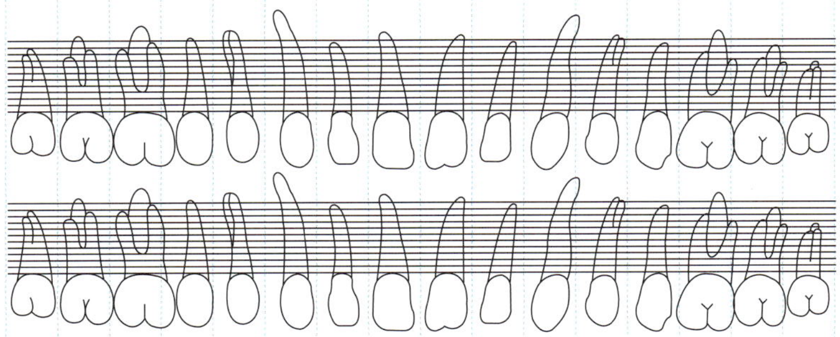

	18	17	16	15	14	13	12	11	21	22	23	24	25	26	27	28
PD																
CAL																
Rec																
Calculus																
Mob																
BOP																

	48	47	46	45	44	43	42	41	31	32	33	34	35	36	37	38
PD																
CAL																
Rec																
Calculus																
Mob																
BOP																

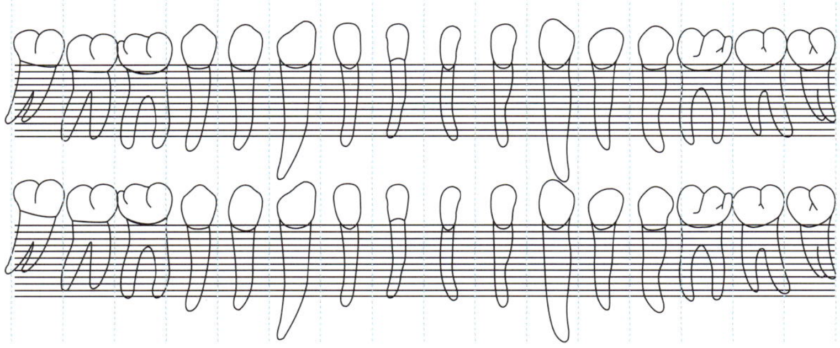

	48	47	46	45	44	43	42	41	31	32	33	34	35	36	37	38
PD																
CAL																
Rec																
Calculus																
Mob																
BOP																

출혈지수 I: (　%)
☐ Sit ☐ Mod ☐ Hvy
출혈지수 II: (　%)
☐ Sit ☐ Mod ☐ Hvy
치석지수 I: (　%)
☐ Sit ☐ Mod ☐ Hvy
치석지수 II: (　%)
☐ Sit ☐ Mod ☐ Hvy

Gingiva Status

Color
☐ Normal
☐ Gen.
☐ Loc.
☐ Sit.
☐ Mod.
☐ Hvy.
☐ Bright Red
☐ Dark Red
☐ Blue Red
(기타:　　　　)

Consistency
☐ Normal
☐ Gen.
☐ Loc.
☐ Sit.
☐ Mod.
☐ Hvy.
☐ Firm(Fibrotic)
☐ Spongy(Edematous)
(기타:　　　　)

Texture
☐ Normal
☐ Gen.
☐ Loc.
☐ Sit.
☐ Mod.
☐ Hvy.
☐ Smooth
☐ Shiny
☐ Eroded
☐ Los of Stipping
(기타:　　　　)

Contour
☐ Normal
☐ Gen.
☐ Loc.
☐ Sit.
☐ Mod.
☐ Hvy.
☐ Bulbous
☐ Flattened
☐ Punched out
(기타:　　　　)

평가자: ____________________ **(서명)** ☐ VG ☐ G ☐ M ☐ P ☐ VP

<7>

학년: ______ **성명:** ____________________

	18	17	16	15	14	13	12	11	21	22	23	24	25	26	27	28
PD																
CAL																
Rec																
Calculus																
Mob																
BOP																

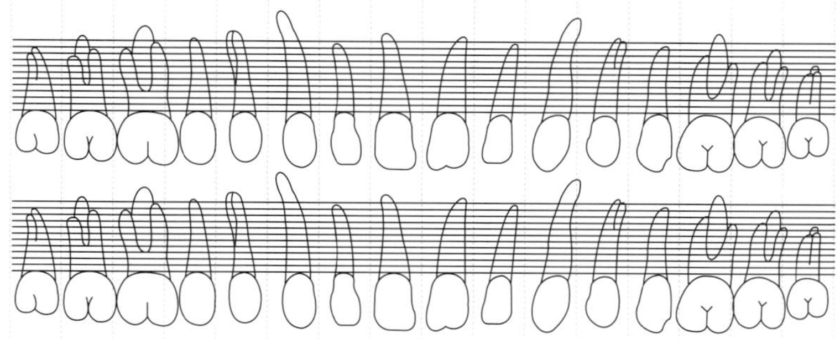

	18	17	16	15	14	13	12	11	21	22	23	24	25	26	27	28
PD																
CAL																
Rec																
Calculus																
Mob																
BOP																

	48	47	46	45	44	43	42	41	31	32	33	34	35	36	37	38
PD																
CAL																
Rec																
Calculus																
Mob																
BOP																

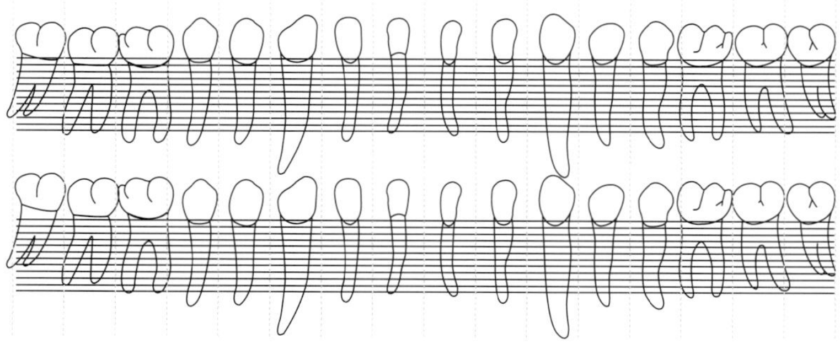

	48	47	46	45	44	43	42	41	31	32	33	34	35	36	37	38
PD																
CAL																
Rec																
Calculus																
Mob																
BOP																

출혈지수 I: (%)
☐ Sit ☐ Mod ☐ Hvy
출혈지수 II: (%)
☐ Sit ☐ Mod ☐ Hvy
치석지수 I: (%)
☐ Sit ☐ Mod ☐ Hvy
치석지수 II: (%)
☐ Sit ☐ Mod ☐ Hvy

Gingiva Status

Color
☐ Normal
☐ Gen.
☐ Loc.
☐ Sit.
☐ Mod.
☐ Hvy.
☐ Bright Red
☐ Dark Red
☐ Blue Red
(기타:)

Consistency
☐ Normal
☐ Gen.
☐ Loc.
☐ Sit.
☐ Mod.
☐ Hvy.
☐ Firm(Fibrotic)
☐ Spongy(Edematous)
(기타:)

Texture
☐ Normal
☐ Gen.
☐ Loc.
☐ Sit.
☐ Mod.
☐ Hvy.
☐ Smooth
☐ Shiny
☐ Eroded
☐ Los of Stipping
(기타:)

Contour
☐ Normal
☐ Gen.
☐ Loc.
☐ Sit.
☐ Mod.
☐ Hvy.
☐ Bulbous
☐ Flattened
☐ Punched out
(기타:)

평가자: ____________________ **(서명)** ☐ VG ☐ G ☐ M ☐ P ☐ VP

<8>

학년: ______ **성명:** ____________________

	18	17	16	15	14	13	12	11	21	22	23	24	25	26	27	28
PD																
CAL																
Rec																
Calculus																
Mob																
BOP																

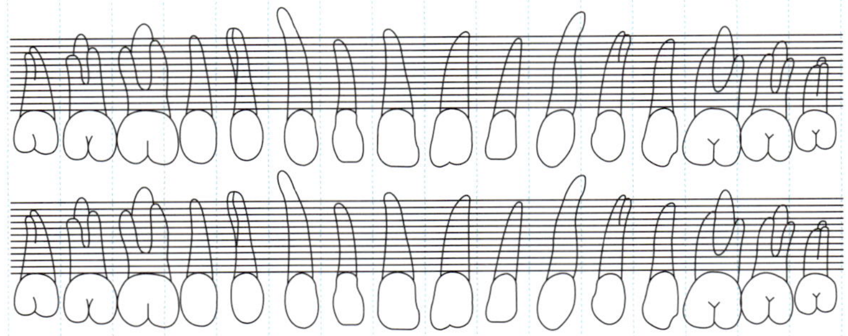

	18	17	16	15	14	13	12	11	21	22	23	24	25	26	27	28
PD																
CAL																
Rec																
Calculus																
Mob																
BOP																

	48	47	46	45	44	43	42	41	31	32	33	34	35	36	37	38
PD																
CAL																
Rec																
Calculus																
Mob																
BOP																

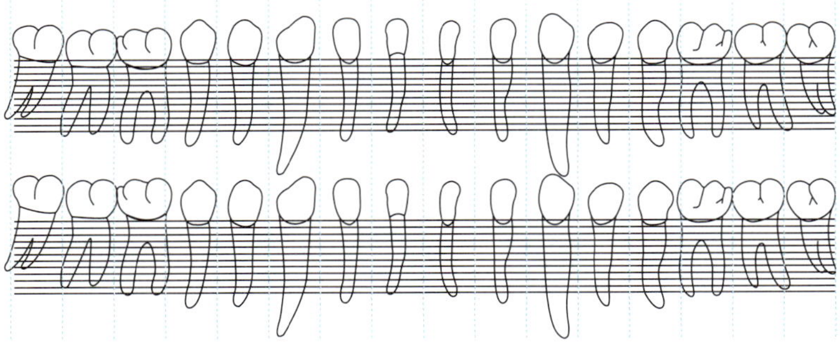

	48	47	46	45	44	43	42	41	31	32	33	34	35	36	37	38
PD																
CAL																
Rec																
Calculus																
Mob																
BOP																

출혈지수 I: (%)
☐ Sit ☐ Mod ☐ Hvy
출혈지수 II: (%)
☐ Sit ☐ Mod ☐ Hvy
치석지수 I: (%)
☐ Sit ☐ Mod ☐ Hvy
치석지수 II: (%)
☐ Sit ☐ Mod ☐ Hvy

Gingiva Status

Color
☐ Normal
☐ Gen.
☐ Loc.
☐ Sit.
☐ Mod.
☐ Hvy.
☐ Bright Red
☐ Dark Red
☐ Blue Red
(기타:)

Consistency
☐ Normal
☐ Gen.
☐ Loc.
☐ Sit.
☐ Mod.
☐ Hvy.
☐ Firm(Fibrotic)
☐ Spongy(Edematous)
(기타:)

Texture
☐ Normal
☐ Gen.
☐ Loc.
☐ Sit.
☐ Mod.
☐ Hvy.
☐ Smooth
☐ Shiny
☐ Eroded
☐ Los of Stipping
(기타:)

Contour
☐ Normal
☐ Gen.
☐ Loc.
☐ Sit.
☐ Mod.
☐ Hvy.
☐ Bulbous
☐ Flattened
☐ Punched out
(기타:)

평가자: ____________________ **(서명)** ☐ VG ☐ G ☐ M ☐ P ☐ VP

<9>

학년: ______ **성명:** ____________________

	18	17	16	15	14	13	12	11	21	22	23	24	25	26	27	28
PD																
CAL																
Rec																
Calculus																
Mob																
BOP																

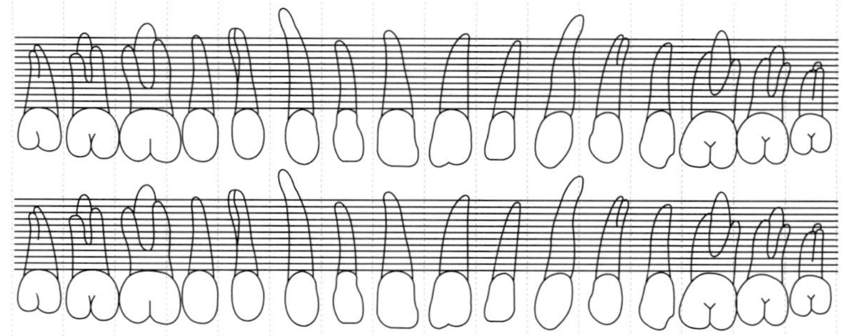

	18	17	16	15	14	13	12	11	21	22	23	24	25	26	27	28
PD																
CAL																
Rec																
Calculus																
Mob																
BOP																

	48	47	46	45	44	43	42	41	31	32	33	34	35	36	37	38
PD																
CAL																
Rec																
Calculus																
Mob																
BOP																

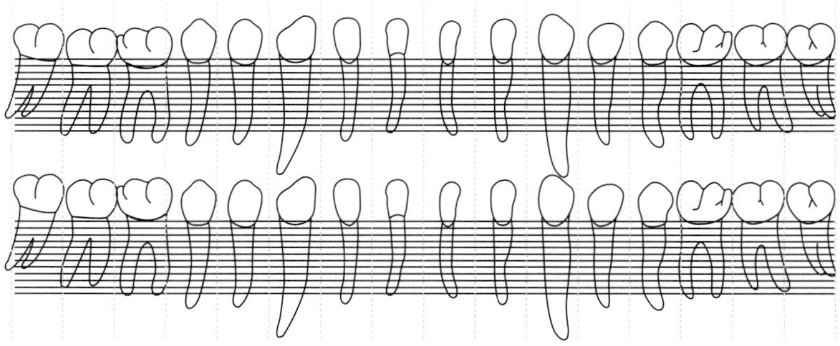

	48	47	46	45	44	43	42	41	31	32	33	34	35	36	37	38
PD																
CAL																
Rec																
Calculus																
Mob																
BOP																

출혈지수 I: (%)
☐ Sit ☐ Mod ☐ Hvy
출혈지수 II: (%)
☐ Sit ☐ Mod ☐ Hvy
치석지수 I: (%)
☐ Sit ☐ Mod ☐ Hvy
치석지수 II: (%)
☐ Sit ☐ Mod ☐ Hvy

Gingiva Status

Color
☐ Normal
☐ Gen.
☐ Loc.
☐ Sit.
☐ Mod.
☐ Hvy.
☐ Bright Red
☐ Dark Red
☐ Blue Red
(기타:)

Consistency
☐ Normal
☐ Gen.
☐ Loc.
☐ Sit.
☐ Mod.
☐ Hvy.
☐ Firm(Fibrotic)
☐ Spongy(Edematous)
(기타:)

Texture
☐ Normal
☐ Gen.
☐ Loc.
☐ Sit.
☐ Mod.
☐ Hvy.
☐ Smooth
☐ Shiny
☐ Eroded
☐ Los of Stipping
(기타:)

Contour
☐ Normal
☐ Gen.
☐ Loc.
☐ Sit.
☐ Mod.
☐ Hvy.
☐ Bulbous
☐ Flattened
☐ Punched out
(기타:)

평가자: ____________________ **(서명)** ☐ VG ☐ G ☐ M ☐ P ☐ VP

<10>

학년: ______ 성명: ______________

	18	17	16	15	14	13	12	11	21	22	23	24	25	26	27	28
PD																
CAL																
Rec																
Calculus																
Mob																
BOP																

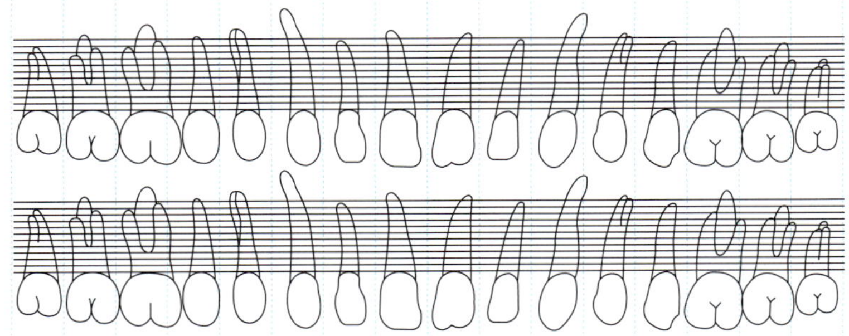

	18	17	16	15	14	13	12	11	21	22	23	24	25	26	27	28
PD																
CAL																
Rec																
Calculus																
Mob																
BOP																

	48	47	46	45	44	43	42	41	31	32	33	34	35	36	37	38
PD																
CAL																
Rec																
Calculus																
Mob																
BOP																

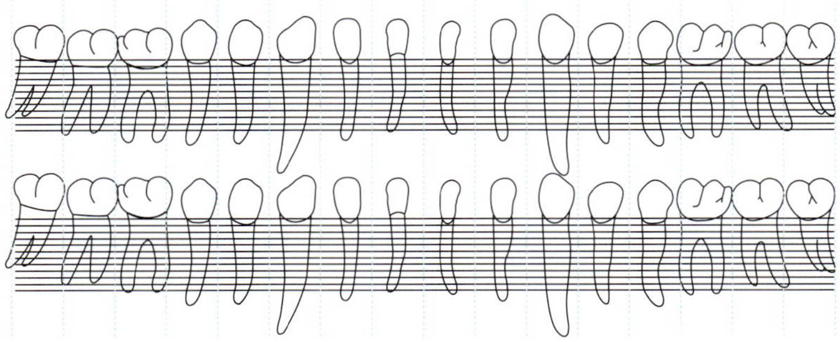

	48	47	46	45	44	43	42	41	31	32	33	34	35	36	37	38
PD																
CAL																
Rec																
Calculus																
Mob																
BOP																

평가자: ______________ (서명) ☐ VG ☐ G ☐ M ☐ P ☐ VP

출혈지수 I: (%)
☐ Sit ☐ Mod ☐ Hvy
출혈지수 II: (%)
☐ Sit ☐ Mod ☐ Hvy
치석지수 I: (%)
☐ Sit ☐ Mod ☐ Hvy
치석지수 II: (%)
☐ Sit ☐ Mod ☐ Hvy

Gingiva Status

Color
☐ Normal
☐ Gen.
☐ Loc.
☐ Sit.
☐ Mod.
☐ Hvy.
☐ Bright Red
☐ Dark Red
☐ Blue Red
(기타:)

Consistency
☐ Normal
☐ Gen.
☐ Loc.
☐ Sit.
☐ Mod.
☐ Hvy.
☐ Firm(Fibrotic)
☐ Spongy(Edematous)
(기타:)

Texture
☐ Normal
☐ Gen.
☐ Loc.
☐ Sit.
☐ Mod.
☐ Hvy.
☐ Smooth
☐ Shiny
☐ Eroded
☐ Los of Stipping
(기타:)

Contour
☐ Normal
☐ Gen.
☐ Loc.
☐ Sit.
☐ Mod.
☐ Hvy.
☐ Bulbous
☐ Flattened
☐ Punched out
(기타:)

<11>

학년: ______ 성명: ________________

	18	17	16	15	14	13	12	11	21	22	23	24	25	26	27	28
PD																
CAL																
Rec																
Calculus																
Mob																
BOP																

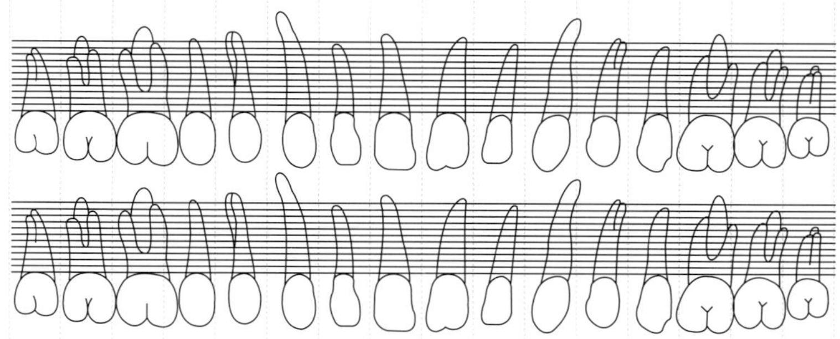

	18	17	16	15	14	13	12	11	21	22	23	24	25	26	27	28
PD																
CAL																
Rec																
Calculus																
Mob																
BOP																

	48	47	46	45	44	43	42	41	31	32	33	34	35	36	37	38
PD																
CAL																
Rec																
Calculus																
Mob																
BOP																

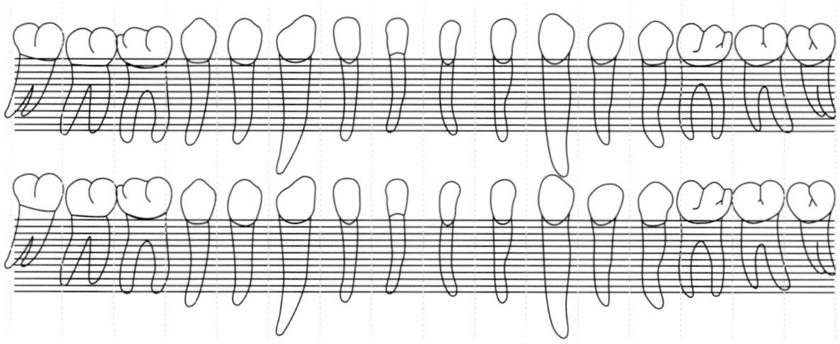

	48	47	46	45	44	43	42	41	31	32	33	34	35	36	37	38
PD																
CAL																
Rec																
Calculus																
Mob																
BOP																

출혈지수 I: (%)
☐ Sit ☐ Mod ☐ Hvy
출혈지수 II: (%)
☐ Sit ☐ Mod ☐ Hvy
치석지수 I: (%)
☐ Sit ☐ Mod ☐ Hvy
치석지수 II: (%)
☐ Sit ☐ Mod ☐ Hvy

Gingiva Status

Color
☐ Normal
☐ Gen.
☐ Loc.
☐ Sit.
☐ Mod.
☐ Hvy.
☐ Bright Red
☐ Dark Red
☐ Blue Red
(기타:)

Consistency
☐ Normal
☐ Gen.
☐ Loc.
☐ Sit.
☐ Mod.
☐ Hvy.
☐ Firm(Fibrotic)
☐ Spongy(Edematous)
(기타:)

Texture
☐ Normal
☐ Gen.
☐ Loc.
☐ Sit.
☐ Mod.
☐ Hvy.
☐ Smooth
☐ Shiny
☐ Eroded
☐ Los of Stipping
(기타:)

Contour
☐ Normal
☐ Gen.
☐ Loc.
☐ Sit.
☐ Mod.
☐ Hvy.
☐ Bulbous
☐ Flattened
☐ Punched out
(기타:)

평가자: ________________(서명) ☐ VG ☐ G ☐ M ☐ P ☐ VP

<12>

학년: ______ **성명:** ____________________

	18	17	16	15	14	13	12	11	21	22	23	24	25	26	27	28
PD																
CAL																
Rec																
Calculus																
Mob																
BOP																

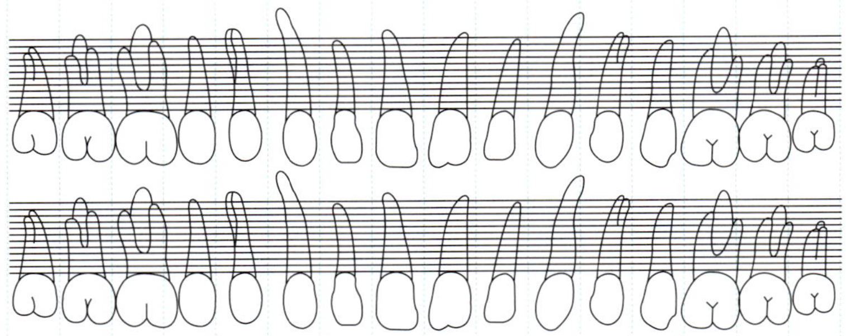

	18	17	16	15	14	13	12	11	21	22	23	24	25	26	27	28
PD																
CAL																
Rec																
Calculus																
Mob																
BOP																

	48	47	46	45	44	43	42	41	31	32	33	34	35	36	37	38
PD																
CAL																
Rec																
Calculus																
Mob																
BOP																

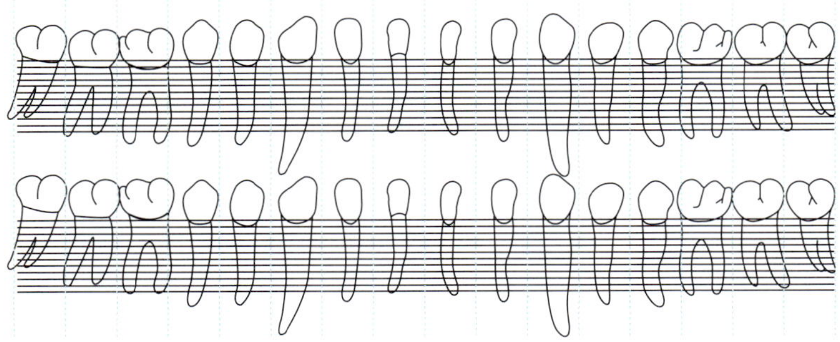

	48	47	46	45	44	43	42	41	31	32	33	34	35	36	37	38
PD																
CAL																
Rec																
Calculus																
Mob																
BOP																

출혈지수 I: (%)
☐ Sit ☐ Mod ☐ Hvy
출혈지수 II: (%)
☐ Sit ☐ Mod ☐ Hvy
치석지수 I: (%)
☐ Sit ☐ Mod ☐ Hvy
치석지수 II: (%)
☐ Sit ☐ Mod ☐ Hvy

Gingiva Status

Color
☐ Normal
☐ Gen.
☐ Loc.
☐ Sit.
☐ Mod.
☐ Hvy.
☐ Bright Red
☐ Dark Red
☐ Blue Red
(기타:)

Consistency
☐ Normal
☐ Gen.
☐ Loc.
☐ Sit.
☐ Mod.
☐ Hvy.
☐ Firm(Fibrotic)
☐ Spongy(Edematous)
(기타:)

Texture
☐ Normal
☐ Gen.
☐ Loc.
☐ Sit.
☐ Mod.
☐ Hvy.
☐ Smooth
☐ Shiny
☐ Eroded
☐ Los of Stipping
(기타:)

Contour
☐ Normal
☐ Gen.
☐ Loc.
☐ Sit.
☐ Mod.
☐ Hvy.
☐ Bulbous
☐ Flattened
☐ Punched out
(기타:)

평가자: ____________________ **(서명)** ☐ VG ☐ G ☐ M ☐ P ☐ VP

<13>

학년: ______ **성명:** ____________________

	18	17	16	15	14	13	12	11	21	22	23	24	25	26	27	28
PD																
CAL																
Rec																
Calculus																
Mob																
BOP																

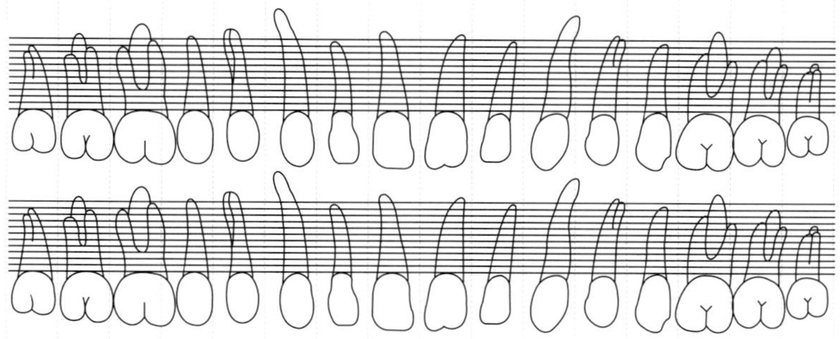

	18	17	16	15	14	13	12	11	21	22	23	24	25	26	27	28
PD																
CAL																
Rec																
Calculus																
Mob																
BOP																

	48	47	46	45	44	43	42	41	31	32	33	34	35	36	37	38
PD																
CAL																
Rec																
Calculus																
Mob																
BOP																

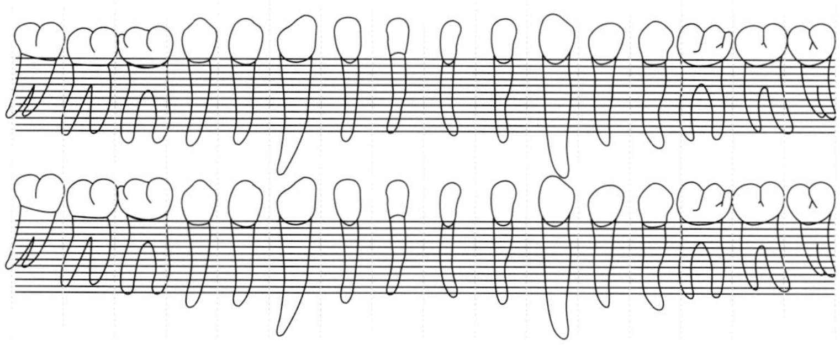

	48	47	46	45	44	43	42	41	31	32	33	34	35	36	37	38
PD																
CAL																
Rec																
Calculus																
Mob																
BOP																

평가자: ____________________ **(서명)** ☐ VG ☐ G ☐ M ☐ P ☐ VP

출혈지수 I: (%)
☐ Sit ☐ Mod ☐ Hvy
출혈지수 II: (%)
☐ Sit ☐ Mod ☐ Hvy
치석지수 I: (%)
☐ Sit ☐ Mod ☐ Hvy
치석지수 II: (%)
☐ Sit ☐ Mod ☐ Hvy

Gingiva Status

Color
☐ Normal
☐ Gen.
☐ Loc.
☐ Sit.
☐ Mod.
☐ Hvy.
☐ Bright Red
☐ Dark Red
☐ Blue Red
(기타:)

Consistency
☐ Normal
☐ Gen.
☐ Loc.
☐ Sit.
☐ Mod.
☐ Hvy.
☐ Firm(Fibrotic)
☐ Spongy(Edematous)
(기타:)

Texture
☐ Normal
☐ Gen.
☐ Loc.
☐ Sit.
☐ Mod.
☐ Hvy.
☐ Smooth
☐ Shiny
☐ Eroded
☐ Los of Stipping
(기타:)

Contour
☐ Normal
☐ Gen.
☐ Loc.
☐ Sit.
☐ Mod.
☐ Hvy.
☐ Bulbous
☐ Flattened
☐ Punched out
(기타:)

<14>

학년: ______ **성명:** ____________________

	18	17	16	15	14	13	12	11	21	22	23	24	25	26	27	28
PD																
CAL																
Rec																
Calculus																
Mob																
BOP																

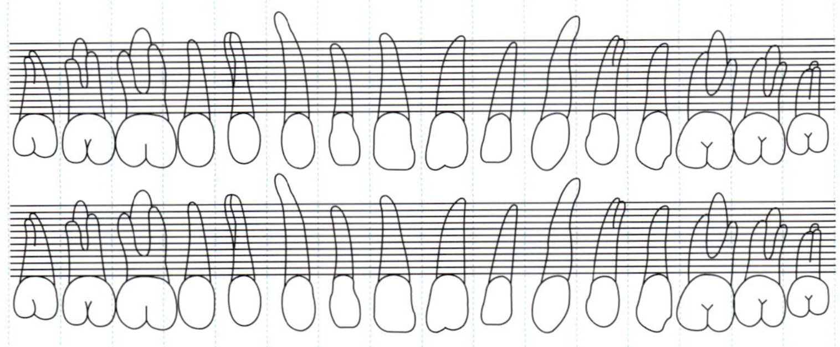

	18	17	16	15	14	13	12	11	21	22	23	24	25	26	27	28
PD																
CAL																
Rec																
Calculus																
Mob																
BOP																

	48	47	46	45	44	43	42	41	31	32	33	34	35	36	37	38
PD																
CAL																
Rec																
Calculus																
Mob																
BOP																

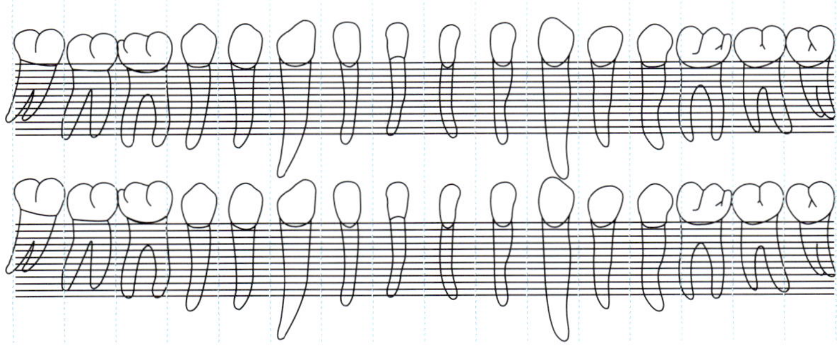

	48	47	46	45	44	43	42	41	31	32	33	34	35	36	37	38
PD																
CAL																
Rec																
Calculus																
Mob																
BOP																

출혈지수 I: (%)
☐ Sit ☐ Mod ☐ Hvy
출혈지수 II: (%)
☐ Sit ☐ Mod ☐ Hvy
치석지수 I: (%)
☐ Sit ☐ Mod ☐ Hvy
치석지수 II: (%)
☐ Sit ☐ Mod ☐ Hvy

Gingiva Status

Color
- ☐ Normal
- ☐ Gen.
- ☐ Loc.
- ☐ Sit.
- ☐ Mod.
- ☐ Hvy.
- ☐ Bright Red
- ☐ Dark Red
- ☐ Blue Red
- (기타:)

Consistency
- ☐ Normal
- ☐ Gen.
- ☐ Loc.
- ☐ Sit.
- ☐ Mod.
- ☐ Hvy.
- ☐ Firm(Fibrotic)
- ☐ Spongy(Edematous)
- (기타:)

Texture
- ☐ Normal
- ☐ Gen.
- ☐ Loc.
- ☐ Sit.
- ☐ Mod.
- ☐ Hvy.
- ☐ Smooth
- ☐ Shiny
- ☐ Eroded
- ☐ Los of Stipping
- (기타:)

Contour
- ☐ Normal
- ☐ Gen.
- ☐ Loc.
- ☐ Sit.
- ☐ Mod.
- ☐ Hvy.
- ☐ Bulbous
- ☐ Flattened
- ☐ Punched out
- (기타:)

평가자: ____________________ **(서명)** ☐ VG ☐ G ☐ M ☐ P ☐ VP

<15>

학년: ______ **성명:** ____________________

	18	17	16	15	14	13	12	11	21	22	23	24	25	26	27	28
PD																
CAL																
Rec																
Calculus																
Mob																
BOP																

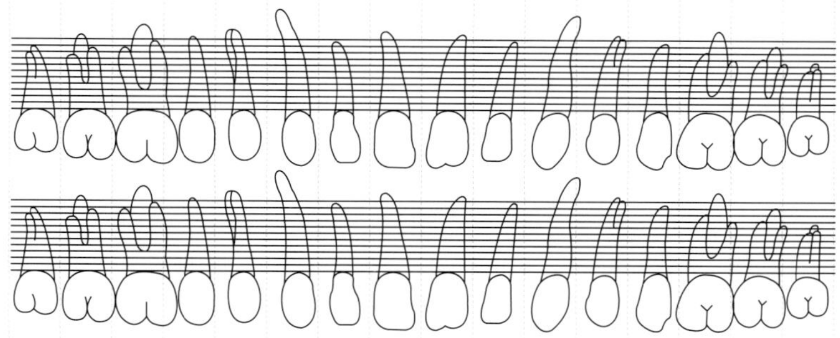

	18	17	16	15	14	13	12	11	21	22	23	24	25	26	27	28
PD																
CAL																
Rec																
Calculus																
Mob																
BOP																

	48	47	46	45	44	43	42	41	31	32	33	34	35	36	37	38
PD																
CAL																
Rec																
Calculus																
Mob																
BOP																

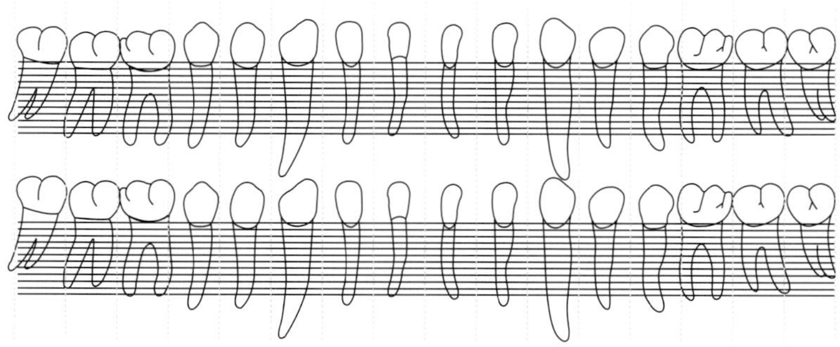

	48	47	46	45	44	43	42	41	31	32	33	34	35	36	37	38
PD																
CAL																
Rec																
Calculus																
Mob																
BOP																

출혈지수 I: (　%)
☐ Sit ☐ Mod ☐ Hvy
출혈지수 II: (　%)
☐ Sit ☐ Mod ☐ Hvy
치석지수 I: (　%)
☐ Sit ☐ Mod ☐ Hvy
치석지수 II: (　%)
☐ Sit ☐ Mod ☐ Hvy

Gingiva Status

Color
☐ Normal
☐ Gen.
☐ Loc.
☐ Sit.
☐ Mod.
☐ Hvy.
☐ Bright Red
☐ Dark Red
☐ Blue Red
(기타:　　　　)

Consistency
☐ Normal
☐ Gen.
☐ Loc.
☐ Sit.
☐ Mod.
☐ Hvy.
☐ Firm(Fibrotic)
☐ Spongy(Edematous)
(기타:　　　　)

Texture
☐ Normal
☐ Gen.
☐ Loc.
☐ Sit.
☐ Mod.
☐ Hvy.
☐ Smooth
☐ Shiny
☐ Eroded
☐ Los of Stipping
(기타:　　　　)

Contour
☐ Normal
☐ Gen.
☐ Loc.
☐ Sit.
☐ Mod.
☐ Hvy.
☐ Bulbous
☐ Flattened
☐ Punched out
(기타:　　　　)

평가자: ____________________ **(서명)** ☐ VG ☐ G ☐ M ☐ P ☐ VP

<16>

학년: ______ **성명:** ____________________

	18	17	16	15	14	13	12	11	21	22	23	24	25	26	27	28
PD																
CAL																
Rec																
Calculus																
Mob																
BOP																

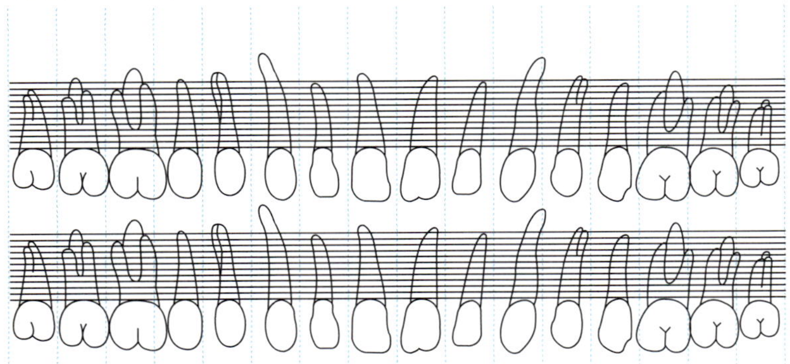

	18	17	16	15	14	13	12	11	21	22	23	24	25	26	27	28
PD																
CAL																
Rec																
Calculus																
Mob																
BOP																

	48	47	46	45	44	43	42	41	31	32	33	34	35	36	37	38
PD																
CAL																
Rec																
Calculus																
Mob																
BOP																

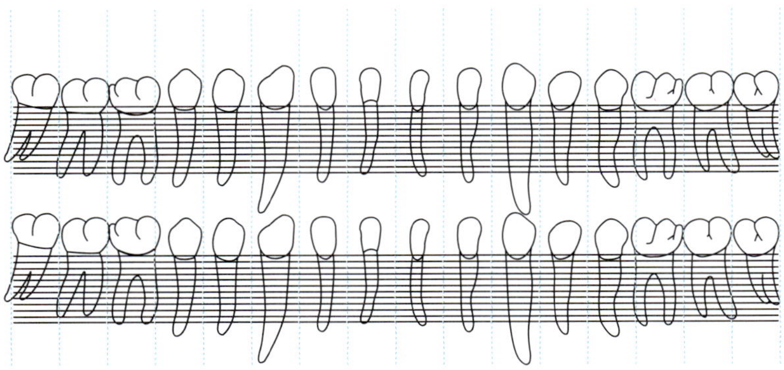

	48	47	46	45	44	43	42	41	31	32	33	34	35	36	37	38
PD																
CAL																
Rec																
Calculus																
Mob																
BOP																

평가자: ____________________ **(서명)** ☐ VG ☐ G ☐ M ☐ P ☐ VP

출혈지수 I: (%)
☐ Sit ☐ Mod ☐ Hvy
출혈지수 II: (%)
☐ Sit ☐ Mod ☐ Hvy
치석지수 I: (%)
☐ Sit ☐ Mod ☐ Hvy
치석지수 II: (%)
☐ Sit ☐ Mod ☐ Hvy

Gingiva Status

Color
☐ Normal
☐ Gen.
☐ Loc.
☐ Sit.
☐ Mod.
☐ Hvy.
☐ Bright Red
☐ Dark Red
☐ Blue Red
(기타:)

Consistency
☐ Normal
☐ Gen.
☐ Loc.
☐ Sit.
☐ Mod.
☐ Hvy.
☐ Firm(Fibrotic)
☐ Spongy(Edematous)
(기타:)

Texture
☐ Normal
☐ Gen.
☐ Loc.
☐ Sit.
☐ Mod.
☐ Hvy.
☐ Smooth
☐ Shiny
☐ Eroded
☐ Los of Stipping
(기타:)

Contour
☐ Normal
☐ Gen.
☐ Loc.
☐ Sit.
☐ Mod.
☐ Hvy.
☐ Bulbous
☐ Flattened
☐ Punched out
(기타:)

<17>

학년: ______ **성명:** ____________________

	18	17	16	15	14	13	12	11	21	22	23	24	25	26	27	28
PD																
CAL																
Rec																
Calculus																
Mob																
BOP																

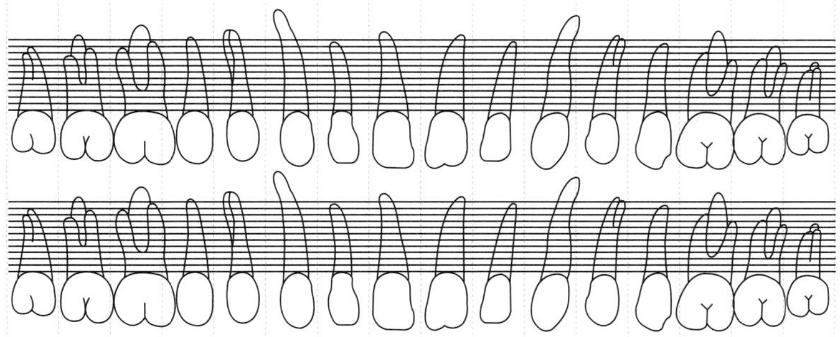

	18	17	16	15	14	13	12	11	21	22	23	24	25	26	27	28
PD																
CAL																
Rec																
Calculus																
Mob																
BOP																

	48	47	46	45	44	43	42	41	31	32	33	34	35	36	37	38
PD																
CAL																
Rec																
Calculus																
Mob																
BOP																

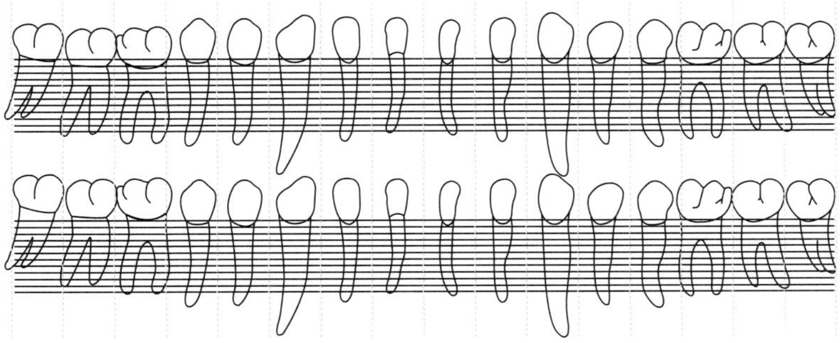

	48	47	46	45	44	43	42	41	31	32	33	34	35	36	37	38
PD																
CAL																
Rec																
Calculus																
Mob																
BOP																

출혈지수 I: (%)
☐ Sit ☐ Mod ☐ Hvy
출혈지수 II: (%)
☐ Sit ☐ Mod ☐ Hvy
치석지수 I: (%)
☐ Sit ☐ Mod ☐ Hvy
치석지수 II: (%)
☐ Sit ☐ Mod ☐ Hvy

Gingiva Status

Color
☐ Normal
☐ Gen.
☐ Loc.
☐ Sit.
☐ Mod.
☐ Hvy.
☐ Bright Red
☐ Dark Red
☐ Blue Red
(기타:)

Consistency
☐ Normal
☐ Gen.
☐ Loc.
☐ Sit.
☐ Mod.
☐ Hvy.
☐ Firm(Fibrotic)
☐ Spongy(Edematous)
(기타:)

Texture
☐ Normal
☐ Gen.
☐ Loc.
☐ Sit.
☐ Mod.
☐ Hvy.
☐ Smooth
☐ Shiny
☐ Eroded
☐ Los of Stipping
(기타:)

Contour
☐ Normal
☐ Gen.
☐ Loc.
☐ Sit.
☐ Mod.
☐ Hvy.
☐ Bulbous
☐ Flattened
☐ Punched out
(기타:)

평가자: ____________________ **(서명)** ☐ VG ☐ G ☐ M ☐ P ☐ VP

임상치위생실습 평가표 (치석제거술) <1>

일시: 년 월 일 조

환자 성명: 성별: 생년월일: 직업:

주소: 연락처:

술자: 치위생(학)과 학년 반 학번: 성명:

학번: 성명:

치석부착치아	1 1 1 1 1 1 1 1	2 2 2 2 2 2 2 2
	4 4 4 4 4 4 4 4	3 3 3 3 3 3 3 3

평가내용			배점	실점
출석			5점	
복장·태도			5점	
치주낭 깊이 측정:			5점	
진료기록부 작성:			5점	
실습준비 및 정리 정돈			10점	
환자등급 치면세마 난이도에 따른 분류	class I	·12개 이상의 치아에 많은 치석이 존재 ·치은연상치석을 가진 환자	40점	
	class II	·6~11개 치아에 치석이 존재 ·치아 1/2이하의 치은연상·연하 치석을 가진 환자(중등도)	45점	
	class III	·치아 1/2 이상의 치은연상·연하 치석을 가진 환자	50점	
	class IV	·5개 이하의 치아에 치석이 존재 ·깊은 치주낭(5mm 이상) 및 치아 동요가 있는 환자	60점	
칫솔질교습 (T.B.I)	☐ 올바른 방법 교습 여부 ☐ 적정 구강위생용품 사용여부		5점	
기타 (치위생 수행)	☐ 방사선검사 ☐ 치면세균막검사 ☐ 불소국소 도포법 ☐ 치면세균막 관리법과 구강관리용품	☐ 구강 내 현미경 검사 ☐ 구취 검사 ☐ 치면열구전색 ☐ TP법	5점	
총 점				

임상치위생실습 평가표 (치석제거술) <2>

일시:　　　　년　　월　　일　　조

환자 성명:　　　　성별:　　　　생년월일:　　　　　　직업:

주소:　　　　　　　　　　　　　　　　　　　　　　연락처:

술자: 치위생(학)과　　학년　　반　　학번:　　　　　　성명:

　　　　　　　　　　　　　　　　　　　학번:　　　　　　성명:

치석부착치아	1 1 1 1 1 1 1 1	2 2 2 2 2 2 2 2
	4 4 4 4 4 4 4 4	3 3 3 3 3 3 3 3

평가내용			배점	실점
출석			5점	
복장·태도			5점	
치주낭 깊이 측정:			5점	
진료기록부 작성:			5점	
실습준비 및 정리 정돈			10점	
환자등급 치면세마 난이도에 따른 분류	class I	·12개 이상의 치아에 많은 치석이 존재 ·치은연상치석을 가진 환자	40점	
	class II	·6~11개 치아에 치석이 존재 ·치아 1/2이하의 치은연상·연하 치석을 가진 환자(중등도)	45점	
	class III	·치아 1/2 이상의 치은연상·연하 치석을 가진 환자	50점	
	class IV	·5개 이하의 치아에 치석이 존재 ·깊은 치주낭(5mm 이상) 및 치아 동요가 있는 환자	60점	
칫솔질교습 (T.B.I)	□ 올바른 방법 교습 여부 □ 적정 구강위생용품 사용여부		5점	
기타 (치위생 수행)	□ 방사선검사 □ 치면세균막검사 □ 불소국소 도포법 □ 치면세균막 관리법과 구강관리용품	□ 구강 내 현미경 검사 □ 구취 검사 □ 치면열구전색 □ TP법	5점	
총　　점				

임상치위생실습 평가표 (치석제거술) <3>

일시: 년 월 일 조			
환자 성명:	성별:	생년월일:	직업:
주소:			연락처:
술자: 치위생(학)과	학년 반	학번:	성명:
		학번:	성명:

치석부착치아	1 1 1 1 1 1 1 1	2 2 2 2 2 2 2 2
	4 4 4 4 4 4 4 4	3 3 3 3 3 3 3 3

평가내용			배점	실점
출석			5점	
복장·태도			5점	
치주낭 깊이 측정:			5점	
진료기록부 작성:			5점	
실습준비 및 정리 정돈			10점	
환자등급 치면세마 난이도에 따른 분류	class I	·12개 이상의 치아에 많은 치석이 존재 ·치은연상치석을 가진 환자	40점	
	class II	·6~11개 치아에 치석이 존재 ·치아 1/2이하의 치은연상·연하 치석을 가진 환자(중등도)	45점	
	class III	·치아 1/2 이상의 치은연상·연하 치석을 가진 환자	50점	
	class IV	·5개 이하의 치아에 치석이 존재 ·깊은 치주낭(5mm 이상) 및 치아 동요가 있는 환자	60점	
칫솔질교습 (T.B.I)	□ 올바른 방법 교습 여부 □ 적정 구강위생용품 사용여부		5점	
기타 (치위생 수행)	□ 방사선검사 □ 치면세균막검사 □ 불소국소 도포법 □ 치면세균막 관리법과 구강관리용품	□ 구강 내 현미경 검사 □ 구취 검사 □ 치면열구전색 □ TP법	5점	
총 점				

임상치위생실습 평가표 (치석제거술) <4>

일시: 년 월 일 조

환자 성명: 성별: 생년월일: 직업:

주소: 연락처:

술자: 치위생(학)과 학년 반 학번: 성명:

학번: 성명:

치석부착치아	1 1 1 1 1 1 1 1	2 2 2 2 2 2 2 2
	4 4 4 4 4 4 4 4	3 3 3 3 3 3 3 3

평가내용			배점	실점
출석			5점	
복장·태도			5점	
치주낭 깊이 측정:			5점	
진료기록부 작성:			5점	
실습준비 및 정리 정돈			10점	
환자등급 치면세마 난이도에 따른 분류	class I	·12개 이상의 치아에 많은 치석이 존재 ·치은연상치석을 가진 환자	40점	
	class II	·6~11개 치아에 치석이 존재 ·치아 1/2이하의 치은연상·연하 치석을 가진 환자(중등도)	45점	
	class III	·치아 1/2 이상의 치은연상·연하 치석을 가진 환자	50점	
	class IV	·5개 이하의 치아에 치석이 존재 ·깊은 치주낭(5mm 이상) 및 치아 동요가 있는 환자	60점	
칫솔질교습 (T.B.I)	□ 올바른 방법 교습 여부 □ 적정 구강위생용품 사용여부		5점	
기타 (치위생 수행)	□ 방사선검사 □ 치면세균막검사 □ 불소국소 도포법 □ 치면세균막 관리법과 구강관리용품	□ 구강 내 현미경 검사 □ 구취 검사 □ 치면열구전색 □ TP법	5점	
총 점				

임상치위생실습 평가표 (치석제거술) <5>

일시: 년 월 일 조

환자 성명: 성별: 생년월일: 직업:

주소: 연락처:

술자: 치위생(학)과 학년 반 학번: 성명:

학번: 성명:

치석부착치아	1 1 1 1 1 1 1 1	2 2 2 2 2 2 2 2
	4 4 4 4 4 4 4 4	3 3 3 3 3 3 3 3

평가내용			배점	실점
출석			5점	
복장·태도			5점	
치주낭 깊이 측정:			5점	
진료기록부 작성:			5점	
실습준비 및 정리 정돈			10점	
환자등급 치면세마 난이도에 따른 분류	class I	·12개 이상의 치아에 많은 치석이 존재 ·치은연상치석을 가진 환자	40점	
	class II	·6~11개 치아에 치석이 존재 ·치아 1/2이하의 치은연상·연하 치석을 가진 환자(중등도)	45점	
	class III	·치아 1/2 이상의 치은연상·연하 치석을 가진 환자	50점	
	class IV	·5개 이하의 치아에 치석이 존재 ·깊은 치주낭(5mm 이상) 및 치아 동요가 있는 환자	60점	
칫솔질교습 (T.B.I)	□ 올바른 방법 교습 여부 □ 적정 구강위생용품 사용여부		5점	
기타 (치위생 수행)	□ 방사선검사 □ 치면세균막검사 □ 불소국소 도포법 □ 치면세균막 관리법과 구강관리용품	□ 구강 내 현미경 검사 □ 구취 검사 □ 치면열구전색 □ TP법	5점	
총 점				

임상치위생실습 평가표 (치석제거술) <6>

일시: 년 월 일 조

환자 성명: 성별: 생년월일: 직업:

주소: 연락처:

술자: 치위생(학)과 학년 반 학번: 성명:

학번: 성명:

치석부착치아	1 1 1 1 1 1 1 1	2 2 2 2 2 2 2 2
	4 4 4 4 4 4 4 4	3 3 3 3 3 3 3 3

평가내용			배점	실점
출석			5점	
복장·태도			5점	
치주낭 깊이 측정:			5점	
진료기록부 작성:			5점	
실습준비 및 정리 정돈			10점	
환자등급 치면세마 난이도에 따른 분류	class I	·12개 이상의 치아에 많은 치석이 존재 ·치은연상치석을 가진 환자	40점	
	class II	·6~11개 치아에 치석이 존재 ·치아 1/2이하의 치은연상·연하 치석을 가진 환자(중등도)	45점	
	class III	·치아 1/2 이상의 치은연상·연하 치석을 가진 환자	50점	
	class IV	·5개 이하의 치아에 치석이 존재 ·깊은 치주낭(5mm 이상) 및 치아 동요가 있는 환자	60점	
칫솔질교습 (T.B.I)	□ 올바른 방법 교습 여부 □ 적정 구강위생용품 사용여부		5점	
기타 (치위생 수행)	□ 방사선검사 □ 치면세균막검사 □ 불소국소 도포법 □ 치면세균막 관리법과 구강관리용품	□ 구강 내 현미경 검사 □ 구취 검사 □ 치면열구전색 □ TP법	5점	
총 점				

임상치위생실습 평가표 (치석제거술) <7>

일시: 년 월 일 조

환자 성명: 성별: 생년월일: 직업:

주소: 연락처:

술자: 치위생(학)과 학년 반 학번: 성명:

학번: 성명:

치석부착치아	1 1 1 1 1 1 1 1	2 2 2 2 2 2 2 2
	4 4 4 4 4 4 4 4	3 3 3 3 3 3 3 3

평가내용			배점	실점
출석			5점	
복장·태도			5점	
치주낭 깊이 측정:			5점	
진료기록부 작성:			5점	
실습준비 및 정리 정돈			10점	
환자등급 치면세마 난이도에 따른 분류	class I	·12개 이상의 치아에 많은 치석이 존재 ·치은연상치석을 가진 환자	40점	
	class II	·6~11개 치아에 치석이 존재 ·치아 1/2이하의 치은연상·연하 치석을 가진 환자(중등도)	45점	
	class III	·치아 1/2 이상의 치은연상·연하 치석을 가진 환자	50점	
	class IV	·5개 이하의 치아에 치석이 존재 ·깊은 치주낭(5mm 이상) 및 치아 동요가 있는 환자	60점	
칫솔질교습 (T.B.I)	□ 올바른 방법 교습 여부 □ 적정 구강위생용품 사용여부		5점	
기타 (치위생 수행)	□ 방사선검사 □ 치면세균막검사 □ 불소국소 도포법 □ 치면세균막 관리법과 구강관리용품	□ 구강 내 현미경 검사 □ 구취 검사 □ 치면열구전색 □ TP법	5점	
총 점				

임상치위생실습 평가표 (치석제거술) <8>

일시: 년 월 일 조

환자 성명: 성별: 생년월일: 직업:

주소: 연락처:

술자: 치위생(학)과 학년 반 학번: 성명:

학번: 성명:

치석부착치아	1 1 1 1 1 1 1 1	2 2 2 2 2 2 2 2
	4 4 4 4 4 4 4 4	3 3 3 3 3 3 3 3

평가내용			배점	실점
출석			5점	
복장·태도			5점	
치주낭 깊이 측정:			5점	
진료기록부 작성:			5점	
실습준비 및 정리 정돈			10점	
환자등급 치면세마 난이도에 따른 분류	class I	·12개 이상의 치아에 많은 치석이 존재 ·치은연상치석을 가진 환자	40점	
	class II	·6~11개 치아에 치석이 존재 ·치아 1/2이하의 치은연상·연하 치석을 가진 환자(중등도)	45점	
	class III	·치아 1/2 이상의 치은연상·연하 치석을 가진 환자	50점	
	class IV	·5개 이하의 치아에 치석이 존재 ·깊은 치주낭(5mm 이상) 및 치아 동요가 있는 환자	60점	
칫솔질교습 (T.B.I)	□ 올바른 방법 교습 여부 □ 적정 구강위생용품 사용여부		5점	
기타 (치위생 수행)	□ 방사선검사 □ 치면세균막검사 □ 불소국소 도포법 □ 치면세균막 관리법과 구강관리용품	□ 구강 내 현미경 검사 □ 구취 검사 □ 치면열구전색 □ TP법	5점	
총 점				

임상치위생실습 평가표 (치석제거술) <9>

일시: 년 월 일 조

환자 성명: 성별: 생년월일: 직업:

주소: 연락처:

술자: 치위생(학)과 학년 반 학번: 성명:

학번: 성명:

치석부착치아	1 1 1 1 1 1 1 1	2 2 2 2 2 2 2 2
	4 4 4 4 4 4 4 4	3 3 3 3 3 3 3 3

평가내용			배점	실점
출석			5점	
복장·태도			5점	
치주낭 깊이 측정:			5점	
진료기록부 작성:			5점	
실습준비 및 정리 정돈			10점	
환자등급 치면세마 난이도에 따른 분류	class I	·12개 이상의 치아에 많은 치석이 존재 ·치은연상치석을 가진 환자	40점	
	class II	·6~11개 치아에 치석이 존재 ·치아 1/2이하의 치은연상·연하 치석을 가진 환자(중등도)	45점	
	class III	·치아 1/2 이상의 치은연상·연하 치석을 가진 환자	50점	
	class IV	·5개 이하의 치아에 치석이 존재 ·깊은 치주낭(5mm 이상) 및 치아 동요가 있는 환자	60점	
칫솔질교습 (T.B.I)	□ 올바른 방법 교습 여부 □ 적정 구강위생용품 사용여부		5점	
기타 (치위생 수행)	□ 방사선검사 □ 치면세균막검사 □ 불소국소 도포법 □ 치면세균막 관리법과 구강관리용품	□ 구강 내 현미경 검사 □ 구취 검사 □ 치면열구전색 □ TP법	5점	
총 점				

임상치위생실습 평가표 (치석제거술) <10>

일시: 년 월 일 조

환자 성명: 성별: 생년월일: 직업:

주소: 연락처:

술자: 치위생(학)과 학년 반 학번: 성명:

학번: 성명:

치석부착치아	1 1 1 1 1 1 1 1	2 2 2 2 2 2 2 2
	4 4 4 4 4 4 4 4	3 3 3 3 3 3 3 3

평가내용			배점	실점
출석			5점	
복장·태도			5점	
치주낭 깊이 측정:			5점	
진료기록부 작성:			5점	
실습준비 및 정리 정돈			10점	
환자등급 치면세마 난이도에 따른 분류	class I	·12개 이상의 치아에 많은 치석이 존재 ·치은연상치석을 가진 환자	40점	
	class II	·6~11개 치아에 치석이 존재 ·치아 1/2이하의 치은연상·연하 치석을 가진 환자(중등도)	45점	
	class III	·치아 1/2 이상의 치은연상·연하 치석을 가진 환자	50점	
	class IV	·5개 이하의 치아에 치석이 존재 ·깊은 치주낭(5mm 이상) 및 치아 동요가 있는 환자	60점	
칫솔질교습 (T.B.I)	□ 올바른 방법 교습 여부 □ 적정 구강위생용품 사용여부		5점	
기타 (치위생 수행)	□ 방사선검사 □ 치면세균막검사 □ 불소국소 도포법 □ 치면세균막 관리법과 구강관리용품	□ 구강 내 현미경 검사 □ 구취 검사 □ 치면열구전색 □ TP법	5점	
총 점				

임상치위생실습 평가표 (치석제거술) <11>

일시: 년 월 일 조

환자 성명: 성별: 생년월일: 직업:

주소: 연락처:

술자: 치위생(학)과 학년 반 학번: 성명:

학번: 성명:

치석부착치아	1 1 1 1 1 1 1 1	2 2 2 2 2 2 2 2
	4 4 4 4 4 4 4 4	3 3 3 3 3 3 3 3

평가내용			배점	실점
출석			5점	
복장·태도			5점	
치주낭 깊이 측정:			5점	
진료기록부 작성:			5점	
실습준비 및 정리 정돈			10점	
환자등급 치면세마 난이도에 따른 분류	class I	·12개 이상의 치아에 많은 치석이 존재 ·치은연상치석을 가진 환자	40점	
	class II	·6~11개 치아에 치석이 존재 ·치아 1/2이하의 치은연상·연하 치석을 가진 환자(중등도)	45점	
	class III	·치아 1/2 이상의 치은연상·연하 치석을 가진 환자	50점	
	class IV	·5개 이하의 치아에 치석이 존재 ·깊은 치주낭(5mm 이상) 및 치아 동요가 있는 환자	60점	
칫솔질교습 (T.B.I)	□ 올바른 방법 교습 여부 □ 적정 구강위생용품 사용여부		5점	
기타 (치위생 수행)	□ 방사선검사 □ 치면세균막검사 □ 불소국소 도포법 □ 치면세균막 관리법과 구강관리용품	□ 구강 내 현미경 검사 □ 구취 검사 □ 치면열구전색 □ TP법	5점	
총 점				

임상치위생실습 평가표 (치석제거술) <12>

일시: 년 월 일 조

환자 성명: 성별: 생년월일: 직업:

주소: 연락처:

술자: 치위생(학)과 학년 반 학번: 성명:

학번: 성명:

치석부착치아	1 1 1 1 1 1 1 1	2 2 2 2 2 2 2 2
	4 4 4 4 4 4 4 4	3 3 3 3 3 3 3 3

평가내용			배점	실점
출석			5점	
복장·태도			5점	
치주낭 깊이 측정:			5점	
진료기록부 작성:			5점	
실습준비 및 정리 정돈			10점	
환자등급 치면세마 난이도에 따른 분류	class I	·12개 이상의 치아에 많은 치석이 존재 ·치은연상치석을 가진 환자	40점	
	class II	·6~11개 치아에 치석이 존재 ·치아 1/2이하의 치은연상·연하 치석을 가진 환자(중등도)	45점	
	class III	·치아 1/2 이상의 치은연상·연하 치석을 가진 환자	50점	
	class IV	·5개 이하의 치아에 치석이 존재 ·깊은 치주낭(5mm 이상) 및 치아 동요가 있는 환자	60점	
칫솔질교습 (T.B.I)	□ 올바른 방법 교습 여부 □ 적정 구강위생용품 사용여부		5점	
기타 (치위생 수행)	□ 방사선검사 □ 치면세균막검사 □ 불소국소 도포법 □ 치면세균막 관리법과 구강관리용품	□ 구강 내 현미경 검사 □ 구취 검사 □ 치면열구전색 □ TP법	5점	
총 점				

임상치위생실습 평가표 (치석제거술) <13>

일시:	년	월	일	조
환자 성명:	성별:	생년월일:		직업:
주소:				연락처:
술자: 치위생(학)과	학년	반	학번:	성명:
			학번:	성명:

치석부착치아	1 1 1 1 1 1 1 1	2 2 2 2 2 2 2 2
	4 4 4 4 4 4 4 4	3 3 3 3 3 3 3 3

평가내용			배점	실점
출석			5점	
복장·태도			5점	
치주낭 깊이 측정:			5점	
진료기록부 작성:			5점	
실습준비 및 정리 정돈			10점	
환자등급 치면세마 난이도에 따른 분류	class I	·12개 이상의 치아에 많은 치석이 존재 ·치은연상치석을 가진 환자	40점	
	class II	·6~11개 치아에 치석이 존재 ·치아 1/2이하의 치은연상·연하 치석을 가진 환자(중등도)	45점	
	class III	·치아 1/2 이상의 치은연상·연하 치석을 가진 환자	50점	
	class IV	·5개 이하의 치아에 치석이 존재 ·깊은 치주낭(5mm 이상) 및 치아 동요가 있는 환자	60점	
칫솔질교습 (T.B.I)	□ 올바른 방법 교습 여부 □ 적정 구강위생용품 사용여부		5점	
기타 (치위생 수행)	□ 방사선검사 □ 치면세균막검사 □ 불소국소 도포법 □ 치면세균막 관리법과 구강관리용품	□ 구강 내 현미경 검사 □ 구취 검사 □ 치면열구전색 □ TP법	5점	
총 점				

임상치위생실습 평가표 (치석제거술) <14>

일시: 년 월 일 조

환자 성명: 성별: 생년월일: 직업:

주소: 연락처:

술자: 치위생(학)과 학년 반 학번: 성명:

학번: 성명:

치석부착치아	1 1 1 1 1 1 1 1	2 2 2 2 2 2 2 2
	4 4 4 4 4 4 4 4	3 3 3 3 3 3 3 3

평가내용			배점	실점
출석			5점	
복장·태도			5점	
치주낭 깊이 측정:			5점	
진료기록부 작성:			5점	
실습준비 및 정리 정돈			10점	
환자등급 치면세마 난이도에 따른 분류	class I	·12개 이상의 치아에 많은 치석이 존재 ·치은연상치석을 가진 환자	40점	
	class II	·6~11개 치아에 치석이 존재 ·치아 1/2이하의 치은연상·연하 치석을 가진 환자(중등도)	45점	
	class III	·치아 1/2 이상의 치은연상·연하 치석을 가진 환자	50점	
	class IV	·5개 이하의 치아에 치석이 존재 ·깊은 치주낭(5mm 이상) 및 치아 동요가 있는 환자	60점	
칫솔질교습 (T.B.I)	☐ 올바른 방법 교습 여부 ☐ 적정 구강위생용품 사용여부		5점	
기타 (치위생 수행)	☐ 방사선검사 ☐ 치면세균막검사 ☐ 불소국소 도포법 ☐ 치면세균막 관리법과 구강관리용품	☐ 구강 내 현미경 검사 ☐ 구취 검사 ☐ 치면열구전색 ☐ TP법	5점	
총 점				

임상치위생실습 평가표 (치석제거술) <15>

일시: 년 월 일 조

환자 성명: 성별: 생년월일: 직업:

주소: 연락처:

술자: 치위생(학)과 학년 반 학번: 성명:

학번: 성명:

치석부착치아	1 1 1 1 1 1 1 1	2 2 2 2 2 2 2 2
	4 4 4 4 4 4 4 4	3 3 3 3 3 3 3 3

평가내용			배점	실점
출석			5점	
복장·태도			5점	
치주낭 깊이 측정:			5점	
진료기록부 작성:			5점	
실습준비 및 정리 정돈			10점	
환자등급 치면세마 난이도에 따른 분류	class I	·12개 이상의 치아에 많은 치석이 존재 ·치은연상치석을 가진 환자	40점	
	class II	·6~11개 치아에 치석이 존재 ·치아 1/2이하의 치은연상·연하 치석을 가진 환자(중등도)	45점	
	class III	·치아 1/2 이상의 치은연상·연하 치석을 가진 환자	50점	
	class IV	·5개 이하의 치아에 치석이 존재 ·깊은 치주낭(5mm 이상) 및 치아 동요가 있는 환자	60점	
칫솔질교습 (T.B.I)	□ 올바른 방법 교습 여부 □ 적정 구강위생용품 사용여부		5점	
기타 (치위생 수행)	□ 방사선검사 □ 치면세균막검사 □ 불소국소 도포법 □ 치면세균막 관리법과 구강관리용품	□ 구강 내 현미경 검사 □ 구취 검사 □ 치면열구전색 □ TP법	5점	
총 점				

임상치위생실습 평가표 (치석제거술) <16>

일시: 년 월 일 조

환자 성명: 성별: 생년월일: 직업:

주소: 연락처:

술자: 치위생(학)과 학년 반 학번: 성명:

학번: 성명:

치석부착치아	1 1 1 1 1 1 1 1	2 2 2 2 2 2 2 2
	4 4 4 4 4 4 4 4	3 3 3 3 3 3 3 3

평가내용			배점	실점
출석			5점	
복장·태도			5점	
치주낭 깊이 측정:			5점	
진료기록부 작성:			5점	
실습준비 및 정리 정돈			10점	
환자등급 치면세마 난이도에 따른 분류	class I	·12개 이상의 치아에 많은 치석이 존재 ·치은연상치석을 가진 환자	40점	
	class II	·6~11개 치아에 치석이 존재 ·치아 1/2이하의 치은연상·연하 치석을 가진 환자(중등도)	45점	
	class III	·치아 1/2 이상의 치은연상·연하 치석을 가진 환자	50점	
	class IV	·5개 이하의 치아에 치석이 존재 ·깊은 치주낭(5mm 이상) 및 치아 동요가 있는 환자	60점	
칫솔질교습 (T.B.I)	□ 올바른 방법 교습 여부 □ 적정 구강위생용품 사용여부		5점	
기타 (치위생 수행)	□ 방사선검사 □ 치면세균막검사 □ 불소국소 도포법 □ 치면세균막 관리법과 구강관리용품	□ 구강 내 현미경 검사 □ 구취 검사 □ 치면열구전색 □ TP법	5점	
총 점				

임상치위생실습 평가표 (치석제거술) <17>

일시: 년 월 일 조

환자 성명: 성별: 생년월일: 직업:

주소: 연락처:

술자: 치위생(학)과 학년 반 학번: 성명:

학번: 성명:

치석부착치아	1 1 1 1 1 1 1 1	2 2 2 2 2 2 2 2
	4 4 4 4 4 4 4 4	3 3 3 3 3 3 3 3

평가내용			배점	실점
출석			5점	
복장·태도			5점	
치주낭 깊이 측정:			5점	
진료기록부 작성:			5점	
실습준비 및 정리 정돈			10점	
환자등급 치면세마 난이도에 따른 분류	class I	·12개 이상의 치아에 많은 치석이 존재 ·치은연상치석을 가진 환자	40점	
	class II	·6~11개 치아에 치석이 존재 ·치아 1/2이하의 치은연상·연하 치석을 가진 환자(중등도)	45점	
	class III	·치아 1/2 이상의 치은연상·연하 치석을 가진 환자	50점	
	class IV	·5개 이하의 치아에 치석이 존재 ·깊은 치주낭(5mm 이상) 및 치아 동요가 있는 환자	60점	
칫솔질교습 (T.B.I)	□ 올바른 방법 교습 여부 □ 적정 구강위생용품 사용여부		5점	
기타 (치위생 수행)	□ 방사선검사 □ 치면세균막검사 □ 불소국소 도포법 □ 치면세균막 관리법과 구강관리용품	□ 구강 내 현미경 검사 □ 구취 검사 □ 치면열구전색 □ TP법	5점	
총 점				

참고문헌

1. 최신 기본간호학 Ⅰ. 송경애 외. 수문사. 2020.
2. 임상 치위생 과정의 원리와 방법. 임상치위생학 교재편찬위원회.대한나래출판사. 2021.
3. 임상치위생학 제9판. Esther M. Wilkins. 역자 김숙향 외. 대한나래출판사. 2007.
4. ORAL REHABILITATION. 오상환 외. 지성출판사. 2018.
5. 치면세마론. 원복연 외. 청구문화사. 2019.
6. 치주기구활용서. 치주기구활용서 편집위원회. 청구문화사. 2015.
7. 개원의를 위한 임상치주학 "초음파 스케일러의 올바른 사용법". 이영규. 치과임상. Clinical Dentistry vol. 19, vol. 8,9,10,11,12. 1999, vol. 20, No. 1,2. 2000.
8. 구강보건학. 김주환, 김종배, 최유진, 김종열. 고문사. 1979.
9. 기초 및 임상치주과학. 이재현 외. 대림출판사. 1987.
10. (알기 쉬운) 고급 치주기구 조작법. Jill S. Nield-Gehrig. 역자 정원균 외. 대한나래출판사. 2009.
11. 예방적 치석제거법. 각 전문대학 치위생과교실. 고문사. 1986.
12. 치면세마론. 김영진 외. 대한나래출판사. 2008.
13. 치면세마실습 2판. 김영진 외. 대한나래출판사. 2007.
14. 치면세마총론. 조민정 외. 고문사. 2019.
15. 치주대학. 치주대학 교수협의회. 지영문화사. 1988.
16. 치주기구활용 능력표준화평가시침서. 한국치위생사교육협의회. 청우사. 2006.
17. APEM and SOOD Technique Special Course 치위생(학)과 교수세미나 자료. 2019- 2021.
18. Axelsson, P. : Salivary S. Mutans, Plaque Formation Rate Index(PFRI) and Cariostattest in relation to caries prevalence in 14 years old children. Swedish Dent. J., 35-47, 1987.
19. Ebneter M., Wolf H.F. and Wolgensinger A. : Dental Atlas, Handbook for patient Education, Quintessence publishing, 1984.
20. Finkelstein P., Grossman, E : The Clinical quantitative assessment of the mechanical cleansing efficiency of toothbrushes, Clinical Preventive Dentistry, 6(3) : 7-12, 1984.
21. Forrest J.O. : Preventive Dentistry, A dental practitioner Handbook, 2nd Ed. Bristol. 1981.
22. From Wilkins, E.M. : Clinical Practice of the dental hygienist, ed. 6, Philadelphia, 1989, Lea & Febiger.
23. Harris N.O., and Christen A,G : Primary Preventive Dentistry, 2nd. Ed. Appleton & Lange. 1987.
24. I Rizoiu, G. Levy, H. Wigdor, "A new model for temperature studies in dental pulp simulating the in vivo condition", Aderican Society for Medicine and Surgery, New Orleans, Aoril, 1993.
25. Keyes, P.H. and Rams, T.E. : A rationale for management of periodontal disease : Rapid identifecation of microbial therapeutic targets with phase contrast microscopy, J.A.D.A., 106 : 803, 1983.
26. Meiller. T.F., Wynn, R.L., McMullin, A.M., Biron, C., and Crossley, H.L.: Dental Office Medical Emergencies, 2nd ed. Hudson, Ohio, Lexi-Comp, 2000, pp. 6-9.
27. Hass, D.A.: Overview of Emergency Drugs, Dent. Clin. North Am., 46, 815, October, 2002.
28. Malamed, S.F.: Handbook of Medical Emergencies in the Dental Office, 5th ed. St. St. Louis, Mosby, 2000, pp. 93-103.
29. Stapleton, E.R.: BLS for Healthcare Providers. Dallas, American Heart Association, 2001.
30. Hallstrom, A., Cobb, L., Johnson, E., and Copass, M.:Cardiopulmonary Resuscitation By Chest Compression Alone or With Mouth-to-mouth Ventilation, N. Engl. J. Med., 342, 1546, May 25, 2000.
31. Evidence-based treatment guidelines for periodontitis - R4.5. EFP(European Federation of Periodontology). 2020.

저 자

원복연(대전보건대학교)
임순환(수원과학대학교)
강경희(건양대학교)
김호선(대원대학교)
박성숙(대구과학대학교)
송귀숙(혜전대학교)
오정숙(前전남과학대학교)
임현주(동주대학교)
정순희(前삼육보건대학교)
황혜림(서라벌대학교)
황미영(동남보건대학교)
심재순(전남과학대학교)
김수경(신한대학교)
남상미(삼육보건대학교)
박인숙(청암대학교)
신명숙(동남보건대학교)
윤미숙(신한대학교)
전은숙(춘해보건대학교)
천혜원(호원대학교)
장계원(진주보건대학교)
이선영(삼육보건대학교)
김아진(서라벌대학교)
류혜겸(마산대학교)
복혜정(부산여자대학교)
양진영(대전과학기술대학교)
이수옥(충북보건과학대학교)
정기옥(경북전문대학교)
최미혜(전북과학대학교)
조명숙(대구보건대학교)
남용옥(원광보건대학교)
김영선(대구보건대학교)
문애은(호남대학교)
성정희(가톨릭상지대학교)
오상환(건양대학교)
이은경(부산여자대학교)
정명희(송호대학교)
홍선화(전남과학대학교)

임상치위생학 실습

2019년 9월 10일 초판발행
2021년 9월 10일 개정판발행

지은이 : 임상치위생학실습 편집위원회
펴낸이 : 이상태
펴낸곳 : 청구문화사
주 소 : (03706) 서울특별시 서대문구 성산로11길 15
전 화 : 02-332-0541(代)
전 송 : 02-337-9577
등 록 : 1990년 11월 2일 제9-247호

가격 40,000원
ISBN 978-89-5616-866-1 93510